U0350187

编 者（以姓氏笔画为序）

马　亮　上海交通大学附属第六人民医院

马妍慧　上海交通大学医学院附属新华医院

王　剑　上海交通大学医学院附属上海儿童医学中心

王维维　上海交通大学医学院附属新华医院

卞炳贤　上海交通大学医学院附属新华医院

方　伟　上海交通大学医学院附属精神卫生中心

邓　健　上海交通大学医学院附属精神卫生中心

邓　琳　上海交通大学医学院附属新华医院

阳青兰　上海交通大学医学院附属精神卫生中心

杜玉珍　上海交通大学附属第六人民医院

李　牛　上海交通大学医学院附属上海儿童医学中心

李　丹　上海交通大学医学院附属精神卫生中心

李国强　上海交通大学医学院附属上海儿童医学中心

李美星　上海交通大学医学院附属新华医院

杨　瑶　上海交通大学医学院附属精神卫生中心

邱文娟　上海交通大学医学院附属新华医院

沈立松　上海交通大学医学院附属新华医院

张　琼　上海交通大学附属第六人民医院

陈　惠　上海交通大学医学院附属新华医院

陈玉琳　上海交通大学医学院附属上海儿童医学中心

林　萍　上海交通大学医学院附属精神卫生中心

周鑫昀　上海交通大学医学院附属新华医院

庞　丽　上海交通大学医学院附属精神卫生中心

赵　霞　上海交通大学医学院附属新华医院

胡旭昀　上海交通大学医学院附属上海儿童医学中心

胥　杰　上海交通大学医学院附属精神卫生中心

编 者

胥雨菲　上海交通大学医学院附属上海儿童医学中心

高　锋　上海交通大学附属第六人民医院

郭照宇　上海交通大学医学院附属精神卫生中心

章黎华　上海交通大学医学院附属新华医院

曾俊祥　上海交通大学医学院附属新华医院

谭美玉　上海交通大学医学院附属同仁医院

潘秀军　上海交通大学医学院附属新华医院

秘 书　邓　琳（兼）

内容简介

　　本分册是集多学科为一体的综合性分册，重点介绍免疫学、分子生物学、生物化学等多门学科中有别于传统常规检验的特殊检验技术，也一并介绍了这些特殊检验技术在疾病中的临床应用。

　　本书共十四章，包括 859 问。第一章概述了特殊检验的发展、技术及其临床应用。第二至六章从技术的角度分别介绍了即时检验技术、放射免疫分析技术、质谱技术、流式细胞术和电泳技术这些特殊检验技术的原理、特点、质量控制及其临床应用。第七章介绍了特殊检验技术检测细胞因子及相关临床应用。第八至十三章主要从疾病的角度就精神性疾病、药物成瘾与中毒、儿科疾病、遗传性疾病、代谢性疾病、结石病的特殊检验及临床应用进行了阐述。第十四章介绍了各系统疾病中更为少见的一些特殊检验项目，作为前述章节的补充。

　　本书是丛书《临床检验一万个为什么》的分册之一，与其他分册之间既有联系也有区别，在阅读时可根据需要参看其他分册，以便更加全面地了解检验医学学科全貌。

序言

　　"科技创新、科学普及是实现创新发展的两翼，要把科学普及放在与科技创新同等重要的位置"。科学普及要求广大科技工作者以提高全民科学素质为己任，把普及科学知识、弘扬科学精神、传播科学思想、倡导科学方法作为义不容辞的责任。在医学发展的当下，普及医学知识，更好地服务人民大众，显得尤为重要。在上海交通大学医学院（原上海第二医科大学）建校65周年之际，在我国著名检验医学教育家，也是我的亦师亦友的王鸿利、沈霞、洪秀华、熊立凡和吴文俊教授等指导下，我的同事和挚友胡翊群和王学锋教授领衔组织我院所属12所附属医院的三代"检验学人"精诚合作、和衷共济，共同编写了《临床检验一万个为什么》，并将由人民卫生出版社出版。对此，我由衷地感到高兴，并乐意为此写上几句，以表敬意和祝贺。

　　《临床检验一万个为什么》是一套系列的临床检验科普实用型丛书，由基础检验、血液学检验、输血检验、病原检验、免疫学检验、生物化学检验、分子生物学检验、遗传检验、检验质量管理及特殊检验等10个分册组成，是检验医学专业专著的新尝试。全书特点鲜明，既体现了科普理念和服务模式的创新，又增强了医学科普教育的知识性趣味性。我以为，该丛书至少有如下三个特点：其一，内容丰富、全面。丛书以临床检验为主线，串联着体外诊断器材（仪器设备、试剂）、实验室检测（技术和方法，质量管理）和临床应用（诊治、预防）三大板块，贯穿着检验医学的各个方面和各个系统。其二，格式新颖、别致。全书均以"问""答"格式阐述，以提出问题为"锁"，以回答问题为"钥匙"，一问一答专一性和针对性极强，配合十分默契，宛如"一把钥匙开一把锁"。其三，临床解惑、实用。全书80%以上的内容为科普实用型，10%～20%为基础进展型。因此，"普及"和"实用"是本书的重要特点，适用于广大民众和中、初级检验人员对检验医学知识的渴望和需求。

　　随着科技的发展，人类已跨入"大健康"和"精准医疗"时代，检验医学也随之进入"大检验"和"精准检验"阶段。我期待《临床检验一万个为什么》系列丛书作为医学知识普及和专业知识更新的读物，能有力地推动我国检验事业的发展和提高，更为普遍提高全民检验医学科学素质做出贡献。

陈国强

中国科学院院士

上海交通大学医学院院长

上海交通大学副校长

2017年4月15日

前言

　　今年是上海交通大学医学院建校65周年。为庆祝母校华诞，我们组织了本校从事临床检验诊断的教师、专业技术人员及部分校友，共同编写《临床检验一万个为什么》丛书，作为检验医学专业同仁向母校校庆献礼；也借此机会，为我国的检验医学事业做出一些贡献。

　　光阴似箭，逝者如斯。丛书编写团队中不论是古稀之年的老教授，还是正当年华、经验丰富的检验工作者，他们都见证了祖国检验医学事业飞速发展并趋于国际先进水平的历程；也见证了我国医学检验教育事业从无到有、从小到大、由弱至强的各个发展阶段。当前，检验医学在疾病诊断、治疗、预防和康复各个方面都发挥着无可替代的作用；尤其随着基因组学、蛋白组学和代谢组学的腾飞，精准检验与个体化治疗得以实施，检验医学各个亚专科正在蓬勃发展。

　　丛书名为《临床检验一万个为什么》，意指编者以"问""答"显而易见的编写格式向大众、读者介绍临床检验领域内的丰富、普及与实用的医学知识。丛书共有10个分册，力求涵盖检验医学的亚专科，分别为《基础检验分册》《血液学检验分册》《免疫学检验分册》《分子生物学检验分册》《病原检验分册》《输血检验分册》《生物化学检验分册》《遗传检验分册》《特殊检验分册》与《检验质量管理分册》。每本分册既独立成书，又与其他分册紧密联系。

　　期待本书的出版能够为广大中初级医师、临床检验专业人员、患者及家属答疑解惑，成为读者的良师益友。我们将不定期对丛书的内容进行更新，使之与医学事业的发展同步。由于编者人数众多，水平有限，整个丛书难免出现瑕疵，敬请专家和读者不吝指正，在此谨致以衷心的谢忱。

胡翊群　王学锋
2017年9月1日于上海

目 录

第五章　流式细胞术和临床应用 ⋯⋯⋯⋯⋯⋯⋯⋯⋯⋯⋯⋯ 68

第六章　电泳技术和临床应用 ……………………………………… 92

第十四章　其他疾病的特殊检验和临床应用

第一章　特殊检验技术和应用

第一节　概　　述

1. 为什么医学检验要向检验医学转变

答：从医学检验到检验医学的转变，使检验的工作定位和观念发生了变化。基础医学的发展，要求实验室的工作更加密切地结合临床，不断与临床医护人员进行学术交流和信息沟通，把有限的实验数据变为高效的诊断信息，更多地、更直接地参与临床疾病的诊断和治疗。尤其是近几年来，先进的实验技术与仪器在国内逐步普及，不仅提高了实验结果的精确性和准确性，还为临床提供了许多新的指标，如何将这些方法的原理、临床意义介绍给医护人员使之能合理地选择实验项目，正确地分析实验结果，用于诊断和治疗；恰当的收集与运送标本以保证分析前质量控制；如何从临床那里获取患者资料、病情变化、治疗方案，保证分析后的质量评估，并对临床的诊治工作提出建议是检验医学的重要内容。

2. 为什么检验医学不能缺少特殊检验

答：20 世纪 50 年代末，由美国学者 Yalow 和 Berson 创建了放射免疫分析，给传统的医学检验开辟了一个新的天地，使临床检验跨入了分子水平的超微量分析阶段，对很多疾病可以应用分析某种物质质量的变化来进行诊断和疗效观察，这无疑是医学史上的一次革新。

进入 21 世纪，自然科学的发展，促进了医学的发展。医学检验由原始的手工操作发展成更多的计算机控制自动化操作；以分子生物学、免疫标记等新技术、新方法的出现为代表，为医学检验赋予了新的内容和新的发展空间。循证医学的出现和推广，又为检验医学提出了更新、更高的要求。医学检验由此发展成为更加科学的医学学科——检验医学。由于科学、经济的发展和人们健康的需求，使检验医学得到了飞速发展、日趋更新，产生了许多新的理论和技术。检测物质由内分泌激素向肽类、抗体及小分子物质扩展，由几十项检验发展至几百项的测定，逐渐与临床常规化验有所区别，而发展成为特殊检验。

特殊检验会随着科学技术的发展不断更新变化，具有强烈的时代性特征。今天我们所认为新颖前沿的技术，在若干年后可能会被替换淘汰，或者成为日常常规检验中的一员。

3. 为什么特殊检验面临巨大发展和挑战

答：特殊检验技术的发展使检验医学发生了令人瞩目的进步的同时，对检验从业人员也提出了巨大的挑战。这主要包括4方面的内容：①随着基础医学的发展和高新技术的应用，各类自动化仪器相继问世，模块、组合式生化分析仪极大提高了临床化学的工作效率，应用荧光偏振技术、化学发光技术及磁性微球免疫化学发光技术的各类仪器，使免疫化学检测进入了新水平，全实验室自动化的概念打破了传统的医学检验技术的分工模式，对检验工作者的技术素质和学术水平提出更高的要求；②实验技术向小型化、简单化、"床边化"发展，各类床旁检验极大地方便了患者和临床；③随着基因克隆技术趋向成熟和基因测序工作的逐步完善，后基因组时代逐步到来，数理科学在生物学领域广泛渗透，在结构基因组学、功能基因组学和环境基因组学蓬勃发展形势下，分子诊断学技术将会取得突破性进展；④生物芯片不仅在高通量基因测序、基因表达研究中发挥了重要作用，也将在后基因组时代研究蛋白质功能及蛋白质间的相互作用方面发挥极其重要的作用。

4. 为什么特殊检验发展异常快速

答：20世纪80年代，分子生物学的研究方向和新技术的不断涌现，如限制性内切酶切割DNA片段、分子杂交、DNA序列分析、DNA重组及克隆、聚合酶链反应（polymerase chain reaction，PCR）等，使分子生物学技术更加趋向完善，并在临床上推广应用。基因检测也在临床医学中被认可，而又形成一门特殊检验。

在分子生物学迅速发展的带动下，蛋白质、氨基酸、酶等检验的新方法、新技术、新仪器不断问世，使常规生化检验提高到特种生化检验。

由于医学检验新技术的发展，电子技术和电脑程序控制全自动化分析的进步，以及临床医学需要对体内多种药物浓度和毒物进行检测，这样使医学特殊检验的内容又得到进一步的充实。

5. 为什么检验医学有许多特殊检验技术

答：随着基础医学的发展和高新技术的应用，各类自动化仪器相继问世，实验技术向小型化、简单化、"床边化"发展，各类即时检验（point-of-care testing，POCT）极大方便了患者和临床。随着基因克隆技术趋向成熟和基因测序工作的逐步完善，后基因组时代逐步到来，数理科学在生物学领域广泛渗透，在结构基因组学、功能基因组学和环境基因组学蓬勃发展形势下，分子诊断学技术取得突破性进展。生物芯片已经在高通量基因测序、基因表达研究发挥了重要作用，也将在后基因组时代研究蛋白质功能及蛋白质间的相互作用方面发挥极其重要的作用。一般来讲，特殊检验应包括如下内容：①标记免疫分析（包括放射免疫、发光免疫等分析）；②特殊生化检验（是指临床常规生化之外的临床化学和生化检验，但为了使临床医生全面了解生化检测的临床意义，往往需将一般的生化指标组合介绍）；③治疗药物浓度监测；④毒理学检测；⑤基因检测、基因（生物）芯片技术。在国外还包括细菌、病毒、免疫、过敏原、病理等化验，由此20世纪90年代，国外出现了"特殊检验医学中心""医学特种参比实验室（special reference laboratories，SRL）""检验医学中心"等规模较大的机构，与医院的常规化验相区分。

（沈立松　赵　霞）

第二节　特殊检验技术

6. 为什么即时检验运用了特殊技术

答：即时检验（POCT），指在患者旁边进行的临床检测（床边检测），通常不一定是临床检验师来检测，是在采样现场即刻进行分析，省去标本的转运和在实验室检验时的复杂处理程序，快速得到检验结果的一类新方法。POCT含义可从两方面进行理解：空间上，在患者身边进行的检验，即"床旁检验"；时间上，可进行"即时检验"。

国外对POCT的定义有"就在患者医疗现场进行的检验。不在中央检验室而在患者身边进行的检验，其结果可指导临床医疗行为"、"是由临床实验室制订的，但不在检验科设施中对患者进行的测定，不需要固定、专用的场所。将试剂盒和仪器手携或运送到患者身边就地进行即刻检验。"

近年来，由于当今高新技术的发展和医学科学的进步，以及高效快节奏的工作方式，使得具有实验仪器小型化、操作简单化、报告结果即时化的POCT越来越受到人们的青睐。POCT市场的高速发展，为众多企业带来了无限商机。与此同时在它的产生和发展中仍然存在许多问题制约着POCT行业的快速发展，比如在质量控制、操作者的培训、组织管理、检验费用以及产、学、研合作等方面。

7. 为什么仍需要放射免疫分析技术

答：放射免疫分析技术的问世，是定量分析技术一项划时代的进步，将微量生物样品检测化学分析法的最小检出值，由毫克、微克级提高到纳克、皮克级的水平，从而为生物医学基础的理论研究和临床疾病诊断提供了新的实验手段，为加速生物医学现代化进程做出了非凡的贡献。在放射免疫技术基本理论的基础上派生出一类非放射性标记免疫方法。

我国放射免疫分析试剂产业化到临床应用有30多年的历史。实践证实，放射免疫分析技术是一项取材容易、成本低廉、实用性强的检测技术，在一般实验室即可建立检测方法。这种优势非常适用于高等院校及科研单位在完成课题研究中自行建立检测方法。新一代放射免疫分析技术试剂盒的研发为其注入了生机和活力，简化了操作程序，提高了试剂盒的各项技术指标，尤其应用纳米级磁性固相，为实现放射免疫分析技术自动化系统的研制创造了条件。放射免疫分析技术和非放射性标记免疫分析技术将展示出优势互补、长期共存的局面。

8. 为什么光谱技术的应用既广泛又特殊

答：重大疾病的光学诊断和光动力学治疗是生物医学光子学的重要内容。其中光学诊断就是利用光学的方法检查和识别疾病，它分为光谱方法和成像方法。医学诊断的光谱方法主要指荧光光谱技术和拉曼光谱技术两种。荧光光谱技术比较适合于收集新陈代谢或结构机能的数据；而拉曼光谱技术多用于特定的研究目的，如研究蛋白质的结构或生物大分子的分子振动及转动特性等。

光谱分析技术可分为发射光谱、吸收光谱和散射光谱三大类。基于发射光谱分析的方法有火焰光度法、原子发射光谱法和荧光光谱法；基于吸收光谱分析的方法有紫外、可见光分光光度法，原子吸收分光光度法和红外光谱法；基于散射光谱分析的方法有免疫比浊法等。

9. 为什么色谱技术是检验领域一项革命性技术

答：色谱技术是分离混合物、提纯物质以及结构同一性鉴定的有效方法之一，20世纪初由俄国植物学家 Tswett 创立。色谱技术是利用了不同组分之间性质（如溶解度、吸附能力、挥发度、立体化学和离子交换等）上的微小差异，当流动相携带样品通过色谱的固定相时，样品分子与固定相分子之间发生相互作用，使样品分子在流动相与固定相之间进行分配，色谱技术是分析化学领域中的一场革命性改变，可以同时测定复杂混合物中的多种组分，这是其他方法无法比拟的。

色谱技术在心血管药物、抗癫痫药物、抗癌药物、营养类药物、多种抗生素、解热镇痛药、维生素类及兴奋剂的分析中应用十分广泛，可进行各种药物的含量分析及质量检验，还可对抗生素药物中的杂质含量进行分析。色谱技术在生化领域中应用也十分广泛，可对发酵液、酶反应液及细胞培养液等基质中具有生物活性的维生素、核酸、肽、蛋白质、酶与氨基酸等生化制剂以及化学合成产品进行分离分析。

10. 为什么电泳技术应用丰富多彩

答：电泳是一种带电分子在电场中向着电性相反的电极移动的现象。利用电泳现象进行物质分离的技术，称电泳技术。20世纪60~70年代，滤纸、醋酸纤维薄膜、聚丙烯酰胺凝胶等介质相继引入电泳以来，电泳技术得以迅速发展，各种电泳技术及仪器相继问世。先进的电泳技术和各种自动电泳分析系统使其应用十分广泛，已成为检验医学工作中重要的工具之一。丰富多彩的电泳形式使其应用范围不断扩大，现已广泛应用于蛋白质、核酸、酶以及病毒与细胞的分离、分析与研究，并且还用于其他小分子物质的分离、分析。近年来随着电泳技术的崛起和发展，该领域的新技术、新方法和实用技术不断涌现，并逐渐应用于临床和科研。

11. 为什么核酸扩增技术是一项特殊检验技术

答：聚合酶链式反应技术（PCR）自1985年问世以来以其灵敏性、特异性和快速性在医学和分子生物学等领域得到广泛的应用，由此可见核酸扩增技术的重要性。近年来随着分子生物学的飞速发展以及生物物理技术的大量应用，新的核酸扩增模式也不断涌现。已经建立起来的方法大体可分为两大类：靶核酸的直接扩增与信号放大扩增。前者包括PCR、链替代扩增（strand displaced amplification，SDA）、连接酶链式反应（ligase chain reaction，LCR）和依赖核酸序列的扩增（nucleic acid sequence-based amplification，NASBA）等。这些方法都具有很高的灵敏度。信号放大扩增包括技术核酸（bDNA）、杂交捕获、侵染和通过扩增替代分子来检测靶核酸等方法。而滚环扩增（rolling circle amplification，RCA）是一种既能直接扩增靶核酸，又能实现信号放大扩增的方法。

12. 为什么核酸测序技术具有独特性

答：随着人们对疾病分子机理的认识，以及测序技术的不断发展和完善，已促使基因测序技术走入临床实验室。通过基因测序的方法可以对较长的基因片段进行检测，并可一次性发现基因多态性、点突变、小片段缺失等多种复杂基因变异类型，因此已经被广泛应用于多种分子诊断领域，包括癌症检测（遗传性癌症的致病基因检测、癌症易感性基因、或靶向性抗肿瘤药物的靶点基因检测等）、遗传学检测（遗传病的诊断和携带者检测），药物基因组学检测（根据药代动力学和（或）药效动力学相关基因的遗传背景差异，为患者量体裁衣式地提供疗效更好、毒副作用更低的个体化治疗方案）和微生物检测（病毒基因分型，耐药基因检测）等。

目前已经用于临床检测的基因测序项目绝大多数都属于实验室自主研发项目，因此，为了确保所获得的序列和结果分析能够用于指导临床决策，需要对测序的全过程进行标准化。

13. 为什么分子杂交技术是一种核酸检测技术

答：杂交的双方是所使用的探针和需要检测的核酸。该检测对象可以是克隆化的基因组 DNA，也可以是细胞总 DNA 或总 RNA。根据使用的方法被检测的核酸可以是提纯的，也可以在细胞内杂交，即细胞原位杂交。探针必须经过标记，以便示踪和检测。使用最普遍的探针标记物是同位素，但由于同位素的安全性，近年来发展了许多非同位素标记探针的方法，多使用甾类化合物地高辛配基标记。

核酸分子杂交具有很高的灵敏度和高度的特异性，因而该技术在分子生物学领域中已广泛地使用于克隆基因筛选、酶切图谱制作、基因组中特定基因序列的定性、定量检测和疾病诊断等多方面。因而它不仅在分子生物学领域中具有广泛地应用，而且在临床诊断上的应用也日趋增多。

14. 为什么生物芯片技术可用于临床检验

答：生物芯片是指采用光导原位合成或微量点样等方法，将大量生物大分子如：核酸片段、多肽分子甚至组织切片、细胞等生物样品有序地固化于支持物的表面，组成密集二维分子排列，然后与已标记的待测生物样品中靶分子杂交，通过特定的仪器对杂交信号的强度进行快速、并行、高效地检测分析，从而判断样品中靶分子的数量。由于常用硅片作为固相支持物，且在制备过程模拟计算机芯片的制备技术，所以称之为生物芯片技术。

根据芯片上固定的探针不同，生物芯片包括基因芯片、蛋白质芯片、细胞芯片、组织芯片，另外根据原理还有元件型微阵列芯片。表达谱基因芯片是用于基因功能研究的一种基因芯片，是目前技术比较成熟，应用最广泛的一种基因芯片。

生物芯片技术通过微加工工艺在厘米见方的芯片上集成成千上万个与生命相关的信息分子，它可以对生命科学与医学中的各种生物化学反应过程进行集成，从而实现对基因、配体、抗原等生物活性物质的高效快捷的测试和分析。它的出现将给生命科学、医学、化学、新药开发、生物武器战争、司法鉴定、食品与环境监督等众多领域带来巨大的革新甚至革命。

15. 为什么临床检验需要生物传感技术

答：生物传感技术是有关生物医学信息获取的技术，也是生物医学工程技术中的一个先导和核心技术，它与生物力学、生物材料、人体生理、生物医学电子与医疗仪器、信号与图像处理等其他生物医学工程技术直接相关，并且是这些技术领域研究中共性的基础和应用研究内容。生物传感技术的创新和应用进展直接关系到医疗器械的水平，尤其是新型诊断及治疗的仪器，因此，国际上该技术的研究与推动处在非常重要的地位。

生物医学传感技术是电子信息技术与生物医学交叉的产物，具有非常旺盛的生命力。医疗保健高层次的追求、早期诊断、快速诊断、床边监护、在体监测等对传感技术的需求，生命科学深层次的研究，分子识别、基因探针、神经递质与神经调质的监控等对高新传感技术的依赖，为生物医学传感技术的发展提供了客观条件。微电子技术与光电子技术、分子生物学、生化技术等新学科、新技术的发展为生物医学传感技术的进步奠定了技术基础。在这些背景条件下，生物医学传感技术在国际上得到了快速的发展并取得了明显的进步。

16. 为什么质谱技术是一项重要的检验技术

答：质谱技术是一种重要的检测分析技术，通过将待测样本转换成高速运动的离子，根据不同的离子拥有不同的质荷比（m/z）进行分离和检测目标离子或片段，然后依据保留时间和其丰度值进行定性和定量。近年来，质谱技术发展迅速，通过改进离子源和分离器相继发展了多种类型的质谱仪如电喷雾离子源质谱、大气压化学电离离子源质谱、四级杆质谱仪、离子阱质谱技术以及各种串联、联用质谱仪等多种类型，极大提高了检测的分辨率和检测范围。质谱技术最先应用于计量和分析化学领域，在临床检验中仍属于一种年轻的检测方法。但自从其在临床检验应用以来，便以其高灵敏度、低检测限、样本用量少、高通量、检测速度快、样本前处理简单的优势显示出巨大的生命力，尤其和气相、高效液相色谱仪的联用极大地扩展了质谱技术在临床检验中的分析范围。

17. 为什么液相芯片技术可同时完成多项检测

答：液相芯片又称悬浮阵列、流式荧光技术，是基于美国 Luminex 公司研制的多功能流式点阵仪开发的多功能生物芯片平台，通常用于免疫分析、核酸研究、酶学分析、受体和配体识别分析等研究，也是目前唯一得到权威机构和医学界共同认可用于临床诊断的生物芯片平台。液态芯片是一种全新概念的生物芯片。该技术的核心是把微小的聚苯乙烯小球（5.6μm）用荧光染色的方法进行编码，然后将每种颜色的微球（或称为荧光编码微球）共价交联上针对特定检测物的探针、抗原或抗体。应用时，先把针对不同检测物的编码微球混合，再加入微量待检样本，在悬液中靶分子与微球表面交联的分子进行特异性地结合，在一个反应孔内可以同时完成多达 100 种不同的生物学反应。最后用分析软件进行分析，仪器通过两束激光分别识别编码微球和检测微球上交联分子的荧光强度。因为分子杂交或免疫反应是在悬浮溶液中进行，检测速度极快，而且可以在一个微量液态反应体系中同时检测多达 100 个指标。

18. 为什么检测循环肿瘤细胞采用特殊检验技术

答：循环肿瘤细胞（circulating tumor cell，CTC）是肿瘤原发灶或转移灶脱落并进入外周血液循环的各类肿瘤细胞的统称，能够通过多种先进免疫相关和分子相关的方法检测到。CTC 检测由于只需抽取 5～10ml 血液，检测方便、无创、没有副作用，被看作"液体活检"。

由于外周血中的 CTC 含量极为稀少，因此对 CTC 检测技术的灵敏度和特异性提出了极高的要求。目前各种 CTC 的检测系统主要包括 CTC 分离和富集系统以及 CTC 的检测和鉴定系统。

临床应用中 CTC 可监测肿瘤动态通过定期对肿瘤患者血液中的 CTC 进行分离计数和型别鉴定，分析 CTC 数量和各类型比例的变化趋势，监测肿瘤动态变化。其次是评估治疗效果，通过跟踪患者治疗前后 CTC 数目和型别的变化，可以实时评估治疗效果。最后，CTC 可进行实时个体化治疗，可实时检测 CTC 的基因信息，反映肿瘤的即时状况，为个体化用药提供最可靠的依据。由于 CTC 的基因特征与肿瘤组织的基因特征高度一致，所以 CTC 基因分析能同时反映原发灶和转移灶的分子信息，指导个体化治疗。此外，CTC 的分子改变早于影像学检测出的变化，实时跟踪可提示临床医生对治疗过程提早干预、及时调整治疗方案、减轻患者遭受的不良反应。

19. 为什么流式细胞术是一种特殊检验技术

答：流式细胞术（flow cytometry，FCM）是近代细胞生物学、分子生物学、分子免疫学、流体力学、激光技术、电子计算机技术等高度结合和发展的结晶，是一种在功能水平上对单细胞或其他细胞粒子、抗原物质进行快速检测分析和分选的技术。FCM 能够快速分析单个细胞或粒子的多种特性，既可以定性，也可以定量，尤其适用于大量样品检测，已在临床检验工作中得到广泛应用。流式细胞术工作原理是在细胞分子水平上通过单克隆抗体对单个细胞或其他生物粒子进行多参数、快速的定量分析。它可以高速分析上万个细胞，并能同时从一个细胞中测得多个参数，具有速度快、精度高、准确性好的优点，是当代最先进的细胞定量分析技术之一。光源、液流通路、信号检测传输和数据的分析系统是流式细胞仪的主要组成。目前临床中运用流式细胞仪进行外周血白细胞、骨髓细胞以及肿瘤细胞等的检测是临床检测的重要组成部分。

（沈立松　赵　霞）

第三节　应　　用

20. 为什么准确的实验室诊断有时需要多个项目的组合检验

答：国外医学检验中心，其检验项目有 3000 项之多，可满足临床上绝大多数病种的检验，并且往往形成组合，可从多种角度来证实某种疾病的存在。组合检验是对靶器官、靶腺体或某系统的功能进行全面检测，反映其全貌，也是进行分析和发送报告的全过程。即当医生拿到检验报告后，可根据检验结果进行临床分析，确诊疾病与疗效分析等，组合检验打破了常规化验只出数据，不给提示或诊断的简单检验方式。所以，组合检验既是为临床诊断或疗效观察服务，也可作为预防疾病，达到早期发现、早期诊断目的的一种重要手段。

目前国内检验项目的不同组合均由各医院间自行提供，通常各实验室根据项目进行分类，有部分医院是根据临床医师的要求由实验室提供多种项目的检验组合，还有的医院是根据自己实验室的检测能力和技术平台将检验项目组合成不同的模式供临床自主选择，无论怎样进行组合，其主要目的是为了帮助临床医师更加准确、快速地了解患者的健康状况，以便采取有效的临床干预措施。

21. 为什么特殊检验需要高端技术与人才的支持

答：以往检验大多是临床常规化验或一般生化、细菌等化验，所以，相对技术性不是很高，而发展到现代检验，仪器设备繁多、分析检验方法多样、电脑程序控制、自动化程度高、临床应用广泛等，必须要由高学历和知识面广的人才来掌握。目前检验科的作用不再局限于完成标本的检测和报告的发放，而是更加积极地与临床一线的医师和患者沟通，深入参与到整个临床的诊断和治疗过程中去。我们从国际顶尖实验室的经验中认识到，检验科提供的不应该仅仅是检验报告，更应该是一系列的增值服务；检验科要独具慧眼地将国际基础研究领域的最新成果转化到临床应用中；检验科要改变对临床科室简单依附的局面，需要更加积极主动的参与临床一线诊治的全过程。

22. 为什么由特殊检验技术做实验诊断尤其需要与临床紧密结合

答：临床医生主要精通自己的专业知识，有时对检验项目深层次的理解及横向知识略显不足，临床医生应加强对检验医学的学习和认识，随时沟通，才能互相促进，共同提高。

特殊检验是现代实验室科学技术与临床在高层次上的结合，是一门多学科交叉，相互渗透的新兴学科，目前正朝着高理论、高科技、高水平方向发展。由于检验科开展特殊项目日益增多，新技术的应用及方法学上的革命性变革，使检验质量和水平显著提高，使越来越多的临床医生依靠新兴的检验信息综合分析，进行诊断、治疗和预后判断，故实验室的工作在临床诊疗工作中发挥着越来越重要的作用。检验医学与临床医学只有相互促进，紧密联系，才能使临床医学与检验医学更好的共同发展，以患者为中心的共同目标真正落实，才能更好的为患者服务。

23. 为什么检验中心（科）要进行科学化管理

答：检验中心（科）的科学化管理是科室良性惯性运行的保证，包括质量管理、经济管理、行政管理和信息管理。要实施规范化、标准化、网络化和法制化。质量是科室的生命，是科室建设的根本，是科室管理的重点，科室以质量求生存、求信誉、求发展。建立"大质量观"，强化质量和成本的统一，以优质、高效、低耗为目标。强化质量管理、质量控制意识、严格落实各项规章制度，加强全面质量控制，保证系统各个环节的规范化、标准化。

24. 为什么特殊检验中实验室自建项目的质量管理有其特殊性

答：对实验室自建项目（laboratory developed test，LDT）我国至今没有明确的定义及范围，主要有四类：技术简单的项目、对新发传染病的筛查项目、对发病率极低疾病的筛查及诊断项目、使用新技术检测的项目。

虽然我国目前未有明确的规定允许实验室开展LDT，但质谱技术、流式细胞术及二代测序技术（next-generation sequencing，NGS）等已在临床检测中普遍应用，并在临床诊断和治疗中发挥重要作用。目前临床实验室开展的 LDT 面临涉及领域广、技术平台多、仪器设备复杂、影响因素多，检测方法难以溯源到参考方法或参考物质、有些项目高度依赖分析软件及数据处理、结果解释复杂，且实验室人员缺乏经验等问题，临床实验室该如何自我管理 LDT，保证检测结果的准确可靠将显得尤为重要。

　　LDT 在分析前、分析后，仪器维护、校准、人员培训等质量控制可参照商品化体外诊断的质量要求进行，以保证检测结果准确可靠。由于 LDT 的特殊性，与商品化体外诊断不同之处或做好 LDT 最关键因素除方法建立、检验方法性能确认外，还包括规范化的操作规程（standard operating procedure，SOP）的制订和执行、室内质控、室间质评或有效的实验室间比对。

（沈立松　赵　霞）

第二章 即时检验技术和临床应用

第一节 概　　述

25. 为什么称即时检验技术

答：即时检验（POCT）的组成包括：地点、时间（point）、保健、照料（care）、检验、试验（testing），point-of-care testing 英文字面的意思是指在接受治疗患者现场的保健试验。广义是指在患者近旁，采用便携式分析仪器，操作简单，能快速得到试验结果的检测方式。POCT 有过许多意思相近的表述：如辅助检测（ancillary testing）、家庭检测（home testing）、床旁检测（bedside testing）、患者自我检测（patient self-testing）、患者近旁检测（near patient testing）、卫星化检测（satellite testing）、医生诊所检测（physician's office laboratories）等，相应的、合适的中文名称现还未取得一致意见，目前大都采用 POCT 这一名称。POCT 常在传统的大、中型检验实验室以外的地方进行，在许多场合发挥作用，不单应用于各种急诊急救，也用于家庭监测健康状况，同时 POCT 的操作人员不一定是受过专业训练的检验人员。POCT 的特点是近旁检测、操作简便、快速报告结果，有助于缩短诊疗周期、改进治疗方案及提高医疗效率，现已得到广泛应用。

26. 为什么会有即时检验技术的兴起

答：POCT 是采用便携式或手掌式设备在很短的时间内得出检测结果的一种检验方式，它的出现使传统上由专业的检验人员在中心实验室完成的检验工作可以由靠近患者的非检验人员在极短的时间内完成。一台 POCT 仪器及相关配套的卡、板、条等试剂，集合了多学科的新技术，因此 POCT 可视为高新技术的微缩。小型便携 POCT 仪器的发展对 POCT 技术进步起到巨大的推动作用，并且极大的缩短了检测时间。无论是医院内的即时检验还是突发公共卫生事件的应急检测，POCT 具备大型仪器所不具备的时间、现场检测和家庭检测等优势，是大型仪器无法替代的检测技术。

27. 为什么即时检验技术的应用会越来越普及

答：定性检测和定量检测在 POCT 市场上的定位日益明确，定性产品将更多地用于健康保健监测和筛查，定量产品一般在专业医疗机构应用。同时高通量、多通道的仪器拓展了 POCT 的理念，为 POCT 在医疗机构的应用提供了新方向。POCT 检测方法和检测内容已经向各个领域扩展：①在临床领域，特别在急诊和重症医学中，POCT 实现床旁实时检测，能够缩短诊断时间和治疗过程，达到快速诊治的目的；②在健康管理领域，POCT 医疗服务的全新理念与可视化医疗、远程医疗等形成有机融合，提高了检验结果应用的信息化，提供了人性化的医疗服务模式；③在突发公共卫生事件的生物应急领域，POCT 检测已成为生物反恐、急性传染病突发疫情处置、食品安全事故、灾害医学救援、违禁药品筛查、检验检疫以及野战检验等应急条件下先遣急救者的首选。

28. 为什么即时检验技术经历了从定性检测到定量检测的发展

答：在个体化医疗及临床诊疗准确性提高等迫切需求的影响下，各种 POCT 技术的产生、发展、兴盛、衰落都受到"检测结果从定性转为定量"这一必然趋势的影响。初期 POCT 技术是基于各种检测试纸，比如测定 pH 的石蕊试纸，如今还在医疗机构应用于孕妇早产羊水的检测。随后，POCT 技术以免疫层析与免疫渗滤技术为基础，其为 POCT 的成熟发展做出了突出的贡献。但是这些定性检测技术不能解决检测结果的准确性、诊断信息的传递、患者的跟踪随访等一系列问题。伴随新技术和新材料的不断涌现，以免疫、核酸原理为依托，融合精密制造、自动控制、生物医学等多种技术元素的微流控、生物传感器、生物芯片使得 POCT 具有可以和大型检测仪器相当的精确定量能力。从而，迎来了 POCT 从定性或半定量到精确定量的新时代。

29. 为什么选择即时检验项目应评估临床的实际需求

答：选择 POCT 方式应评估临床的实际需求，评估采用 POCT 方式的必要性及其与临床检测结果之间的关系。例如，这些检测项目是否有必要从中心检测实验室转移到 POCT 仪器？POCT 检测在哪里进行？哪些患者会受益？患者的医疗费用会产生什么影响？只有运用得当，POCT 方式才有利于缩短就诊时间或缩短住院周期，进而减少总的医疗支出。同时选择 POCT 检测项目还应注意，POCT 的检测项目（尤其是组合项目）的设置是否合适？不然，将无谓地增加医疗费用，甚至可能误导临床。

30. 为什么选择即时检验项目应考虑仪器使用的要求

答：尽管 POCT 是采用便携式或手掌式设备，但也需考虑仪器使用要求。包括：电源要求、环境要求（包括空间要求、空气的温度和湿度要求、海拔要求等）、样品处理要求、数据传输要求、维护要求、与医院网络的链接要求、试剂的储存要求、质量控制要求、废弃物处理的要求等。达到仪器的使用要求是保证仪器设备的正常使用和检测结果准确性的必须条件，仪器才能处于良好工作状态，检测出准确、真实的检验结果，服务于临床。

31. 为什么要对即时检验的仪器进行检测性能评估

答：为确保 POCT 检测系统的性能，ISO 15189《医学实验室质量和能力的专用要求》和《医疗机构临床实验室管理办法》均要求，检测系统在用于常规工作前，应对其分析性能进行验证确认或分析评价，证实其能够满足预期用途。仪器的性能反映仪器实现预定目的或者规定用途的能力，包括精密度、准确度、分析测量范围、参考区间等。精密度代表仪器在相同工作条件下，对同一样本进行检测，所得结果的离散程度；准确度是指测定结果与被测量值的接近程度；测量范围是指仪器所能检测结果的最小值到最大值，样本结果超过检测范围可能得不到准确的结果。因此，仪器正式应用于临床前须对其性能进行评估，确保满足预期用途。

32. 为什么新一代的即时检验又称智慧即时检测

答：以"精准化、自动化、云端化"为主要特征的"智慧即时检测"（intelligent point of care testing，iPOCT）新概念是在"精准医疗"的大背景下，与大检验医学新理念相结合，对POCT个体化发展和应用的诠释。新理念"精准化、自动化、云端化"顺应了临床的需求。①精准化：POCT的检测精度进一步提高，要求检测结果的变异系数（coefficient of variation，CV）控制在10%以内，部分平台甚至在3%~5%或以下。"精准化"的前提是"标准化"，即检测系统的标准品、质控品均具备可溯源性；②自动化：是指无需样品前处理步骤，且样品和试剂的加入均由仪器进行连续的全过程自动化；③云端化：指以云端大数据的质量管理服务系统为基础，实现远程质量监控和设备维护，将后台大数据在PC端与手机应用程序APP打通，建立未来移动医疗的信息传递和信息分析云端化。

33. 为什么要对即时检验仪器的使用人员进行培训

答：研究表明大部分不精确的POCT结果来源于技术不熟练的操作人员，因此，合格的培训是必要的，是保证质量的前提。POCT即时检验操作培训的重要性，还表现在试验的步骤越是简单，每步的技术规范要求越是严格。POCT检测人员接受培训的内容包括：①开展POCT检测的目的、意义、局限性，POCT仪器设备和试剂选用原则、操作注意事项，质量保证的重要性、结果分析等；②标本采集的要求，检验中可能会出现的干扰，包括运动、饮食及采血部位等；③质量控制措施包括室内质量控制及比对的方法及要求，质控误差产生的原因及纠正措施；④POCT仪器保养和故障排除方法；⑤学习《病原微生物实验室生物安全管理条例》中防止传染性疾病交叉污染的要点及《医疗废物管理条例》中医疗废物的处理方法。操作人员经书面和技术操作考核、评估，保存考核记录，考核合格后被正式认可，授权参加POCT检测工作。

34. 为什么要对即时检验仪器的使用进行质量管理

答：POCT检测值的准确性越来越受到重视，要保证检测结果的准确性必须要做好POCT仪器的质量管理。质量管理包括分析前、分析中和分析后3个阶段。①分析前质量管理包括患者准备、标本采集要点、适用的标本类型、标本储存要求等；②分析中质量管理包括完善的操作程序、检测人员的培训、合适的质控方式等。所有操作人员在POCT检测之前都应得到良好的培训并考核合格。POCT的质控方式不能完全照搬一般的模式，应根据POCT的特点设计合适的质量控制方式。提倡使用液体型的室内质控品，费用相对较高，但有利于检测全过程的监控。有些POCT仪器采用内置式的质控，内置式的质控方式监测的仅仅是POCT仪器内的电子检测系统，并不能了解检测全过程情况；③分析后质量管理包括检测结果的报告、结果的管理和保存等。应尽快让相关临床医务人员得知POCT的检测结果，以便及时采取适当的医疗措施。

35. 为什么即时检验存在豁免检测项目

答：美国食品药品监督管理局将批准的体外诊断产品分为豁免检测、中度复杂检测和高度复杂检测等三类。豁免检测指实验室简单检测和明确规定的家庭检测。豁免检测方法简单、精确，检测错误可能性可以忽略不计，而且就算结果错误也不会给患者带来明显损害。豁免检测一般包括下列九项：①用试纸条或片状试剂进行尿生化分析（非自动化），包括胆红素、葡萄糖、血红蛋白、酮体、白细胞、亚硝酸盐、蛋白质、尿胆原、比重；②便隐血检测；③排卵检验—肉眼比色检验人黄体生成激素；④尿妊娠检验—肉眼比色检验；⑤血沉（非自动化）；⑥血红蛋白测定（硫酸铜方法，非自动化）；⑦批准的家用葡萄糖仪测血糖；⑧微量离心法测血细胞比容；⑨单项分析仪测血红蛋白。某些POCT检测项目是属于以上九项中的，所以说存在豁免检测项目。

36. 为什么即时检验项目要做室内质控

答：与传统大仪器检测一样，即时检验项目也需要通过室内质控等监测检验结果的精密度、可靠性。但是POCT的质控方式又不同于传统大仪器，有其特殊模式：一些产品含有"内对照"，如胶体金免疫层析检测试纸条；"阴性条带"作为操作对照可证实操作过程正确与否；某些产品使用"替代对照"，它们是含有可重复使用的"参比盒"或类似的成分，比如彩色滤纸或永久性的彩棒，可以模仿被测物的反应水平；有些系统会直接向传感器施加一个电子信号，产生一个相当于对照的结果，这些称为"电子对照"；另有一些设备带有"锁定质控系统"，计算机首先评价内置对照结果是否可接受，然后才允许分析患者样本，这一锁定系统理论上可向临床医生保证仪器经过合格的操作，检测结果的误差是可以接受的。

37. 为什么即时检验仪器要定期校准

答：所有的仪器检测结果都必须能追溯一个共同认定的标准，才能保证结果的准确性，随着时间的增加，仪器检测结果的误差会增加，为了随时保持结果的准确性，必须定期进行校准，POCT仪器也不例外。仪器的定期校准十分重要，尤其是操作者大多为非检验专业人员，更应加强对仪器的使用的要求，校准和定期维护是保证检测结果的准确性的重要环节，校准和维护需严格按照生产厂商规定的要求和操作程序进行。

38. 为什么即时检验的检测结果与中心实验室的大型仪器的结果会有偏差

答：POCT技术自身存在待解决的问题，如因操作人员、方法学、样本、检验设备和试剂的保存、自然条件等方面受到限制，使POCT检测结果与在中心实验室由专业人员使用高精度设备所得结果会有所偏差。比如POCT操作人员采血过浅使血液不能自然流出时，大多采用挤压或按摩的方式采血，用力按摩、挤压采血部位使组织液渗出，对血液标本造成稀释，导致测量值出现假性偏低。另外，由于POCT采用末梢全血标本进行测定，而实验室大仪器以血清或血浆作为标本进行测量，也会导致两者之间的差异。再次，POCT仪器不同厂家之间所用原理不尽相同，结果会有差异。POCT仪器还受本身测定范围限制，若遇标本值过高或过低均不能准确显示其测定值。

39. 为什么在医院内同一检测项目建议用同一种品牌的即时检验仪器

答：POCT检测结果除受POCT仪器本身因素如仪器性能、抗干扰能力影响外，还受外界因素如环境温度、湿度、取血方法的影响。不同品牌的仪器性能、抗干扰能力不同，受外界影响的因素也可能不同。因此，同一检测项目使用不同仪器进行测量，可能会得出不同的检测结果，给临床带来困扰，不利于疾病的诊断与治疗。使用同一品牌的仪器不仅可以使同一检测项目得到一致性的检测结果，也有利于医院的统一管理、质量控制、结果比对、售后服务等。

40. 为什么医院内即时检验项目应定期与中心实验室进行比对

答：由于 POCT 检测结果的标准化存在一些技术上的困难，相同检测项目使用不同检测方法（技术）之间存在差异，因此 POCT 仪器检测结果与中心实验室的检测结果之间可能存在不一致性。为了保持医院内检测结果的一致性，应建立相应的比对作业指导书，定期将 POCT 仪器检测结果与中心实验室的检测结果进行比对，这也是室内质控的方法之一。

41. 为什么医院内即时检验项目应参加室间质评

答：室间质评是利用实验室间的结果比对来确定实验室检测能力的活动，实际上它是指为确保实验室维持较高的检测水平而对其能力进行考核、监督和确认的一种验证活动。参加室间质评计划，可为评价检验项目所出具的数据是否可靠与有效提供客观的证据，它的主要作用可归纳为以下四点：①评价是否具有胜任其所从事检测工作的能力；②作为外部措施，来补充室内质量控制；③是对权威机构进行的现场检查的补充；④增加患者和临床医生对检测该项目能力的信任度，而这种信任度对该项目的顺利开展是非常重要的。POCT 作为常规实验室检测项目的补充，参加室间质评可以确定 POCT 出具检测报告的能力，可以对 POCT 质量进行持续监控；识别 POCT 存在的问题，并制订相应的补救措施；识别不同医院相同 POCT 项目间的差异。因此，POCT 项目应参加室间质评。

42. 为什么医院要加强即时检验的管理

答：医院内使用 POCT 必须加强管理，才能保证检测质量，减少和避免差错的发生。医院可采取以下措施进行管理：在医院层面建立有检验人员参加的组织管理机构，制订全院 POCT 仪器管理制度；对 POCT 仪器使用者进行系统培训，考核合格方可使用 POCT 仪器；对院内所用 POCT 仪器进行评价，选取性价比高的仪器，相同项目尽可能使用同厂家、同型号的 POCT 仪器；建立 POCT 仪器使用档案，编写并执行标准操作；完善室内质量控制；每半年与检验科相关分析仪结果进行一次比对；数据由检验科统一收集总结分析，同时出具 POCT 仪器性能评价报告，通报比对结果。这样才能提高 POCT 仪器检测结果的准确性和一致性，保障医疗质量和安全。

43. 为什么信息科技在即时检验中的应用受到重视

答：互联网技术的发展，给 POCT 的发展带来了无限的想象。已形成标准体系的大型设备无法走出实验室，走进家庭，来到患者身边的事发现场。网络化 POCT 利用网络数据有助于战略性的指导 POCT 的使用和医护资源的部署，以弥补卫生资源的不足。患者在家使用 POCT 检测设备做检查，并将相关数据同步上传至后端诊疗服务云平台，线下医师服务团队通过平台调阅并判读检测数据，帮助患者诊断并提供用药指导和自我健康管理建议。比如：利用 USB 或无线传输技术将血糖仪与电脑连接，借助血糖管理软件将血糖数据下载，显示血糖记录册、血糖趋势图等，能更好地用以评价血糖控制趋势及药物、饮食和运动对血糖控制的影响，从而指导个体治疗方案的优化。

（张　琼　杜玉珍　高　锋）

第二节　即时检验技术

44. 为什么干化学分析技术可用于即时检验

答：POCT 干化学技术是将多种反应试剂干燥固化在纸片上，用含有被测样品的液体作反应介质，使被测成分直接与固化于载体上的干试剂进行反应。在干试纸片上加上定量的样品（全血、血清、血浆、尿液等）后，样品中的液体将干片上的试剂溶解，使之与待测成分在干片的背面产生颜色反应，用目测定性或反射光度计进行检测（定量或半定量）。在众多干化学技术中，应用最为广泛的是从感光胶片制作技术移植而来的多层涂膜技术，其将多种反应试剂依次涂布在片基上制成干片，用仪器进行检测从而达到准确定量。

45. 为什么胶体金技术可用于即时检验

答：胶体金颗粒具有高电子密度的特性，在金标蛋白结合处，呈黑褐色。当这些标记物聚集时，可见红色或粉红色斑点，这一反应可以通过银颗粒的沉积被放大，POCT 免疫标记和免疫层析技术正是通过这种颜色的变化来显示结果。免疫标记及层析技术主要有斑点免疫层析法（dot immuno chromatographic assay，DICA）和斑点免疫渗滤法（dot immuno gold filtration assay，DIGFA），在 POCT 应用中可用于肿瘤、感染性疾病、心脏疾病等疾病的标志物的检测，多为定性或者半定量分析试验。

46. 为什么免疫层析技术可用于即时检验

答：POCT 免疫层析技术利用微孔膜的毛细管作用，样品中分析物的分离是通过纸层析法完成的。反应液体的流动不是直向的穿透流动，而是层析作用的横向流动。免疫层析实验时将试纸条下端浸入液体标本中，下端样品吸附液体向金胶粒或着色乳胶粒处移动，使干片上的复合物复溶，同时带动其向吸水层端渗移。若标本中有待测特异抗原时，可与复合物的抗体结合，此抗原抗体复合物流至测试区即被固相抗体捕获，在膜上显出阳性反应线条。过剩的免疫金复合物继续前行，至参照区而显出质控线条。反之，阴性标本无反应线条，而仅显示质控线条。尿微量白蛋白检测、尿妊娠试验等多用胶体金免疫层析技术。

47. 为什么免疫斑点渗滤技术可用于即时检验

答：POCT 斑点金免疫渗滤试验是将抗原或抗体滴加在具有过滤性能的固相载体硝酸纤维素薄膜上，制成抗原或抗体包被的微孔滤膜并贴置于吸水材料上，依次在膜上滴加标本、免疫金及洗涤液等试剂，使其与硝酸纤维素薄膜上的抗体或抗原发生反应，形成大分子胶体金复合物，在膜上呈现红色斑点，广泛应用于临床各种定性或半定量指标的测定，如 D-二聚体的检测常用。

48. 为什么红外—远红外分光光度技术可用于即时检验

答：红外—远红外分光光度技术是基于对红外区域辐射的选择性吸收引起分子振动能级和转动能级的跃迁而进行分析的方法。POCT 红外和远红外分光光度技术常用于制作经皮无创检测仪器，可用于检测血液葡萄糖、胆红素、血红蛋白等多种成分。这类检测仪器无需抽血即可连续监测患者血液中的目的成分，既可以避免抽血可能引起的交叉感染和血液标本的污染，又降低每次检验的成本和缩短报告时间，但其准确性有待提高。最为常用的是新生儿经皮检测胆红素。

49. 为什么生物传感器技术可用于即时检验

答：生物传感器技术是一种对生物物质敏感并将其浓度转换为电信号进行检测的技术。POCT 生物传感器技术用于靶分析物的直接测定，无需从基质中分离样本，应用它可以对生物体液中的目的成分进行微量分析。如，应用生物传感器技术的葡萄糖酶电极传感器法微量血快速血糖测试仪，它采用生物传感器原理将生物敏感元件酶同物理或化学换能器相结合，对所测定目的作出精确定量反应，并通过现代电子技术将所测得结果以直观数字形式输出。测试过程为在电极的两端施加一定的恒定电压，当被测血样滴在电极的测试区后，电极上固定的酶与被测血样中的葡萄糖发生酶促反应，酶电极的响应电流与被测血样中的葡萄糖浓度呈线性关系，因此可在信号转换器作用下换算出葡萄糖的浓度值。

50. 为什么生物芯片技术可用于即时检验

答：POCT 生物芯片能在小面积的芯片上同时测定多个项目，具有灵敏度高、分析时间短等优点。生物芯片可分为基因芯片、蛋白质芯片、细胞芯片和芯片实验室。生物芯片将生命科学研究中所涉及的复杂分析步骤，利用物理技术、传感器技术、计算机技术、微机械、微电子技术，使样品检测及分析过程微型化、连续化、集成化，同时它还可促进缩微实验室的构建。POCT 生物芯片检测仪器将强光照射生物芯片上的生物样品以激发荧光，并通过高灵敏度的光电探测器探测荧光强度，最后由计算机对探测结果进行处理分析以获取相关的生物信息。

51. 为什么核酸扩增技术可用于即时检验

答：用于床旁的核酸检测，需要一种能整合从样本中提纯核酸并进行扩增，再对扩增的核酸进行检测和结果分析的新产品，该产品使整体封闭的核酸实现自动化检测，最大限度避免交叉和携带污染，有利于医疗机构和现场应用，这就是核酸 POCT。核酸 POCT 实现了将复杂的核酸检测整合到一个系统，用户只需要将样本加入该系统，剩下的步骤全部由系统自动完成，极大地简化了传统的核酸检测。其特点是应用密闭的、一次性使用的检测卡或管，很好地控制了交叉和携带污染。将核酸检测从专业的实验室解放出来，进入现场快速检测领域的核酸 POCT，给核酸检测带来了一次革命性转变，应用前景极其广阔。

52. 为什么微流控技术在即时检验中应用广泛

答：微流控芯片技术依托现代微加工工艺，可实现采样、稀释、加试剂、分离、检测等实验流程和生化反应在单片平板芯片上的集成，从而减少样品试剂消耗、提高检测灵敏度、缩短反应时间、降低平均成本。其可满足从生物小分子到细胞的不同尺度对象检测需求，并可通过在后端耦合光、电、热等形式的检测器和读数装置，实现检测流程的自动化和检测结果的信息化。微流控芯片微型化、集成化、自动化的特性，高度切合 POCT 检测技术发展需求，对优化临床检测具有重要意义，近年来已日趋成为 POCT 领域的研究热点和核心技术。

53. 为什么认为毛细血管血糖仪的抗干扰能力较弱

答：目前临床使用的毛细血管血糖仪检测技术均采用生物酶法，主要有葡萄糖氧化酶和葡萄糖脱氢酶两种。葡萄糖氧化酶血糖仪对葡萄糖特异性高，不受其他糖类物质干扰，但易受氧气干扰。葡萄糖脱氢酶血糖仪无需氧的参与，不受氧气干扰，但需联用不同辅酶，不能区分麦芽糖、半乳糖、木糖与葡萄糖，可能与血样中麦芽糖、半乳糖等也发生反应，导致血糖结果的假性升高。其次，血糖仪采用血样大多为全血，因此受血细胞比容的影响较大，随着血细胞比容增加，全血葡萄糖检测值会逐步降低。有血细胞比容校正的血糖仪可使这一差异值减小。再次，当血液中存在乙酰氨基酚、水杨酸、维生素 C、三酰甘油等内源性和外源性干扰物时，血糖检测值会有一定偏差。最后，仪器及试纸型号、标本状态、操作者的技术熟练程度、温度、湿度及海拔高度均会对仪器的测量结果产生影响。

54. 为什么毛细血管血糖监测存在局限性

答：由于血糖仪检测技术和采血部位的限制，毛细血管血糖检测存在一些局限性。首先，采血部位局部循环差，如休克、重度低血压、糖尿病酮症酸中毒、糖尿病高渗性昏迷、重度脱水及水肿等情况下，不建议使用毛细血管血糖检测。其次，针刺采血可能引起患者不适感；再次，操作不规范可能影响血糖测定结果的准确性；最后，监测频率不足时，对平均血糖、血糖波动或低血糖发生率的判断应谨慎，而过于频繁的监测可能导致一些患者的焦虑情绪。

55. 为什么动态血糖监测仪具有优势

答：动态血糖监测仪是指通过葡萄糖感应器监测皮下组织间液的葡萄糖浓度而间接反映血糖水平的监测技术，可呈现连续、可靠的全天血糖水平，了解血糖水平波动的规律，动态血糖分为回顾性动态血糖和实时动态血糖两种。回顾性动态血糖主要的优点在于能发现不易被传统检测方法所观察到的隐匿性高血糖和低血糖，特别是餐后高血糖和夜间无症状性低血糖，还可发现与药物品种、精神因素、生活方式、食物种类、运动类型等有关因素引起的血糖变化。实时动态血糖的血糖监测原理与回顾性动态血糖技术相似，主要优势是在提供即时血糖信息的同时，提供高、低血糖报警、预警功能，协助患者进行即时血糖调节。因此，动态血糖监测仪具有独特的优势，可以发挥对传统血糖监测方法极大的补充效用。

56. 为什么不同时间、不同方法检测血糖的结果会有差异

答：血糖检测结果受到标本来源、标本采集时间等因素影响，从而表现为不同时间点、不同方法检测结果间存在差异。具体有以下几种情况：①血液中红细胞通过分解葡萄糖获取能量，因此不同时间检测血糖值可能有所不同；②静脉血与动脉血的血糖浓度有差异，一般情况动脉的血糖浓度高于静脉，血糖仪测量的是毛细血管全血葡萄糖，检验中心生化分析仪测量的是静脉血浆葡萄糖。空腹时，毛细血管全血葡萄糖与静脉全血葡萄糖较接近；③由于检验中心采用静脉血浆标本，静脉血浆标本需要离心去血细胞，血糖浓度不受血细胞比容的影响，因此，静脉血浆葡萄糖检验结果较毛细血管全血葡萄糖检验结果约高 12%；④餐后 2 小时静脉血浆葡萄糖与毛细血管全血葡萄糖比较接近，因为餐后 2 小时动脉血中葡萄糖浓度明显高于静脉血中葡萄糖浓度，毛细血管血是动静脉混合血，毛细血管全血葡萄糖本身大于静脉全血葡萄糖，抵消了静脉血浆标本由于去除血细胞导致的血糖浓缩效应，因此两者比较接近。另外不同方法的局限性：内源性和外源性药物的干扰、温度、湿度、局部挤压、操作不当、血量不足、试纸保存不当等都会影响血糖检测的准确性。

57. 为什么自备的即时检验血糖仪需要定期与医疗机构的检测结果比对

答：由于 POCT 检测结果的标准化存在一些技术上的困难，相同检测项目使用不同检测方法（技术）之间存在差异。另外，仪器老化、试纸保存不当、更换试纸批次未换校正码、内源性和外源性药物的干扰、温度、湿度、局部挤压、操作不当、血量不足等都会影响 POCT 血糖仪检测结果的准确性。在医疗机构内 POCT 血糖仪与检验科大型生化仪器每半年需进行一次严格的血糖准确性比对实验，比对合格后方可继续使用。因此，自备的POCT 血糖仪也需要定期与医疗机构的检测结果进行比对。

58. 为什么用同一厂家不同批次的产品检测结果也可能有不同

答：同一厂家的产品虽然都是经标准化流程制作完成，但不同批次产品的原料品质、库区存放、运输条件可能会不同，因此会导致不同批次产品间检测结果的差异。医院实验室大型仪器检测试剂也会面临试剂批次不同的问题，实验室在面对试剂批次不同时，必须对新批次试剂进行定标，定标通过后做室内质控，若室内质控在控，则表示这一新批次试剂合格，可以用于临床患者标本的检测。

59. 为什么医院内不建议即时检验完全代替大仪器检测

答：临床实验室检验与 POCT 的不同点在于：①周转时间：长、短；②标本鉴定：复杂、简单；③标本处理：需要、不需要；④检测仪器：复杂、简单；⑤对操作者的要求：专业人员、非专业人员；⑥灵敏度：高、低；⑦单个试验的成本：低、高；⑧结果的质量：高、一般。可以看出 POCT 的优点是：简单、无特殊要求、快速，同时显而易见的缺点是：检测项目少、成本高、灵敏度低、检测结果准确性不高。此外，我国 POCT 质量保证体系不健全和管理制度不规范，也会导致 POCT 结果的不稳定。同时 POCT 检测项目数量有限，不能满足临床多样化的需要。因此在要求规范化、精准化医疗的今天，POCT 检测可与临床实验室大仪器检测相互补充、取长补短，共同服务于临床，但无法取代大仪器。

60. 为什么即时检验结果在医学决定水平附近时应接受大仪器的检测

答：医学决定水平指在诊断及治疗工作时，对疾病诊断或治疗起关键作用的某一成分的浓度，临床上必须采取措施的检测水平。医学决定水平，不同于正常参考值。临床工作中，常用作确定或排除某种疾病。通过观察测定值是否高于或者低于这些限制，可在疾病诊断中起排除或确认的作用，或对某些疾病进行分级与分类，或对预后做出估计，以提示医生在临床上应采取何种处理方式，如进一步进行某方面的检查，或决定采取某种治疗措施等。由于 POCT 技术自身存在待解决的问题，如因方法学、样本、操作人员、自然条件、检验设备和试剂试纸的保存等条件受到限制，所得检测结果可能与真实值有差异。因此，POCT 检测结果出现在对患者有重大意义的医学决定水平附近时，应到医院接受大仪器的检测进行结果的确认。

（张　琼　杜玉珍　高　锋）

第三节　即时检验的应用

61. 为什么尿液干化学法与有形成分联合进行分析更有意义

答：尿液干化学法用于分析尿液中的可溶性成分，有形成分分析用于尿液中红、白细胞、管形、结晶、微生物等有形成分。它们检测的侧重点不同，方法学上的影响因素不一。干化学法灵敏、简便、快速、便于大批量标本的快速检测，但尿液中维生素 C 以及其他一些化学物质与试条上化学物质反应，使结果呈假阳性或假阴性；尿有形成分分析需要借助较为复杂的仪器，对检测人员专业素质要求高，且较适用于新鲜尿液的检测，陈旧的尿液可能因为细胞变形或破坏而导致假阴性结果。因此，两者的联合应用可以互补，能更好地解决尿液检测方法学的不足，保证尿液检测结果为临床提供可靠的数据。

62. 为什么维生素 C 摄入过多可以干扰尿液干化学检测结果

答：维生素 C 即抗坏血酸，其作为还原剂参与体内氧化还原过程，干化学试剂条各项检测的反应原理基本相同，多数通过氧化还原反应及 pH 改变的原理进行检测，如葡萄糖、潜血（红细胞）、胆红素、亚硝酸盐和尿 pH 等检测。尿液中所含维生素 C 作为强还原剂，可抑制上述各种尿液成分检测的氧化还原反应，从而常常造成假阴性的检测结果，干扰临床的诊断和治疗。由于维生素 C 对尿液成分干化学分析有明显的干扰作用，当尿潜血、葡萄糖、胆红素和亚硝酸盐的检测结果与临床不符时，要排除维生素 C 等还原剂对检测结果的影响。为了解尿液的真实情况，可以考虑停止服用维生素 C 24 小时后再进行尿液检查。

63. 为什么床旁尿微量白蛋白检测与其他途径的检测结果可能不一致

答：尿微量白蛋白检测作为早期肾损害诊断的重要指标已受到广泛重视。床旁尿微量白蛋白检测采用胶体金免疫层析技术，利用样本尿液中的白蛋白与试剂条上包被的白蛋白竞争有限的抗体位点，以免疫竞争抑制法来半定量检测人尿液中微量白蛋白的水平。胶体金技术因其操作简便、易于肉眼观察结果，取量少，无需特殊仪器等优点得到广泛应用。但因其灵敏度相对较低且其产品质量相差大，不易质控，不能确保质量，存在后带现象等，导致胶体金法与其他途径的检测结果可能不一致，易漏诊。因此，床旁尿微量白蛋白检测常用于肾脏损害的初筛试验。

64. 为什么可用即时检验技术筛查膀胱癌

答：膀胱癌是泌尿系统常见的恶性肿瘤，早诊断、早治疗对膀胱癌患者的预后有十分重要的意义。尿核基质蛋白 22（nuclear matrix protein 22，NMP22）是由单克隆抗体标记的一种核基质蛋白，存在于肿瘤细胞核中，细胞死亡后被释放，以可溶性复合物或片段形式存在于人尿液中。NMP22 参与 DNA 复制、转录及 RNA 合成过程，也对基因表达发挥重要的调节作用。研究发现膀胱癌患者尿中 NMP22 含量比正常人高 25 倍。NMP22 即时检测技术诊断膀胱癌的灵敏度约为 56%，特异性约为 85%，灵敏度明显高于尿细胞学检查，但特异性略低，可能原因是泌尿系感染、尿路结石、其他泌尿生殖系统肿瘤等可导致假阳性结果。NMP22 即时检测操作简便，室温条件下 30 分钟即可得到检测结果，具有良好的安全性和可重复性，可用于健康人群的体检初筛。

65. 为什么即时检验粪便隐血可用于筛查消化道肿瘤

答：结直肠癌的发生、发展是一个比较漫长的过程，要经过"息肉→腺瘤→原位癌→浸润癌"的连续变化过程，这个过程约需 5~10 年的时间，这就为结直肠癌的早期诊断提供了时机。早期结直肠癌及癌前病变在临床上没有明显的症状，但肿瘤组织的坏死和表面黏膜充血，可以使粪便中混有肉眼难以察觉的血液，因此，自从 1967 年美国人 Creegor 将粪便隐血试验作为结直肠癌筛检手段以来，粪便隐血试验已经成为监测结直肠癌最有价值的方法之一，并得到不断的发展。粪便隐血试验假阴性的原因，可能是与肿瘤出血的间断性、每次出血量不相同有关，另外还有采样误差、标本留置时间过久等；若血红蛋白在消化道内被胃酸或肠道细菌降解，亦可导致抗原性的丢失；此外，出血量较大（如柏油样便、血便等）也会使得反应体系中抗原过剩出现"后带现象"。以上原因均可致血红蛋白法在检测时产生假阴性的结果，所以进行结直肠癌普查及疑难病例筛检时采用连续 3 天的粪便隐血试验，明显血便或柏油样便标本要在倍比稀释后检测。

66. 为什么床旁血糖仪成为最广泛应用的即时检验产品

答：国际糖尿病联盟（IDF）最新数据显示，2014 年全世界有 3.87 亿糖尿病患者。其中在高收入国家，2 型糖尿病占 85%~95%；在中等收入和低收入国家可能更高。预计到 2035 年，糖尿病患者数将增长 55%，达到 6 亿。自糖尿病控制与并发症试验（DCCT）和英国前瞻性糖尿病研究（UKPDS）等糖尿病领域的里程碑研究发表以来，大量循证医学证据充分证明控制血糖可有效降低糖尿病并发症的发生风险。血糖监测已成为现代糖尿病治疗"五驾马车"的重要组成部分，不仅成为调整医师治疗策略的依据，也在患者教育和自我管理、改变生活方式及降低血糖和晚期并发症发生风险等方面发挥重要作用，被学术界誉为自胰岛素发现后糖尿病领域的主要成就之一。近 30 年来，血糖检测技术和手段取得了飞速发展。毛细血管、组织间液甚至泪液葡萄糖都可成为检测对象，监测时间可从时间点到连续动态监测。因此，床旁血糖仪已成为最广泛应用的 POCT 检测产品。

67. 为什么快速血糖数据的网络化是个体化糖尿病管理的趋势

答：血糖日志应包含血糖、饮食、运动等多方面信息，有条件可进行计算机化的数据管理，利用无线传输技术或 USB 将血糖仪与电脑连接，凭借血糖管理软件将血糖数据下载，可显示血糖记录册、14 天图谱、血糖趋势图等，能更好地用以评价血糖控制趋势及饮食、运动和药物对血糖控制的影响，指导治疗方案的优化。移动医疗作为一种新的医疗方式，通过信息技术合理配置医疗资源，并提高医疗资源的利用率，因此在糖尿病管理领域受到了越来越多的关注。移动医疗即通过移动通信技术提供医疗服务和信息，目前以基于 IOS 和 Android 等系统移动终端的短信息和医疗应用程序（App）为主，移动医疗在糖尿病管理方面主要有智能手机 App 和短信息两种方式。智能手机 App 和短信息均可记录患者的血糖监测状况，已有研究表明这些方式可促进患者生活方式调整，改善患者的血糖控制，优化降糖治疗方案，实现个体化糖尿病管理。已有 App 被美国食品药品监督管理局（FDA）批准作为治疗糖尿病的医疗设备。目前我国移动医疗仍缺乏明确的法规，在糖尿病管理中的应用还需进一步探索。

68. 为什么床旁糖化血红蛋白的结果分析时应考虑血红蛋白的更新速度

答：糖化血红蛋白（glycosylated hemoglobin，HbA1c）是人体血液红细胞中血红蛋白（hemoglobin，Hb）的两条链的 N 端缬氨酸和葡萄糖持续非可逆地进行非酶促反应的产物，人体内血糖与 Hb 结合所生成的 HbA1c 的过程是不可逆的，且 HbA1c 含量与该时期体内血糖平均浓度呈正比，即当血糖浓度升高时，人体内 HbA1c 的含量也随之增高，而当血糖浓度降低时，HbA1c 的含量也随之减少。红细胞的正常寿命为 120 天，因此人体内的 HBA1c 也能保持 120 天左右，所以临床上通过对 HbA1c 进行检测通常可以反映出糖尿病患者在过去 8~12 周内，血糖的具体控制情况。任何可以引起红细胞平均寿命增加的因素都会增加 HbA1c 的浓度，且不依赖于血糖水平，如脾切除术后红细胞清除率下降。任何可能缩短红细胞寿命的因素都会降低 HbA1c，如接受透析治疗的尿毒症患者红细胞寿命缩短；溶血性贫血，因为未成熟红细胞中的血红蛋白和周围葡萄糖结合少，活动性出血会使网织红细胞的生成增加，从而减少红细胞的平均寿命。

69. 为什么即时检验技术测定糖化血红蛋白不建议用于糖尿病的诊断

答：HbA1c 在糖尿病诊断治疗中是了解糖代谢状况的重要检测项目，HbA1c 的水平是糖尿病诊断和监测的金标准。检测结果的准确可靠对临床诊断和治疗效果监测意义重大。美国糖尿病协会（American Diabetes association，ADA）推荐 6.5% HbA1c 为临界值，0.5% HbA1c 的偏倚可能导致被诊断为糖尿病的患者数量增至 3 倍。目前，POCT 技术检测 HbA1c 的准确性和精密度还有待提高，不能满足临床诊治糖尿病的需求，因此专家们不建议 POCT 技术的 HbA1c 检测结果用于糖尿病的诊断。

70. 为什么快速 C 反应蛋白常与血常规联合用于感染诊断

答：白细胞计数和分类是血常规的重要内容。白细胞是机体抵抗病原微生物等异物入侵的主要防线。急性感染或炎症，为白细胞计数升高的常见原因，但影响白细胞计数结果的因素很多，恐惧、紧张皆可引起白细胞计数偏高，此时若仅作血常规检测而未做快速

C 反应蛋白（C-reactive protein，CRP）检测，可因白细胞计数偏高而滥用抗生素。CRP 是主要的急性时相蛋白，在组织损伤 6~8 小时就可上升，在致病因素消除后 CRP 可很快恢复正常，因为 CRP 在血中的半衰期<1 天，因此其在抗生素治疗时有一定参考价值，对于CRP 与血常规白细胞计数同时升高的患者，应高度重视合理使用抗生素，对白细胞与 CRP 均在正常范围的患者，则无需使用抗生素，对白细胞与 CRP 变化不一致的患者，要求随诊观察，密切关注病情发展。发热患者的血常规和 CRP 联合检测，对鉴别细菌或病毒感染比单一检测更具有特异性，给临床提供更充足的实验指标和诊断依据。

71. 为什么降钙素原的快速检测常用于细菌性感染的临床辅助诊断

答：降钙素原（procalcitonin，PCT）是一种无激素活性的降钙素（calcitonin，CT）前体物，是一种糖蛋白，含有 116 个氨基酸残基，分子量 13 000KD，由下钙素、降钙素和一个含 57 个氨基酸的 N2 末端碎片组成。体内半衰期为 25~30 小时。正常生理情况下，CT 由激素刺激下的甲状腺 C 细胞分泌，PCT 则在促炎症反应刺激下，尤其是细菌感染所引起促炎症反应刺激下可由外周血单核细胞、肝脏、脾、肺或小肠的神经内分泌细胞产生。内毒素、细胞因子可刺激 PCT 的释放。PCT 在健康人血清中水平极低，<0.05ng/ml，在全身性细菌感染（特别是败血症，革兰阴性菌感染）患者，血清 PCT 水平迅速升高，且持续时间较长；真菌、寄生虫感染 PCT 在血浆中浓度也升高。而在病毒感染、肿瘤、自身免疫性疾病以及局部感染，PCT 水平维持在正常范围内或轻度升高。经有效抗生素治疗后 PCT 水平迅速下降，并与患者的预后相关。利用胶体金技术开发的半定量检测人血清 PCT 试剂盒，具有灵敏、简便、准确等特点，实现了 PCT 检测的自动化和快速化，所受干扰因素少，能满足临床检测需求，具有良好的应用前景。

72. 为什么可用即时检验技术检测结核分枝杆菌抗体

答：血清结核分枝杆菌抗体胶体金法（TB-DPT）是用现代生物技术提纯结核分枝杆菌特异性外膜抗原，应用斑点金免疫渗滤试验原理，并用定量标准色谱卡技术制作的TB-DPT检测活动性结核病 IgG、IgM、IgA，血清中结核抗体水平相对稳定，不受细菌活力和形态的影响。TB-DPT 成本不高，操作简单，最多十几分钟就能出结果，也不需要贵重仪器及严苛的实验室条件。因此，血清结核分枝杆菌抗体胶体金法具有操作简便、快速、仪器及实验室条件要求不高，便于推广等特点。同时，因胶体金法测结核分枝杆菌的检测标本为血清，特别适合于结核分枝杆菌涂片检查阴性患者、儿童、无痰患者及肺外结核分枝杆菌感染的诊断。但方法灵敏度比非即时检验技术差。

73. 为什么胶体金方法检测幽门螺杆菌抗体存在局限性

答：幽门螺杆菌（Helicobacter pylori，HP）是专性存在人类胃黏膜的病原菌，是慢性胃炎、消化性溃疡、胃癌的重要致病因子，是人胃内唯一能够产生大量尿素酶的细菌。因此，检测人血液样本中是否存在幽门螺杆菌尿素酶抗体是判断患者是否感染幽门螺杆菌的重要依据。应用胶体金免疫层析技术，采用双抗原夹心的原理检测人血清、血浆或全血中的幽门螺杆菌尿素酶抗体，具有快速、简便的优点，但是此方法也具有一定的局限性。阳性结果仅表明幽门螺杆菌尿素酶抗体的存在，不能作为幽门螺杆菌感染的唯一判断标准，确诊应结合临床症状及其他诊断技术。患者曾经感染过幽门螺杆菌，其抗体可在较长时间存在于体内，因此抗体阳性结果并不能说明患者正感染着幽门螺杆菌。阴性结果并不能完全排除幽门螺杆菌感染的可能性，可能是幽门螺杆菌尿素酶抗体没有出现或者是抗体水平过低不能被此试剂盒检测出来。

74. 为什么胶体金方法检测嗜肺军团菌存在局限性

答：军团菌属是一种常见的需氧革兰阴性杆菌，广泛存在于自然界中，能引起以发热和呼吸道症状为主的疾病，该病首发于1976年的美国一次军人聚会，故称作军团菌病，次年分离出一种新的病原体，1978年，此病原体被命名为嗜肺军团菌（*Legionella pneumophila*，LP）。胶体金方法检测嗜肺军团菌，是根据胶体金免疫层析技术，采用兔抗LP1抗体，建立双抗体夹心LP抗原胶体金免疫层析检测方法。此方法操作简便、快速、耗时短，适合早期快速诊断嗜肺军团菌感染。目前商品化检测试剂盒多为检测LP1型多糖抗原，由于这种方法所捕获的抗体大多数为LP1，故只能用于感染LP1的患者的抗原检测。但是除了LP1以外，还存在14个LP血清型，因此，对于其他LP血清型感染，胶体金法无法检测，易造成漏诊。

75. 为什么可用抗链球菌溶血素"O"快速乳胶试验诊断A群链球菌感染

答：人体感染了乙型溶血性链球菌后，"O"溶血素在体内作为一种抗原物质存在，血清中可出现大量抗链球菌溶血素O（抗"O"）抗体。抗链球菌溶血素"O"（ASO）是机体产生的以链球菌溶血素O为抗原的抗体。通过测定血清中的ASO抗体效价，来判断患者有无乙型溶血性链球菌感染，可作为乙型溶血性链球菌感染性疾病的辅助诊断方法之一。快速乳胶试验，以乳胶颗粒作为载体的一种间接凝集试验，即吸附可溶性抗原于其表面，特异性抗体与之结合后，可产生凝集反应，借以判断患者血清中ASO抗体含量。凡查出患者血清中抗体效价显著升高，超过400单位，可认为患者近期被溶血性链球菌感染过。但本试验无特异性意义，因为A群链球菌感染后，可引起人类多种疾病，如链球菌感染引起相应的扁桃体炎、猩红热、急性肾炎、亚急性细菌性心内膜炎、肾病综合征等，这些疾病均可引起ASO升高。人感染溶血性链球菌后，血清中可以出现多种抗体，如抗链激酶抗体、抗透明质酸抗体和抗"O"溶血素抗体。抗"O"溶血素抗体是检测风湿病是否活动的一种较有意义血清学诊断试验，风湿病活动期60%~80%的患者ASO是升高的，多次检测均正常有助于排除风湿病。

76. 为什么可用胶体金法检测轮状病毒感染

答：A群轮状病毒（rotavirus，RV）是世界范围内引起病毒性腹泻的主要病原体之一，RV感染的发病机制目前仍不十分明确。但RV腹泻是一种自限性，且有高度传染性的疾病。RV的传染源为患者、隐性感染者及病毒携带者。后二者在RV传播中发挥着重要作用，RV主要通过粪-口途径传播，也可通过呼吸道传播。RV的实验诊断方法很多，相对简单的方法有聚丙烯酰胺凝胶法、基因扩增法、免疫胶体金检测RV抗原法。免疫胶体金法操作简单，能准确、快速测定RV抗原，对明确病原、控制传播、制订有效治疗措施、防止滥用抗生素等都具有非常重要的作用。此法特别适用于基层医院，可作为RV致腹泻的常规检测，为临床治疗提供依据，有利于减少并发症，从而降低病死率，该检测项目在医学实验室常用。

77. 为什么胶体金法检测乙型肝炎病毒表面抗原存在局限性

答：胶体金法检测乙型肝炎病毒表面抗原（hepatitis b virus surface antigen，HBsAg），采用高度特异的抗原抗体反应及免疫层析分析技术，试剂盒被预先固定于膜上测试区的抗HBsAg抗体和包被在金标垫上抗HBsAg抗体金标联结物，测试时，血清标本滴入试剂加样处，标本与预包被的胶体金颗粒结合抗HBsAg抗体反应，然后，混合物随之在毛细效应下向上层析。胶体金法检测乙型肝炎病毒表面抗原灵敏度较高、特异性强、稳定性好、无需洗涤，极大减少了污染机会，简易快速，不需要仪器设备，整个检测过程在20分钟内即可完成，有一定的应用价值，大面积人群在基层进行健康筛查时适用本法。但是胶体金法无法解决定量的问题，应用起来有一定的局限性。又因胶体金法具有一定的假阴性率，用胶体金试纸法作为日常诊断不合适，可能造成漏诊。同时，在献血人员的筛查时更不能采用此法，以免造成血源性乙肝病毒的播散，导致严重后果。

78. 为什么胶体金法检测丙型肝炎病毒存在局限性

答：胶体金法是以胶体金作为标志物，利用层析作用检测抗原、抗体反应，胶体金法应用于丙型肝炎病毒（hepatitis c virus，HCV）检测，操作便捷、省时、费用低，且有相对较高的特异性和灵敏度，可作为紧急和特殊需要情况下的初筛。但是胶体金法对HCV抗体检测的灵敏度和准确性低于酶联免疫吸附（enzyme-linked immuno sorbent assay，ELISA）法，胶体金假阴性或假阳性情况的出现大多为人为及环境因素所致：如判断结果的时间不够充分、检测环境温度低及加样量不足等；同时过滤膜破损及判断不仔细等也是影响结果的重要原因。因存在诸多影响检测结果的因素，可能出现漏检和误判，建议条件允许时应使用ELISA方法或其他方法进一步确认，以降低医院感染或医疗纠纷的发生率。

79. 为什么可用快速血浆反应素环状卡片试验检测梅毒感染

答：快速血浆反应素环状卡片试验（rapid plasma reagin circle card test，RPR）是20世纪80年代出现的非特异性梅毒血清学实验，方法操作简单，成本较低，适合做大批量的血清检验。RPR法检测人体内反应素，反应素是人体感染梅毒螺旋体（Treponema pallidum，TP）后机体受到伤害而分解出的一种类脂成分，该成分会与TP蛋白质相结合，产生抗原-反应素。因此，RPR检查法存在一定的误诊率，结果为阳性未必表明感染梅毒螺旋体。如果血清来自于妊娠、类风湿性关节炎、慢性肾炎和水痘患者，则检查结果也可能为阳性。应在RPR检测后，和其他方法一起进行综合分析，RPR检查法只能说明血清中存在抗类脂抗体，更适用作为临床治疗和效果评价的指征。在感染初期，也未必存在抗类脂抗体，因此可能存在漏检现象。在梅毒的临床筛选检查中，梅毒-酶联免疫试验（TP-ELISA）检测法准确率较RPR检测要高，假阳性率更低，临床可以将TP-ELISA检测法和明胶颗粒凝集试验检测法结合使用。

80. 为什么可用胶体金试纸条法检测梅毒感染

答：在玻璃纤维上预包被胶体金标记的重组梅毒抗原（Au-TP-Ag）与血清样本中的抗梅毒抗体（抗TP）结合形成复合物，通过层析作用复合物移动，再与硝酸纤维素膜上预包被的重组抗原形成"抗原-抗体-抗原"结构的免疫复合物而凝集显色，显色强度与抗TP抗体水平呈正比。未感染TP者，检测结果为阴性。标本溶血、放置时间过长或反复冻融，会影响结果判读。读取结果的时间应在加样后15分钟，30分钟后读取的结果无效。

81. 为什么肺炎链球菌尿抗原可用于链球菌感染的快速诊断

答：社区获得性肺炎（community acquired pneumonia，CAP）是严重威胁人类健康的常见疾病，是世界范围内儿童和老年人死亡的主要原因之一。肺炎链球菌是CAP的首要病原菌。对肺炎链球菌肺炎康复患者长期随访发现，10年病死率显著高于既往未患有肺炎链球菌肺炎患者。目前传统的病原检测方法肺炎链球菌检出率较低。肺炎链球菌抗原检测法（胶体金法）是一种体外快速免疫层析试验，可检测尿液和脑脊液中的肺炎链球菌抗原，用于肺炎球菌性肺炎和肺炎球菌性脑膜炎的辅助诊断。尿抗原检测法的优点是快速（约15分钟）、简单、特异性较高、初始抗生素使用后仍可检测等，其灵敏度为50%～80%，特异性>90%，而通过整合13种血清型肺炎链球菌的特异多糖抗原后，其检测灵敏度可达97%，特异性接近100%。尿抗原检测方法的缺点是感染肺炎链球菌3个月后浓缩尿检测仍为阳性，最长可维持1年以上，故不适用于复发的肺炎病原学的检测。尿抗原检测方法可在多种体液中检测病原体，提高CAP患者病原学检测的阳性率，可有效指导临床抗生素用药。对儿童及有基础疾病患者仍有较高检测效能。合理选择患者进行尿抗原检测可降低广谱抗生素的使用，减少治疗费用，降低病死率。

82. 为什么即时检验技术在心肌梗死患者的救治中具有重要意义

答：急性心肌梗死（acute myocardial infarction，AMI）是临床常见的急性心血管疾病，严重危害人们的生命健康。早诊断、早治疗、早溶栓，可明显降低病死率，因此对AMI的快速诊断研究始终备受医学界关注。电化学发光法需要使用全自动电化学发光免疫分析仪，检测所需时间较长，不利于快速诊断和及时治疗，并且部分基层医院没有电化学发光免疫分析仪。快速免疫检测仪采用金标法定量检测AMI患者血中心肌肌钙蛋白I（cardiac troponin I，cTnI）、肌酸激酶同工酶MB（creatine kinase-MB，CK-MB）、肌红蛋白（myoglobin，Myo）。该法标本用量少，简便快速，不受时间、地点限制，可24小时为患者服务，且容易在基层医院开展。免疫层析卡采用高度特异性的单克隆抗体进行检测，其诊断的特异性、灵敏度较电化学发光法无统计学差异。POCT可在20分钟左右得出结果，克服了常规生化实验室采血报告时间长的缺点。因此POCT检测心肌标志物可以为AMI患者提供确诊依据，为AMI患者及早治疗赢得宝贵的时间，值得在临床大力推广。

83. 为什么急性冠状动脉综合征即时检验技术优先考虑肌钙蛋白的检测

答：急性冠状动脉综合征（acute coronary syndrome，ACS）是常见的急诊心血管疾病，是一组由急性心肌缺血引起的临床综合征，包括急性心肌梗死（AMI）及不稳定型心绞痛。ACS的及时诊断和治疗对于保障患者生命安全至关重要。临床上需要一种具有较高特异性和灵敏度的检测标识物，从最初的心肌酶谱［谷草转氨酶（AST）、乳酸脱氢酶（lactate dehydrogenase，LDH）、肌酸激酶（creatine kinase，CK）、羟丁酸脱氢酶］到现在的心肌梗死三项［肌酸激酶同工酶（CK-MB）、肌红蛋白（Myo）、肌钙蛋白 T（cTnT）或肌钙蛋白 I（cTnI）］，使得检测的窗口期极大缩减，为临床及时挽救患者的生命提供了有效的支持。但只有 cTnT 或 cTnI 具有较强的心脏组织源性，能作为心肌梗死的特异性标识物。故急性冠状动脉综合征即时检验技术优先考虑肌钙蛋白的检测。

84. 为什么在急性心肌梗死的诊疗中常检测肌红蛋白、超敏 C 反应蛋白

答：C 反应蛋白（CRP）是机体非特异性炎症释放的炎症反应因子诱导肝脏合成的急性期反应蛋白。用高敏方法测得的极其微量的 CRP 称为超敏 CRP，其灵敏度、稳定性较高，CRP 与冠状动脉的梗死范围和损伤程度具有显著相关性，含量越高提示损伤越严重，通过溶栓治疗或实施冠状动脉重建术则限制炎症的进展使 CRP 降低，在 AMI 患者中，CRP 水平变化与不稳定斑块的出现相一致，这点已被血管内超声证实，故检测超敏 CRP 可作为 AMI 患者判定病情严重程度的指标，与 cTnI 联合应用能提高患者危险分级的准确性。肌红蛋白（Myo）是一种存在于心肌和骨骼肌的低分子量血红素蛋白，在心肌梗死发病后 1~3 小时升高，6~9 小时达峰值，18~30 小时恢复至正常，是心肌损伤时升高最早的标志物之一，虽然特异性较差，但由于半衰期很短，所以 Myo 阴性有助于排除 AMI 的诊断，通过动态检测二次肌红蛋白水平可早期诊断是否有急性心肌梗死的发生，还能观察 AMI 病程中有无再梗死或梗死再扩展。

85. 为什么即时检验技术不能替代心肌标志物的大仪器检查

答：POCT 技术具有仪器携带方便、操作简单和报告时间短等优点，这对于急性心肌梗死患者的及时诊断与治疗非常重要，因为心肌梗死的诊断、再发梗死的监控、再灌注的非损伤评估及治疗等过程对时间的要求都非常严格。POCT 技术检测高浓度心肌标志物时，变异系数（CV）可控制在 15% 以内，相关性良好，诊断急性冠状动脉综合征（ACS）的敏感性可达 77%，特异性为 96% 左右，诊断效能高；但目前 POCT 技术检测低浓度肌钙蛋白（cTn）时，CV 大于 40%，结果的重复性差，检测结果的诊断价值低，易导致漏诊或误诊。另外，由于 POCT 技术中应用的试剂、模块等各成体系，因此，不同厂家的 POCT 产品相互间缺乏可比性。而且，操作者多为临床医生或护士，缺乏正规的技术培训及操作规范，致使检验结果的质量难以得到保证。所以目前 POCT 技术可以作为临床争取急救时间的重要补充，但不能替代血液心肌标志物的大仪器检测。

86. 为什么即时检验心脏标志物应尽可能提供定量检测结果

答：心肌标志物床旁监测可以为患者提供确诊依据，为及早治疗赢得宝贵的时间，值得在临床大力推广。连续测定心肌标志物的变化可以明确心肌缺血的诊断和疾病的演变过程，为治疗方式的选择提供及时和有效的指引。以往对心肌缺血性损伤的诊断主要依靠症状和心电图。对于症状和心电图变化都很典型的患者，生化指标仅起证实作用。但事实上 1/3 AMI 患者症状常不典型，心电图的诊断灵敏度仅为 50%，为此，生化指标的测定就显示了其重要性。在 AMI 的早期，cTn 的诊断准确性与 CK-MB 相似。对于梗死区有早期灌

注的患者，在症状发生后的第 1 天，血清 cTn 达到第一高峰，可高于正常参考值 1000 倍以上。而未发生再灌注的患者，血清含量缓慢升高，第 4 天达到高峰，并可持续高水平 14 天以上。可见，心肌标志物浓度变化水平对诊疗过程至关重要，《高敏感方法检测心肌肌钙蛋白临床应用中国专家共识》中也强调，连续监测高敏感 cTn 变化是提高急性冠状动脉综合征（ACS）诊断特异性的关键之一，并有助于区分患者究竟是急性心肌损伤或慢性损伤。因此，即时检验心脏标志物应尽可能提供定量检测结果，为临床诊疗提供可靠依据。

87. 为什么即时检验肌钙蛋白的灵敏度应满足早期诊断和危险分层的要求

答：在急性冠状动脉综合征（ACS）患者的介入治疗中，策略随着危险分层的不同而不尽相同。中低危患者采取择期介入治疗，而高危、极高危患者采用积极的早期（<2 小时）冠状动脉介入治疗，能挽救更多的心肌，防止梗死灶的扩大，从而改善患者的预后，可见 ACS 的早期诊断和危险分层非常重要。对可疑 ACS 患者进行早期危险分层，应基于对症状、体格检查、心电图和生化标志物水平的综合评价。血清心肌标志物对评估危险性可提供有价值的信息，血清心肌标志物浓度与心肌损害范围正相关。非 ST 段抬高的稳定性心绞痛患者，约 30%cTnI 或 cTnT 升高，可能为非 Q 波心肌梗死而属高危患者，即使 CK-MB 正常，死亡危险也增加。肌钙蛋白水平越高，预测的危险越大。CK 峰值和 cTnI、cTnT 浓度可粗略估计梗死面积和患者预后。由于 POCT 技术检测肌钙蛋白缺乏足够的灵敏度，目前不推荐 POCT 作为非 ST 段抬高性心肌梗死的诊断和危险性分层。

88. 为什么可采用胶体金法进行尿液妊娠试验测定

答：人绒毛膜促性腺激素（human chorionic gonadotrophin，HCG）是由胎盘合体滋养细胞分泌的一种具有促性腺发育的糖蛋白激素，其对促性腺激素受体具有高度的亲和性，而 HCG 存在于孕妇的尿液、血液、初乳、羊水和胎儿体内，妊娠后尿液中的 HCG 增高，一般妊娠后 35~40 天时，HCG 为 200ng/L 以上，60~70 天出现高峰，HCG 可达 6.4~25.6μg/L，常用的 HCG 检查方法即能显示阳性结果。对于一般的早期妊娠诊断可选择尿液 HCG 试验，省时，方便，可快速做出妊娠诊断，该检测在临床很受医生和患者的欢迎。采用 HCG 检测试纸（胶体金法）进行尿液中的 HCG 检测，有助于了解早期妊娠，它以操作简便，快速，结果可靠，特异性高，灵敏度好，约为 0.8~2.0ng/L 可半定量，广泛应用于临床。

89. 为什么尿妊娠试验不能替代免疫分析仪检测血人绒毛膜促性腺激素

答：尿妊娠检测试纸条应用免疫层析式双抗体夹心法，以胶体金为指示标记的一步法原理，检测尿液中的 HCG，但其只能观察阴性或阳性，阳性灵敏度为 30mIU/ml。尿中的含量可受多种因素，如喝水、尿量的多少等的影响。比较尿与血含量的关系，结果差异很大，未能找到相关规律，因而不能用尿中 HCG 为定量试验反映临床病情。HCG 是滋养细胞分泌的一种糖蛋白激素，一旦妊娠产生绒毛即可由血液循环中测出。在正常与异常妊娠期有一定的分泌规律，当胎盘排出后即迅速消失。滋养细胞的数量与 HCG 的分泌密切相关。因此血清 HCG 测定能在临床上诊断早孕、宫外孕、先兆流产、葡萄胎及滋养细胞肿瘤，而且在治疗后的随诊及预后中成为重要指标。

90. 为什么可用即时检验技术诊断细菌性阴道病

答：细菌性阴道病（bacterial vaginosis，BV）是由正常菌群减少，厌氧菌等细菌增加的临床症状群。由于近年来广谱抗生素的广泛应用，细菌性阴道病的临床发病率很高（10%~50%），常可引起习惯性流产、早产、胎膜早破、宫内感染、宫外孕、不孕症、盆腔炎、输卵管炎、宫颈糜烂、妇科肿瘤、泌尿系感染、手术感染等并发症，严重影响妇女健康。酶化学法属于POCT范畴，其依据阴道白带分泌物中特定的具有生物医学意义的酶水解特异性底物显色的基本原理研制而成。可检测过氧化氢浓度、白细胞酯酶活性、唾液酸苷酶、脯氨酸氨基肽酶活性、碱性磷酸酶、阴道分泌物的pH，综合对以上几项生化指标的定性检测，能较全面地评估阴道微生态及筛查或辅助诊断女性阴道炎。

91. 为什么儿科疾病的检查更需要采用即时检验技术

答：儿科患者标本采集费时费力，易导致标本检测不能及时完成。有的患儿容易哭闹，难以配合医生，或者由于患儿的血管小而细，且出血量过少，不易采集到足够的标本，或者由于采血时间过长，造成血标本凝固等。在严酷的医疗环境和严峻的医患关系下，即时检测模式及其仪器在儿科的普及和应用，已是大势所趋。POCT模式主要基于生物芯片技术、干化学分析技术、免疫胶体金技术、红外分光光度技术四个方面的生物检测技术，优点主要体现在以下几个方面：①检测结果及时；②仪器小型便携；③使用标本微量；④操作简单易学；⑤综合成本低廉。

92. 为什么即时检验技术可减少新生儿的医源性失血

答：依据病情，部分患儿在医院治疗期间需要做诸多检查，采血频率和采血量也逐渐增多，易导致医源性失血。约60%以上入住重症监护中心的患儿实际采血量超过自身体重的5%，高于5ml/kg的新生儿抽血量。同时，患儿的病程短、病情急，需要检测和干预的项目多，相应地就增加了医源性失血量。在POCT模式中，即时生化检测仪采用微流控技术，将生物化学中所涉及的血液采样、分离、稀释、制备、反应、检测等基本操作单元集成在微芯片上，以微通道网络贯穿各个实验环节，从而实现对整个实验系统的灵活操作。作为POCT模式的典型临床应用，即时生化检测仪涵盖临床生化检测项目的90%以上，每次检测时间短、用血量少，为临床医源性失血问题提供了很好的解决方案。

93. 为什么即时检验技术的血气分析在儿科应用普遍

答：进行床旁血气分析是一种用于检测人体呼吸情况、血氧饱和度和身体酸碱平衡情况的检测方法。在临床上，使用床旁血气分析频率最高的科室为儿科，其用于检查的对象为新生儿。新生儿危急重症需要紧急行机械通气的患儿众多，及时监测血气值并根据血气值调节呼吸机参数对病情的逆转至关重要。研究结果显示，快速床旁血气分析所测定的动脉血pH、$PaCO_2$、PaO_2、BE值与传统的实验室测定比较无明显差异，所测结果参数同样准确，不影响临床分析。而且携带式手持血气分析仪快速床边检测可使"抽血—结果"间期明显缩短，仪器自动分析时间仅为2分钟，显著缩短了实验室的周转时间，便于及时判断病情及快速做出反应，为抢救争取了时间，与传统实验室检测相比有十分突出的优势。

94. 为什么用即时检验进行抗凝和溶栓治疗监测时需谨慎

答：目前，临床使用的多数抗凝/溶栓药物都由于存在出血并发症的可能而需要进行严密的实验室监测。如，普通肝素治疗需监测血浆活化部分凝血活酶时间（activated partial thromboplastin time，APTT）等凝血相关指标；口服抗凝剂需监测血浆凝血酶原时间（thromboplastin time，PT）等凝血相关指标；溶栓治疗需监测凝血酶时间、纤维蛋白（原）降解产物〔fibrin（gen）degradation products，FDP〕和 D-二聚体（D-dimer，D-D）等相关指标。POCT 方式检测凝血项目结果往往与实验室数据有较大差异，导致临床医生对患者实际病情的判断产生歧义。为使 POCT 方式检测 PT 和 APTT 适合于患者治疗需要，应对 POCT 仪器的检测性能、使用范围、工作流程、费用分析等进行评估，以保证检测质量。

95. 为什么用即时检验对肾脏功能评估应在专业人员指导下进行

答：慢性肾脏病（chronic kidney disease，CKD）是全球范围内严重的公共健康问题。在临床诊疗过程中，正确评估肾功能是准确诊断 CKD、及时采取治疗的前提。肾功能的评估最早是通过直接测定肾脏对某种标志物的清除率即肾小球滤过率（GFR）来实现，但由于缺乏简明、理想的 GFR 标志物，因此现在主要应用 GFR 计算公式来评估肾功能。包括以胱抑素 C（cystatin C）为基础的公式和以血清肌酐为基础的公式。应用 POCT 方式检测肌酐有助于快速得到检测结果，在帮助临床医生和患者及时了解肾脏功能方面有重要的应用价值。然而，该检测及算法对专业要求高，建议由受过专业训练的检验人员操作，确保检测结果的重复性、准确性、一致性。同时种族的差异、样本量的限制、入选病例范围的不同等都会影响到 GFR 公式在不同人群中的应用。因此用即时检验技术进行肾脏功能评估时应接受专业人员的指导。

96. 为什么在即时检验技术应用中应注意生物安全防护

答：POCT 技术中涉及的标本种类可能有血液、尿液、粪便以及分泌物等，这些标本中可能含有致病性或传染性的病原微生物，在操作过程中若不引起重视可能污染操作者或他人的肌肤或物品，导致二次人际污染；如果快速检测后的废弃物不进行消毒处理就丢弃，可能引发病原体的扩散，因此，操作者若在医院内应将使用后的废弃物按医疗垃圾处理，若在院外，一定不能随意丢弃废弃物。

（马　亮　杜玉珍　高　锋）

第三章 放射免疫分析特殊检验和临床应用

第一节 概 述

97. 为什么放射免疫分析是特殊检验的一个组成部分

答：放射免疫分析是体外放射分析的一个分支，区别于常规检验技术。放射免疫分析是放射分析中最具代表性、应用最广泛的检验技术。放射免疫分析技术是于 20 世纪 60 年代创建的标记免疫分析技术，是利用放射性核素可探测的灵敏性、精确性与抗原抗体反应的特异性相结合而创建的一类超微量物质的免疫测定技术。最早期的放射免疫分析技术是基于竞争性结合反应原理，稍后发展了非竞争性结合的免疫放射分析。放射免疫分析技术具有灵敏度高、特异性强、精密度和准确度高及操作简便、易于标准化等特点，广泛应用于生物医学研究和临床诊断领域中各种微量蛋白质、激素、多肽、小分子药物和肿瘤标志物的定量分析。由此发展起来的一系列技术，给传统检验开辟了一个新天地，使临床检验跨入分子水平的分析阶段。随着放射免疫分析各种衍生技术的诞生和应用，逐渐与临床常规检验有所区别，发展成为特殊检验的一部分。

98. 为什么放射免疫分析开创了特殊检验的先河

答：放射免疫分析是由 Yalow 和 Berson 于 1960 年创建的标记免疫分析技术，首先用于糖尿病患者血浆中胰岛素含量的测定。该技术使得具有重要生物学意义的原先被认为无法测定的极微量物质可以精确定量，使人们有可能在分子水平上重新认识某些生命现象的生理生化基础。放射免疫分析的出现是医学和生物学领域中方法学的一项重大突破，开辟了医学检测史上的一个新纪元。此后的 30 年中内分泌科学的飞速进展，受益于放射免疫分析这一超微量分析技术发展的巨大推动力。

1977 年，诺贝尔医学和生理学奖授予放射免疫分析的发明和创立者 Yalow，证明了放射免疫分析技术在医学中的地位。随后该技术迅速渗透到医学科学的诸多领域，如病毒学、药理学、血液学、免疫学、法医学、肿瘤学等，以及与医学、生物学相关的学科，如农业科学、生态学及环境科学等。同时，随着免疫标记技术不断进步，放射免疫分析衍生出多种非放射性核素标记的免疫分析技术，使免疫分析的物质由激素向肽类、抗体及小分子物质拓展，扩大到几乎一切生物活性物质，开创了特殊检验的先河。随着检测项目不断增加，放射免疫分析与临床常规检验优势互补，不断进步，形成检验医学的一个重要组成部分。

99. 为什么放射免疫分析有一定的检测优势

答：放射免疫分析是利用放射性核素可探测的灵敏性、精确性，与抗原抗体反应的特异性相结合的一种免疫技术，与其他分析方法相比，具有许多检测优点：①灵敏度高：一般化学分析法的检出限为 $10^{-6} \sim 10^{-3}$ g，而放射免疫分析通常为 10^{-9} g（ng）、10^{-12} g（pg），甚至达到 10^{-15} g（fg）、10^{-18} g（ag）水平；②特异性强：由于抗原-抗体免疫反应专一性强，被测物一定是相应的抗原；③应用范围广：目前至少已有几百种生物活性物质建立了放射免疫检测，可以应用于几乎所有激素的分析，还能用于各种蛋白质、肿瘤抗原、病毒抗原、细菌抗原和一些小分子物质（如环型核苷酸等）以及药物的分析；随着小分子半抗原制备抗体技术的发展，几乎所有的生物活性物质，只要其含量不低于放射免疫分析的检测极限，都可用该方法检测；④操作简便：放射免疫分析加样程序简单，测量和数据处理能够实现自动化；放射免疫分析所需试剂品种不多，易于制成配套试剂盒；⑤反应时间短；⑥用样量少：放射免疫分析的高灵敏度，可以测定具有免疫活性的极微量物质；⑦危害较小：放射免疫分析属体外分析技术，虽然应用放射性物质，但一般都是在测试标本时再加入标记的放射性示踪物，而且放射强度极低，通常不会对患者引起辐射损伤。

100. 为什么放射免疫分析要进行技术分类

答：放射免疫分析是以放射性核素为标记物的标记免疫分析技术，用于定量测定受检标本中的抗原。广义来说，凡是应用放射性核素标记的抗原或抗体，通过免疫反应来测定抗原的技术，都可称为放射免疫分析。通常，根据放射性核素标记抗原或抗体的不同，放射免疫分析技术分为两类：放射免疫测定（radioimmuno assay，RIA）和免疫放射测定（immunoradiometric assay，IRMA），其中 RIA 是经典的放射免疫分析技术，IRMA 是在经典 RIA 的基础上发展起来的核素标记免疫测定技术，为区别于 RIA，称为免疫放射测定。

RIA 和 IRMA 方法在医学检验中均得到了广泛应用。这两种分析方法虽然都是放射标记技术，同样都是测定抗原，但其反应原理有一定的不同。在 RIA 分析中为核素标记抗原，而 IRMA 分析中为核素标记抗体；RIA 反应是以标记抗原与反应系统中未标记的抗原竞争结合特异性抗体来测定待检标本中的抗原量，IRMA 是以过量标记抗体与抗原非竞争性结合，通过固相免疫吸附分离游离和结合的标记抗体后，测定待检标本中的抗原。因此，放射免疫分析技术分为两类：竞争性 RIA 和非竞争性 IRMA。

101. 为什么放射免疫测定是竞争的反应原理

答：最初建立的放射免疫分析模式是以核素标记的抗原与待检标本中未标记抗原竞争的测定模式，即放射免疫测定（RIA），属于经典的放射免疫分析技术。RIA 的基本原理是放射性核素标记抗原（Ag＊）和非标记抗原（Ag）（标准抗原或被测抗原）同时与特异性抗体进行竞争性免疫结合反应，即标记抗原与未标记抗原同时竞争有限数量的抗体，然后通过测定标记抗原抗体复合物（Ag＊-Ab）中放射性强度的改变，推算出未标记的抗原量。

在这一反应系统中，由于 Ag＊与 Ag 的免疫活性完全相同，对 Ab 具有同样的亲和力，当 Ag＊和 Ab 为恒定量，Ag 和 Ag＊的总量大于 Ab 上的有效结合点时，Ag＊-Ab 的形成是随着 Ag 量的增加而减少，剩下来的未结合或游离 Ag＊则随着 Ag 量的增加而增加，因此测定 Ag＊-Ab 或 Ag＊强度即可推算出被测的 Ag 量。

102. 为什么免疫放射测定是非竞争的反应原理

答：免疫放射测定（IRMA）是从放射免疫测定（RIA）的基础上发展起来的核素标记免疫测定，用于定量测定受检标本中的抗原。IRMA 建立的方法模式是以过量核素标记的抗体与待测标本中抗原进行非竞争性免疫结合反应，即将过量的标记抗体（Ab＊）与待测抗原（Ag）结合，然后加入固相的抗原吸附剂以结合游离的标记抗体（Ab＊），通过分离结合的标记抗体（Ab＊）与游离的多余标记抗体，可以测定上清液中的复合物放射性强度，其活度与待测抗原（Ag）的量呈正相关，从而推算出待测标本的抗原（Ag）含量。

免疫放射测定（IRMA）操作较 RIA 简单，其灵敏度和可测范围均优于 RIA。20 世纪 70 年代，在单位点 IRMA 的基础上，逐步改进为双位点免疫结合，检测有多个抗原决定簇的多肽和蛋白质抗原，并在免疫检验中取得了广泛应用。

103. 为什么免疫放射测定的检测性能优于放射免疫测定

答：放射免疫测定（RIA）和免疫放射测定（IRMA）同属于体外放射免疫分析技术，相同点是应用抗原抗体结合反应，进行抗原检测，IRMA 是由 RIA 的基础上发展起来的，两种方法在医学检验中得到了广泛应用。但在实际应用中，IRMA 的检测优势在于：①RIA 分析中标记抗原，而 IRMA 分析标记物为抗体，标记抗体的比活度高，从而提高了分析的灵敏度；②IRMA 分析是非竞争性免疫结合反应，而且标记抗体是过量的，因此反应速度较 RIA 快；③IRMA 分析的可测范围优于 RIA；④在 RIA 中主要应用高亲和力的多克隆抗体，但用量很少，而 IRMA 分析中一般均用来源丰富、特异性较高的单克隆抗体，因此 IRMA 分析的特异性较高；⑤IRMA 操作较 RIA 简单；⑥在多位点 IRMA 分析中，一般应用针对不同位点的单克隆抗体，其交叉反应率低于应用多克隆抗体的 RIA；⑦分析误差：RIA 中加入的抗体和标记抗原都是定量的，加样误差可严重影响测定结果；IRMA 分析中标记抗体和固相抗体在反应中都是过量的，只有受检标本的加样误差才会影响分析结果，因此 IRMA 分析的批内和批间变异均比较小。

104. 为什么放射免疫分析的临床应用很广泛

答：放射免疫分析是利用放射性核素可探测的灵敏性、精确性与抗原抗体结合反应的特异性而开发的一类超微量物质的免疫测定技术。该技术利用核素标记物的灵敏放大效应，改善了待测物的检测下限，同时以抗体和抗原作为结合试剂，极大提高了检测方法的特异性。由于其灵敏度高、特异性强、精密度高，并可以测定各种分子量的物质（涵盖小分子量和大分子量），临床应用上少有不适合人群，所以放射免疫分析在医学检验中应用极为广泛。

广义来说，凡是应用放射性核素标记的抗原或抗体，通过免疫反应进行测定的技术，都可称为放射免疫分析，该技术是标记抗原与未标抗原竞争有限量的抗体，或是量标记抗体与未标记抗原发生非竞争性结合，然后通过测定标记抗原抗体复合物中放射性强度的改变，推算出待测抗原量。前者称为放射免疫测定，后者称为免疫放射测定。

尽管近年来由于种种原因（污染危害等），放射免疫分析技术的发展和应用受到一定的限制。但在生物医学基础研究中，随着各种新发现的生物活性物质日益增多，对这些新的活性物质的研究往往需要高灵敏度和高特异性的方法，其中放射免疫分析仍为最常用检测手段。

105. 为什么放射免疫分析主要用于检测微量物质

答：由于放射免疫分析技术的灵敏度高、特异性强，通常检测灵敏度达 ng、pg 水平，是其他检测方法无法比拟的，因此该技术通常用于各种微量物质的测定。在内分泌学中，用于测定各种激素：如甲状腺激素（thyroid hormone）、性激素（sex hormone）、胰岛素（INS）、人生长激素（HGH）、甲状旁腺激素（PTH）、血管紧张素（angiotensin）、催乳素（PRL）等；在肾脏病监测时，用于微量蛋白质的定量检测：尿液微量白蛋白（microalbumin）、β2 微球蛋白（β2-MG）、α1 微球蛋白（α1-MG）、转铁蛋白（TRF）、视黄醇结合蛋白（RBP）等；在肿瘤学方面，用于测定肿瘤标志物：如甲胎蛋白（AFP）、癌胚抗原（CEA）、糖类抗原 125（CA-125）、糖类抗原 19-9（CA19-9）、人绒毛膜促性腺激素（HCG）等，根据已建立的人 HCG、CEA 和 AFP 的 RIA 结果，为有效地初筛和在手术后追踪释放这些蛋白质的肿瘤提供了参考依据；在药理学方面，可测定各种药物浓度：如苯巴比妥、氯丙嗪、苯妥英钠、庆大霉素、地高辛、茶碱等，放射免疫分析是检测药物中毒和药物代谢的一个比较迅速和简便的方法。

（沈立松　李美星）

第二节　相关仪器

106. 为什么放射性核素有不同种类和特点

答：放射性核素可利用其衰变时放出的放射线进行测量，这种放射线测量比较灵敏而方便，故放射性核素的检测应用较为广泛。

放射性核素依据其衰变方式，分为 α、β、γ 三种类型，在放射免疫分析技术中，用于放射性标记的有 β、γ 射线两大类，目前放射免疫检测较常用的是 γ 型放射性核素。标记用的放射 γ 射线主要为 ^{131}I、^{125}I、^{57}Cr 和 ^{60}Co，以 ^{125}I 最为常用；标记用的放射 β 射线主要为 ^{14}C、^{3}H 和 ^{32}P，以 ^{3}H 最为常用。

在放射免疫分析中，应制备比活性强、纯度高的标记物，并保持其免疫活性不丧失，才能保证检测结果。^{125}I 有合适的半衰期，衰变产生 γ 射线，其化学性质活泼，比活性的理论值高于 ^{14}C，同时低能量的 γ 射线易于标记，因而 ^{125}I 是目前最常用的 RIA 标记物；而有较长半衰期的 ^{14}C 衰变产生 β 射线，其化学性质不活泼，比活性较低，此外 β 射线在标记和检测中都比较复杂繁琐，因此，在应用两种核素进行标记时应有所选择。

107. 为什么不同种类的放射性核素各有优缺点

答：常用的放射性核素（^{3}H、^{14}C、^{131}I 和 ^{125}I 等）各有优缺点，使用时可根据所进行放射免疫分析的类型特点、标记物制备情况以及实验室条件等进行适当的选择。

γ 射线（以 ^{125}I 为例）优点为：①^{125}I 的化学性质较活泼，制备标记物方法简便；②γ 射线对标记多肽、蛋白质抗原的免疫活性影响小；③γ 射线测量简便；④^{125}I 的半衰期适中（60 天）、标记核素丰度较高，计数更适用。其缺点为：相较于 β 射线，γ 型放射性核素放射性强，半衰期相对较短，更容易对环境和从业人员造成危害；此外 ^{125}I 标记可能一定程度上会使标记物丧失免疫化学或生物学活性，且放射性废物处理困难，因此使用上有一定的局限性。

β 射线（以 ^{14}C 为例）的优势：①^{14}C 在衰变时产生的 β 射线易防护，有较长的半衰期，不易衰变，所标记的抗原有效期长；②由于大多数抗原分子中都含有 C、H 等原子，所以 ^{14}C 或 ^{3}H 标记不易改变抗原的结构及免疫学活性。但其标记的不足之处是制备标记物操作较繁琐，难以获得高比活性的标记物；弱 β 射线需用较昂贵的液体闪烁计数器方能获得较高效率的测量，且测定操作和测量条件比较复杂，不易在一般实验室进行。但某些抗原用 ^{125}I 标记容易丧失免疫化学或生物学活性时，以采用 ^{3}H 或 ^{14}C 标记为佳。

108. 为什么核射线探测器可以进行放射免疫检测

答：利用核辐射在气体、液体或固体中引起的电离效应、发光现象、物理或化学变化进行核辐射探测的元件称为核辐射探测器。这类探测元件可以测量辐射射线和它们的性质，其原理主要是利用射线与物质相互作用时所产生的多种效应，如利用荧光作用制成的闪烁计数器。

核射线探测器是个能量转换器（以闪烁计数器为例），其检测原理是当射线作用于闪烁体，闪烁体吸收了射线的能量而引起闪烁体中的原子或分子激发，当受激的原子或分子退激时，则发出光子进入光电倍增管光阴极，由于光电效应，转换为光电子，光电子在光电倍增管电场作用下到达阳极，形成电脉冲。并由电子学仪器放大、分析和记录。转换模式为放射能-光能-电能-脉冲。

核射线探测仪器的计数单位是探测器输出的电脉冲数，单位为 CPM（计数/分），也可用 CPS（计数/秒）表示，反映射线的频率。例如：对各种标本的 γ 射线计数测量是将测得的计数率与总放射性强度或标准源的计数率进行比较，可以算出标本放射性占总放射性或标准源的百分比，从而获得标本放射性强度。

109. 为什么放射免疫分析可以使用多种检测仪器

答：放射免疫分析技术常用的检测仪器是闪烁计数器（scintillation counter），它是一种利用射线引起闪烁体发光并进行记录的辐射探测器，1947 年由科尔特曼（J. W. Coltman）和卡尔曼（H. P. Kallmann）所发明，由闪烁体、光电倍增管和电子仪器等单元组成。通常用于制备闪烁计数器的闪烁体种类很多，应用较多的有晶体，也有液体、塑料或气体闪烁体，一般可分为无机闪烁体和有机闪烁体两大类，而有机闪烁体包括有机晶体、液体和塑料闪烁体。

根据闪烁体的不同，闪烁计数器主要分为液体闪烁计数器和晶体闪烁计数器。在放射免疫学检测中，用于放射性标记的核射线主要有 β、γ 两类射线，基于这两种射线的不同性质，需要分别用不同的仪器进行检测。因此，在放射免疫检测中最后进行放射信号收集和检测的测量仪器可以是液体闪烁计数器或晶体闪烁计数器。液体闪烁计数器，用于检测 β 射线，如 ^{3}H、^{32}P、^{14}C 等；晶体闪烁计数器，用于检测 γ 射线，如 ^{125}I、^{131}I、^{57}Cr、^{60}Co 等。

110. 为什么闪烁计数器有性能优点

答：闪烁计数器是指利用射线或粒子引起闪烁体发光并通过光电器件记录射线强度和能量的探测装置，其工作原理是将射线与闪烁体的作用转换成光脉冲，然后用光电倍增管将光脉冲转化成电脉冲。闪烁计数器的优点是：①效率高，有很好的时间分辨率和空间分辨率，时间分辨率达 10^{-9} 秒，空间分辨率达毫米量级；②不仅能探测各种带电粒子，还能探测各种不带电的核辐射；③不仅能探测核辐射是否存在，还能鉴别它们的性质和种类；④不但能计数，还能根据脉冲幅度确定辐射粒子的能量。

与半导体探测器相比，闪烁计数器的能量分辨率虽不及半导体探测器，但其优势在于对环境的适应性较强，特别是有机闪烁体的定时性能、中子、γ 射线分辨能力，以及液体闪烁的内计数能力均有其独具的优点，在核物理实验、同位素测量和放射性监测中应用十分广泛，同时也成为 X 射线和 γ 射线天文学中的重要观测仪器。

111. 为什么液体闪烁计数器可以用于放射免疫分析

答：液体闪烁计数器（liquid scintillation counter）是使用液体闪烁体（闪烁液）接受射线并转换成荧光光子的放射性计量仪，其基本原理是依据射线与物质相互作用产生荧光效应。主要测定发生 β 核衰变的放射性核素，尤其对低能 β 更为有效。

液体闪烁计数器的检测原理是放射性标本被溶剂和闪烁分子包围，首先放射能量被溶剂分子吸收，闪烁溶剂分子成为激发态，再回到基态时将能量传递给闪烁体分子，而受激发的闪烁体分子由激发态回到基态时，会发出荧光光子，光子被光电倍增管接收转换为光电子，在电场作用下，形成脉冲信号，输送出去。信号经放大、分析、显示，由计算机系统处理，以此表示标本液中放射性强弱与大小，进而求出待测抗原值。探测效率 E＝仪器探测到的计数率（CPM）与标本的放射性衰变率（DPM）之比，即 E＝CPM/DPM×100%。

液体闪烁计数器是医学研究中常用的一种放射性测定仪器，多用于蛋白质（细胞因子、激素等）对细胞增殖分化的影响或分泌表达蛋白质的功能。由于它是将标本混入闪烁体溶液内，不存在标本中的射线自吸收，成为 ^3H、^{14}C 等低能 β 射线及 α 射线的最适宜辐射探测装置。

112. 为什么液体闪烁计数器有不同的组成部分

答：液体闪烁计数器是一种常用的放射性测定仪器，用于检测低能 β 射线，包括 ^3H、^{14}C、^{32}P 等。液体闪烁计数器主要由标本系统、收光系统、光电倍增管、放大器、脉冲幅度分析器组成，完成以下主要工作过程：①标本在闪烁液中引起闪烁，把核辐射能转换成光子：液体闪烁测量是在闪烁杯内进行，放射线能量首先被闪烁杯内溶剂分子吸收，使溶剂分子激发，这种激发能量在溶剂内传播时，即传递给闪烁体（溶质），从而引起闪烁体分子的激发，当闪烁体分子从激发态回到基态时就发射出光子；②探测光子的光电倍增管和前置放大器把光信号转换成电信号并初步放大：荧光光子透过透明的闪烁液及标本的瓶壁，被光电倍增管的光阴极接收，光阴极在光子作用下发射电子，继而产生光电子并通过光电倍增管的电场，增级放大，然后放大后的电子被阳极接收形成电脉冲，完成放射能-光能-电能的转换；③对电信号进行甄别、再放大、分析、记录：作为信号输出，输出

35

电流和入射光子数呈正比。

113. 为什么晶体闪烁计数器有不同的组成部分

答：闪烁计数器是利用射线引起闪烁体发光并记录射线强度和能量的探测装置。其中，应用晶体作为闪烁体者称为晶体闪烁计数器（crystal scintillation counter），又称 γ 放射计数器，主要用于检测 γ 射线，如^{125}I、^{131}I、^{57}Cr、^{60}Co 等衰变产生的射线。

闪烁体按化学性质可分为无机闪烁体、有机闪烁体和特殊闪烁体，晶体闪烁计数器用得较多的有碘化钠（NaI，加微量 TI）、碘化铯（CsI，加微量 TI）、硫化锌（ZnS，加微量 Ag）等无机盐晶体和蒽、芘、对联三苯等有机晶体。采用无机晶体（NaI 晶体）闪烁计数器在使用激活剂激活后对射线的吸收高，荧光值高，时间分辨能力强。标本中的放射线被晶体吸收，晶体受到激发后释放能量，形成光脉冲，之后光脉冲经过光电倍增管，激发出光电子，光电子经过逐级放大，最后形成电脉冲。

晶体闪烁计数器由闪烁体、光的收集部件和光电转换器部件（光电倍增管）和多道脉冲分析器组成。其中，闪烁体是将核辐射能激发分子转化成可探测闪光的荧光物质。光电倍增管是有选择的把闪烁体发出的极弱闪光的一部分转换成电信号。多道脉冲分析器是进行能谱分析的重要仪器。

114. 为什么不同的放射免疫分析仪器检测性能各不相同

答：放射免疫分析中待测物经过抗原抗体反应，游离放射物（F）与结合放射物（B）分离后，通过核射线探测器（闪烁计数器）检测放射量来反映待测物的含量。电脉冲在单位时间内出现的次数（即仪器记录的 CMP 值）反映了发出射线的频率，而电脉冲的电压幅度则反映了射线能量的高低，与待测物的量相关。

液体闪烁计数器主要测定发生 β 核衰变的放射性核素，由于其化学性质不活泼，比活性较低，在检测中比较复杂繁琐，而液体计数器通过将发光物质溶解于有机溶剂制成液体闪烁体，检测时将标本混入闪烁体溶液内，不存在标本中的射线自吸收，成为等低能射线的最适宜辐射探测装置，尤其对低能 β 更为有效。目前广泛应用于工业、农业、生物医学、分子生物学、环境科学、考古与地质构造等领域科研工作中的核素示踪与核辐射测量。

晶体闪烁计数器又称 γ 放射计数器，一般情况下，γ 射线比 β 射线容易探测。最常用的无机晶体是 NaI，优点是低本底、高灵敏度、良好的温度稳定性、使用寿命长，对 γ 射线探测效率高；蒽晶体是发光效率最高的有机闪烁体，常作为同其他闪烁体比较发光效率的标准。

（沈立松 李美星）

第三节 技术特点

115. 为什么进行放射免疫测定时需分多个步骤

答：进行放射免疫测定（RIA）时分三个步骤：

（1）待测标本中未标记抗原、标记抗原和抗体进行竞争抑制反应（加样、温育）：将抗原（标准品和受检标本）、标记抗原和抗血清按顺序定量加入试管中，在一定的温度下反应一定时间，使竞争抑制反应达到平衡。不同质量的抗体和不同含量的抗原对温育的温度和时间有不同的要求。如待检标本抗原含量较高，抗血清的亲和常数较大，可选择较高的温度（15~37℃）进行较短时间的温育，反之，应在低温（4℃）作较长时间的温育，形成的抗原抗体复合物较为牢固。

（2）游离放射物（F）与标记抗原和抗体相结合放射物（B）的分离：RIA 反应中，标记抗原和特异性抗体的含量极微，形成的标记抗原抗体复合物（B）不能自行沉淀，因此需用一种合适的沉淀剂使它彻底沉淀，以完成与游离标记抗原（F）的分离。

（3）放射性强度的测量与数据处理：B、F 分离后，进行放射性强度测定，即可根据标准曲线测得待测抗原浓度，计数单位是探测器输出的电脉冲数，单位为 CPM（计数/min），也可用 CPS（计数/s）表示。每次测定均需作标准曲线图，标本应作双份测定，取其平均值，在制作的标准曲线图上查出相应的受检抗原浓度。

116. 为什么放射免疫测定有其主要技术特点

答：放射免疫测定（RIA）基于竞争性结合反应原理，是放射免疫分析技术最经典的模式。RIA 是以放射核素标记抗原（Ag*）与反应系统中未标记的抗原（Ag）对特异性抗体（Ab）发生竞争性结合的原理来测定待检标本中抗原量的一种分析法。在上述反应系统中，当只有 Ag* 和 Ab 时，只产生 Ag*-Ab 复合物，并保持可逆的动态平衡。当 Ag*、Ag 和 Ab 三者同时存在于一个反应系统时，由于 Ag* 和 Ag 对 Ab 具有相同的结合力，因此两者相互竞争结合特异性抗体。由于 Ag* 与 Ab 的量是固定的，故标记抗原抗体复合物（B）形成的量会随着 Ag 的量而改变。

如采用一种有效的分离方法将结合态的标记抗原（B）与游离态的标记抗原（F）分开，分别测定其放射性强度，可有以下规律：如标本中待测 Ag 增多，则 B 的放射性降低，F 的放射性增高，即 Ag 与 B 呈反比。计算结合态与游离态的标记抗原的比值（B/F）或算出其结合率 B/T 值（T=B+F），其与抗原量呈函数关系，即可算出标本中 Ag 的含量。由于 RIA 是以放射性标记与非标记抗原竞争性地与抗体结合为理论基础，故又称为竞争性放射饱和分析法。

117. 为什么免疫放射测定也有其主要技术特点

答：最初，放射免疫分析是基于竞争性结合反应原理的放射免疫测定（RIA），稍后发展了非竞争性结合的免疫放射测定（IRMA）。IRMA 是用放射性核素标记的过量抗体非竞争结合抗原，经固相分离，测定待测标本中抗原量的一种方案，具有灵敏度高、特异性强、重复性好、标本及试剂用量少、操作简便且易于标准化等优点。

IRMA 属于固相免疫标记测定，基本原理是抗原（Ag）与过量的标记抗体（Ab*）在液相反应后加入固相免疫吸附剂，即结合在纤维素粉或其他颗粒载体上的抗原，游离的 Ab* 与免疫吸附剂结合被离心除去，然后测定上清液中免疫复合物的放射性，从而推算出待测标本的 Ag 含量。IRMA 分为单位点 IRMA 和双位点 IRMA，不论是单位点还是双位点免疫放射测定，最后测得的放射性与受检抗原的量呈正比。

IRMA 法有以下特点：①以标记抗体作为示踪剂；②反应动力学：因标记抗体是过量

的，反应呈非竞争性，抗原抗体是全量反应，故反应速度比 RIA 快；③灵敏度明显高于 RIA 分析，约为 RIA 的 10~100 倍；④标准曲线工作范围宽；⑤特异性高；⑥稳定性好。

118. 为什么放射免疫测定和免疫放射测定在多个方面存在不同

答：放射免疫测定（RIA）和免疫放射测定（IRMA）的不同之处在于：①标记物：RIA 中标记物为抗原，IRMA 中标记物为抗体；抗原有不同种类，根据其化学结构，标记时需用不同的核素和不同的方法，抗体为蛋白质，有利于碘化标记，不同抗体标记方法基本相同；②反应模式：RIA 为竞争结合，测得放射性的量与受检抗原呈反比，IRMA 为非竞争结合，剂量反应曲线为正相关的直线关系；③反应速率：反应速率与反应物的浓度呈正比，在 IRMA 分析中标记抗体是过量的，而且不存在竞争性结合反应，所以反应速度较 RIA 快；④抗体类型：在 RIA 中应用的为多克隆抗体，亲和力和特异性要求较高，但用量很少，可以检测半抗原；而在 IRMA 中标记抗体和固相抗体用量较多，应用亲和力较低的单克隆体也能得到满意的结果；⑤特异性：IRMA 分析一般均用来源丰富、特异性较高的单克隆抗体；IRMA 可以测定两个以上表位的抗原，一般应用针对不同位点的单克隆抗体，其交叉反应率低于应用多克隆抗体的 RIA；⑥检测范围：RIA 标准曲线的工作浓度范围通常为 2~3 个数量级，而 IRMA 标准曲线的工作浓度可超过 3 个数量级，其灵敏度和检测范围均高于 RIA。

119. 为什么免疫放射测定可以分为不同类型

答：免疫放射测定（IRMA）可分为以下几种类型：①直接 IRMA 法，即单位点 IRMA 法，它的反应模式是将待测抗原与过量的标记抗体进行温育，使二者结合，然后加入固相抗原免疫吸附剂再次温育，吸附游离的标记抗体，离心去除沉淀物，测定上清液中放射性强度，根据标准曲线即可得知待测标本中的抗原含量；②双抗体夹心 IRMA 法，即双位点 IRMA 法，它的反应模式是在待测抗原内依次加入固相抗体（或将待测品直接加入抗体包被管内）和标记抗体，反应后形成固相抗体（Ab_1）-抗原-标记抗体（Ab_2）复合物，洗涤除去未结合的游离标记抗体，测定固相抗体或载体上免疫复合物的放射活性，此法仅适用于检测有多个抗原决定簇的多肽和蛋白质抗原；③间接 IRMA 法，此法是在上述双抗体夹心法的基础上，进一步改良为 ^{125}I 标记针对 Ab_2 的抗体，反应形成的固相抗体（Ab_1）-抗原-Ab_2-标记抗体（Ab_3*）的四重免疫复合物，其中标记抗体（Ab_3*）可作为通用试剂，由于同种 Ab_2 的各种 IRMA，省去了标记针对不同抗原的特异性抗体；④BAS-IRMA 法，是引入生物素-亲和素系统（Biotin-Avidin-System，BAS）建立的新一代 IRMA。使用生物素的抗体和以 ^{125}I 标记亲和素为示踪剂，生物素与亲和素之间高亲和力结合以及多级放大效应，使 BAS 免疫标记和示踪分析更加灵敏，操作十分简便。

120. 为什么通常用单位点免疫放射测定进行检测

答：单位点免疫放射测定，又称为直接 IRMA 法，其反应原理与 ELISA 极为相似，不同点在于单位点 IRMA 标记物为核素，以及最后检测的是放射性强度或量。

单位点 IRMA 是最早应用的 IRMA，以过量 ^{125}I 标记抗体与待测抗原在液相进行非竞争性免疫结合反应，用固相免疫吸附剂（即在纤维素粉或其他颗粒载体上结合的抗原）对抗原抗体复合物和游离的抗体进行分离，游离的过量标记抗体与免疫吸附剂结合被离心除去，然后测定上清液中免疫复合物的放射性强度或量，根据标准曲线来确定待测标本中的抗原含量。不论是单位点 IRMA 还是双位点 IRMA，最后测得的放射性强度或量与受检抗原的量呈正比，其灵敏度和可测范围均优于 RIA。

121. 为什么也可以用双位点免疫放射测定进行检测

答：免疫放射测定（IRMA）在 1968 年由 Miles 和 Heles 改进为双位点免疫结合，并得到了广泛应用。双位点免疫放射测定只能测定在分子上具有 2 个以上抗原表位的物质（即有多个抗原决定簇的多肽和蛋白质抗原），其反应模式是待检抗原与固相抗体结合后，洗涤，加核素标记的抗体，反应后形成固相抗体（Ab_1）-待检抗原-标记抗体（Ab_2）复合物，洗涤除去游离的标记抗体，测量固相或载体上免疫复合物的放射量，最后根据标准曲线求得待测抗原量。双位点 IRMA 的反应模式与双抗体夹心的酶联免疫吸附测定（ELISA）的模式相同，最后测得的放射性与受检抗原的量呈正比。在此法的基础上，进一步发展为间接 IRMA 法，反应形成的固相抗体（Ab_1）-抗原-Ab_2-标记抗体（Ab_3*）复合物，其中标记抗体（Ab_3*）可做为通用试剂。在双位点 IRMA 分析中，一般均应用针对不同位点的单克隆抗体，其交叉反应率低于应用多克隆抗体的 RIA。

122. 为什么放射免疫分析存在一定的技术缺点

答：放射免疫分析虽然具有免疫反应的检测灵敏度高（达 ng、pg 水平）、特异性强、重复性好、标本及试剂用量小等优点，但该技术仍有一定的缺点：①放射免疫分析只能以免疫结合反应测得具有免疫活性的物质，对具有生物活性而失去免疫活性的物质测不出，因此放射免疫分析结果与生物测定结果可能不一致；②放射免疫分析中抗体的质量直接影响分析的灵敏度和特异性；③放射免疫分析的灵敏度受方法本身工作原理的限制，对体内某些含量特别低的物质尚不能测定；④由于放射免疫测定是竞争性的免疫分析反应，被测物和标准物都不能全部参与反应，测得的值是相对量而非绝对量；⑤尽管所用核素放射性强度极低，仍存在放射线辐射和污染等问题，可能会对工作人员和环境造成一定的危害或污染；⑥由于放射免疫分析中的生物试剂，其稳定性受多种因素影响，需要有一整套质量控制措施来确保其结果的可靠性。此外，本法有时也会出现交叉反应、假阳性反应，影响结果判定。尽管放射免疫分析存在以上缺点，但其毕竟是微量物质定量分析方法的经典方法，随着技术的持续改进和生物活性物质的不断发现，放射免疫分析技术还将会有广阔的应用空间，并得到进一步的发展。

123. 为什么放射性标记物制备有基本原则

答：放射性标记物是指通过直接或间接的化学反应将放射性核素连接到被标记分子上所形成的化合物。标记物可以是抗原，也可以是抗体。标记物制备的基本原则：制备标记物过程中，不能影响抗原或抗体的免疫活性。

进行放射免疫分析时，首先要制备出纯的抗原和抗体。凡能刺激机体产生抗体，且与抗体发生特异性结合反应的物质通称为抗原，例如蛋白质（细菌、病毒、异种血清等）；只有反应原性而无免疫原性的物质称为不完全抗原或半抗原，如多糖、类脂和一些小分子物质。抗体是能与相应抗原或半抗原专一地结合的免疫球蛋白分子。

可用化学方法把一些半抗原与载体（大分子蛋白质）结合而获得免疫原性，然后进行标记，这种结合为 RIA 开辟了广泛的应用范围，常用结合载体的方法有混合酸碱法、水溶性的羰二亚胺法等。半抗原结合载体是由半抗原的功能基团与载体功能基团所决定，连接后不应引起半抗原结构改变和载体蛋白变性。常用的载体有 γ 球蛋白、纤维蛋白、鸡卵蛋白、血蓝蛋白和各种甲状腺球蛋白。

124. 为什么免疫放射测定中抗体标记具有一定优势

答：免疫放射测定（IRMA）中特异性抗体的制备及抗体标记有一定的优势，与 RIA 标记抗原不同，表现在：①抗体 IgG 分子中含有多个氨基酸残基，经过碘化反应后，不影响其免疫学活性，并能结合上较多的碘原子，所以抗体标记物的比放射性高，克服了 RIA 中某些抗原不易标记，或在标记过程中容易发生化学或放射性损伤等缺点；②RIA 标记中，因为抗原复杂，多种多样，每一种抗原必须标记一次，因此标记方法也多种多样；而与标记抗原不同，标记抗体的方法比较单一，也易于掌握；③此外，如果将抗体分子酶解成 Fab 片段，形成单价抗体，再进行标记，这样其敏感性将显著高于一般的 IRMA；④抗体制备时，要求其特异性高、亲和力强、选用的稀释度适当；⑤一般来说，纯化的抗体比抗原的纯品来源更为丰富。

125. 为什么放射免疫分析中标记物有多种标记方法

答：直接标记法最常用于肽类、蛋白质和酶的碘化标记，是采用化学或酶促氧化反应直接将 ^{125}I 结合于被标记蛋白质分子的酪氨酸残基或组胺残基上。其特点是操作简便，为 ^{125}I 和蛋白质的单一步骤的结合反应，能使较多的 ^{125}I 结合到被标记蛋白质分子上，得到的标记物具有高度比放射性。此法只能用于标记含酪氨酸的化合物，不适用于分子中不含可碘标记残基的化合物；不适用于可碘化残基位于生物或免疫活性功能域时，该活性易因标记而受损伤。

间接标记法主要用于甾体类化合物等缺乏碘标记部位的小分子化合物，是常用的碘标记方法，以 ^{125}I 标记在载体上，纯化后再与蛋白质结合，标记反应较为温和，可以避免因蛋白质直接加入 ^{125}I 液引起的生物活性丧失，但操作较复杂，标记蛋白质的比放射性显著低于直接法。间接标记法避免了直接标记反应中的氧化还原剂对拟标记物免疫活性的损伤，可应用于不能直接用碘标记的物质，常常接上一个酪氨酸后再以碘标记，尤其适用于对氧化敏感的肽类化合物、酪氨酸残基未暴露在分子表面以及某些不含酪氨酸残基的肽类及蛋白质（如半抗原）的标记；若直接法标记引起蛋白质酪氨酸结构改变而损伤其免疫及生物活性时，也可采用间接法。但间接标记法中标记物的添加基团也可能影响被标记物的免疫活性。

126. 为什么放射性标记物有相应的鉴定方法

答：在放射免疫分析中，放射性标记物是最重要的一个元素，需要从几个方面方面进行鉴定。

（1）放射化学纯度（radiochemical purity）：指单位标记物中结合于被标记物上的放射

性占总放射性的百分率，是标记物脱碘程度的重要指标，一般要求放射性游离碘含量在总放射性碘的5%以下。预先在受鉴定标记物中加入牛血清白蛋白，用三氯醋酸将所有蛋白质沉淀，分别测定沉淀物和上清液的 CPM 值，并计算沉淀物（标记物）的放射性占待测样品总放射性的百分率。标记抗原在贮存过久后，会出现标记物的脱碘，如游离碘超过5%，则应重新纯化。

（2）免疫活性（immunoreactivity）：指标记物与抗体结合的能力，标记时总有部分抗原免疫活性损失，但应尽量避免。此值越大，表示抗原损伤越少。鉴定时用少量的标记物与过量的抗体反应，反应后分离与抗体结合部分（B）和游离部分（F），然后测定沉淀物（B）的放射性，并计算其占标记物总放射性（T）的百分比（B/T%）。

（3）比活度（specific activity）/比放射性（specific radioactivity）：指单位化学量抗原的放射强度，用 mCi/mg（或 mCi/mmol）表示。标记抗原必须有足够的放射性比度，比活度越高，测定越敏感。比放射性计算依据标记反应中放射性核素的利用率（标记率）来计算：比放射性=（投入的总放射性×标记率）/被标记物化学量。

127. 为什么放射性免疫分析中抗血清鉴定有其特定的方法

答：抗血清是放射免疫分析的主要试剂，其质量直接影响分析的灵敏度和特异性。抗血清常以抗原免疫动物产生多克隆抗体而得，在应用前必须进行鉴定。

（1）特异性鉴定：按双向免疫扩散技术鉴定，上排放抗原粗提物和纯化抗原，下排加抗血清，进行双扩散18~24小时后，观察扩散产生的沉淀线。若与粗抗原及纯抗原之间皆出现一条沉淀线，且两者互相融合，则证明该动物产生单价特异性抗体；若与粗抗原出现多条线，且其中一条与纯抗原沉淀线相连接，也是成功的免疫，可将杂抗体吸收去除，成为单价特异性抗体。

（2）效价鉴定：抗体是特异的，只与相应抗原反应。多组分抗原之间存在共同的抗原决定簇，或者两个抗原决定簇结构类似，均能与同一抗体结合，出现交叉反应。用琼脂糖双扩散法能简便直观地反映不同抗原与同一抗血清，或不同抗血清与同一抗原的交叉反应。测定抗血清效价有两种稀释方法：一是对倍稀释抗血清，分别与一个浓度的纯抗原反应，以免疫反应中所需抗血清的最高稀释度的倒数来表示。稀释倍数越高，滴度越高，表示抗体的效价越高；另一是稀释抗原，即把抗原作对倍稀释，分别与不同浓度的抗血清进行双扩散试验（称为棋盘滴定）。

（3）纯度鉴定：常用 SDS-聚丙烯酰胺凝胶电泳法（PAGE）鉴定。

128. 为什么放射性免疫标记技术遵循一定检测原理

答：标记免疫分析技术是多种标记技术与抗原抗体特异性反应相结合而建立的分析技术体系，该技术通过用多种可微量或超微量探测的示踪物（如荧光素、放射性核素、酶、化学或生物发光剂等）标记抗原或抗体制成标记物，与相应抗体或者抗原进行反应，借以定量检测抗原或抗体。

放射性免疫标记技术利用抗原与抗体结合的高度特异性和放射性核素的高度灵敏性，它不测定免疫复合物本身，只需测定标记物信号即可确定待检物质的含量，是其用于标本定量检测的主要特点，因此，该技术具有重复性好，准确性高，操作简便，易于商品化和自动化，适用范围广等优点，可对组织和细胞中抗原物质进行定位检测；也能对各种体液激素、蛋白质、药物等进行微量甚至超微量定量测定。

129. 为什么 ^{125}I 是放射免疫分析常用的标记物

答：在放射免疫分析中，常用的放射性核素有 ^{125}I、^{131}I、^3H 和 ^{14}C 等，其中使用最广泛的是 ^{125}I。^{125}I 衰变时产生的 γ 射线，对标记多肽、蛋白质抗原分子的免疫活性影响小；^{125}I 的半衰期较短、核素丰度较高，制备标记物方法简便；γ 射线测量简便。另外较为常用的是 ^3H 和 ^{14}C，其化学性质不活泼，在衰变时产生的 β 射线，较易防护，标记物的有效期长；但由于核素衰变半衰期长，制备标记物和 β 射线测定需用的设备条件复杂、昂贵，不易在一般实验室进行；此外放射性废物处理困难。

选择放射性核素标记抗原，首先考虑比活度，即放射性物质的放射性活度与其质量之比。例如，^{125}I 比活性的理论值是 $64.38×10^4GBq/g$（$1.74×10^4Ci/g$），^{14}C 最大比活性是 $166.5GBq/g$（$4.5Ci/g$）且有较长的半衰期。两者相比，$1mol\ ^{125}I$ 或 ^{14}C 结合到抗原上，^{125}I 的敏感度约比 ^{14}C 大 3900 倍，因此 ^{125}I 比活性远远高于 ^{14}C，灵敏度也远远高于 ^{14}C，此外，^{125}I 有合适的半衰期，因而 ^{125}I 是目前最常用的 RIA 标记物。

130. 为什么放射标记物制备中有不同的纯化方法

答：放射性免疫分析中，不论使用何种制备方法，要获得合格的标记化合物，都必须将反应物经过仔细的分离、纯化。放射标记物有多种纯化方法，除制备比活度低而化学量又较多的标记物可用重结晶、蒸馏、萃取等常规方法外，一般需用微量分离技术，较方便的是层析法、离子交换法、凝胶过滤及高效液相法等方法。

以碘标记蛋白为例，^{125}I 标记反应后的混合液需进行分离纯化以除去游离 I^- 和其他试剂，有以下几种方法：亲和层析法、凝胶过滤法、离子交换法、聚丙烯酰胺凝胶电泳法、高效液相色谱法。其中，凝胶过滤法常用的是 SephadexG 系列，也有 Bio-gelP 系列，分离标记蛋白与无机碘时，通常用 SephadexG-25 或 G-50，然后用 G-100 进一步纯化；离子交换法一般是制成离子交换层析柱，用于分离纯化短肽标记物；亲和层析法利用蛋白质与其特异抗体或受体的结合来分离、纯化标记蛋白质，此法特异性强，保持生物活性好，但操作较复杂；高效液相色谱法最大优点是分离效果好、快速，但需特殊设备；电泳法可用来分离单碘化、多碘化及已受损伤的蛋白质。此外，一些标记物贮存一段时间后可发生脱碘和自身辐射造成蛋白质破坏会出现不纯物，故需对标记物重新纯化。

131. 为什么放射免疫测定需绘制剂量反应曲线来确定抗原含量

答：放射免疫测定（RIA）中，分析原理为由抗原抗体进行特异性免疫结合反应，通过测定沉淀物和上清液的放射性强度，结合标准品绘制的标准曲线，对待测抗原进行定量。

（1）抗原抗体反应：标记抗原（Ag＊）和非标记抗原（Ag）对有限量的特异性抗体发生竞争性结合反应，其中，Ag＊和 Ab 是试剂成分，而 Ag 是待测抗原。Ag＊和 Ab 是固定微量的，而待测的 Ag 量是不固定的。抗原抗体反应结束后，分离标记的抗原抗体复合物（B）与游离抗原（F），分别测定它们的放射性，就可算出结合态的标记抗原（Ag＊-

Ab 复合物中的 Ag＊）与游离态的标记抗原（未结合的 Ag＊）的比值（即 B/F），或算出结合率 B/T 值（T＝B+F），它们与待测 Ag 量呈反比关系。

（2）剂量反应曲线：又称标准曲线，每次测定均需作标准曲线图，以标准抗原的不同浓度（Ag）对结合率 B/T 作图，可以绘制出一条剂量反应曲线，以推断在测定中得到的相应放射性强度。待测样品在同样条件下进行测定，即可在剂量反应曲线上查出样品中待测抗原的含量，因此，测定 Ag＊-Ab 复合物（B）或 Ag＊（F）即可推出待测的 Ag 含量。在 RIA 中，待测物质的浓度（量）可从标准曲线上查得；同时标准曲线又是验证方法的灵敏度、检验抗血清质量和鉴定标准品纯度的主要依据。

132. 为什么放射免疫分析中待测抗原与标记的免疫复合物有一定的量变关系

答：放射免疫测定（RIA）的反应原理是：放射性核素标记抗原（Ag＊）和非标记抗原（Ag，标准抗原或待测抗原）同时与特异性抗体（Ab）进行竞争性免疫结合反应。在这一反应系统中，Ag＊和 Ab 为恒定量，同时加入 Ag，由于 Ag＊与 Ag 的免疫活性完全相同，对 Ab 具有同样的亲和力，Ag 和 Ag＊的总量大于 Ab 上的有效结合点时，Ag＊-Ab 复合物（B）的形成受 Ag 含量制约，Ag＊-Ab 的生成量（B）与待测 Ag 量之间呈一定的函数关系（呈反比关系），即 Ag＊-Ab（B）随着待测 Ag 量增加而减少；而当 Ag 量少时，Ag-Ab 生成量不多，相应的 Ag＊-Ab 生成量（B）增多，此时游离 Ag＊（F）减少，因此，游离 Ag＊（F）也会随着待测 Ag 量的变化而变化（呈正比关系）。

免疫放射测定（IRMA）的反应原理是：将过量的标记抗体（Ab＊）与待测抗原（Ag）结合，然后分离结合的标记抗体（Ag-Ab＊，B）与未结合的多余标记抗体（Ab＊，F），通过测定上清液中的复合物放射性强度，得出待测抗原的浓度，此时 Ag-Ab＊活度与待测抗原（Ag）的量之间同样呈一定的函数关系（呈正比关系）。

133. 为什么结合与游离标记物的分离是放射免疫分析成败的关键

答：放射免疫分析中，标记抗原与抗体形成免疫复合物（B），与游离标记抗原（F）的分离是 RIA 成败的关键，可选择不同的分离技术使 F 与 B 分离。

通常应用的分离方法有：①双抗体法：为 RIA 常用的方法，当 RIA 反应完成后，于反应液中加入第二抗体，可与含有第一抗体的免疫复合物相结合形成第二抗体复合物，其分子量比第一抗体复合物大，可用离心方法分离；②沉淀法：RIA 逐渐采用聚乙二醇（PEG）代替第二抗体作沉淀剂，使反应液的 pH 发生改变，从而将免疫复合物（包括 B）沉淀下来，与 F 分离；③双抗体+沉淀法（PR 试剂法）：将双抗体与 PEG 沉淀法相结合，是目前 RIA 应用最多的分离方法；④固相分离法：将抗体或抗原联结在固相载体上，免疫反应达到平衡后形成固相 Ag-Ab 复合物，可与 F 分离；⑤葡萄球菌 A 蛋白（SPA）分离法：SPA 与 IgG 有高度亲和力，可将第一抗体与金黄色葡萄球菌菌体连接起来，通过离心，将结合部分沉淀下来；⑥微孔滤膜法：在 RIA 反应达到平衡后，将反应液加入微孔滤膜的滤器上，Ag-Ab 复合物保留在滤膜上，游离部分被滤掉；⑦活性炭吸附法：活性炭可吸附小分子游离抗原或半抗原，大分子复合物留在溶液中，利用此原理，使游离抗原吸附在活性炭颗粒上，再离心使颗粒沉淀，上清液中含有结合的标记抗原供检测。

134. 为什么放射免疫分析会衍生出相当多的标记免疫技术

答：尽管放射免疫分析有各种优势，如灵敏度高、方法简便、准确性好、合乎生理条件、定性定量与定位研究相结合，但由于核素的放射性对人体和环境有一定的危害性，必须加以防护。一是核素实验室的建设须经相关部门的监督，二是操作人员须经过特殊训练；另外由于核素有半衰期，试剂盒的货存期较短，因而放射免疫分析在应用中有诸多不便之处。因此，从 20 世纪 80 年代以后，在 RIA 和 IRMA 的基础上，又发展了其他免疫分析法，用其他有特殊性质的物质（非放射性物质）代替放射性同位素来标记抗原，同样利用标记与未标记抗原与抗体的竞争性结合，然后用适宜方法测定。其他标记免疫分析技术（非放射免疫标记技术）主要有酶免疫分析、化学发光免疫分析、荧光免疫分析等技术。随着这些技术不断地的飞跃进展，高级仪器的自动化程度已可与生化自动分析仪相媲美。因此从长远前景看，放射免疫分析可能会被不断出现的新技术挤下历史舞台，应用范围逐步缩小。

135. 为什么放射免疫分析与化学发光免疫分析技术有区别又有关联

答：化学发光免疫分析（chemiluminescence immunoassay，CLIA）是以化学发光物质（发光剂或催化剂等）作为标记示踪物，直接标记抗原或抗体，标记后的抗原和抗体与待测物经过一系列的免疫反应和理化步骤（如离心分离、洗涤等），最后以测定发光强度形式测定。如是标记抗原，则待测抗原与荧光标记抗原竞争结合有限量抗体，反应达到平衡后，将游离标记抗原与发光标记抗原抗体复合物分离，然后处理复合物，使其发光物质发光，其中发光强度与待测抗原呈负相关。非竞争法中，用发光物质标记抗体，与 IRMA 法原理相似。

CLIA 法是将具有高灵敏度的化学发光技术与高度特异的抗原抗体免疫反应结合起来的一种超微量分析法。与放射免疫技术相比，该方法兼有发光分析的高灵敏度和免疫反应的特异性，其突出特点是设备简单，试剂稳定，无放射性污染。

136. 为什么放射免疫分析与荧光免疫分析技术有区别

答：荧光免疫分析（fluorescence immunoassay，FIA）是以发射荧光物质（荧光素和荧光染料）标记抗体或其他物质，进行抗原或相应配体检测的一种标记免疫技术。荧光免疫标记技术灵敏度高，但荧光素常会产生生物学毒性，导致抗体或抗原的灵敏度和选择性下降。时间分辨荧光分析（time resolved fluoroimmunoassay，TRFIA）是在荧光分析（FIA）的基础上发展起来的一种特殊的荧光分析技术，TRFIA 是以镧系稀土元素标记蛋白质、多肽、激素、抗体、核酸探针或生物活性细胞，常用的是能发射离子荧光的铕（Eu）、铽（Tb）、钐（Sm）和镝（Dy）四种元素，稀土元素在紫外光的激发下，可产生持续一定时间、一定光峰的荧光。当体系反应发生后，用特别的 TRFIA 仪测定最后产物中荧光强度，达到定量分析的目的。与放射免疫技术相比，TRFIA 具有灵敏度高、稳定性高、无放射污染等优点。

137. 为什么放射免疫分析与酶标记的免疫分析技术有不同

答：酶标记的免疫分析（enzyme immunoassay，EIA）是以酶标记抗体或抗原的免疫检测方法，是继放射免疫分析和荧光免疫技术之后发展起来的新型血清学技术。EIA 可以进行定性和定量检测，是一种敏感、特异、简便、只需一般光谱分析仪器的微量测定技术。目前，EIA 已成为免疫诊断、检测和分子生物学研究中应用最广泛的一类免疫学分析技术，分为非均相酶免疫测定和均相酶免疫测定两种方法。非均相酶免疫测定又分为液相和固相酶免测法。酶联免疫吸附测定（ELISA）是最常用的一种固相酶免疫测定技术。

138. 为什么放射免疫分析与金标免疫分析技术存在差异

答：免疫金标记技术（immunogold labelling technique）主要利用胶体金的一些物理性状，如高电子密度、颗粒大小、形状及颜色反应，加上结合物的免疫和生物学特性，以免疫反应为基础的免疫细胞化学测定技术，用于定性或半定量的快速免疫检测。

除了与蛋白质结合以外，胶体金还可以与许多其他生物大分子结合，如葡萄球菌 A 蛋白（staphylococcal protein A，SPA）、植物血球凝集素（phytohaemagglutinin，PHA）、伴刀豆球蛋白 A（concanavalin A，ConA）等，成为基础和临床非常有用的研究工具。目前免疫金标记技术在医学检验中的应用主要是免疫层析法和快速免疫金渗滤法，用于检测 HBsAg、HCG 和抗双链 DNA 抗体等，较放射免疫技术更具携带方便、操作便捷、无污染等优点。

139. 为什么放射免疫分析具有其他标记免疫分析不可取代的优越性

答：广义来说，凡是应用放射性核素标记的抗原或抗体，通过免疫反应测定的技术，都可称为放射免疫分析技术。最初，放射免疫分析是基于竞争性结合反应原理的放射免疫测定（RIA），又称竞争性饱和分析法，是经典的放射免疫技术，稍后发展了非竞争性结合的免疫放射测定（IRMA）。

放射免疫分析由于灵敏度高、特异性强、精密度高等核心特点，成为微量物质定量分析的经典方法，包括小分子量（包括半抗原）和大分子量物质，其能精确测定各种具有免疫活性的超微量（$10^{-15} \sim 10^{-9}$g）的物质，具有其他标记免疫分析方法不可取代的优越性，在生物医学研究和临床诊断领域中应用极为广泛，特别适用于各种微量蛋白质、激素（如甲状腺激素、性激素、胰岛素等）、多肽、药物浓度（如苯巴比妥、氯丙嗪、庆大霉素等）和肿瘤标志物（如 AFP、CEA、CA-125、CA-199 等）等含量微少物质的定量分析，对相关学科的发展起到了极大的推动作用。

（沈立松 李美星）

第四节 质量管理

140. 为什么放射免疫分析反应体系有其质量标准

答：放射免疫分析是放射性核素可探测的灵敏性、精确性与抗原抗体反应的特异性相结合的微量物质检测技术，为了达到灵敏度高、特异性强、重复性好等技术特点和优点，放射免疫分析技术有其特殊的质量标准：所用的标记物应具备高比活度、高纯度和完整的免疫活性；抗血清应具有较高的抗体亲和力、高度特异性和适宜的工作滴度；标准品浓度需要按照标准进行标定；结合反应物（B）与游离反应物（F）的分离应彻底、迅速、不影响反应平衡、非特异性低和操作简便；拟合标准曲线需根据不同检测项目和不同的要求选用恰当的反应参数。

141. 为什么放射免疫分析要进行质量控制

答：放射免疫分析是一种超微量分析方法，技术要求较高，影响因素也较多，由于试剂、操作人员、仪器等方面原因会出现检测结果的偏差，因此，该技术必须进行严格的质量控制，以确保检测结果的可信度。放射免疫分析的质量控制是监测放射免疫实验过程中各个重要环节，控制测定误差，监督测定结果。质量控制包括两方面：内部和外部质量控制，其中内部质控可分为批内和批间质控。

内部质量控制是保证分析质量最主要的手段，通常通过样品精密度检测、参考样品的应用等，保证结果的可靠性，而放射免疫分析中质量控制是针对标准曲线的质量稳定性，包括①最高结合率：指不加入非标记抗原（标准品）时，标记抗原与抗体的结合率，要求在33%～65%；②非特异结合率：指不加入特异性抗体时，标记抗原与非特异性物质的结合率，理论值应在低于5%～10%；③标准曲线的质控参数：包括斜率、截距、相关系数，要求截距和斜率稳定，相关系数 $r>0.99$；④标准曲线结合率对应抗原浓度值：反映标准曲线的稳定性，有助于批间检测结果的比较。另一质量指标是反应误差关系：用于判断操作的随机误差；而对试剂盒质量的评价和仪器设备进行定期维护、检定，也是内部质控的一方面，在仪器及加样器经校正的前提下，可以评估实验操作者的技术熟练程度。

外部质量控制是比较不同厂家试剂盒、不同实验室对同一组样品的测定值，以此结果来评估实验室测量值与真值的符合程度，分析造成误差的原因。

142. 为什么放射免疫分析有常用的质量评价指标

答：放射免疫分析是一种高灵敏度、高精确度和高特异性的超微量分析方法，常用的质量评价指标为：①精密度：反映精密度的指标有以下几个，变异系数（CV）：一批多管或一管多批的 CV 分别称批内 CV 或批间 CV，批内 CV 应小于5%，批间 CV 应小于5%～10%；反应误差关系（RER）：是评价 RIA 整批误差的综合指标，要求 $RER<0.04$；精密度图：是以系列标准管的浓度值（x）为横坐标，以其相应浓度值的计数误差值（以 sx 或 CVx 表示）为纵坐标而绘制的一条函数关系曲线，用以表示在分析系统中不同浓度标本在精密程度上的差异；②准确度：指测定值与已知真实值的符合程度，可用回收率来表示，一般要求达到90%～110%；③健全性：是评价被测物与标准品的免疫活性是否相同的指标，用标准曲线与标本稀释曲线的平行性分析来判断方法的可靠性，平行性好者可靠性好；④灵敏度：指测定方法的最小可检出量，即从样品中能够检出某物质的最小浓度；⑤特异性：RIA 法的特异性主要取决于抗体的特异性，交叉反应越小，特异性越好。

放射免疫分析质量评估时，除了常规的灵敏度、精密度、准确度、特异性和稳定性之外，应注意以下指标：①可靠性；②剂量-反应曲线；③高剂量钩状效应等。

143. 为什么放射性标记物制备有一定要求和规范

答：放射性标记物是将放射性核素连接到被标记分子上而成，是放射免疫分析的重要元素。制备高比活度、高纯度和具完整免疫活性的放射性标记物是建立高质量放射免疫分析法的重要条件，因此放射性标记物制备有相应的要求和规范。首先，被标记的化合物一般要求其放射化学纯度应大于 90%，以保证方法的灵敏度；且被标记物应具有完整的免疫活性，以避免应用时影响标记物特异性和测定灵敏度；对于需在化合物分子中连接其他反应基团时，应注意引入的分子结构不能掩盖抗原-抗体决定簇；所用核素的半衰期尽可能长，标记一次可使用较长时间（对来之不易的抗原尤其重要）；核素标记简便、易防护。

放射性标记物可以是抗原，也可以是抗体。标记抗原应具备：所选用的标记抗原的量，在使用 ^{125}I 时达 5000~15 000CPM；标记抗体制备要求其特异性高、亲和力强、选用的稀释度适当。

144. 为什么评价放射性标记物质量有多个相关指标

答：放射性免疫分析对标记抗原的要求及相关质量指标：①比放射性或比活度指单位化学量标记物中所含的放射性强度（放射性活度与其质量之比），也可理解为每分子被标记物平均所挂放射性原子数目，常用 Ci/g、mCi/mg 或 Ci/mmol 等单位表示。标记物比放射性较高时，可提高方法的灵敏度（相同放射性强度时，高比放射性者标记物用量少）；但比放射性过高时，辐射自损伤大，标记物免疫活性易受影响，且贮存稳定性差；②放射化学纯度指具有免疫活性的标记抗原的放射性占总放射性的百分率，即指单位标记物中，结合于被标记物上的放射性占总放射性的百分率，一般要求纯度大于 95%；③免疫活性反映标记过程中被标记物免疫活性受损情况，值越大，表示抗原损伤少。测定抗原与抗体结合部分（B）的放射性，并计算其与加入标记物总放射性（T）的百分比（B/T%），此值应大于 80%；④稳定性：实验中的抗原标记物应具有相当的稳定性，适合进行放射免疫分析；⑤用量，标记物用量适当。

IRMA 分析中特异性抗体的制备，质量要求及 ^{125}I 标记方法与 RIA 基本相同。标记抗体应选择特异性高、亲和力强及滴度好的抗体。

145. 为什么放射免疫分析中抗血清有相应的质量评价指标

答：放射免疫分析中，抗血清的质量直接影响分析的灵敏度和特异性。一般在选定标记抗原用量后，即可根据测定要求来选择合适的抗血清用量，应选择特异性高、亲和力强及滴度好的抗体。在应用前必须对抗血清进行分析，主要的指标有亲和常数、交叉反应率和滴度（效价）。

（1）亲和常数：指抗体与相应抗原之间相互作用的结合能力或强度，是反映抗体持异性的重要指标，常用 K 值表示，单位为 mol/L，即表示 1mol 抗体稀释至若干 L 溶液中时，与相应的抗原结合率达到 50%。抗血清 K 值越大，放射免疫分析的灵敏度、精密和准确度越佳，通常 K 值达到 10^9~10^{12}mol/L 才适合用于放射免疫分析；

（2）交叉反应率：指抗体分别与相应抗原和抗原结构类似物结合能力的比较，当抗体与相应抗原结合能力强，而与该抗原结构类似物结合能力弱，则特异性高；针对一种抗原的抗血清往往对于其类似物会发生交叉反应，因此，交叉反应率间接反映抗血清的特异性，交叉反应率过大将影响分析方法的准确性；

（3）抗血清滴度：指将抗血清稀释至能与抗原发生反应的最高稀释度，反映抗血清中有效抗体的浓度，以免疫反应中所需抗血清的最高稀释度的倒数来表示，稀释倍数越高，滴度越高，表示抗体的效价越高。

146. 为什么放射免疫分析中要对结合和游离标记物的分离方法进行评价

答：放射免疫分析中，标记抗原与试剂抗体形成免疫复合物（B），与游离的标记抗原（F）的分离是实验成功的关键，B、F分离步骤所造成的误差是放射免疫分析实验误差的重要组成部分，会影响方法的灵敏度和测定的准确性，因此，对B、F分离技术的要求及评价标准是：①B、F的分离既完全又快速，非特异结合低；②B、F的分离不易受外界因素（包括反应介质）的干扰，分离剂和过程不影响反应平衡；③分离试剂廉价易得；④操作简便，重复性好。

几种常用的B、F分离方法的比较：①双抗体法：优点是B和F分离较为完全，非特异性结合低，使用方便，其缺点是分离时间长，第二抗体用量多，易受反应环境中蛋白质及盐含量的影响；②沉淀法：操作简便，沉淀完全，分离速度快，价格低廉，但分离效果易受pH、离子强度和温度的影响，且非特异性结合较高；③双抗体+沉淀法：此法保持了两者的优点，克服了双抗体分离时间长和沉淀法非特异性结合高的缺点，而且分离快速、简便；④固相分离法：此法具有操作简便，迅速，分离效果好，非特异性结合低等优点；⑤活性炭吸附法：此法适用于测定类固醇激素，强心糖苷和各种药物，由于它们是相对非极性的，又比抗原抗体复合物小，易被活性炭吸附。

147. 为什么放射免疫分析要进行安全管理

答：由于放射免疫分析可能会造成工作人员和环境被放射性核素污染，因此对放射免疫相关实验室、人员操作以及放射免疫分析试剂盒的使用、储存、废弃物处理等过程中都应进行安全管理。

安全管理一般原则：相关实验室应该符合使用和贮存核素的要求。对于操作大剂量放射性核素（>1mCi）的实验室设计应该进行特别的审查。同时，相关实验室应按要求办理放射卫生许可登记或者向放射卫生防护部门申报注册，并遵循开放型放射工作单位的卫生防护要求与监督管理。

实验区域应该用国际上所接受的警告标志（电离辐射标志），实验室内应该设有通风橱和冲淋装置；使用、操作放射免疫试剂盒的人员应经过职业卫生培训，具备相应的技能和防护知识；无关人员和物品不得进入实验室；实验室应该指定专人负责安全检查，对进入实验室的所有放射性物质负责，按照有关法令来处理同位素，同时对相关人员进行安全教育，定期检查工作人员和仪器的污染情况，并帮助处理一些突发事故，必要时要向有关部门报告、追查原因并做进一步的处理；使用放射免疫试剂盒之前需进行外观检查，若发现有破漏污染迹象应停止使用；放射性污染固体废物的收集、处置和处理按相关规定进行。

148. 为什么放射免疫分析存在放射性危险

答：放射免疫分析是利用放射性核素标记抗原或抗体的技术，存在一定的危险性，对于没有封闭的放射性物质，主要的危险有下面三种：①放射线的外照射，即放射线直接对人体组织造成损伤，其中γ射线照射对机体的危害大于β射线，γ射线照射造成体内深部损伤，β射线伤害皮肤及眼睛，通常在放射免疫测定实验中，由于放射性核素的使用总量相当小，外照射的危险不大，例如最常用的 ^{125}I，使用量和能量较小，因此其穿透能力是很小的；②皮肤污染是在放射免疫测定中最常见的危害，高剂量的污染会导致皮肤坏死，更为严重的是由于手上或者其他皮肤部位污染的核素没有经过及时而专业的去除，非常容易进入体内，随后又分布到全身；③放射性核素进入体内是放射免疫技术造成的最主要危险，即为内照射，造成射线及化学毒性对人体器官的双重损伤，β射线内照射危害性大于γ射线，而且 ^{125}I 会集中于甲状腺造成甲状腺严重坏死，而且在体内长期受 ^{125}I 放射损伤（小剂量照射蓄积）还会导致癌症。此种危害通常是由于核素经消化道进入、皮肤伤口渗入等途径进入体内，或者也可能从空气中经呼吸道吸入。

149. 为什么放射性核素损伤会造成巨大的危害

答：放射性损伤分为急性损伤和慢性损伤，如果人体在短时间内受到大剂量的 X 射线、γ射线的全身照射，就会产生急性损伤。轻者有脱毛、感染等症状；当剂量更大时，出现腹泻、呕吐等肠胃损伤；在极高的剂量照射下，会灼伤皮肤，引发白血病和各种癌症，破坏人的生殖能力，严重的会发生中枢神经损伤甚至在短期内致死。如果少量累积照射会引起慢性放射病，使造血器官、心血管系统、内分泌系统、神经系统等受到损害，发病过程往往延续几年，甚至几十年。

放射性物质在人体内的分布与其理化性质、进入人体的途径以及机体的生理状态有关。通常，放射性物质进入人体将选择性地定位在某些器官或组织内，称为选择性分布，这些被定位的器官会受到较多的放射性照射，并造成较大的损伤可能性，如氡会导致肺癌等；而有些放射性物质在体内的分布无特异性，广泛分布于各组织、器官中，如有营养类似物的核素进入人体后，将参与机体的代谢过程而遍布全身。

150. 为什么放射性污染的特点是多样性的

答：由放射性物质所造成的污染，叫放射性污染。放射性物质进入人体的途径主要有三种：呼吸道进入、消化道食入、皮肤或黏膜侵入，其放射性污染的特点是：①绝大多数放射性核素的毒性均高于一般的化学毒物（按致毒物本身重量计算）；②放射性损伤产生的效应，可能遗传给后代；③放射性剂量的大小只有辐射探测仪才可以探测，人体不能自我判断；④放射性活性只能通过自然衰变而减弱。

放射性物质进入人体后，要经历物理、物理化学、化学和生物学四个辐射作用的不同阶段，对身体产生不同的效应，造成伤害的形式有：①直接损伤：当人体受到放射性物质辐射之后，先在分子水平发生变化，放射性物质直接使机体物质的原子或分子电离，破坏机体内大分子，如脱氧核糖核酸、核糖核酸、蛋白质分子及一些重要的酶；②间接损伤：放射性物质首先电离体内广泛存在的水分子，生成活性很强的 H^+、OH^- 和分子产物等，继而通过它们与机体的有机成分作用，造成与直接损伤相似的结果；③远期效应：有的放射性污染需经物理的、化学的以及生物的放大过程才能显示所致组织器官的可见损伤，甚至若干年后才表现出来，主要包括辐射致癌、白血病、白内障、寿命缩短等方面的损害以及遗传效应等。

151. 为什么应用放射免疫分析要进行防护

答：在进行放射性核素操作时，如果防护不当会发生放射性损伤或污染，放射性核素对生物和环境的危害是十分严重的，其中工作人员被放射性核素污染是放射免疫技术操作中最大的危害之一，为了确保人员安全和防护环境污染，在放射免疫操作过程中有许多严格的规定和要求。虽然通常在实验中所用核素的量相对来说是低的，但这些预防措施必须严格遵守。

内照射防护措施：①围封隔离防扩散：实施三区配置法，清洁区、中间区、污染活性区；通风良好、独立的下水处理系统；遵守 SOP；②实验后常规进行实验室、检测仪器的清洁，防护污染；③个人防护侵入：穿戴适当的个人保护衣具，如工作服、口罩、鞋、帽等；不准在工作场所进食、吸烟；工作结束后操作人员进行卫生清洗，并作污染检测。

外照射防护措施：①时间防护：尽量减少受照射时间；②距离防护：距离越远，辐射能量越低；③屏蔽防护：射线可用铝、有机玻璃、塑料等原子序数较低的物质或者用铅、铁、混凝土等高原子序数物质进行屏蔽。

152. 为什么放射免疫实验后的放射性污染要进行专业处理

答：放射性操作完成后，应用剂量监测仪检测操作人员身体（双手、衣服），和操作台面、地面等工作场所，检查有无放射性污染，同时记录污染分布、范围和污染水平。如果放射性超过其表位天然存在放射量（本底）的两倍以上为表面（体表）污染；十倍于本底为严重污染。

人体体表污染的处理原则是应尽快、就地去除污染，避免损伤体表，以防加快吸收；避免放射性核素进入体内和避免其播散到他人、他处；要遵循先低污染区，后高污染区和先上后下的处理顺序；尽可能用温热的流动水冲洗去污；禁用可能促进污染核素入体的有机试剂、浓度较大的酸碱和有较强刺激性的溶剂。

表面放射性污染的处理：①皮肤：轻度污染可以用大量清水和肥皂清洗，软毛刷擦洗 3~5 次；难以去除的皮肤污染，建议用 10%EDTA 或 6% 左右的高锰酸钾溶液洗刷或浸泡污染部位 3~5 分钟，并刷洗脱色；②眼睛或口鼻：应用生理盐水或 2% 的碳酸氢钠冲洗；③工作场所表面：轻度污染用大量清水或洗涤剂清洗；如果情况严重，可以挖去污染部位进行再填充；④工作服：轻度污染时，用肥皂水清洗；污染严重时，可以用 0.02mol/L 盐酸、1% 草酸洗涤或者按废物处理；⑤仪器及设备：如是玻璃或陶瓷，可以用 3% 盐酸或 10% 柠檬酸浸泡 1 小时后冲洗，再用洗涤剂浸泡 15 分钟后清洗；如是金属，可以用柠檬酸、EDTA 或其他有机溶剂或超声清洗。

153. 为什么放射免疫分析的实验室管理要有一定的规范

答：工作人员和环境被放射性核素污染是放射免疫分析最可能发生的危害，为了确保安全，不仅在操作过程中有相关的规范，在实验室管理方面也有许多严格的规定和要求。

操作开放型放射性物质应严格遵循操作程序和安全规程：①实验区域应有电离辐射标志；②操作放射性物质的工作人员需配戴个人防护用品，应避免皮肤直接接触放射性物质；伴有外照射的操作应充分运用屏蔽、距离和时间三大防护要素，采取相应的防护措施；③操作应在指定的工作台进行，并采取必要可行的防污染措施，必要时应事先通过

"模拟操作"熟练掌握技能；④操作完毕应对工作台、设备、地面及个人防护用品等进行表面污染检查、清洗、去污；工作人员应进行淋浴；操作完毕应及时清洁整理用品，妥善收存；⑤放射免疫试剂盒需有专人管理交接、库存和消耗记录；接触过放射性物质的用品，未经放射防护部门测量不准挪作他用；储存放射免疫试剂盒应备专用柜并加锁，柜门上应有电离辐射标志；⑥严禁在放射性工作场所进食、饮水、吸烟和存放食物。

154. 为什么实验室进行放射性核素标记需遵循相应管理规则

答：所有的放射性核素标记工作应遵循以下的规则：①在实验室必须穿带有从事放射性工作标记的实验服；②同位素标记实验室不允许吃、喝、抽烟；③如果溶液的放射性强度（0.1μCi）或者总的放射性（10μCi）超过一定范围，操作时均应戴防护手套；④当操作的计量大于1mCi时，双手必须要用放射检测仪进行放射残留测定，包括移去手套前后均须测定；⑤所有放射性材料，均须标上放射性核素标签，标明强度、日期和体积；⑥所有放射性材料其强度超过0.1mCi时，应该贮存在有标记的地方，并用铅防护屏障加以防护；⑦放射标记所有操作应在操作盘中进行，并在用过以后立即进行检查；⑧放射性材料操作时，不准用嘴来吸移液管，应该尽可能采用有防护物的吸管装置；⑨所有操作台面需有保护层覆盖，并定期检查，在必要时把保护层换掉；⑩对于非消耗性设备（柱、注射器、吸管），若使用过高剂量放射活性材料后，必须在使用后用自来水冲洗，并浸泡在有去污剂的溶液中，直到下次再用，并应指定放在放射性核素实验室，不允许拿到别的地方再去使用。

155. 为什么放射性物质溢出处理有一定的规范

答：放射免疫实验室应该指定专人负责安全检查，对进入实验室的所有放射性物质负责，同时负责进行同位素使用的安全教育，此外还应处理实验室突发事故。

对于突发放射性材料溢出事故，应该在事故发生后立即报告实验室安全主管和部门主要负责人，同时禁止无关人员进入该区域，只允许专业人员（穿戴手套和特别的鞋子）进入该区进行处理。去污过程中，污染衣物的脱放、去污剂的选取、污染人员的管理等行为要始终注意避免放射性核素进入体内和播散到他人、他处；要遵循先低污染区，后高污染区和先上后下的顺序；无污染、低污染和高污染人员各行其道，勿交叉穿行，以避免播散和交叉污染。

放射性材料溢出事件必须妥善处理。首先，应尽快脱去污染的衣物和鞋，装入污染物品袋并丢弃；假如污染物飞溅到皮肤上，应尽快用自来水冲洗，注意不要使污染扩散，并做表面污染测量；然后使用去污剂浸泡和冲洗，禁用可能促进污染核素入体的有机试剂、浓度较大的酸碱溶剂和有较强刺激性的溶剂；污染的地方应该小心地用水冲洗，用洗涤剂清洗，或用纸擦洗，一直洗到其活性低于 $10^{-4}\mu Ci/cm^2$ 为止；如果经过冲洗以后还不能达到要求，暂时用塑料薄膜片盖上，等待专业人员来处理。

156. 为什么放射性废物按不同的类型有不同的处理方法

答：放射性废物处理条例在不同国家之间或同一个国家不同的地区其变化是很大的，所以每一个实验室必须取得地方部门的指导来处理。

废物暂存间应有通风措施和电离辐射标志。放射性污染的固体废物不准乱扔乱放，应及时收集并按污染核素半衰期的长短或是否可燃分别装入容器内，采取密封措施；严禁将液体废物和易腐蚀物混入固体废物中，按有关要求送指定的废物库或放暂存间处置。放射性三种废物的处理基本方法是：放置衰变，浓缩储存和稀释排放。①固体废物：一般用放置法（对于半衰期短的放射物可以采用）；焚化法；埋藏法（对于不可燃的固体物、焚化后剩余残渣等可采用；应远离居民区），经放射防护部门测定，比活度小于 $7.4×10^4$ Bq/kg 的放射性污染固体废物可按非放射性污染固体废物处理；②液体废物：一般用放置法（放射性液体废物应收集在能防止破损、泄漏的容器内，置于暂存间衰变）；稀释法（对于放射物量少且浓度较低可采用）、浓集法（液体废弃物经过浓缩富集后进行掩埋）；③大气排放：过滤器法（低浓度或气溶胶采用）或液体吸收（高浓度放射物采用）。

157. 为什么放射免疫分析实验室设计有一定的标准

答：对于使用放射免疫药箱的实验室（这与使用大量放射性核素的实验室不同），可以在一般临床实验室进行，但必须在指定的地方进行，并标明有警告的符号和定期监测。

大剂量放射性核素的实验（>1mCi）应该在指定的同位素实验室（二级实验室）进行，实验室的设计有一定的要求：①墙壁和天花板：可以冲洗，并涂上无孔油漆；②地板：可洗，可用尼龙，橡胶或维尼龙等材料做地板，墙壁和地板连接处应成圆形；③水槽：应连接主要下水道，并用脚踏开关；④通风：空气必须直接流出建筑物外，或经过一个适当的过滤器再流出去；⑤通风橱：必须有一个无旋涡的气流，向室外排放，或经过适应的过滤后再排放（活性炭过滤装置）；⑥洗澡间：要靠近高活性区范围，便于立即冲洗。假如有些同位素可以投入主要下水道，其量应由地方有关部门来决定。

158. 为什么放射免疫分析实验室应定期进行污染监测

答：对于放射免疫分析实验室应定期对工作人员和实验室环境进行污染监测。

实验室监测：在低放射性实验室，所有的实验桌和仪器设备应该每周监测一次，而高放射性实验室，应当在完成操作以后立即进行检查，污染的允许范围平均为 10^{-3} μCi/cm^2，而且污染的总面积不得超过 300cm^2。

操作人员监测：对第一次进入放射性实验室的全部人员必须做一次全身体格检查和血液检查；此后血液方面的检查每年应该重复进行一次；每次实验结束应进行表面污染监测；所有操作人员应该佩戴一个感光标志物，必须每月检查一次；如果进行碘标，操作者必须每月进行一次甲状腺检查；对于一些重要的器官（生殖器、骨髓、眼睛）每年最大的允许剂量为 5 个伦琴当量（rem）或任一季度不得超过 3rem（1rem＝10mCi）。

159. 为什么进行放射免疫分析必须解决好一些关键性技术问题

答：要成功地进行放射免疫分析，必须解决好以下关键性技术问题：①标记抗原：要求其纯度高、免疫化学活性好、比放射性强、用量适当；②制备抗体：要求其特异性高、亲和力高、选用的稀释度适当；抗体的灵敏度范围由其特异性和亲和力决定，测定时所用的抗体稀释度越低，则加入的量越多，测定的灵敏度越低，可测范围越宽，如加入抗体量少，则测定的灵敏度提高，可测范围变窄；③分离 B 与 F：游离放射物（F）与结合放射物（B）之分离是放射免疫分析成败的关键之一，理想的分离方法应当是分离完全、稳定可靠、操作简单、适用范围广。

（沈立松　李美星）

第五节　临床应用

160. 为什么放射免疫分析可以用来检测肾素-血管紧张素-醛固酮系统

答：肾素-血管紧张素-血浆醛固酮系统（renin-angiotensin-aldosterone system，RAAS）是人体血压、水和电解质平衡重要的调节系统，对维持人体内环境的稳定起着十分重要的作用。用放射免疫分析法测定 RAAS 是近年来的一项新的检测技术，检测结果对临床诊断高血压、心脏病有重要参考价值。

肾素-血管紧张素活性最早于 20 世纪 60 年代开始用放射免疫分析技术检测，是以肾素催化血管紧张素 I 的产生来评价肾素活性；70 年代有学者提出在实验中加入血管紧张素转换酶抑制剂后，来测定血管紧张素 I。而应用放射核素直接标记肾素抗体的方式直接检测的肾素，具有操作简单，灵敏度高，重复性好等优势，是其检测的主要方式；随着血管紧张素 II 和醛固酮单克隆抗体的开发，可以对血管紧张素 II 和醛固酮进行直接检测。目前，放射免疫分析法是肾素-血管紧张素系统检测的金标准，因为其可检测有活性的肾素，在临床应用中受到广泛认可，但由于实验涉及放射性物质，限制了该方法的应用。而目前 RAAS 检测仍以放射免疫分析方法为主。

161. 为什么放射免疫分析可以检测多种激素

答：放射免疫分析目前已广泛地用于临床医学、核医学和其他实验研究，对内分泌学、肿瘤学、神经内分泌学、药理学、毒理学、酶学和病毒学等很多领域都有重要的影响。放射免疫分析最早用于内分泌学研究，用来检测多种不同类型的激素：①甲状腺激素及相关蛋白：促甲状腺素（TSH）、游离甲状腺素（FT4）、血清总甲状腺素（TT4）、游离三碘甲状腺原氨酸（FT3）、血清总三碘甲状腺原氨酸（TT3）；若怀疑有自身免疫性疾病者，可监测甲状腺球蛋白（TG）、抗甲状腺球蛋白抗体（TGAb）、促甲状腺激素受体抗体（TRAb）、甲状腺微粒体抗体（TMAb）等；②骨代谢相关激素：PTH、降钙素（CT）、维生素 D（vitamin D）、骨钙素（osteocalcin）等；③糖尿病相关激素：胰岛素样生长因子 1（IGF-1）、胰岛素样生长因子 2（IGF-2）、INS、胰高血糖素（glucagon）、C-肽（C-P）等；④垂体性腺相关激素：卵泡刺激素（FSH）、促黄体生成激素（LH）、睾酮（T）、总雌二醇（E2）、孕酮（P）、PRL、17 羟孕酮（17-α-OHP）、β-HCG、HGH 等。以此来鉴别、诊断内分泌疾病、以及研究激素的生理和药理作用。

162. 为什么放射免疫分析可以用于检测细胞因子

答：细胞因子为蛋白或多肽，具有较强的免疫原性。随着重组细胞因子的出现，可以方便地获得细胞因子特异性的抗血清或单克隆抗体，从而可利用抗原抗体反应的特异性，应用免疫学技术对细胞因子进行定量检测。

放射免疫分析技术采用放射性核素标记技术结合抗原抗体反应进行检测，兼具核素显示的高灵敏性和抗原抗体反应的高特异性，对细胞因子含量的检测可达 pg 水平。目前放射免疫技术常用于检测：白细胞介素-1β（IL-1β），白细胞介素-10（IL-10），白细胞介素-2（IL-2），白细胞介素-6（IL-6），白细胞介素-8（IL-8），表皮生长因子（EGF）等细胞因子。

放射免疫分析技术测定的是细胞因子的抗原性，与该因子活性不一定相平行，因此要了解细胞因子的生物学效应，必须结合生物学检测方法；其次，该法中所用的单克隆抗体来源于不同的公司、厂家其特异性、效价相差很大，因此，测定同一种细胞因子会产生较大的误差。

163. 为什么放射免疫分析可以检测尿液中各种微量蛋白

答：放射免疫分析由于标记物放射性核素的检测灵敏性、测定的准确性良好，特别适用于微量蛋白质的定量测定，如尿液中微量白蛋白（microalbumin）、β2 微球蛋白（β2-MG）、α1 微球蛋白（α1-MG）、转铁蛋白（TRF）、视黄醇结合蛋白（RBP）等。

白蛋白是血浆主要蛋白，由肝脏产生，正常情况下尿液中白蛋白的含量极低，仅为微克或毫微克水平，检测尿液微量白蛋白是早期肾病的黄金指标；通常，同一个体每日生成 β2-MG 的量保持恒定，分泌于各种体液中，正常情况下，尿液中 β2-MG 的排出是很微量的，呈微克水平，当尿液中 β2-MG 增高，提示肾小管损害或滤过负荷增加；α1-MG 是反映肾小管受损的敏感指标，在肾脏疾病诊断中具有重要的临床应用价值；RBP 也是反映肾小管功能的指标。

检测尿液中微量蛋白的方法很多，早期多采用免疫电泳法和免疫扩散法，但由于其操作繁琐、灵敏度低、精密度差，现已被淘汰。目前，尿微量蛋白的测定主要有 RIA、FIA、EIA、TRFIA 及免疫比浊（immunological turbidimetry）等方法。RIA 检测微量蛋白，虽有简便、快速灵敏、准确等优点，但由于 RIA 每批测定均需作标准曲线，试剂线性范围较窄，再加上试剂保存期限短，放射性污染等缺点，从临床需批量检测的角度，其应用受到了限制。

164. 为什么放射免疫测定可以用来分析多种肿瘤标志物

答：RIA 检测的肿瘤指标主要有：①甲胎蛋白（AFP）：原发性肝细胞癌特异性指标，病毒性肝炎、肝硬化也有不同程度的上升；②癌胚抗原（CEA）：主要见于结肠癌、直肠癌、胃癌、肝癌、肺癌、胰腺癌、乳腺癌、泌尿系统肿瘤等；③鳞状细胞癌相关抗原（SCC-Ag）：是鳞癌较特异的肿瘤标志物，血清 SCC-Ag 升高，常见于子宫颈癌、肺癌、头颈部癌，对鳞癌诊断及治疗方案的选择有重要的参考价值；④铁蛋白（FER）：发生肿瘤时，血清 FER 水平升高，可作为一类肿瘤标志物；⑤甘胆酸（CG）：急性肝炎、原发性肝癌，肝硬化时，血中 CG 水平明显升高；⑥前列腺特异性抗原（PSA）：前列腺相关疾病时会升高；⑦前列腺酸性磷酸酶（PAP）：前列腺癌诊断、分期、疗效观察及预后的重要指标；⑧神经元特异性烯醇化酶（NSE）：可用于诊断和监测小细胞肺癌疗效的重要指标；⑨人肿瘤坏死因子（hTNF-α）：在多种肿瘤患者，尤其是预后较差的进展性肿瘤患者血清中明显增高；⑩β2-MG：测定 β2-MG 对诊断多种疾病有着重要的意义，血清中 β2-MG 增加可能见于恶性增生性疾病，可作为一项肿瘤标志物。根据已建立的 CEA 和 AFP 的 RIA 结果，为有效地初筛和在手术后追踪释放这些蛋白质的肿瘤提供参考依据。

165. 为什么免疫放射测定也可以用来检测不同的肿瘤标志物

答：免疫放射测定可以进行单一肿瘤标志物，或多项肿瘤标志物的联合监测。临床上应用 IRMA 检测的肿瘤标志物主要有以下几种：①糖类抗原 19-9（CA19-9）：胰腺癌、胆囊癌、胆管癌、胆管壶腹癌时，血清 CA19-9 水平明显升高；但良性疾病也有不同程度的升高，因此不适用于无症状人群的肿瘤筛查；②糖类抗原 12-5（CA12-5）：通常卵巢癌患者血清 CA12-5 水平明显升高，是观察疗效、判断复发的良好指标，但不宜用作筛查；③糖类抗原 15-3（CA15-3）：乳腺癌患者常见 CA15-3 升高，用于诊断、疗效观察监测复发及转移等；④糖类抗原 24-2（CA24-2）：用于胰腺癌、肝癌、大肠癌、肺癌多部位肿瘤检测，常与 CA-50 联合检测；⑤糖类抗原 50（CA-50）：是较 CA19-9 更广谱的肿瘤标志物，与 CA24-2 联合检测，对胰腺、肝脏、直肠癌等消化道恶性肿瘤具有较高的检出率；⑥糖类抗原 72-4（CA72-4）：对于胃癌的检测特异性优于 CEA 和 CA19-9，三者联合检测可提高其敏感性；⑦神经元特异性烯醇化酶（NSE）：小细胞肺癌患者 NSE 水平明显高于肺腺癌、肺鳞癌等非小细胞肺癌，主要用于鉴别诊断和监测非小细胞肺癌的疗效；⑧细胞角质素片段抗原 21-1（CYFRA21-1）：CYFRA21-1 升高对非小细胞肺癌的早期诊断、疗效监测和预后判断有重要价值。

166. 为什么放射免疫分析可以对药物浓度进行监测

答：放射免疫分析凭借放射性核素的检测高灵敏性，以及抗原抗体反应的高特异性，测定的准确性良好。不仅可以精确分析某种物质质量的变化，进行疾病的辅助诊断和疗效观察，也可以进行微量物质的定量，如在药理学研究方面，进行药物浓度分析。放射免疫分析是检测药物中毒和药物代谢的一个比较迅速和简便的方法，可以用来检测多种不同类型的药物：①镇静类药物：苯巴比妥、氯丙嗪等；②抗肿瘤药：氟尿嘧啶、甲氨蝶呤、阿霉素、顺铂；③抗生素类：青霉素、庆大霉素、红霉素；④抗心力衰竭和心律失常药物：地高辛、奎尼丁、利多卡因、苯妥英钠；⑤平喘药：氨茶碱；⑥免疫抑制剂：环孢素 A 等。

167. 为什么放射免疫分析仍将有一定应用空间

答：放射免疫分析是一种结合放射性核素测量的高度灵敏性、精确性和抗原抗体反应的特异性，进行体外超微量（$10^{-15} \sim 10^{-9}$ g）物质测定的免疫学技术，但其在实际应用中存在一些不便之处，例如：核素的放射性对人体有一定的危害性，也可能造成环境污染，应用时必须加以监管和防护；由于核素半衰期较短，试剂盒稳定性不佳；自动化分析程度不高等问题，因此，该技术的临床应用有下降的趋势。尽管放射免疫分析存在一定缺点，但其技术的优越性也非常明显，具有灵敏度高、特异性强、重复性好、标本及试剂用量少、操作简便等检测优势；同时能精确测定各种具有免疫活性的极微量物质。作为微量物质定量分析的经典方法，放射免疫分析广泛应用于临床医学诊断领域中各种激素、微量蛋白质、肿瘤标志物和药物的超微量分析，可以对多种疾病进行辅助诊断和疗效观察，目前仍被临床医学诊断实验室继续采用。随着新的生物活性物质不断出现以及技术的持续进步，放射免疫分析在新的应用领域仍将有一定应用空间。

（沈立松　李美星）

第四章　质谱技术和临床应用

第一节　概　　述

168. 为什么质谱技术既可以进行定性分析又可以进行定量分析

答：质谱（mass spectrometry，MS）技术是将化合物转变成离子和碎片离子，再根据离子质荷比（m/z）将其分离，然后通过测量各种离子的谱峰而完成成分和结构分析的分析技术。质量是物质的固有特性之一，不同的物质有不同的质量谱。利用这一特性，就可以对物质进行定性分析；色谱峰面积又与其代表的化合物含量有关，利用这一点，则可以进行定量分析。质谱检测的是离子质量，能够提供待测化合物特征离子的单同位素质量。以熟知的元素周期表中的元素为例，通常认为碳元素原子质量为 12、氢元素为 1、氮元素为 14。如果检测到一种物质分子量为 14，那么这种物质可能只是单纯氮元素，也可能是一个碳元素和两个氢元素。其实，上述原子有精确的原子质量，碳元素为 12.0000，氢元素为 1.0078，而氮元素为 14.0031。如果给予检测结果精确到小数点后四位 14.0031，那么通过非常准确的分子（原子）量，我们可以认为检测到的元素为氮元素（14.0031），而非一个碳元素和两个氢元素组合（14.0156）。高分辨质谱技术能测定物质的精确分子质量。

169. 为什么使用百万分之一用于说明质谱分析的准确度

答：百万分之一（part per million，ppm）是国际标准单位制，就是 10^{-6}，量纲是 1（没有单位）。在高分辨质谱分析中，用于表示质量准确度。质量测量的相对误差＝（测得值－理论值）/理论值，由于这个数值太小，比如 0.000 005，小数点后 5 个零，实际记录不方便，数值乘以 10^{-6}，就成了 5（ppm）。如果测量误差分别为 ±0.2（道尔顿）或 ±0.02（道尔顿），可表示为 ±2000ppm 或 ±20ppm。质谱的优势就在于准确称量化合物的质荷比，从而推算化合物，质量越精确，获得的化合物越单一。

170. 为什么分辨率和准确度相关

答：分辨率表示质谱仪把相邻两个质量分开的能力，常用 R 表示。其定义是，如果某质谱仪在质量 M 处刚刚能分开 M 和 M+ΔM 两个质量的离子，此处指两峰间 10% 交叠，R= M/ΔM。但由于很少出现 10% 交叠峰，分辨率计算一般采用单峰法，即 FWHM（Full-Width Half-Maximum），单峰质量除以 50% 峰高处的峰宽（R＝M/ΔM）。分辨率一般说是单位质量分辨力，指的是 ΔM 为 0.5 时，那么假如 M 为 1000 的话，分辨率就是 1000/0.5＝2000。

质谱的分辨率和准确度有关，当质谱分辨率为 200 时，准确度是 ~2000ppm；分辨率为 2500 时，准确度是 ~100ppm；分辨率为 10000 时，准确度是 ~1ppm。一般认为低、中、高分辨率的质谱，其分辨率分别是在 100~2000、2000~10000 和 10000 以上。如果是高分辨率质谱，可精确分析分子量小数点后四位，此时必须使用精确分子量以便数据分析。

171. 为什么质谱技术具有应用范围广的特点

答：质谱技术与其他技术相比，灵敏度高，样品用量少，分析速度快，应用范围广，主要用于以下几个方面：①测定相对分子质量：由高分辨质谱获得分子离子峰的质量数，可测出精确的相对分子质量；②鉴别化合物：比较相同条件下标准样品和未知样品的谱图，可进行定性鉴别；③推测未知物的结构：从分子离子和碎片离子获得的信息可推测分子结构；④测定分子中的原子数：通过质谱图的放射性核峰强比及其分布特征加以推算；⑤多组分的定性与定量：采用选择离子检测技术，可进行痕量分析。

172. 为什么质谱技术的特异性和灵敏度高

答：质谱技术虽然不能完全排除干扰物质的存在，但通过色谱前分离以及二级质谱，对于目标化合物的定性可以达到 100%，这是临床实验室常规免疫学或者生化酶学方法不可比拟的。免疫学检测技术最基本的原理就是抗原抗体反应，抗原（被检测物质）借助表面的抗原决定簇与抗体分子超变区在空间构型上的互补，发生特异性结合。同一抗原分子可具有多种不同的抗原决定簇，若两种不同的抗原分子具有一个或多个相同的抗原决定簇，则与抗体反应时可出现交叉反应。交叉反应现象在药物及其代谢产物和激素及其代谢产物的检测中并不少见。生化检测方法一般通过分光光度分析法，检测某种物质在某一波长下的吸光度，因此特异性不是非常好。从灵敏度而言，以最低检测限说明，目前在临床实验室可用的质谱仪最低检测限 fg/L 级别，免疫法最低检测限 pg/L，生化最低检测限 ng/L。

173. 什么是生物质谱

答：1912 年，英国科学家 Thomson（Joseph John Thomson）首次提出了质谱（质量谱）的概念，此时只能检测简单元素组成无机物。随着质谱电离技术和分析技术的发展和完善，质谱技术很快应用于地质研究、空间研究、环境化学、有机化学、制药等多个领域。然而，质谱技术一开始受限于分析相对分子质量只有几千左右，迟迟无法应用于生物研究领域。直到获得诺贝尔奖的两种新电离技术：电喷雾电离（electrospray ionization，ESI）和基质辅助激光解析电离（matrix-assisted laser desorption ionization，MALDI）的出现，使得在 fmol（10^{-15}）乃至 amol（10^{-18}）水平检测相对分子质量高达几十万的生物大分子成为可能，开拓了质谱技术应用的新领域——生物质谱，例如基质辅助激光解析飞行时间质谱仪可用于检测大分子物质进行微生物鉴定。本章所讨论的质谱技术，以生物质谱为主。

174. 为什么生物质谱技术在临床检验中有多方面的应用

答：利用不同种类的质谱仪可以检测有机物、无机物、小分子、大分子，主要临床应用有以下几方面。①新生儿疾病筛查：质谱技术在该领域的发展已经十分成熟，我国多数地区和医院都已经采用 LC-MS 利用衍生化法检测氨基酸，肉碱等化合物可同时筛查十几种新生儿疾病；②具有临床意义的内源性和（或）外源性化合物的监测：内分泌激素和营养素的监测对个体的疾病诊断、预测和评价健康状态都是非常有帮助的；③治疗药物监测：对于一些血药浓度与疗效关系密切、有明确的有效浓度范围、治疗窗较窄、体内代谢个体差异大、药物中毒症状与疾病症状难以鉴别、用于长期治疗和抢救的药物等情况下，临床需要测定体液中药物浓度，指导临床个体化治疗；④微生物鉴定：通过鉴定病原体自身独特的蛋白质组成，在 MALDI-TOF 质谱仪中得到指纹图。通过比对特征模式峰的匹配值，在 3000 多种微生物蛋白特征指纹图谱数据库鉴定出病原微生物；⑤生物标志物研究：由于质谱技术的高灵敏度，高准确度，易于自动化等特点，毫无疑问地成为解决蛋白质组学关键手段之一，利用肽质量指纹谱技术，结合蛋白质数据库检索，可实现对蛋白质的快速鉴别和高通量筛选，寻找新的生物标志物。同时，利用生物质谱的准确分子量测定，可实现对二硫键和自由巯基以及蛋白质翻译后修饰如糖基化等的快速定位与确定。

（沈立松　马妍慧）

第二节　质谱仪的配置

175. 为什么质谱仪的种类有很多

答：如同生物种类一样，质谱仪是一大类仪器的总称，针对不同的检测物质和不同的检测目的，有各种各样的质谱仪。质谱仪按应用范围分为同位素质谱仪、无机质谱仪和有机质谱仪；按分辨本领分为高分辨、中分辨和低分辨质谱仪；按质量分析器，分为双聚焦质谱仪，四极杆质谱仪，飞行时间质谱仪，离子阱质谱仪，傅立叶变换质谱仪等。无机质谱仪中感应耦合等离子体质谱仪（inductively coupled plasma mass spectrometry，ICP-MS）常用于金属元素的测定；有机质谱仪中气相色谱-质谱联用仪（gas chromatography-mass spectrometry，GC-MS）和液相色谱-质谱联用仪（liquid chromatography mass，LC-MS）常用于小分子物质测定（例如激素、氨基酸等）；基质辅助激光解析飞行时间质谱仪（matrix-assisted laser desorption ionization，MALDI-TOF MS）用于检测大分子物质（例如微生物鉴定）。

176. 为什么质谱仪有这些基本组成部件？

答：一套完整的质谱系统由至少 5 个组成部分，包括进样系统、离子源、质量分析器和检测器以及数据系统，其中离子源、质量分析器和检测器需要在高真空状态。进样系统可以选择气相色谱、液相色谱、毛细管电泳和直接进样等；离子源包括电子轰击、化学电离、场致电离、场解析、快原子轰击、电喷雾电离、大气压化学电离、大气压光致电离、基质辅助激光解析电离、表面增强激光解析电离等；质量分析器包括：单聚焦、双聚焦、四级杆、离子肼、时间飞行、傅里叶变换回旋粒子共振、Orbitrap 等；检测器包括：电子倍增器、闪烁检测器、法拉第环、照相检测等。根据不同的检测需求，进样系统、离子源、质量分析器可以有不同组合。一个完整的质谱检测流程包括：标本首先通过进样系统对其进行分离，经离子源对标本离子化后，进入质量分析器检测离子质量，由检测器获取数据，最后由计算机软件及其数据库分析并给予结果。

177. 为什么离子源技术是质谱技术核心

答：在质谱原理中已经介绍了其主要是分析待测量物质的离子质荷比（质量-电荷比），意味着需要待检测物质（分子）具有电荷（正电荷或者负电荷）。而物质（分子）在自然界中正常存在状态对外不显电性（正负电荷平衡），离子源技术就是让待测物质获得电荷的一种方法，只有分子获得了电荷才能被进一步分析。

178. 为什么电喷雾电离是生物质谱中常用的离子化方法

答：让分子获得电荷的离子源技术有很多种，电喷雾电离（ESI）是在生物质谱中常用的离子化方法。其过程包括带电液滴的形成、液滴收缩及产生气相离子 3 个阶段。电喷雾针具有高电压（2~5kV），该电压的正负取决于待测物的性质，标本溶液以低流速（0.1~10μl/min）通过电喷雾针时，高电压提供液体表面电荷分离所需要的电场梯度。在电场的作用下，液体从针尖尖端形成"泰勒锥"。当泰勒锥尖端的溶液到达瑞利极限（Rayleigh limit），即表面电荷的库仑斥力与溶液表面张力相当的临界点时，随着溶剂蒸发，液滴收缩，液滴内电荷间排斥力增大，超越瑞利极限，液滴会发生库仑爆炸，除去液滴表面的过量电荷，生成更小的带电小液滴，新生成的带电小液滴重复上述过程发生新一轮库仑爆炸，最终得到气相离子分子。电喷雾电离的机制尚未统一，主要有①Iribarne 和 Thomson 等提出的"离子蒸发模型"；②Dole 等提出的"荷电残余物模型"；③Konermann 提出的"链弹射理论"。与早期直接给予分子以电荷的电离方式"硬电离"不同，称之为"软电离"。

179. 为什么质谱仪会配备大气压化学电离源

答：大气压化学电离（atmospheric pressure chemical ionization，APCI）和电喷雾电离（ESI）都是大气压电离源（atmospheric pressure ionization，API）中两种离子化方法，但两者有所不同。APCI 源是在气流的作用下，使液体雾化，然后使用外加放电（电晕针），使微粒带电。原理上 APCI 利用电晕放电离子化，气相离子化；ESI 利用离子蒸发，液相离子化。APCI 适用于中等极性，小分子化合物，且具有一定的挥发性。而 ESI 适用于极性化合物和生物大分子。因此，一般质谱仪会配备 APCI 和 ESI 源，通常情况下 ESI 源能够覆盖大多数检测物质，但中等极性化合物（如烃类、醚类、醛类）推荐使用 APCI 源。

180. 为什么基质辅助激光解析电离是一种软电离技术

答：2002 年诺贝尔化学奖颁给芬恩（John Fenn，美国）发明了电喷雾离子源（ESI）、田中耕一（日本）发明了基质辅助激光解析电离源（MALDI），以表彰他们对生物大分子质谱分析法所作的贡献。MALDI 基本原理是标本与基质分子混合并分散其中形成晶体，当用激光照射晶体时，基质从激光中吸收能量，引发标本和基质材料的电离和脱附，标本分子与电离后的基质在脱附过程中进行电荷转移反应，使得标本分子电离。与早期直接给予分子以电荷的电离方式"硬电离"不同，MALDI 也是一种软电离技术，可测定相对分子量为 $10^2 \sim 10^6$ 的生物分子，包括多肽、蛋白质、核酸等生物大分子以及高分子聚合物，在这方面类似于同样是软离子化方法的电喷雾（ESI），不过 MALDI 更容易得到单电荷的离子峰。MALDI 源常与时间飞行质量分子器组合，用于微生物直接鉴定。

181. 为什么有多种类型的质量分析器

答：质谱系统中另一个重要组成就是质量分析器，位于离子源和检测器之间，不同的质量分析器根据不同原理将带电离子按其质荷比加以分离，用于记录各种离子的质量数和丰度。质量分析器的两个主要技术参数是所能测定的质荷比的范围（质量范围）和分辨率，主要有磁分析器、飞行时间分析器、四极杆质量分析器、离子阱和离子迴旋共振分析器。临床实验室常用的三重四级杆（三个四极杆质量分析器串联）和时间飞行分析器，前者用于定量分析，后者用于定性分析。

182. 为什么实验室多选用三重四级杆质谱仪进行项目检测

答：从四级杆质量分析器（QuadrupoleMassFilter，Q-MS）的命名可以看出其由四根精密加工的电极杆组成，四级杆的设计可以是圆柱形，也可以是双曲面。四根电极两两相对，构成 x、y 两个方向，在 x、y 方向分别施加两组高压高频射频，组成的电场分析器。高压高频信号提供了分子离子在分析器中运动的辅助能量，能量可以是单一也可以是范围性的选择，即单一质荷比分子离子或是一定质荷比范围的多个分子离子才能安全通过四极杆分析器，进入检测器。三重四级杆，即三个四级杆联用，在质谱应用领域里三重四极杆是灵敏度和定量重现性最好的仪器，因此临床实验室多选择三重四级杆质谱仪进行项目检测。

183. 为什么根据飞行时间不同可以辨别离子质荷比

答：飞行时间（time of flight，TOF）的原理是分子离子在电场作用下加速后进入无场漂移管，并以恒定速度飞过飞行管道，根据到达检测器的飞行时间不同辨别离子的质荷比（m/z），因为离子飞行时间与 m/z 呈正比，m/z 越大，到达接收器所用时间越长，m/z 越小，到达接收器所用时间越短。现在各公司对 TOF 方法进行改进，主要是在线性检测器前面增加一组静电场反射镜，将自由飞行中的离子反推回去，使得分子离子飞行距离增加一倍，从而改善了仪器的分辨能力。

184. 为什么会有气相色谱质谱联用

答：前面介绍了质谱仪器中重要的部件离子源和质量分析器，除了核心部件之外，质谱仪还需要配备进样系统和检测系统。将气相色谱仪与质谱仪通过接口组件进行连接，可以将气相色谱看做是质谱仪的标本分离和进样部件，同时，反之也可以将质谱仪看做气相色谱定性、定量分析的检测部件，但通常将色谱仪作为辅助部件。气相色谱-质谱联用（GC-MS）技术是化工、石油、环境、农业、法医、生物医药等方面常规分析技术。但受限于技术本身原因，液体标本需要加热汽化，变成蒸汽或气体被载气带到色谱柱，因此加热过程中易分解的、极性太强的化合物（如有机酸类等），或者不能够被汽化的化合物（例如蛋白质），并不合适用 GC-MS 进行检测。

185. 为什么会有液相色谱质谱联用

答：气相色谱（串联）质谱技术帮助我们解决了挥发性和低分子量的化合物分析，液相色谱质谱联用（LC-MS）的出现帮助我们解决了大分子（特别是蛋白，多肽等）和不挥发化合物的分析。LC-MS 是将液相色谱仪与质谱仪通过接口组件进行连接，但两种仪器的

"接口"一度成为阻碍该技术发展的瓶颈。前面提及，进入质谱质量分析器的分子离子状态为气态（高真空状态下运动），气相色谱联用技术不存在该问题，液相色谱则成为必须解决的问题。由于"接口"技术的革新和软电离技术的发现，使得 LC-MS 成为目前临床实验室强有力的检测工具，与气相色谱相比，液相色谱的分离能力有着不可比拟的优势，LC 可以直接分离难挥发、大分子、强极性及热稳定性差的化合物，同样也可以检测小分子、热稳定的化合物。

186. 为什么有基质辅助激光解析电离飞行时间质谱

答：从质谱仪命名就可以看出仪器由两部分组成：基质辅助激光解析电离离子源（MALDI）和飞行时间质量分析器（TOF）。不同于上述两种质谱联用，以 MALDI 源为主的质谱仪，不再需要连接气体或者液体进样系统，它可直接应用于混合物的分析，也可用来检测标本中是否含有杂质及杂质的分子量。MALDI-TOF-MS 具有高灵敏度、高准确度及强分辨率等特点，是生命科学等领域中大分子检测强有力的手段。

187. 为什么有多级串联质谱

答：气相色谱串联质谱和液相色谱串联质谱只是进样设备和质谱串联，就质量分析器而言还是单级质谱。质量分析器本身也是可以多个串联，称之为多级质谱（MS/MS），同样多级质谱可以与色谱串联，也可不联。多级串联质谱可以分为两类：空间串联和时间串联。空间串联是两个以上的质量分析器联合使用，两个分析器间有一个碰撞活化室，目的是将前级质谱仪选定的母离子打碎，生成碎片离子由后一级质量分析器分析。时间串联时只有一个质量分析器，在同一个质量分析器内，先完成母离子选择，在分析器内打碎后，再进行子离子分析。空间串联方式有：①磁扇型串联方式［磁场扇形（B）、电场扇形（E）］：BEB、EBE、BEBE 等；②四极杆串联：QqQ；③混合型串联：BE-Q、Q-TOF、EBE-TOF。时间串联方式有：离子阱质谱仪和傅立叶回旋共振质谱仪。

188. 为什么有一级质谱和二级质谱

答：一级质谱和二级质谱是针对多级串联质谱而言的，一级质谱主要是给出待测化合物（母离子）的分子质量，二级质谱可以给出母离子及其部分碎片离子（主要是特征子离子），一定程度上可以降低噪音，提高信噪比，提高灵敏度，避免假阳性或者假阴性的结果。一级质谱的鉴定方法又常称为肽指纹图谱鉴定，可以满足已知化合物的定性，但对于未知化合物的定性则完全不够。一级质谱仅给出化合物分子质量，具有相同相似分子质量的化合物可能不在少数。二级质谱在一级质谱基础上，更直观地检测母离子及其特征子离子，并排除其他化合物干扰。二级及二级以上质谱就认为是串联质谱技术，可减少或消除标本基质中无关物的干扰，提供丰富的结构信息，为物证鉴定提供绝对可靠的依据。

189. 为什么要进行碰撞诱导解离

答：碰撞诱导解离是利用串联多级质谱仪进行化合物分析的方法之一。一级质谱产生的母离子，在进行二级质谱前，母离子需要先裂解生成子离子。为了使母离子裂解，在第一级质谱和第二级质谱之间设置碰撞室，发生碰撞诱导解离（collision induced dissociation，

CID）。CID 原理主要是母离子通过与中性分子碰撞，将能量传递给母离子，能量传递足以导致键的开裂和重排。通过 CID 会产生碎片，碎裂过程如下：$ABCD^+ \rightarrow ABC^+ + D$（中性碎片），电荷保留在质子亲和势较高的碎片上。

190. 为什么质量检测器需要高真空

答：质谱检测的是气相离子，离子从离子源到达检测器不能偏离正常轨道，为了精确控制离子的运动轨迹，保证离子束具有良好的聚焦，得到应有的分辨率和灵敏度，需要限制影响离子运动的各种因素。离子运动除了受电、磁场力的作用外，还和温度，大气真空程度有关。我们描述了很多质量分析器，每种质量分析器可能因为各个厂家设计外观不同，但体积都不算小，都具有一定长度。分子离子只有在真空状态下运动，才能减少运动过程中的碰撞带来的可能的能耗，使其运动轨迹保持一致，防止离子在飞行过程中与空气中的组分碰撞，使得尽可能多的离子到达检测器，获得高灵敏度，减少背景噪声。质谱仪真空度呈梯度增加，在质量分析器处，真空度可以达到 10^{-7} 托（torr）。

191. 为什么检测标本需要（液体/固相）萃取

答：质谱仪是一台十分精密的仪器，因此它对标本有一定的要求。进行质谱分析的标本应存在于有机溶液中，水溶液和盐溶液会对结果和仪器硬件造成影响。萃取是利用系统中组分在溶剂中有不同的溶解度来分离混合物的一种操作，它的操作过程并不造成被萃取物质化学成分的改变，是一个物理过程。因此通过萃取，能从固体或液体混合物中提取出所需要的物质，是用来提纯和纯化化合物的手段之一。提纯的目的一方面是提高检测的特异性和灵敏度，一方面也是保护仪器。质谱仪经长时间使用后在质量分析器表面难免会附着一层污染物，由于污染物的存在导致有效电压偏离，这种差异会影响质量分析器的电信号和检测器电信号之间对应关系，导致质量数出现偏移，当然也会影响离子通过率效率，对仪器的灵敏度产生影响。

192. 为什么标本要先进入色谱

答：虽然介绍了质谱的诸多优点，但质谱本身的检测特性决定它对于同分异构体无能为力。同分异构体是化学中的概念，是指有着相同分子式的分子，各原子间的化学键也常常是相同的，但是原子的排列并不相同，有时候也可以排序相同而原子或原子团在空间的相对位置不同，物理化学性状可能差别很大。对于互为同分异构的分子而言，它们的分子量是完全一样的，例如乙醇和甲醚（C_2H_6O）。质谱由于是检测分子质荷比，对于相同质荷比的化合物是没有办法区分的。但好在质谱仪有色谱作为进样系统，可以根据两种分子物理或者化学性质的不同先进行分离，后进入质谱，通过保留时间的不同作为判断依据。

193. 为什么质谱图是最直观的结果表达方式

答：质谱图是质谱分析最直观的结果表达方法之一。质谱图是不同质荷比的离子经质量分析器选择后，到检测器被检测并记录下来，经计算机处理后以质谱图的形式表示。质谱图横坐标表示离子的质荷比（m/z）值大小，从左到右依次变大；纵坐标表示离子流的强度，可以是绝对强度也可以用相对强度来表示。有机化合物的质谱图中可以看到许多离子峰，这些峰的 m/z 和相对强度取决于分子结构、仪器类型和实验条件。质谱图可以见到的主要离子峰有分子离子峰、碎片离子峰、同位素离子峰、重排离子峰及亚稳离子峰等，这些离子峰给出了丰富的质谱信息，为质谱分析法提供依据。

194. 为什么质谱仪要进行调谐和校正

答：质谱仪，尤其是高分辨质谱仪，如果系统本身出现误差，那么就算只是 100ppm 的差别，结果的分析就可能是完全错误的，因此为了保证结果的准确性，仪器需要调谐（tune）和校正（calibration）。调谐和校正是两回事，不过是相互关联的。调谐的目的是优化质谱峰强度增加灵敏度，得到接近高斯分布的峰型，以及优化质谱图中化合物峰的分辨率，保证质谱仪处于最佳状态。调谐需要用到调谐液，不同公司的仪器用的一般是不同的调谐液。校正的目的是为了校正质量分析器的质量轴，校正液一般各个厂家都通用，可以自配。当质谱仪通过了调谐和校正这两个程序，才能对标本进行检测。

195. 为什么质谱仪有多种工作模式

答：质谱仪工作模式是指质谱结果采集模式，主要有全扫描模式（full scan）、单离子检测扫描（single ion monitoring，SIM）、子离子扫描模式（product scan）、母离子扫描模式（precursor scan）、中性丢失扫描模式（neutral loss）、多反应监测扫描（multireaction monitoring，MRM）等。常用三种模式：①全扫描模式：最常用的扫描方式之一，扫描一定质量范围内化合物的分子离子和碎片离子（包含待检测化合物），得到的是化合物的全谱，可以用来进行谱库检索，一般用于未知化合物的定性分析；②选择离子监测模式：扫描某一个或者几个选定的分子质量，得到的指定分子量的化合物全谱，主要用于目标化合物检测和复杂混合物中杂质的定量分析；③多反应监测模式：第一个质量分析器选择一个（或多个）特征离子，经过碰撞解离，到达第二个质量分析器再进行选择离子检测，只有符合特定条件的离子才能被检测到，因为是两次选择，比 SIM 方式选择性、排除干扰能力、专属性更强，信噪比更高，主要用于定量分析。

（沈立松 马妍慧）

第三节 临床应用

196. 为什么很多实验室参考方法是采用质谱技术建立的

答：实验室参考方法是经过充分研究的方法，其测量值的测量不确定度适合其预期用途，尤其在评价其他方法的准确性和鉴定参考物质方面的用途。其主要作用是建立和评价常规方法的准确性及溯源性。1995 年国际计量委员会（International Committee for Weights and Measures，CIPM）、物质量咨询委员会（Consultative Committee for Amount of Substance，CCQM）确认了同位素稀释质谱法、库仑法、重量法、滴定法和凝固点下降法是具有权威性的化学计量方法。同位素稀释质谱法（isotope dilution mass spectrometry，IDMS）是通过同位素丰度的精确质谱测量和所加入稀释剂的准确称量，求得待测标本中某元素的绝对量，有效地把元素的化学分析转变为同位素测量，因此具有同位素质谱测量的高精度和化学计量的高准确度。串联质谱仪的应用，更保证该方法测量范围广、灵敏度高、准确度好。随着技术的不断发展，实验室参考方法也随之不断更新，以前更多的选择色谱法，如今更多实验室参考方法选择同位素稀释液相色谱串联质谱（ID-LC-MS/MS）法。

197. 为什么质谱可对化合物包括同分异构体进行鉴定

答：以临床实验室常用的液相色谱三重四级杆串联质谱仪为例，标本中的待检化合物首先经过萃取、提纯并滤过杂质，之后进入色谱系统化合物（包括同分异构体）按理化性质不同先后分离，化合物依次进入质谱仪经过离子源和质量分析器，在质量分析器内经过一级质谱和二级质谱的定性和（或）定量分析，数据信号通过检测器接受传输到电脑，生成质谱图，通过质谱图解析可以确定化合物及其含量。整个过程中，色谱分离（保留时间）、一级质谱母离子选择（已知化合物质荷比）和二级质谱子离子选择（已知化合物断裂产物），保证了化合物鉴定结果的特异性。

198. 为什么液相色谱串联质谱在新生儿筛查中应用广泛

答：2004年11月24日美国食品药品监督管理局（FDA）制订了"用串联质谱法分析新生儿氨基酸、游离肉毒碱和酰基肉碱筛选检测系统"指导性文件。至今质谱技术在该领域的发展已经十分成熟，我国很多医院都可采用LC-MS利用衍生化法检测氨基酸，肉碱等化合物，可同时筛查十几种新生儿疾病（见表4-1）。质谱技术能够做到筛查效率高、结果可靠，费用相对低廉，这是常用分析方法如放射免疫分析法（RIA）、酶联免疫吸附法（ELISA）、时间分辨荧光免疫分析法、荧光酶免疫分析法等方法不可企及的。可以预测，随着临床对于疾病的认识和方法的建立，筛查项目的数量将会逐渐增加。

表4-1 新生儿筛查疾病中氨基酸、肉碱及其衍生物相关信息

疾病种类	血液特殊检查（MS/MS）
苯丙酮尿症	Phe 升高，Phe/Tyr 比值升高
枫糖尿症（链槭糖尿症、短链槭糖尿症、长链槭糖尿症、超长链槭糖尿症）	支链氨基酸升高，Glu、Gln 和 GABA 下降
酪氨酸血症	Thr、Met 升高
同型胱氨酸尿症	Met 升高
鸟氨酸血症	Orn 升高
甲基丙二酸血症	C3 升高
丙酸血症	C3 升高
3-HMC	C5-OH 升高
3-甲基巴豆酰辅酶 A 缺乏症	C5-OH 升高
3-酮硫解酶缺乏症	C5-OH 升高，伴 C5 升高
生物素酶缺乏症	C3 升高，伴 C5-OH 升高
全羧化酶合成酶缺乏症	C3 升高，伴 C5-OH 升高
异戊酸血症	C5 升高

续表

疾病种类	血液特殊检查（MS/MS）
戊二酸血症Ⅰ型	C5DC 升高
戊二酸血症Ⅱ型	C5DC 升高，伴多种酰基肉碱升高
MCAD	C6、C8、C10 升高
CPT-Ⅱ	C14、C16、C18 升高
……	……

注：Phe：苯丙氨酸；Tyr：酪氨酸；Glu：谷氨酸；Gln：谷氨酰胺；GABA：氨基丁酸；Thr：苏氨酸；Met：甲硫氨酸；Orn：鸟氨酸；C3：丙酰基肉碱；C5：异戊酰基肉碱；C5—OH：3-羟基异戊酰基肉碱；C5DC：戊二酰肉碱；C6：己酰基肉碱；C8：辛酰基肉碱；C10：癸酰基肉碱；C14：碳14酰基肉碱；C16：碳16酰基肉碱；C18：碳18酰基肉碱

199. 为什么使用液相色谱串联质谱检测血清维生素 D

答：以维生素 D 及其代谢产物为例，国内外最新进展认为维生素 D 与心血管疾病、代谢性疾病和肿瘤等疾病发生具有一定相关性。目前临床上以检测 25（OH）D 总量来表征维生素 D 状况，虽然 25（OH）D 水平在体内波动小，相对而言浓度较高易于测量，半衰期较长（~3 周），但是 LC-MS 检测方法比放射免疫法、酶免疫法等快速灵敏，更耐用。1，25（OH）$_2$D$_3$ 肯定是维生素 D 状态最好的监测指标，但其在体内含量极低且不稳定，目前已经开发出可用 LC-MS 方法，这比 RIA 方法有更好的特异性和灵敏度，且安全。

200. 为什么使用液相色谱串联质谱检测激素

答：目前我国实验室激素类检测方法还是以免疫法为主。以睾酮为例，2003 年美国临床化学发表过一系列文章和评论，主要结论认为没有一种免疫法检测儿童和女性血清中睾酮的水平是可信的，尤其当睾酮浓度极低（0.17nmol/L）和低于 1.7nmol/L 时。临床要求监测儿童体内极低量性激素变化情况，但有时实验室发现其结果低于免疫法试剂盒检测下限，这样的数据变化很可能不能反映体内真实水平。液相色谱串联质谱检测可以为我们提供 pg 甚至是 fg 级的检测限，同时可以一次提供多种性激素结果，基本满足了临床的实际需求。

201. 为什么串联质谱技术是治疗药物监测必备的分析方法

答：治疗药物监测是临床个体化治疗的重要组成部分。对于一些血药浓度与疗效关系密切、有明确的有效浓度范围、治疗窗较窄、体内代谢个体差异大、药物中毒症状与疾病症状难以鉴别、用于长期治疗和抢救的药物等情况下，临床需要测定体液中药物的浓度，指导临床个体化治疗，让患者利益最大化而风险最小化。美国病理学家学会研究表明，采用 LC-MS 法其结果更具有真实性和实验可信度，已经成为治疗药物监测必备的分析方法。我国目前临床实验室仍以免疫法为主要实验室方法，虽然免疫学检测简单便捷但一次检测的药物种类少，受限于免疫检测本身的问题，特异性和灵敏度略差。质谱分析方法由于自动化程度不足和缺少认证试剂，在近期内难以取代前者，但依旧是非常好的实验室参考方法。

202. 为什么基质辅助激光解析电离飞行时间质谱可用于微生物鉴定

答：感染性疾病的病原学诊断仍以微生物的分离培养作为"金标准"，但能培养成功的仅为少数。且病原体（尤其是真菌）的培养周期较长，费用颇高，因此微生物非培养技术正是为满足难培养或者感染早期诊断需要所建立的方法，包括蛋白质组学、基因组学、宏基因组技术、DNA 指纹技术、分子杂交及生物芯片技术等。以 MALDI Biotyper 高通量微生物鉴定系统为例，其通过鉴定病原体自身独特的蛋白质组成，在 MALDI-TOF 质谱仪中得到指纹图。该系统另一个重要组成部分是已包含 3 千多种微生物蛋白特征指纹图谱数据库，通过特征模式峰的匹配值作鉴定。质谱技术鉴定微生物优点在于其操作简单（微生物单个菌落前处理简单）、快速且高通量（100 标本/1.5 小时），灵敏度高（100ng 蛋白即可检测），准确度好（<5，m/z：~10000，成本经济<1 欧元），稳定性及重现性好（微生物蛋白指纹谱峰主要集中在 2~20kD 质量范围内，这些持续高表达的蛋白质受微生物生长环境和状态影响很小），以上优点使质谱技术在病原体临床诊断方面具有广阔的应用前景。但也需要认识到质谱技术的限制性，虽然其在微生物鉴定中可以快速、正确、早期地诊断感染性病原体，仍不能替代药敏实验。

203. 为什么生物质谱可用于寻找新的生物标志物

答：由于质谱技术的高灵敏度、高准确度和易于自动化等特点，已成为解决蛋白质组学关键手段之一，在生物标志物研究中生物质谱技术扮演了重要角色，它测定生物大分子分子量高达 400 000，准确度高达 1~1000ppm，远远高于目前常规应用的 SDS 电泳与高效凝胶色谱技术。利用肽质量指纹谱技术，结合蛋白质数据库检索，可实现对蛋白质的快速鉴别和高通量筛选，寻找新的生物标志物。同时，利用生物质谱的准确分子量测定，可实现对二硫键和自由巯基以及蛋白质翻译后修饰如糖基化等的快速定位与确定。包括 SNPs 在内，生物质谱已经实现对数十个碱基寡核苷酸的分子量和序列测定，应用侵入分裂法（invasive cleavage assay）结合 MALDI-TOF-MS 可以对基因组 SNPs 进行分析，该法既节省时间，又适于高通量分析，有利于特异性基因的定位、鉴定和功能表征。

204. 为什么电感耦合等离子体质谱可用于元素分析

答：电感耦合等离子体质谱（ICP-MS）技术能够快速并同时检测元素周期表中除 C、H、O 等极少数元素外的大多数元素，其离子化原理与之前介绍的生物质谱的方式有所不同，是利用电感耦合等离子体将分析标本中含有的元素离子转为带电离子，通过采样锥和截取锥将这些带电离子引入质量分析器。其检测限可达到 pg/g 水平，对稀土元素的检测优势明显，同时可检测各个元素的同位素。ICP-MS 可用于检测人体宏量元素（例如钙和磷）、微量元素（铁、铜、锰等）、金属元素（铅、镉等）、放射性核素（^{137}铯、^{238}铀）。

205. 为什么多数实验室不能开展质谱技术的临床检测

答：主要是因为质谱检测平台的建立需要大量的资金投入和服务成本：质谱法为高复杂性而免疫学方法为中等复杂性；质谱检测需要有操作经验的专业技术人员；质谱仪是一台十分精密的仪器，其维护保养工作更为复杂，而免疫分析仪器保养比较简单，维修方便；质谱检测中所需的试剂一般为实验室配制试剂，而免疫学方法有现成的配套试剂盒；

除质谱仪操作外，同时需要操作色谱仪；实验室需考虑仪器所占空间，供气，废气排放等。质谱的结果受到基质效应和离子抑制的影响，来自不同实验室的结果不一定具有可比性；自动化程度不如免疫分析方法；SFDA 准入等因素使得质谱技术的应用在医院常规实验室会受到一定制约。但是质谱分析拥有更高的灵敏度和特异性（相较于免疫分析的交叉反应具有绝对优势）；经济成本低且高通量（可以实现一次实验检测多个指标）；部分检测已获得美国食品药品监督管理局（FDA）和欧盟（CE）认可，这些都是质谱技术在检验医学应用的主要优势。

（沈立松　马妍慧）

第五章 流式细胞术和临床应用

第一节 概　　述

206. 什么是流式细胞仪

答：流式细胞仪（flow cytometer）是集电子物理技术、激光技术、光电测量技术、计算机技术、细胞荧光化学技术、单克隆抗体技术、流体理论等于一体的新型高科技仪器。真正意义上的流式细胞仪出现于 1965 年，至今已经有 50 余年的历史，传统的流式细胞仪使用的是流体动力学原理，且发展受制于荧光染料和不可避免的荧光补偿。

随着科学进展，出现了流式细胞检测与细胞成像的结合，除了可以获得传统流式细胞仪的参数外，还可以直观地看到细胞的荧光图像，形成了成像流式细胞仪。此外，流式细胞仪与超声波的结合，形成了声波聚焦流式细胞仪。声波聚焦流式细胞仪是一种使用超声波（高于 2MHz，接近医学影像学相关应用）而非流体动力学聚焦的流式细胞技术，能够沿毛细管中心轴将细胞定位于单一聚焦线上。质谱流式细胞仪（CyTOF Mass Cytometry）是结合质谱和流式细胞术的新型大通量细胞分析方法，同位素标记抗体，克服了荧光染料和荧光补偿的限制，结合质谱分析的方法实现了同时对细胞表面多达一百种标记物的检测。因为此类流式细胞仪区别于传统的流式细胞仪，有学者将此类多学科交叉的新型流式细胞仪称为第二代流式细胞仪。

207. 什么是流式细胞术

答：流式细胞术（flow cytometry，FCM）是以高能量激光照射高速流动状态下被荧光色素染色的单细胞或颗粒，测量其产生的散射光和发射荧光的强度，从而对细胞或微粒进行定性或定量分析和（或）分选的一种细胞分析技术。

208. 为什么流式细胞术可以用于细胞分选

答：细胞的分选是通过分离含有单细胞的液滴实现的，流式细胞仪在流动室的喷口配有一个超高频的压电晶体，充电后振动能使喷出的液流断裂为均匀的液滴，待测细胞就分散在这些液滴中，将这些液滴充以不同的正负电荷，当液流经过带有几千伏的偏转板时，液滴在高压电场的作用下发生偏转，落入指定的收集位置，未经充电的液滴落入中间的废液池中，从而实现细胞的分离。

209. 为什么液相芯片也可以采用流式细胞仪检测

答：液相芯片是将生物芯片的概念与流式细胞术结合在一起而发展的一种新型技术平台，将不同的生物探针（蛋白、核酸等）标记在各种带有荧光的微球上，以荧光标记的微球作为反应载体，在液相系统中完成生物学反应。与传统的生物芯片的不同在于其反应和检测都是在液相中进行，反应耗时短；标本使用体积小；重复性好；可以实现多参数、高通量的检测等。本检测体系有两类荧光信号，一类是微球本身带有的编码荧光，可以将不同探针分子的检测反应区分开来；另一个是报告分子所携带的荧光，可以对检测结果进行定量分析。

210. 为什么流式细胞术在临床实验室中的应用越来越广泛

答：流式细胞术具有多参数、高灵敏度、高精度、高准确性、检测速度快等优点，其应用范围涵盖了从基础研究到临床诊断的多个领域，涉及免疫学、血液学、肿瘤学、微生物学、分子生物学、遗传学等多个学科。目前，流式细胞术临床应用领域及开展的项目主要集中在以下几个方面：

（1）免疫学领域：目前开展项目主要为淋巴细胞亚群检测。用以评估机体的免疫状态、辅助疾病如艾滋病的诊断等，是目前各医疗单位开展和应用最广泛的项目。

（2）血液学领域：主要是血液系统疾病的免疫分型及白血病微小残留病变（minimal residual disease，MRD）监测，用于血液系统疾病的诊断、治疗评估和复发监测。流式细胞术的细胞免疫分型是国际公认的诊断造血细胞疾病必不可少的重要标准之一，是目前被广泛接受和认可的免疫分型方法。白血病患者经过治疗后，仅仅达到骨髓形态学的缓解（白血病细胞<5%）患者复发率较高。为了更加准确的判断患者的缓解程度，需要进行MRD监测，是评估患者是否达到分子诊断水平缓解的重要依据。

（3）临床肿瘤学：主要是DNA倍体和细胞周期分析。荧光染料标记核酸，流式细胞仪检测细胞内DNA含量，计算出各个周期细胞的百分比，根据公式计算出DNA指数（DNA index），了解细胞的增殖能力和DNA倍体，非整倍体、异倍体和多倍体的出现意味着DNA合成的异常，可能是肿瘤或是癌前病变发生的重要标志。流式细胞术已经广泛应用于肿瘤学，为肿瘤的早期诊断、鉴别诊断、疗效评估、预后评价等提供了重要参考指标，特别是近年来流式细胞术的发展，使它在肿瘤学的应用具有更广阔的前景，极大提高了肿瘤的研究水平。

（4）造血干细胞移植的应用：足够数量的是造血干细胞移植成功的关键因素之一，所以造血干细胞计数对于造血干细胞移植十分重要，白细胞分化抗原34（CD34）在骨髓和外周血中未成熟造血细胞和具有造血潜能的集落细胞上表达，通过CD34标记和细胞计数微球同时使用，或者具有计数功能的流式细胞仪是鉴定和计数造血干细胞的快速、准确、定量的方法。

流式细胞术能从单细胞水平对细胞（或生物学颗粒）的蛋白或核酸成分进行分析，结合荧光标记技术和单克隆抗体技术，利用光电转换原理和计算机数据分析技术，对血液、骨髓、组织液、培养细胞等多种来源的标本进行检测。而且其灵敏度高，能够高通量检测不同细胞的分子标记，具有广泛的临床应用价值。

（沈立松　王维维）

第二节 流式细胞术的基本原理

211. 为什么流式细胞术能实现单细胞多参数的检测

答：流式细胞术利用鞘流原理，使待检标本以单细胞悬液方式逐个通过检测器，因此能实现单细胞水平的检测。流式细胞仪有多个荧光检测通道，每个通道可检测特定波长的荧光信号，利用单克隆抗体技术，将针对细胞表面或胞内不同分子的抗体用不同的荧光染料标记，即可同时检测同一细胞上的多个分子的表达水平，实现单细胞多参数的检测分析。

212. 为什么流式细胞仪包含多个系统

答：流式细胞术是多学科交叉的技术，流式细胞仪是集电子物理技术、激光技术、光电测量技术、计算机技术、细胞荧光化学技术、单克隆抗体技术和流体理论等于一体的新型高科技仪器。流式细胞仪包含多个组成系统：①光学系统：包括对散射光和多种荧光的检测，是由一系列能够进行光采集和光过滤的镜片组成，是流式细胞仪最重要的系统之一；②鞘液系统：流式细胞仪检测的单细胞或颗粒是通过鞘流系统得以实现，使得标本流与鞘液流形成稳定的同轴流动状态，使细胞或者颗粒成单细胞排列通过流动室的轴心位置；③电子系统：包括光电转换器、光电二极管、光电倍增管和信号处理器，使得光信号转变为可以被稳定检测的高质量的脉冲信号；④计算机系统：用于控制仪器的运行和数据采集、分析等。

213. 为什么流式细胞仪采用前向和侧向两种不同散射光

答：前向和侧向两种散射光是流式细胞仪本身具备的特性，是流式细胞仪的物理参数。前向散射光（forward scatter，FSC），也称为前向小角度散射光，仪器所测量的FSC一般在 $1°\sim6°$。FSC与细胞的直径是一种近似的线性关系，一般认为可以反映细胞的体积大小，但在实际测量中影响因素很多，只能说FSC与细胞大小有关，对于同一群细胞，FSC大，细胞大一些，FSC小，则细胞小一些。但对于固定破膜后的细胞，由于其细胞膜的破坏程度不同，FSC与细胞直径的关系较复杂。侧向散射光（side scatter，SSC）是指与光束-液流平面成 $90°$ 的散射光，对细胞膜、胞质、核膜的变化更敏感，总体来说，SSC的强度与细胞的体积大小和细胞的内部结构相关，信号可以反映细胞内部的复杂程度如颗粒的多少等，但不同的细胞膜表面结构不同，也会有一定的差异。

214. 为什么流式细胞术检测时可同时使用多色荧光抗体

答：流式细胞仪的激发光通常是激光光源，因为激光能提供狭窄而强烈的光束。当前流式细胞仪使用的激光主要是气体激光（如：氩离子激光或氦氖激光）或是固体激光（如：红绿二极管激光、蓝激光、紫激光），这些激光通常产生特定波长的激光。一个激光可以激发多种光谱的荧光染料，因此将具有不同抗原的细胞同时染上多种荧光染料，就能通过不同的荧光染料区分不同的细胞特征；同时，对多色检测的研究需求也导致了对多激光的需求，使得流式细胞仪不断发展，其激光光源逐步增加。

如今多色流式细胞仪已十分普遍，其拥有的多个检测通道可同时检测不同波长的发射光。因此检测时可在同一管内使用多色荧光抗体，其中不同荧光产生的发射光信号会被仪器的相应通道所获取，从而能同时得到标本中多个参数的信息。

215. 为什么荧光抗体的选择搭配要遵循一定的原则

答：随着流式细胞术的使用越来越广泛，检测时常要将多种荧光抗体组合在一起进行分析，现在已可以实现 50 个参数的多色分析。进行多色分析时，荧光抗体并非自由组合，而需要遵循一定的原则：①弱表达抗原选择强荧光素，强表达抗原选择弱荧光素；②细胞胞浆内抗原优先选择小分子荧光素；③多参数检测时，强表达抗原放在对其他通道干扰较小的通道，弱表达抗原放在被干扰较小的检测通道；④共表达的抗原避免放在相互干扰的通道；⑤表达互相排斥的抗原可以放在相互干扰较大的检测通道；⑥上级抗原要避免干扰下级抗原的检测通道。

216. 为什么流式细胞仪检测时要进行电压的调节

答：流式细胞仪检测时，产生的散射光信号和荧光信号的强度与电压的大小有关。如果电压的大小不合适，则会影响细胞的分群和对某些指标阴阳性的判断。流式细胞仪检测得到的脉冲信号分为三种类型：面积（A）信号、宽度（W）信号和高度（H）信号，可根据检测对象的不同进行选择。信号放大方式分为线性和对数两种，一般散射光信号选用线性放大，荧光信号选用对数放大。检测时应根据阴性对照管来调节电压，使阴性细胞群位于散点图的左下角或直方图的左侧区。

217. 为什么流式细胞仪检测时要进行荧光补偿的调节

答：由于不同荧光染料经过激发后产生的发射光谱存在一定程度的重叠，即"光谱重叠"，故检测时荧光通道之间的信号常会互相干扰。在采用多色荧光染料同时检测时，为尽可能减少这种干扰对结果造成的影响，需要进行荧光补偿的调节，即利用电子计算机技术将串入相邻荧光通道的信号加以扣除。任意两个通道之间都可调节荧光补偿，操作时通常根据单染对照管（单阳性群）调节荧光补偿，使细胞群落在合适的位置。

218. 为什么流式细胞术分析使用多种类型图形

答：流式细胞术分析的图形包括直方图、散点图、等高线图、密度图、三维图等，根据实际分析的需要可进行选择。临床上常用到的是直方图和散点图。直方图的横坐标显示荧光信号或散射光信号的相对强度，纵坐标显示细胞数，适合用于某细胞群中单参数的分析。散点图的横、纵坐标分别为两个不同参数的相对含量或荧光强度，由此可区分不同的细胞亚群。

219. 为什么流式细胞术检测要进行设门

答：流式细胞术检测时进行设门是为了划定目的细胞群体，使其显示，对其单独加以分析或分选。"门"的形状包括：椭圆形门、矩形门、多边形门、不规则形门等。设门需要根据目的细胞群的特点，利用某些参数的组合条件进行。

220. 为什么流式细胞术检测时有多种设门方法

答：流式细胞术检测时的设门方法包括：阈值设门、散射光设门、荧光设门、反向设门、组合设门等。在实际操作中，常需要根据具体的检测项目对设门方法进行合理的选择。阈值设门一般用于排除细胞碎片、杂质或死细胞的干扰。散射光设门和荧光设门通常是根据细胞群的特点选择相应的参数来进行。反向设门是指利用一些排除条件除去不符合要求的细胞，从而圈中目的细胞群。当然，有时也会用到多参数、多条件的组合设门方法。流式细胞术检测设门的过程中应尽量避免主观因素的影响，优化设门策略，必要时应用合适的荧光阴性对照。

（沈立松　王维维　章黎华）

第三节　流式细胞术的质量控制

221. 为什么流式细胞术的质量控制包括多方面

答：流式细胞术的质量控制是指整个使用流式细胞术检测过程的质量控制，包括检测方法和人员培训两方面。在每个工作日常规标本检测前，应采用与之相同的检测方法先进行室内质控品的检测，目前流式细胞术检测淋巴细胞亚群常用低值和高值两个水平的质控品，而其他项目尚没有特定的通用质控品，通过定期和其他实验室的结果比对来保证检测的质量。从事流式细胞术检测的技术人员需要接受专业机构组织的操作技术培训，获得相应检测平台的操作合格证后方可上岗，以保证使用流式细胞术检测的规范性和准确性。另外，还需定期对人员进行流式细胞术的理论知识和操作技能的考核。

222. 为什么流式细胞仪的质量控制包括多方面

答：质量控制是检测中一个重要问题，如果仪器设置不当，检测结果也会受到干扰。流式细胞仪的质量控制包括光路校准、液路清洗、电压和补偿调节等。光路校准定期由仪器厂家的专业工程师完成，以保证各检测通道能接收到稳定的激光信号。液路清洗是指每次开机后和关机前要排除液路中的气泡，并用清洗液（次氯酸溶液和蒸馏水）冲洗管道，使液路保持清洁和畅通。电压和补偿调节是为了确保仪器的检测性能，使检测结果准确可信。以 BD FACS Canto 软件为例，每个工作日在检测临床标本前，利用 BD FACS 7 color setup beads 可自动对检测器的电压和荧光补偿进行调节。

223. 为什么流式细胞术检测的分析前质量控制包括多方面

答：流式细胞术检测的分析前质量控制包括从标本采集到上机检测的过程中所有环节的质量控制。流式细胞术检测的标本应采用肝素或 EDTA 抗凝的全血或骨髓，一般抽取 2~3ml，温和混匀后新鲜送检，如标本有凝块或采样管错误，应退回标本并联系临床重新采集标本。如遇特殊组织液等标本，应及时送检，注明标本类型。标本制备过程中应确保标本与检测管一一对应，作好标记。操作所用的移液枪要定期校准。加样前先充分混匀标本，建议采用反向加样法将血样加至试管底部，避免加到试管壁上使标本与抗体不能充分接触和混匀。标本与抗体避光孵育后的溶血时间要适中，过短会使红细胞裂解不完全，过长可能破坏白细胞，两者均会影响检测结果。部分项目的检测还需用 PBS 清洗细胞去除红细胞碎片，离心后弃上清液时要注意避免损伤管底的细胞团。

224. 为什么流式细胞术检测的分析中质量控制包括多方面

答：流式细胞术检测的分析中质量控制是指在仪器检测和数据分析过程中的质量控制。标本检测前应先进行室内质控品的检测，结果在控方可继续检测标本。上机检测时要选择正确的检测程序或项目，如使用转盘进样应保证标本管所在的位置号与输入软件的标本编号一一对应。一般做淋巴细胞亚群分析时仪器的软件会自动圈门，但通常完成吸样后还应对结果进行人工分析及审核，如手动调节门的位置等，然后记录或导出最终的数据。

225. 为什么流式细胞术检测的分析后质量控制包括多方面

答：流式细胞术检测的分析后质量控制包括结果分析解释、报告审核与发送等。首先应确保检测数据输出至其对应受检者的项目报告中。在临床患者标本的检测中若出现不在参考范围内的检测值，此时需要根据患者的性别、年龄、病史及其他检测结果等因素综合分析，判断该检测值是否合理。如遇到有疑问的结果，可进行重复检测加以验证，并从标本质量、方法学的不足等多方面寻找检测结果的影响因素。对于报告定性结果的项目，如遇到检测值处于临界值或灰区时，可采用不同方法验证，并建议临床随访。标本的检测和报告的审核者应由不同人完成，以保证结果的正确可靠。

226. 为什么流式细胞术常规项目的检测要定期参加室间质评

答：现在流式细胞术检测参加室间质评的常规项目主要是针对外周血淋巴细胞亚群分析，具体项目有：总 T 淋巴细胞（CD3$^+$）、辅助性 T 淋巴细胞（CD3$^+$CD4$^+$）、细胞毒性 T 淋巴细胞（CD3$^+$CD8$^+$）、NK 细胞（CD3$^-$CD16$^+$CD56$^+$）、B 淋巴细胞（CD3$^-$CD19$^+$）的百分比及上述细胞群的绝对计数。定期参加卫生计生委和市临检中心组织的室间质评，其目的是为了在一定时期内进行同级临床实验室之间检测结果的比对，同时也是对本实验室检测质量评估的一种形式。由于检测平台和方法学的差异，流式细胞术检测结果的比对通常要按仪器和试剂厂家、设门方法等分组进行比对。对多家实验室反馈的结果汇总后，可得到每个比对项目的靶值和标准差。如果本实验室的检测值落在相应的范围内，则认为其检测结果是可接受的。

（沈立松　章黎华）

第四节　流式细胞术的临床应用

227. 什么是细胞簇分化抗原

答：血细胞分化抗原是指血细胞在分化成熟为不同谱系、分化的不同阶段及细胞活化过程中出现或消失的细胞表面标记分子。这些分子大多是穿膜的蛋白，具有重要的生理功能，在免疫应答过程中参与抗原的识别、细胞间的相互作用及细胞的活化、增殖、分化和效应。应用以单克隆抗体鉴定为主的聚类分析法，可将分化抗原归为分化群（cluster of differentiation，CD），即细胞簇分化抗原。分化抗原以 CD 加序号命名，目前已有 300 余种。

228. 为什么细胞膜表面和细胞胞浆/胞核的染色方法不同

答：细胞表面抗原分子的染色只需直接将荧光标记的特异性单克隆抗体与抗原细胞共孵育即可。而细胞胞浆/胞核成分的染色与细胞膜表面分子的染色方法不同，这是由于细胞胞浆/胞核中的抗原成分位于细胞内部而不直接暴露在细胞表面，故需要先用破膜剂破坏细胞膜，然后再加入相应的荧光标记抗体与抗原细胞共孵育，这样抗体可以进入到细胞内与其对应的胞浆/胞核抗原成分充分接触并结合，使细胞内的抗原分子得以染色。如果要在同一管内检测细胞膜表面分子和细胞胞浆/胞核分子，则需要先加入荧光标记抗体与膜表面抗原结合并染色，洗涤后再进行细胞固定，然后破坏细胞膜，加入针对胞浆/胞核抗原成分的荧光标记抗体使细胞内分子染色即可。

229. 为什么淋巴细胞分群有不同的标准

答：根据不同的分类标准，淋巴细胞可以分为不同的亚群：

（1）根据细胞表达的抗原分子不同，将淋巴细胞分为 T 淋巴细胞、B 淋巴细胞、NK 细胞和 NKT 细胞。T 淋巴细胞表达 CD3，其中 $CD3^+CD4^+$ 为辅助性 T 淋巴细胞，$CD3^+CD8^+$ 为细胞毒性 T 淋巴细胞；B 淋巴细胞不表达 CD3，表达 CD19，成熟 B 淋巴细胞还表达 CD20，B 淋巴细胞又可以根据 CD5 表达的不同分为 B1 细胞和 B2 细胞；NK 细胞不表达 CD3，表达 CD16 和（或）CD56，根据 CD56 和 CD16 的不同，NK 细胞又可以分为 $CD56^{bright}CD16^{dim}$、$CD56^{dim}CD16^{dim}$、$CD56^{dim}CD16^{bright}$ 等多种亚群；NKT 细胞既表达 CD3 又表达 CD16 和（或）CD56，具有 T 细胞和 NK 细胞的标志。

（2）根据其功能的不同，可以分为：辅助性 T 细胞（Th），抑制性 T 细胞（Ts），细胞毒性 T 细胞（Tc 或 CTL），调节性 T 细胞（Treg），诱导性 T 细胞（Ti）等；B 淋巴细胞也可以分为调节 B 细胞（Breg）等。

（3）根据细胞的活化阶段不同，又可以分为：初始 T 细胞（naïve T），效应 T 细胞（effector T），记忆 T 细胞（memory T）等，B 淋巴细胞也可以分为初始 B 细胞、记忆 B 细胞等。

（4）根据 TCR 不同，可以分为：TCRα/βT 细胞和 TCTγ/δT 细胞等。

230. 为什么要建立正常人淋巴细胞亚群及绝对计数参考范围

答：正常人外周血淋巴细胞亚群的百分比及绝对计数值在一定范围内波动，建立正常人参考范围，通常是随机抽取一定数量的正常人标本进行检测，根据所得的所有检测值，建立 95% 的置信区间，得到某一指标在正常人中的参考范围。有时参考范围的建立要按性别、年龄等分组进行。建立正常人淋巴细胞亚群及绝对计数参考范围，能帮助临床工作者以此为参照，根据患者的检测值来评估其机体的免疫状态，从而对疾病的诊断和治疗提供辅助和支持。

231. 为什么淋巴细胞亚群及绝对计数检测具有重要意义

答：进行淋巴细胞亚群及绝对计数的检测，不仅了解淋巴细胞亚群的相对（百分比）变化，还能了解淋巴细胞亚群的细胞数目（绝对计数）的变化，其意义见表 5-1：

表 5-1　淋巴细胞亚群检测的临床意义

项目名称（检测指标）	临床意义简介
	T 淋巴细胞参与机体的细胞免疫应答，B 淋巴细胞参与机体的体液免疫应答，总 T 淋巴细胞和总 B 淋巴细胞可以用来判断免疫状态的低下或是免疫过激的状态。
总 T 淋巴细胞（CD3$^+$）	CD3$^+$T 淋巴细胞：减少：可见于免疫低下、肿瘤、自身免疫性疾病、免疫缺陷病等；增高：可见于免疫过激、慢性活动性肝炎等；
总 B 淋巴细胞（CD3$^-$CD19$^+$）	CD3$^-$CD19$^+$ B 淋巴细胞：减少：可见于传染性单核细胞增多症、肿瘤、自身免疫性疾病、免疫缺陷病等；增高：可见于自身免疫性疾病、过敏性紫癜等。
T 辅助/诱导淋巴细胞（Th：CD3$^+$CD4$^+$）	Th 淋巴细胞：减少：可见于免疫低下、肿瘤、免疫缺陷病等；
T 抑制/毒性淋巴细胞（Tc：CD3$^+$CD8$^+$）	Tc 淋巴细胞：增高：可以见于自身免疫性疾病、病毒感染后、淋巴瘤等。
CD4/CD8 比值	CD4/CD8 比值：降低：表示免疫功能下降，可以见于艾滋病、病毒感染后、肝炎、血液系统疾病、骨髓移植恢复期等；增高：表示免疫功能亢进，可见于自身免疫性疾病，如 SLE、类风湿性关节炎、1 型糖尿病、自身免疫性溶血性贫血、重症肌无力以及 HBsAg$^+$乙肝等。
自然杀伤细胞（NK：CD3$^-$CD16$^+$CD56$^+$）	NK 细胞主要破坏各种肿瘤细胞和感染某些病毒、细菌的细胞，所以在抗肿瘤和防御疾病中起主要作用。减低：主要见于各种恶性肿瘤、自身免疫性疾病、病毒感染、应用免疫抑制剂、疲劳综合征患者等，NK 活性随年龄增长而减退，NK 细胞也参与 II 型超敏反应和移植物抗宿主反应，白细胞介素-2 治疗后；增高：可见于病毒感染早期、长期使用干扰素、骨髓移植后等。
自然杀伤 T 细胞（NKT：CD3$^+$CD16$^+$CD56$^+$）	具有 NK 细胞和 T 细胞的标志，参与对机体抗细菌和寄生虫免疫反应，在控制病毒感染中也发挥重要作用

232. 为什么检测 T 细胞亚群对艾滋病患者具有重要临床应用价值

答：人类免疫缺陷病毒（human immunodeficiency virus，HIV）感染引起获得性免疫缺陷综合征（acquired immunodeficiency syndrome，AIDS）简称为艾滋病，其主要的发病机制是 HIV 感染后特异性地侵犯破坏人体免疫系统的 CD4$^+$T 淋巴细胞，使 CD4$^+$T 淋巴细胞数量和功能遭受破坏，造成相关的免疫功能缺陷，易导致机会性感染及肿瘤。

HIV 引起的免疫病理改变主要分为：

（1）CD4$^+$T 淋巴细胞数量进行性减少：可分为 4 期。1 期：见于原发感染期，以 CD4$^+$T 淋巴细胞数量短期内迅速减少为特点；2 期：以 CD4$^+$T 淋巴细胞数量持续缓慢减少为特点，见于临床无症状期；3 期：AIDS 前期，CD4$^+$T 淋巴细胞数量较快速减少，多数人 CD4$^+$T 淋巴细胞数量在（200~300）×10^6/L；4 期：对应于 AIDS 临床期，CD4$^+$T 淋巴细胞数量再次快速减少，CD4$^+$T 淋巴细胞数量甚至可以为 0。

（2）CD4$^+$T 淋巴细胞功能的破坏：HIV 感染过程中，不仅有 CD4$^+$T 淋巴细胞数量的改变，还有 CD4$^+$T 淋巴细胞功能的免疫缺失，丧失对异常抗原的活化反应能力。

（3）异常的免疫系统激活：HIV 感染后 CD8$^+$T 淋巴细胞异常活化，加速了 CD4$^+$T 淋巴细胞的破坏。

根据 1993 年美国疾病控制与预防中心 HIV 及 AIDS 的分类和诊断标准，可以根据 T 淋巴细胞数量将 HIV 阳性者分为三期：>500×10^6/L；（200～499）×10^6/L；，<200×10^6/L。为此，流式细胞术检测 T 细胞亚群在 HIV 诊断、病程进展和疾病分期中具有重要临床应用价值。

233. 什么是人类白细胞抗原-B27

答：人类白细胞抗原（human leukocyte antigen，HLA）是人类主要组织相容性复合体（major histocompatibility complex，MHC）的表达产物，在免疫系统中主要负责细胞之间的相互识别和诱导免疫反应，调节免疫应答的功能。根据 HLA 抗原结构、功能与组织分布的不同，可分为三类：Ⅰ类、Ⅱ类和Ⅲ类。Ⅰ类分子为 HLA-A、HLA-B、HLA-C 系列抗原，广泛分布于各组织中有核细胞表面，成熟红细胞一般不含 HLA 抗原。HLA-B27 属于人类白细胞抗原 HLA-B 位点之一。

234. 为什么人类白细胞抗原-B27 有多种检测方法

答：关于人类白细胞抗原-B27（HLA-B27）的检测，目前已经建立了多种方法：补体依赖的细胞毒测定法（CDC）、流式细胞术（FCM）、玫瑰花结法、酶联免疫测定实验（ELISA）、等电聚焦法（IEF）、聚合酶链反应（PCR，又分为 PCR-SSP、PCR-SSO）。这些方法各有特点，其中 FCM 方法无需单独分离淋巴细胞，操作简便、快速省时，能在短时间内得到结果，而且灵敏度和特异性高、重复性好。

目前，采用流式细胞术检测 HLA-B27 主要有两种试剂：①HLA-B27/HLA-B7 的组合抗体和同型对照 IgG，操作时将组合抗体及同型对照同时和外周血标本孵育，然后裂解红细胞，即可直接上机检测，分析时根据同型对照设门，得到淋巴细胞中 HLA-B27 的表达百分比及荧光强度；②HLA-B27/CD3 组合抗体和 HLA-B27 校准小球，操作时将抗体和外周血标本进行孵育后裂解红细胞，再用 PBS 洗涤去除红细胞碎片，最后将处理好的标本用 PBS 重悬后上机检测，将所得 T 淋巴细胞中 HLA-B27 的平均荧光强度与 HLA-B27 校准小球所设定的阴阳性界限比较，判定结果的阴阳性。

235. 为什么流式细胞术检测人类白细胞抗原-B27 要有明确的判断标准

答：HLA-B27 阳性判断标准的建立能使临床实验室给出明确的检测结果，对相关疾病的辅助诊断具有重要意义。根据检测平台的不同，HLA-B27 的阳性判断标准也有所不同。采用 FC500 流式细胞仪检测，根据同型对照进行设门，阳性的判断标准取决于淋巴细胞中 HLA-B27 的阳性比例和平均荧光强度，典型的阳性标本为 HLA-B27 阳性细胞的比例大于 90%，且细胞表达 HLA-B27 的平均荧光强度大于 8，同时 HLA-B7 为阴性。采用 FACS 系列流式细胞仪检测，在标本检测前首先要用 HLA-B27 校准小球进行上样校准，设定阴阳性界限，然后将标本检测所得的 T 淋巴细胞中 HLA-B27 的平均荧光强度与 HLA-B27 校准小球所设定的阈值进行比较，如大于阈值则判断为 HLA-B27 阳性。

236. 为什么要检测人类白细胞抗原-B27

答：HLA-B27 抗原表达与强直性脊柱炎发病具有高度相关性。在强直性脊柱炎患者中，95%以上个体为 HLA-B27 抗原阳性；而在健康人群中，HLA-B27 抗原阳性者不足 7%。HLA-B27 抗原阳性个体患强直性脊柱炎的相对风险达 300%以上。现今发现与 HLA-B27 密切相关的疾病主要有：强直性脊柱炎、莱特尔综合征（包括腹泻、多发性关节炎、尿道炎的综合征）、急性葡萄膜炎、心肌炎等。因此，检测 HLA-B27 有助于对上述疾病的辅助诊断和发病风险的预测。

237. 什么是阵发性睡眠性血红蛋白尿症

答：阵发性睡眠性血红蛋白尿症（paroxysmal nocturnal haemoglobinuria，PNH）是一种由补体介导的以血管内溶血为特征的获得性造血干细胞克隆性疾病。该病是由磷脂酰肌醇聚糖互补组 A（phosphotidyl inositol glycan complementation group A，PIG-A）基因的突变造成的非恶性克隆性疾病，*PIG-A* 突变造成糖基磷脂酰肌醇（glycosyl phosphatidyl inositol，GPI）合成异常，导致由 GPI 锚接在细胞膜上的一组膜蛋白丢失，包括 CD16、CD55、CD59 等，临床上主要表现为慢性血管内溶血，造血功能衰竭和反复血栓形成。

238. 什么是阵发性睡眠性血红蛋白尿症检测的适用范围

答：PNH 筛选适用范围有：①有血红蛋白尿和血浆中血红蛋白升高体征的血管内溶血；②有不明原因溶血伴有如：缺铁或腹痛或食管曲张或血栓形成倾向或粒细胞减少和（或）血小板减少；③库姆斯试验（Coombs test）阴性，非裂细胞症，非感染的溶血性贫血；④非典型血栓形成，形成部位特殊，如肝静脉、腹腔静脉（入口处，脾脏，内脏）、脑静脉窦、内皮静脉等，伴有如上症状的溶血性贫血，不明原因血细胞减少；⑤骨髓衰竭依据：疑似或确诊再生障碍或血细胞发育障碍贫血，单系病态造血的难治性血细胞减少，其他不明原因并发的血细胞减少。

239. 为什么使用流式细胞术进行阵发性睡眠性血红蛋白尿症筛选

答：PNH 起初被认为是溶血性贫血的一种，因此，最初 PNH 的检测主要集中检测红细胞相关的实验：如 Ham 实验（又称酸溶血试验，指患者红细胞与酸化为 pH6.4~6.5 的血清一起置 37℃环境中作用，红细胞发生破坏，即为阳性）和蔗糖溶血实验（是指将红细胞置于低离子浓度的蔗糖溶液中，在 37℃条件下，观察红细胞是否破坏）。但这些方法检测比较费时，也难以标准化，且仅有部分细胞对补体介导的溶血敏感（Ⅱ型），可能存在漏诊。

目前，流式细胞术检测细胞膜上的 GPI 锚蛋白缺失可以诊断 PNH，其特异性和灵敏度均优于以往的溶血试验。流式细胞术检测 PNH，大多数实验室是检测外周血细胞上 CD55 和 CD59 的表达，诊断已经较为成熟。但是研究发现 CD55 和 CD59 检测并不适用于微小克隆的检测。近年来采用嗜水气单胞菌溶素变异体（FLAER）作为检测白细胞 PNH 克隆的理想试剂。

240. 什么是造血干细胞

答：造血干细胞（hematopoietic stem cell，HSC）/造血祖细胞（hematopoietic progenitor cell，HPC）是具有高度自我更新能力和多向分化潜能的造血前体细胞，是血液组织中各种细胞的祖先。造血干/祖细胞，实质上是一个异质性的细胞群的统称，从功能角度可分为多能造血干细胞、寡能干细胞、单能干细胞及各系早期造血祖细胞等。

241. 为什么造血干细胞包括多种来源

答：干细胞可以来源于胚胎和胎儿组织，即胚胎干细胞（embryonic stem cell，ESC），又可以称为 ES、EK 或 ESC 细胞；也可来自于出生后的器官和成年个体组织，即成体干细胞。成年个体组织中的成体干细胞在正常情况下大多处于休眠状态，在病理状态或在外因诱导下可以表现出不同程度的再生和更新能力。

成体造血干细胞的来源有三个：从骨髓来源的造血干细胞、从外周血来源的造血干细胞和从脐带血来源的造血干细胞，所以造血干细胞可以来自骨髓、动员的外周血或脐带血。

242. 为什么造血干细胞有多个表面标志

答：造血干/祖细胞，实质上是一个异质性的细胞群的统称。从功能角度它又可分为多能造血干细胞、寡能干细胞、单能干细胞及各系早期造血祖细胞等。至今尚未找到一个很好的方法从形态上将它们一一区分开来。临床采用目前国际通用的细胞簇分化抗原（CD）系列克隆抗体鉴定体系对造血细胞进行鉴定检测。

造血干细胞的表面标志随个体发育的不同时期而发生变化，$CD34^+$、$CD38^-$、$HLA-DR^-$、$Thy-1^+$、$c-kit^+$、$LFA-1^-$、$CD45RA^-$、$CD71^-$、lin^- 等已普遍被认为是造血干细胞的标志，其中 CD34 抗原是目前公认的造血干细胞和祖细胞的共同标志。

243. 为什么临床常用细胞簇分化抗原 34 作为造血干细胞的检测指标

答：细胞簇分化抗原 CD34 是目前公认的造血干细胞和祖细胞的共同标志，是临床常用造血干/祖细胞的检测指标。造血干细胞的表面标志在发育的不同时期会发生变化。所有造血干细胞及早期、晚期的祖细胞均表达 CD34 抗原，而定向祖细胞及其后代，各系原始阶段、幼稚阶段和成熟的血细胞则不具有 CD34 抗原。因此，通常以 CD34 这一标志物来代表造血干/祖细胞。

244. 为什么流式细胞术可以检测造血干细胞

答：造血干/祖细胞检测的原理是：鉴于 CD34 作为相对公认的造血干细胞的细胞簇分化抗原分子，利用造血干细胞表达膜抗原 CD34 的特性，以 CD34 单克隆抗体从众多外周血/骨髓/脐带血细胞中分离出 CD34 阳性、CD45 弱阳性/弱表达的活细胞，用于检测造血干细胞。

245. 为什么流式细胞术检测造血干细胞有多种平台和策略

答：流式细胞术对造血干细胞进行计数，可以分为双平台法和单平台法：①双平台计数法：使用流式细胞仪检测出标本中 CD34$^+$CD45^{dim} 的活细胞的百分比，同时使用血常规计数仪检测出其中有核细胞浓度，二者相乘换算出造血干细胞的浓度；②单平台计数法：使用流式细胞仪及标准计数微球同时检测出 CD34$^+$CD45^{dim} 的活细胞的百分比及造血干细胞的浓度。

流式细胞术检测造血干细胞又分为不同的设门分析策略，相对使用比较多的是其中的两种设门分析策略：其一是依据 1996 年 Sutherland 等人所发展的一个检测方法，已被美国 ISHAGE（International Society for Hematotherapy and Graft Engineering）认可，另一个方法是采用 BDIS 的 ProCOUNT 试剂盒（ProCOUNT Progenitor Cell Enumeration Kit）。

246. 为什么可用流式细胞术检测血小板

答：由于流式细胞术的发展和血小板各种特异性荧光抗体的制备，使得流式细胞术可以对单个血小板或是其亚群进行分析。血液中的血小板体积小，易黏附于红细胞、白细胞上，又极易受到环境因素的影响而发生变形、黏附、聚集和收缩等反应，使得血小板分析的难度加大，尤其是对血小板活化和功能的影响较大。采集血小板时要特别注意采集的过程，避免挤压，并选择合适的抗凝剂（如：枸橼酸钠）及时送检。

根据临床检测的需求，选择不同类型的抗体，用不同荧光素标记的特异性单克隆抗体与血小板反应，去除未反应的抗体，在流式细胞仪上检测分析。由于血小板体积小，与红细胞、白细胞不同的是，在数据采集时，要使用 FSC 和 SSC 的对数（log）模式，并尽量减少细胞碎片的干扰，获得足够的血小板数用于分析。

247. 为什么流式细胞术检测血小板存在优势和不足

答：现在临床检测血小板的常规方法是电阻抗方法（血细胞计数仪），进行血小板计数。流式细胞术检测血小板具有一定的优势，也存在一些不足之处。

优势：①灵敏度高，可以检测出较少量的活化等异常血小板；②能对单个血小板和血小板亚群进行分析；③新的单克隆抗体，容易用于检测某些新的抗原决定簇；④检测血小板数量多；⑤多参数、定量分析；⑥可以实现特定血小板亚群的分选等。

不足：①成本高于常规电阻抗法，经济效益一般；②流式细胞术对血小板功能、活化状态等的检测，对标本采集要求严格（采集对象的活动状态、压脉带选择、抗凝剂选择、标本运输等）；③流式细胞术只能分析循环血小板的数量与功能，不能反映血小板与血管壁的作用、血小板的代谢等。

248. 为什么流式细胞术能检测血小板活化

答：血小板活化过程是受体介导的静止血小板对各种刺激的一种反应。活化的血小板膜表面发生了显著变化，如表面受体的变化、促凝血表面暴露、颗粒膜蛋白暴露等，与静止血小板相比较具有显著差别。因此，能够选择合适的分子标志，使用流式细胞术检测血小板活化。

249. 为什么流式细胞术能检测血小板自身抗体

答：在自身免疫性疾病、服用某些药物、输血等情况下，机体可能会产生抗血小板自身抗体，这些自身抗体可能会导致血小板破坏增加或生成障碍，使得循环血小板减少，引起出血性疾病。血小板自身抗体包括血小板相关免疫球蛋白（platelet associated immuno-globulin，PAIg）、特异性糖蛋白自身抗体、药物相关性自身抗体和抗同种血小板抗体等。流式细胞术分析这些血小板自身抗体具有简便、快速等优点，目前主要检测的是 PAIg，可以用于免疫性血小板减少性紫癜（immunologic thrombocytopenic purpura，ITP）的筛查。

250. 为什么流式细胞术能进行血小板微颗粒检测

答：血小板微颗粒（platelet microparticle，PMP）是来自血小板的质膜脱落而来的微小颗粒，富含 PF3 和多种膜糖蛋白，具有促凝血和抗凝血的双重作用。PMP 的定量检测对临床疾病的诊断、治疗和预后都有着重要意义。由于 PMP 体积极小，常规检测方法的灵敏度和分辨率难以达到检测要求。流式细胞术具有精确度高、检测速度快、多参数等优点，采用流式细胞术检测分析 PMP 是方法学的一大进步。目前，流式细胞术检测 PMP 的抗体都是对其膜特异蛋白进行标记，为 PMP 在出血和血栓性疾病中的广泛研究提供了有效的检测手段。

251. 为什么流式细胞术可以用于白血病的辅助诊断

答：1976 年法国（F）、美国（A）、英国（B）三国协作组依据白血病细胞的形态特征和细胞化学染色，提出了白血病的 FAB 分型。1985 年，MIC（Morphology，Immunology，Cytogenetics）研究协作组成立，强调以细胞形态学（M）为主，免疫学（I）和细胞遗传学（M）作补充，相互结合。2001 年，WHO 在此基础上又提出了 MICM 分型（Morphology，Immunology，Cytogenetics，Molecular biology），均肯定了免疫分型在白血病诊断和鉴别诊断中的作用。

流式细胞术可以对白血病细胞进行免疫分型。因为正常的血细胞在分化发育过程中遵循着一定的规律，其抗原表达是受一系列基因严密控制的，不同的细胞、不同的分化阶段表达不同的分化抗原，而白血病细胞由于各种原因导致造血干/祖细胞不能正常分化成熟，阻滞于分化发育的某个阶段等，则会表现出异常的表达模式。这些异常表达的表型，则可以作为流式细胞术分析诊断白血病的有用指标。流式细胞术免疫分型对血液肿瘤的诊断具有重要价值，现在已经成为白血病诊断不可缺少的实验室诊断技术之一。

252. 为什么单管多参数分析是白血病免疫表型分析的常规思路

答：白血病免疫表型分析的常规思路，是采用"一步法"（初筛抗体、分型分期抗体一起）或是"两步法"（初筛抗体+分型和分期的抗体）进行相关抗体的染色标记，实现单管多参数分析。首先以 CD45/SSC 进行双参数设门分析，划分出不同的细胞群，如粒细胞群、单核细胞群、淋巴细胞群、红细胞群、幼稚/异常细胞群等，观察其与正常细胞分群的差别，确定异常细胞群体，再进一步分析异常细胞群的免疫表型特征，划分白血病细胞的系别、分期等，从而辅助白血病的临床诊断。

253. 为什么流式细胞术检测多发性骨髓瘤患者的浆细胞比例低于骨髓涂片检查

答：多发性骨髓瘤（multiple myeloma，MM）是一种浆细胞单克隆恶性增殖性疾病，其特征为晚期 B 细胞分化的肿瘤性浆细胞分泌单克隆免疫球蛋白，并伴有溶骨性病变和

（或）骨质疏松。骨髓瘤免疫表型的相关特性对 MM 的诊断、治疗和预后具有重要意义，正常的浆细胞是由 B 细胞分化而来，表达 CD45、CD19、CD27、CD38、CD138，不表达 CD56、CD20，且无轻链限制性；典型的 MM 细胞特征是异常表达 CD28、CD56、CD117、CD27，不表达或弱表达 CD19 和 CD45 等，且有轻链限制性。

采集标本时，先取少量制备骨髓涂片，之后抽取较多量的骨髓送检流式细胞免疫分型、染色体分析、基因分型等。临床常常会发现流式细胞术检测的浆细胞比例低于骨髓涂片，其原因主要有：①在采集过程中骨髓受到外周血不同程度的稀释；②浆细胞易于死亡，标本送检不够及时；③受流式细胞术设门指标限制，排除了部分非典型表型的浆细胞等。

254. 什么是微小残留

答：白血病初诊时，患者体内白血病细胞数量大约在 $10^{12} \sim 10^{13}$，治疗缓解后，骨髓细胞常规检查时显微镜下已经很少见到白血病细胞，但患者体内的白细胞仍然可以残留 $10^8 \sim 10^9$，即微小残留白血病（MRD）。MRD 就是指白血病经过治疗达到完全缓解后，形态学检查骨髓原始细胞<5%，但是若采用更灵敏的方法检测出的白血病细胞，这就是微小残留白血病。

255. 为什么要进行微小残留白血病的筛选和监测

答：随着诊断治疗的进展，白血病的完全缓解率有了很大的提高，但完全缓解（CR，即患者骨髓中原始、幼稚细胞<5%，外周血细胞达到正常水平）后白血病的复发仍是白血病治疗的一个难题。复发的主要原因是患者体内仍存在少量的形态学难以辨认的残存白血病细胞。如果能够准确的检测患者体内的残存白血病细胞，可以有的放矢地进行治疗。

白血病治疗后 MRD 是很重要的预后因素。患者体内 MRD 与白血病的复发密切相关，MRD 的有无、高低不仅反映了个体对治疗的反应情况，而且对白血病的早期复发具有预示作用，检测 MRD 可以帮助医生在明确白血病细胞生物学的基础上决定治疗方案，从而改善临床疗效，所以 MRD 具有良好的监测价值。

256. 为什么流式细胞术监测微小残留具有一定的优势

答：检测 MRD 的主要依据是找到白血病细胞的特征性表现，包括遗传学、分子生物学和免疫学的特征。可以用于 MRD 检测的方法很多，如形态学、细胞培养、核型分析、FISH、DNA 倍体、免疫分型、印迹法和 PCR 等。从这些方法的特异性、敏感性、简便性、易操作性、重复性和时效性分析比较，目前临床上进行 MRD 监测的方法主要选择聚合酶链反应（PCR）和流式细胞术（FCM）。

一般来讲，PCR 中的 ASO-PCR（等位基因特异性 PCR）比 FCM 灵敏度略高，但并非所有的 PCR 灵敏度均高于 FCM，PCR 主要是监测白血病的基因数量，而多数患者并没有可靠的基因标记，而且 PCR 操作相对复杂、费时、易受污染，其假阳性高于 FCM。

FCM 可以通过检测白血病细胞上的抗原表达的异常来监测微小残留白血病细胞，几乎每个患者都可以用 FCM 来检测 MRD，与 PCR 相比较，FCM 是多参数抗体标记、多抗体组合分析，故 FCM 主观性强一些，对检验人员有较高的要求。FCM 定期监测 MRD 具有良好的预后价值。

257. 为什么流式细胞术可以应用于儿童实体瘤的检测

答：儿童实体瘤包括多种，如神经母细胞瘤、肝母细胞瘤、肾母细胞瘤等，其中以神经母细胞瘤发病率较高。实体瘤的部分细胞会转移到骨髓或外周血中，故可以采集作为实体瘤检测的标本，而且瘤细胞微小残留病（MRD）是细胞瘤复发的主要根源。流式细胞术（FCM）通过检测实体瘤细胞相关抗原表型（LAIP）鉴别瘤细胞，应用抗体组合可以在完全缓解（CR）患者外周血或骨髓中检出少量瘤细胞，且可适用于部分缓解期瘤细胞的监测。FCM 准确测定其表型和定期监测 MRD 对于诊断、治疗方案的选择、预后判断、复发监测和骨髓移植具有重要的临床意义，适用于儿童实体瘤的个体化治疗监测、疗效和预后评估。

258. 为什么细胞凋亡具有重要意义

答：细胞凋亡（apoptosis）是指为维持内环境稳定，由基因控制的细胞自主的程序性死亡。细胞凋亡与细胞坏死不同，细胞凋亡不是一件被动的过程，而是主动过程，它涉及一系列基因的激活、表达以及调控等的作用，它并不是病理条件下自体损伤的一种现象，而是一种主动的死亡过程。

细胞凋亡具有重要的生物学意义，是生命的基本现象，是受基因调控的精确过程，是维持体内细胞数量动态平衡的基本措施。在胚胎发育阶段通过细胞凋亡清除多余的和已完成使命的细胞，保证了胚胎的正常发育；在成年阶段通过细胞凋亡清除衰老和病变的细胞，保证了机体的健康。

259. 为什么细胞凋亡有多种检测方法

答：细胞凋亡的检测有多种方法，这里列举了一些主要的方法及其特点（表 5-2），其中只有流式细胞术的检测方法可以区分早、晚期凋亡细胞和死亡细胞。随着生物技术的发展及人们对凋亡本质认识的深入，相信未来定会有更为特异和灵敏的方法问世，有助于细胞凋亡的检测和研究。

表 5-2　细胞凋亡的检测方法及特点

凋亡检测方法	特点
形态学	定性
磷脂酰丝氨酸外翻分析（Annexin V 法）	将 Annexin-V 与 PI（或 7-AAD）匹配使用，可将凋亡早晚期的细胞与死细胞区分开
线粒体膜势能检测	不能区分细胞凋亡或其他原因导致的线粒体膜电位的变化
DNA 片段化检测	灵敏度高，适用于临床活体组织检测
TUNEL 法	可做细胞悬液、甲醛固定或石蜡处理的组织、细胞培养物等多种标本的检测；存在非特异干扰
Caspase-3 活性检测	在凋亡早期阶段被激活，在凋亡晚期和死亡细胞中活性下降
凋亡相关蛋白 TFAR19 的表达和细胞定位分析	TFAR19 蛋白的核转位早于磷脂酰丝氨酸（PS）外翻和细胞核 DNA 的片段化

260. 为什么流式细胞术检测细胞凋亡具有独特的优势

答：流式细胞术具有快速、多参数、高速率等众多优点，可以直接检测凋亡的细胞数目，而且，虽然细胞凋亡的检测有多种方法，各种方法的特点不同，但只有流式细胞术的检测方法可以区分早、晚期凋亡细胞和死亡细胞。目前使用较广泛的有 Annexin-V 与 PI（或 7-AAD）匹配使用，用于流式细胞术的细胞凋亡检测。此外，流式细胞术还可以检测凋亡相关的基因、蛋白、凋亡相关的酶、凋亡相关的细胞因子等，同时分析凋亡的多种相关因素。

261. 为什么流式细胞术检测肿瘤相关疾病的细胞凋亡具有一定的应用价值

答：正常情况下，细胞凋亡与细胞增殖处于动态平衡，若细胞凋亡与细胞增殖关系失调，则可表现为癌前病变或是肿瘤。细胞凋亡对肿瘤起到负向调节的作用，肿瘤的发生发展不仅由于肿瘤细胞的增殖速度升高，而且与肿瘤细胞的死亡速度下降有关。细胞凋亡与肿瘤的转移也有关系，研究发现，细胞凋亡增多可以抑制肿瘤的侵袭和转移。细胞凋亡与肿瘤治疗也是密切相关，临床上肿瘤的治疗药物、细胞因子以及放疗、化疗的方法主要也是通过诱导肿瘤细胞的凋亡而发挥抗肿瘤的效应。流式细胞术检测细胞的凋亡，可以直接检测凋亡的细胞数目，也可以检测凋亡相关的蛋白、凋亡相关的基因等，对肿瘤的预防、治疗和预后评价等多方面起到重要作用。

262. 为什么分析细胞周期和脱氧核糖核酸倍体对肿瘤具有一定的价值

答：在细胞周期中 DNA 含量随着细胞分裂时相呈现周期性变化，如果 DNA 含量发生微小的异常变化，都有可能导致肿瘤疾病的发生。人体正常的体细胞均具有较恒定的 DNA 二倍体含量。而细胞癌变的过程伴随着 DNA 含量的改变，恶性肿瘤细胞的 DNA 含量比正常细胞高，DNA 非整倍体细胞是恶性肿瘤细胞的特异性标志之一。

利用流式细胞术多参数的特性，能精确测定分析细胞 DNA 的含量。流式细胞术可以对细胞周期的分布状态进行精确检测，并计算出 G0/G1%、S% 及（G2+M）%，了解细胞的增殖能力。流式细胞术分析细胞周期和 DNA 倍体，对肿瘤的早期诊断、良恶性鉴别诊断、预后评估及疗效评价均具有重要的价值。

263. 为什么流式细胞术采用宽度信号分析细胞周期和脱氧核糖核酸倍体

答：细胞通过激光检测区域时，产生的荧光信号被光电倍增管接收，形成脉冲信号，脉冲信号有高度（H）、面积（A）和宽度（W）三种。荧光信号的面积是采用对荧光通量进行积分测量，一般对 DNA 倍体测量时采用面积信号，是因为荧光信号的面积比脉冲的高度更能准确地反映 DNA 含量。但是，当两个形状不同 DNA 含量相等的细胞通过激光检测区时，得到的脉冲高度不同，但信号值相同。而脉冲信号的宽度常用来区分粘连体细胞，由于 DNA 标本中的细胞容易聚集，当两个单倍体细胞粘在一起时，测量到的 DNA 荧光信号面积与一个双倍体的细胞相同，容易造成 DNA 检测时 G2 期偏高，影响测量的准确性。因为粘连体细胞的脉冲信号宽度比单个 G2 期细胞要大，所以可以通过荧光信号的面积和宽度设门，去除粘连体，可得到真正的 DNA 含量和细胞周期。

264. 为什么流式细胞术检测细胞增殖具有临床应用价值

答：细胞增殖的测定方法有多种，流式细胞术分析细胞增殖主要是测定细胞周期蛋白（cyclin）、Ki-67、增殖细胞核抗原（PCNA）等。流式细胞术检测细胞增殖时，可以同时联合 DNA 染色，便于分析细胞各个周期的 cyclin、Ki-67 及 PCNA 等的变化。

研究表明，细胞周期蛋白的扩增和肿瘤的浸润、转移有关；Ki-67 表达可以用于监测肿瘤的放化疗反应和肿瘤治疗效果；PCNA 可以用于判断肿瘤的性质、淋巴结转移、对药物反应和预后。总之，测定细胞增殖标志物对细胞增殖特别是肿瘤细胞增殖的判定、对治疗方案的制订、对预后的评估等都有重要意义。

265. 什么是细胞簇分化抗原 64 感染指数

答：免疫球蛋白 Fc 段受体有 3 个：FcγR Ⅰ（CD64）、FcγR Ⅱ（CD32）、FcγR Ⅲ（CD16），在白细胞表面表达。其中，CD64 能识别免疫球蛋白，对 IgG 单体具有高亲和力。正常情况下，CD64 在单核细胞和巨噬细胞上表达，在中性粒细胞上表达水平很低（几乎不表达）；当机体患有感染性疾病时，中性粒细胞上 CD64 表达急剧升高。CD64 感染指数 =（中性粒细胞 CD64 平均荧光强度）^{2}/（淋巴细胞 CD64 平均荧光强度×单核细胞 CD64 平均荧光强度）。其中，单核细胞为内部阳性对照，淋巴细胞为内部阴性对照。CD64 介导体液免疫和细胞免疫，CD64 感染指数可以作为感染性疾病的良好诊断标准，对多种感染性疾病具有早期诊断的价值。

266. 为什么要检测细胞簇分化抗原 64 感染指数

答：实验室检测感染的指标包括白细胞计数、C 反应蛋白（CRP）、降钙素原（PCT）等。微生物培养耗时长，且受取材影响大。正常情况时，CD64 在中性粒细胞上表达水平很低，但在感染发生后，当中性粒细胞接触微生物细胞壁成分（如脂多糖、补体物质）和一些细胞因子（γ-干扰素、肿瘤坏死因子-α、白细胞介素-8、白细胞介素-12 等）时，患者的 CD64 在中性粒细胞上表达水平显著增高。CD64 表达的增多可以增强中性粒细胞的吞噬功能，有研究表明，CD64 的表达可以作为判断新生儿细菌感染的非常敏感的指标。在无微生物培养结果的情况下，CD64 作为一个感染指标，可以帮助医生早期判断是否需要对患者采用抗生素治疗。流式细胞术分析中性粒细胞 CD64 表达水平，为诊断系统急性炎症反应或检测感染和败血症治疗提供了新的指标。

267. 如何对细胞簇分化抗原 64 检测结果进行解读

答：不同实验室对 CD64 的检测结果有不同的表达方式，总结发现 CD64 检测结果主要有三种表达方法：阳性细胞百分率、CD64 平均密度和 CD64 指数。在诊断细菌性感染的灵敏度和特异性方面，CD64 指数比 CD64 阳性细胞百分率、CD64 平均荧光强度更好，是反映 CD64 表达变化的最佳指标。细菌感染时 CD64 指数会增高，但在某些非感染情况下 CD64 指数也会增高。比如，当使用干扰素或人粒细胞-巨噬细胞集落刺激因子（GM-CSF）治疗后，患者中性粒细胞 CD64 表达会显著增高。因此，判定 CD64 的结果必须同时结合患者的临床特点。

268. 为什么在感染性疾病中需检测细胞簇分化抗原 35 和 11b

答：细胞簇分化抗原 35（CD35）和细胞簇分化抗原 11b（CD11b）分别为补体受体（complement receptor，CR）CR1 和 CR3。CD35 和 CD11b 在感染患者白细胞中的表达明显区别于健康人。CD35 和 CD11b 不仅可以鉴定感染与否，而且在病毒感染与细菌感染的人群中表达模式也存在明显的不同。所以，补体受体 CR1（CD35）和 CR3（CD11b）可以作为鉴定细菌感染的新指标，应用于细菌和（或）病毒感染的鉴别诊断。

269. 为什么要检测单核细胞人类白细胞抗原-DR 表达

答：脓毒症在危重病患者中的发病率极高，是危重病患者死亡和致残的重要原因之一。脓毒症患者最重要的危险因素是免疫抑制，单核细胞人类白细胞抗原（HLA）-DR 表达下降被认为是脓毒症免疫抑制的重要标志。单核细胞 HLA-DR 表达下降不仅会发生于感染患者，也可以见于"免疫麻痹"患者，如重伤、烧伤、重大手术后、胰腺炎进展期等，提示这些患者有感染并发症的高风险，单核细胞 HLA-DR 低表达与继发感染密切相关。

单核细胞 HLA-DR 的检测有助于了解移植、自身免疫、免疫缺陷、免疫失调等情况下的感染风险和免疫状态，且单核细胞 HLA-DR 的表达与手术和创伤后患者的预后呈正相关，可以作为手术患者一种可靠的免疫监测手段了解其天然免疫功能，有助于感染的预防。

270. 什么是免疫缺陷

答：机体的免疫系统包含特异性免疫和非特异性免疫，正常机体内的特异性免疫和非特异性免疫相互协调，发挥正常的免疫防御、免疫监视、免疫自稳功能。在某些因素的作用下，免疫系统发生故障，即免疫器官（如胸腺、骨髓、淋巴结等）、免疫细胞（如淋巴细胞、单核细胞、粒细胞等）、免疫分子（如细胞因子、免疫球蛋白、补体等）等一个或几个系统存在异常，使机体的免疫应答受损，即称为免疫缺陷（immunodeficiency）。

271. 什么是免疫缺陷性疾病

答：免疫缺陷病（immunodeficiency diseases）是由于免疫系统缺陷导致免疫功能异常的一类疾病，常表现为反复严重的感染，可伴随有自身免疫稳定和免疫监视功能的低下，并发自身免疫性疾病、过敏性疾病、恶性肿瘤等疾病的概率增高。原发性免疫缺陷病（primary immunodeficiency diseases，PID）多是由于遗传因素引起的先天性异常所致，继发性免疫缺陷病（secondary immunodeficiency diseases，SID）则可以由感染、肿瘤、射线、药物等多种因素诱发。

272. 为什么流式细胞术对免疫缺陷性疾病的临床诊断有重要意义

答：免疫缺陷疾病的检测方法很多，包括初步筛查实验如血常规、血涂片及血细胞形态等，针对 T 淋巴细胞功能的测定包括 T 淋巴细胞亚群分析、细胞因子检测等，针对 B 淋巴细胞功能的检测如 Ig 及 IgG 亚类的测定等。

由于 T 和 B 淋巴细胞在免疫系统中起到非常关键的作用，所以对 T 和 B 淋巴细胞的检测较多。目前，国内最常用的测定 T 和 B 淋巴细胞功能的方法就是流式细胞术对淋巴细胞亚群的分析，包括淋巴细胞亚群百分比及绝对计数。此外，流式细胞术还可以测定淋巴细胞的胞内细胞因子。

免疫缺陷病主要根据细胞免疫和体液免疫的辅助检查来进行诊断，其中流式细胞术起到了重要作用，尤其是对细胞免疫异常的检查有诊断价值。然而，各种免疫缺陷病的发病机制、临床表现等比较复杂，且免疫缺陷病的诊断涉及多个方面，流式细胞术对细胞免疫功能检测是其中重要的方面，但不能仅凭流式细胞术的分析就确诊，还需要结合其他检查综合判断。

273. 为什么辅助性 T 细胞可以分化为多种细胞亚群

答：初始 $CD4^+T$ 淋巴细胞（T help 细胞，Th 细胞）接受抗原刺激的信号，在共刺激信号以及共刺激分子的共同作用下活化，在不同的条件下可分化成不同亚型的 T 淋巴细胞，包括 Th1（T help1）型、Th2 型、Th17 型效应细胞，甚至分化为调节性 T 细胞（regulatory T cell，Treg），执行不同的生物学功能。

活化的 $CD4^+T$ 细胞在 IL-12 存在时通过信号转导及转录激活蛋白 4（signal transducer and activator of transcription 4，STAT4）上调 γ-干扰素的表达，使其介导的 STAT1 信号通路活化诱导 Th1 型细胞的特异性转录因子 T-bet，从而向 Th1 方向分化。在有 IL-4 存在时，活化的 $CD4^+T$ 细胞活化 STAT6 诱导 Th2 型细胞的特异性转录因子 GATA3，从而向 Th2 方向分化。转化生长因子-β（transforming growth factor-β，TGF-β）和 IL-6 是诱导初始 $CD4^+T$ 细胞向 Th17 细胞分化的最关键的细胞因子。在两者同时存在的情况下，经由 STAT3 通路活化 Th17 型细胞的特异性转录因子 ROR-γt（retinoid-related orphan receptor γt），活化的 $CD4^+$ T 细胞向 Th17 细胞分化。TGF-β 诱导初始 T 细胞分化为 Treg 细胞，是调节性 T 细胞分化、功能维持的关键因子，而且加入 IL-6 可以阻断这一途径。叉头状转录因子 3（forkhead transcription factor 3，Foxp3）是 Treg 细胞的特异性核转录因子，在调控其分化发育和功能上起很重要的作用，Foxp3 的缺乏导致 $CD4^+CD25^+$ Treg 细胞的缺失。

274. 为什么流式细胞术检测 Th1/Th2/Th17/Treg 细胞需要固定破膜剂

答：Th1/Th2/Th17 细胞亚群的特征分子分别为 γ-干扰素（interferon-γ，IFN-γ）、IL-4 和 IL-17，这些细胞因子位于细胞胞浆，含量较低，且会释放到细胞外成为游离的细胞因子，如不经处理，流式细胞术难以检测。

采集外周血标本；可以分离外周血单个核细胞（Peripheral blood mononuclear cells，PBMC）或直接使用一定体积的全血，加入佛波酯（PMA）和离子霉素（IO）用于刺激活化细胞，还需要加入高尔基体阻断剂（如莫能菌素等）抑制细胞因子的胞外分泌，在适当的条件下孵育后，用荧光抗体标记细胞膜抗原（如 CD3、CD4 等的染色），然后使用适当的固定破膜剂处理细胞后，进行细胞胞浆抗原的染色如 IFN-γ、IL-4 和 IL-17，从而用于流式分析。

Treg 细胞与 Th1/Th2/Th17 细胞不同，其特征性标记分子 Foxp3 位于细胞核内，如果标记 Foxp3 则需要使用特殊的固定破膜剂，穿透核膜。荧光抗体标记细胞膜抗原如 CD3、CD4、CD25、CD127 等的染色，然后使用特殊的固定破膜剂处理细胞后，进行细胞胞浆抗原 Foxp3 的染色，从而用于流式分析。

275. 为什么检测 Th1/Th2 细胞在疾病诊断中发挥一定作用

答：CD4$^+$Th 细胞根据其分泌细胞因子的不同，可以分为 Th1 和 Th2 细胞。Th1 细胞主要分泌 IL-2、IFN-γ 和肿瘤坏死因子-β（tumor necrosis factor-β，TNF-β）等细胞因子，主要介导的是细胞免疫反应，在诱发器官特异性自身免疫性疾病、器官移植排斥反应和抗感染中发挥着重要免疫调节作用；Th2 细胞主要分泌的细胞因子是 IL-4、IL-5、IL-10、IL-13 等，主要是参与调节体液免疫反应，在诱发过敏反应中起着决定性作用。

Th1 和 Th2 细胞亚群及其相互间的平衡，在机体免疫应答的调节中发挥着关键作用，一旦 Th1 与 Th2 细胞的比例失衡，机体免疫应答就会受到干扰，造成免疫抑制状态。Th1/Th2 之间的相互平衡是观察机体免疫动态变化的良好指标，Th1/Th2 的失调与多种疾病的发生发展和预后有着密切的关系。

276. 为什么检测 Th17 细胞在自身免疫性疾病中发挥一定作用

答：Th17 细胞的标志性细胞因子 IL-17 一直被认为是促炎因子，Th17 参与了人或动物的多种自身免疫性疾病的发病过程。在类风湿性关节炎（Rheumatoid arthritis，RA）、系统性红斑狼疮（SLE）、哮喘、银屑病、多发性硬化症（MS）、慢性肠炎等自身免疫性疾病患者的血清及组织中能检测到 IL-17 的高表达。许多研究证明 IL-17 在 RA 中有促炎作用，它可以激活或者上调组织损伤机制而导致关节损伤的发生，同时 RA 患者体内多种细胞因子活化，进一步加剧了关节损害。青少年原发性关节炎（Juvenile idiopathic arthritis，JIA）患者的关节中分泌 IL-17 的 T 细胞很多，而且越是严重的 JIA 亚型，IL-17$^+$ T 细胞的比例越高。另外，IL-17 还可以促进多种炎性细胞因子的分泌，如 IL-6、TNF-α、CC 家族的趋化因子等。这些增多的炎性细胞因子提高了局部炎症反应的强度，加重了组织器官的炎性损伤，从而直接影响了疾病的严重程度。

不仅 IL-17，Th17 的另一细胞因子 IL-21 在人类自身免疫性疾病中也起着加重疾病发展的作用，如炎性肠病患者体内 IL-21 高表达。

277. 为什么检测 Th17 细胞在肿瘤生长中发挥一定作用

答：Th17 细胞分泌 IL-17A、IL-17F、IL-21 等多种细胞因子，已证实 Th17 在肿瘤中表达上调，如胃癌、卵巢癌、肝细胞癌、结肠癌、多发性骨髓瘤等，而且 Th17 细胞与肿瘤的分期也密切相关。此外，IL-17 有一定的促进肿瘤发生的作用，这是因为 IL-17 可以促进一些血管生成因子的生成，从而更利于肿瘤的生长、转移和浸润。也有研究认为 IL-17 通过免疫系统介导的肿瘤排斥作用而抑制肿瘤的发生。有研究者将造血系统肿瘤细胞、肥大细胞瘤 P815 细胞和浆细胞瘤 J558L 细胞接种给小鼠后，发现 IL-17 可以抑制这些肿瘤的生长。有类似研究发现 Th17 细胞可以介导小鼠黑色素瘤 B16 细胞的破坏作用。

由此可见，IL-17 具有多效性，依据肿瘤的种类和模式的不同，对肿瘤的生长起到促进或抑制的作用。

278. 什么是调节性 T 细胞

答：调节性 T 细胞（regulatory T cells，Treg）是一群具有免疫抑制效应的 T 细胞亚群。1995 年，日本学者 skakuguchi 等研究发现小鼠体内有一群 CD4$^+$CD25$^+$ 的 T 细胞可以抑制裸鼠多种自身免疫性疾病的发生，提示这群细胞具有免疫抑制功能，对免疫应答具有调节作用，故称为调节性 T 细胞。

279. 为什么调节性 T 细胞包括多个亚群

答：Treg 细胞并非单一亚群，根据不同的分类标准可以分为：天然型调节性 T 细胞（natural regulatory T cell，nTreg）和获得型或诱导型调节性 T 细胞（adaptive regulatory T cell 或 induced regulatory T cell，aTreg 或 iTreg）；也可以根据其分泌的细胞因子的不同，分为 $CD4^+CD25^+Foxp3^+$ 的 Treg、分泌 IL-10 的 Tr1 以及分泌转化生长因子-β（TGF-β）的 Th3 等。

天然型 Treg 细胞（nTreg，$CD4^+CD25^+$Treg 细胞）是由胸腺细胞自然分化发育而来的一个主要 Treg 细胞亚群；诱导型 Treg（iTreg）细胞（两个常见亚型为 Th3 和 Tr1，Th3 分泌 TGF-β 而 Tr1 分泌 IL-10）是外周成熟 $CD4^+CD25^-$T 细胞在受到特异性抗原刺激并在细胞因子的诱导下转化的具有 Treg 细胞特征和功能的细胞亚群。大量证据表明 nTreg 是以细胞间接触的方式起作用，如果 $CD4^+CD25^+$Treg 细胞不与靶细胞直接接触，就不能发挥其抑制靶细胞活性的功能；而 iTreg 是以细胞因子依赖的途径发挥作用。

现又发现 $CD8^+$Treg 细胞，根据 CD8 和 CD28 的表达不同分为不同的亚群，其中 $CD8^+CD28^-$ 的 T 细胞亚群具有免疫抑制效应，在自身免疫性疾病、免疫缺陷性疾病等中发挥着重要作用。

280. 为什么调节性 T 细胞有多个标记分子

答：目前 Treg 细胞并无统一的分子标记，随着 Treg 细胞不同亚群的出现，传统的指标已不能满足检测的需要，故新的指标正在不断地研发中。1995 年，Treg 发现时是以 $CD4^+CD25^+$ 为标记的，后来发现了核转录因子 Foxp3，自此研究多以 $CD4^+CD25^+Foxp3^+$ 为代表，后来发现此群细胞也仅是 Treg 的其中一个亚群，但由于对此群细胞的研究较多，所以 $CD4^+CD25^+Foxp3^+$ 被广泛视为 Treg 的标志。后又发现了 $CD4^+CD25^+CD127^{low}$ 的一群细胞高表达 Foxp3，也具有较强的免疫抑制功能，且由于 Foxp3 表达在细胞的胞核，不能满足细胞分选的需求，所以 CD127 也可以作为 Treg 细胞的胞膜替代标志，用于 Treg 细胞的功能研究。近来，研究者发现 $CD4^+CD25^+CD6^{low}$ 的一群细胞与 $CD4^+CD25^+CD127^{low}$ 细胞类似，高表达 Foxp3，也具有较强的免疫抑制功能，所以，CD6 也可能作为 Treg 细胞的另一个胞膜替代标志，用于 Treg 细胞的功能研究。

281. 为什么检测调节性 T 细胞在自身免疫性疾病中发挥一定作用

答：Treg 细胞是维持自身免疫耐受的主要细胞之一。Treg 细胞可以控制变态反应性疾病，调节机体对病原微生物的应答，维持胃肠的免疫耐受，也可以保护机体免受移植排斥反应的损伤。炎性肠病患者外周血 $CD4^+CD25^+$Treg 细胞比例明显低于疾病缓解期患者和正常对照组，且 IBD 患者外周血单个核细胞（PBMC）中 Foxp3 mRNA 表达水平低于缓解期和正常人。将除去了 $CD25^+$ 细胞的 CD4 单阳性 T 淋巴细胞过继转移给 T 细胞缺陷小鼠，能导致宿主各种自身免疫性疾病，如炎性肠病、系统性红斑狼疮、1 型糖尿病等，而将 $CD4^+CD25^+$T 淋巴细胞和 CD4 单阳性 T 淋巴细胞同时过继转移给实验小鼠，则能防止自身免疫性疾病的发生。

调节性 T 细胞与类风湿性关节炎、系统性红斑狼疮、自身免疫性甲状腺炎、自身免疫性肝病、多种肾脏疾病等很多自身免疫性疾病的发生和发展有关。对调节性 T 细胞进行深入研究将有助于了解自身免疫性疾病的发病机制，对疾病预后判断、进一步的治疗有着重要意义。

282. 为什么检测调节性 T 细胞在肿瘤发生发展中发挥一定作用

答：Treg 细胞在慢性免疫应答中可以限制自身免疫造成的组织损伤，但却有利于肿瘤的生长。研究发现，一些恶性肿瘤患者的外周血 Treg 细胞数量明显增多，且 Treg 细胞增多的程度与肿瘤的分期和病程相关。肺癌患者外周血中 $CD4^+CD25^+$ Treg 细胞明显高于正常对照组，转移组 $CD4^+CD25^+$ Treg 细胞明显高于未转移组，且随着病程的进展，$CD4^+CD25^+$ Treg 细胞逐渐增高。Treg 细胞增高可以反映肿瘤患者免疫系统存在抑制状态，并与病程和淋巴结转移状况有关。肝细胞癌患者外周血中 $CD4^+CD25^+$ Treg 细胞数量增多，患者的肿瘤浸润淋巴细胞中也有大量的 Treg 细胞；肝细胞癌患者肿瘤微环境中 Treg 细胞数量与肝癌的侵袭、进展以及预后有密切关系。在其他恶性肿瘤如乳腺癌、卵巢癌、胆囊癌、胰腺癌、结肠癌等中也有类似的发现。设法去除或减少肿瘤患者体内的 $CD4^+CD25^+$ Treg 细胞的数量，或者调节其功能，降低其对各种淋巴活性细胞的免疫抑制可为抗肿瘤免疫提供新的治疗途径，有望提高肿瘤的免疫治疗效果。

283. 什么是调节性 B 细胞

答：调节性 B 细胞（regulatory B cell，Breg），是一群具有免疫抑制效应的 B 细胞亚群。早在 20 世纪 70 年代，就有研究者发现有抑制性作用的 B 细胞的存在，提出了 Breg 的假说。1997 年，研究发现 B 细胞对慢性结肠炎的形成有抑制作用，认为 B 细胞在病理形成中或许起到调节作用，因而第一次提出了 regulatory B cells 的概念。

284. 为什么调节性 B 细胞包括多个亚群

答：经典免疫学理论中 B 细胞可以产生抗体参与体液免疫调节，也可以作为抗原呈递细胞（APC）的一种，将识别的抗原呈递给 T 细胞，使 T 细胞活化增殖，调动细胞免疫，共同参与机体的免疫应答。

Breg 细胞并非单一性的细胞亚群，其中，IL-10 一直都被认为是 Breg 的特征性分子之一，故依赖分泌 IL-10 发挥抑制作用的 Breg 细胞被称为 B10 细胞。B10 细胞在炎症反应、自身免疫性疾病等中都发挥着重要的调节作用。除了分泌 IL-10 的 Breg 外，还有一类产生转化生长因子-β（TGF-β）的 Breg 存在，此类细胞也被称为 Br3，或许正是通过分泌 TGF-β 参与机体的负向调节，从而参与超敏反应的免疫耐受的形成。另外，研究还发现了一群具有抑制效应的 $Foxp3^+$ 的 Breg 细胞。或许就像调节性 T 细胞包含 $CD4^+CD25^+Foxp3^+$ Treg 细胞、产生 IL-10 的 Tr1 细胞以及产生 TGF-β 的 Th3 细胞一样，调节性 B 细胞也可以分为 $CD19^+CD5^+Foxp3^+$ Breg 细胞、分泌 IL-10 的 B10（又称为 Br1）细胞和产生 TGF-β 的 Br3 细胞。

285. 为什么调节性 B 细胞有多个不同的标记分子

答：目前 Breg 并无统一的特异性标记，不同的实验室、不同的研究小组使用针对不同的表面及胞内分子的标记来区分调节性 B 细胞，其产生的细胞因子也有不同。

有研究认为，$CD1d^{high}CD5^+CD19^+$ 为主要分泌 IL-10 的 B 细胞亚群，且将 $CD1d^{high}CD5^+CD19^+IL-10^+$ 的 Breg 称为 B10。此外，有文章发现，$CD19^+CD25^{high}$ 的 B 细胞高表达 CD86/CD27/CD1d 并高表达胞内细胞因子 IL-10 和 TGF-β，且 $CD25^{high}$ 与 $IL-10^+$ 的 B 细胞是一致的，因此把 $CD19^+CD25^{high}CD27^{high}CD86^{high}CD1d^{high}IL-10^{high}TGF-β^{high}$ 的细胞定义为 Breg。在 B 细胞中表达 Foxp3 的细胞基本为 $CD19^+CD5^+$ 的细胞，而第一次提出了 $CD19^+CD5^+Foxp3^+$ 为调节性 B 细胞。

人类 B 细胞中的 $CD19^+CD24^{high}CD38^{high}$ 通过分泌 IL-10 起调节作用。此外，还有 $CD5^-CD1d^{high}B220^{low}CD11b^+IgM^+$ 和 $CD19^+CD24^{high}CD38^{high}$ 可以发挥抑制作用的 B 细胞。为谨慎起见，最好能联合标记多个指标，如 $CD1d^{high}CD21^{high}CD23^-CD24^{high}IgM^{high}IgD^{low}$ 等。有文献比较全面地概括了人和小鼠体内 Breg 可能相关的 21 个标记分子。目前，还没有研究发现特异性的 Breg 的核转录因子。总体来说，目前并无特异性的或是相对固定的标志可以区分 Breg 和非 Breg 细胞，但不管是体内还是体外实验中都揭示出 Breg 具有抑制效应。

286. 为什么检测调节性 B 细胞在辅助疾病诊断中发挥一定作用

答：Breg 细胞在自身免疫性疾病（如系统性红斑狼疮、炎性肠病等）、寄生虫感染以及移植排斥反应中等都发挥重要作用，其作用类似 Treg，具有免疫抑制效应。Breg 细胞可通过抑制自身反应性 T 细胞抑制自身免疫反应。Breg 细胞在肿瘤（如胃癌等）中表达及作用的研究发现其可能有利于肿瘤的发生发展。肿瘤细胞可诱导 B 细胞产生 IL-10，抑制 $CD8^+T$ 细胞活性，降低 $CD8^+T$ 细胞和 NK 细胞产生 IFN-γ 水平；剔除 Breg 细胞后，可加强机体对肿瘤的原发性排斥，增加机体对肿瘤的抑制作用。此外，肿瘤活化的 Breg 细胞可以通过调节 Treg 细胞的产生，而促进乳腺癌的转移，即抑制机体的抗肿瘤作用。目前，临床上使用针对 B 细胞的靶向药物治疗多种 B 细胞淋巴瘤，将来或许可以采用去除具有抑制效应的特异性 Breg 细胞的方法，以利于肿瘤的精准免疫治疗。

287. 什么是树突状细胞

答：树突状细胞（dendritic cell，DC）是一类具有抗原呈递作用的细胞，因其具有树状突起而得名。DC 细胞也有不同的来源，主要分为髓系 DC（mDC，DC1）和淋巴系 DC（pDC，DC2）。DC 是专职抗原呈提细胞，其主要功能是摄取、加工处理和呈提抗原，启动特异性免疫应答。DC 可表达 MHC Ⅰ 类、MHC Ⅱ 类分子和共刺激分子，表达摄取和转运抗原的特殊膜受体；能有效摄取和处理抗原，迁移至 T 淋巴细胞区域；能激活未活化的 T 淋巴细胞，且树突状细胞获取少量的抗原即足以激活 T 淋巴细胞。

288. 为什么流式细胞术可以检测树突状细胞

答：外周血树突状细胞（DC）较少，而且缺乏单一的特异性标志，但随着多激光多通道流式细胞仪的研发和不同荧光标记的单克隆抗体的出现，使得 DC 的标记和检测得以实现。目前，主要使用 CD3、CD14、CD16、CD19、CD20 和 CD56 等抗体组合，联合

CD11c、CD123、HLA-DR 等抗体，将 DC 细胞与其他细胞区分并鉴别。流式细胞术鉴定 DC 的特征表型是 CD3$^-$CD14$^-$CD16$^-$CD19$^-$CD20$^-$CD56$^-$CD11c$^+$CD123$^+$HLA-DR$^+$。其中 mDC 主要由 CD34$^+$细胞和单核细胞分化而来，表达髓系细胞标志，特征性表达 CD11c；pDC 主要由淋巴祖细胞分化而来，表达淋系标志，特征性表达 CD123。

289. 为什么检测树突状细胞在疾病诊断中具有一定的价值

答：DC 是已知的体内抗原呈递功能最强的抗原呈递细胞（APC）。树突状细胞参与肿瘤的发生发展，其在体外致敏后回输体内，可以进行肿瘤的治疗。DC 在机体内分布广泛，在抗感染免疫中起重要作用。以 DC 为基础的抗感染免疫治疗具有非常广阔的前景。在移植排斥反应中，DC 的作用至关重要，可以直接或间接的促进移植排斥反应。另外，DC 是维持自身免疫耐受的最主要细胞，同时也是诱导外周免疫耐受的重要细胞，所以与自身免疫状态息息相关。

290. 为什么流式细胞术可以用于循环肿瘤细胞的检测

答：循环肿瘤细胞（CTC）是在肿瘤患者血液中发现的一些散在的肿瘤细胞，被恶性肿瘤以某种方式释放到血液循环中，参与肿瘤的转移和复发，与预后不良等相关。

CTC 的表型特征主要是细胞角蛋白（cytokeratin，CK）阳性而 CD45 阴性，但也具有异质性，如在某些肿瘤中上皮黏附分子（EpCAM）阳性，而另一些肿瘤中却可能为阴性，即使是同一患者的同一标本中，CTC 也可能存在遗传异质性。由于肿瘤患者体内 CTC 含量低，目前 CTC 的检出率大概是白细胞检出率的百万分之一，这使得 CTC 的研究极其困难。流式细胞术具有高灵敏、多参数等优势，从异质性标本中寻找稀有细胞的能力高，随着细胞通量的增高和针对表面标志物的荧光抗体的出现，借助流式细胞术能实现对 CTC 的检测。

（沈立松　王维维　章黎华）

91

第六章 电泳技术和临床应用

第一节 概　述

291. 为什么电泳技术已成为临床检验和分析研究中不可缺少的一项技术

答：1937 年 Tiselius 教授利用电泳现象，发明了最早期的界面电泳，用于蛋白质分离的研究，开创了电泳技术的新纪元。此后各种电泳技术及仪器相继问世，先进的电泳仪和电泳技术不断的发展，使其在生物化学实验技术中占重要地位，而在分子生物学中亦可以作为检测核酸即 PCR 产物的一种手段。有不用支持介质的自由电泳技术和用支持介质以水平方向或垂直方向进行分离的区带电泳技术；在分离方法上有双向电泳、交叉电泳、连续或不连续电泳和/与层析法相结合的层析技术等。数十年来，随着检验医学的飞速发展，电泳技术不断创新，应用领域不断扩大，检测项目与日俱增，尤其与免疫学相结合，更扩大了其应用范围。21 世纪以来，涌现出毛细管电泳技术，是现代临床电泳分析技术发展的又一新的里程碑，开拓了很多特殊的临床检验项目，如：免疫减法用于 M 蛋白的鉴定、血红蛋白和糖化血红蛋白的精确定量。分离方法以二维毛细管电泳与质谱联用，能应用于蛋白基因表达的定量分析和 DNA-蛋白质相互作用的研究，毛细管电泳在后基因组时代蛋白组学研究中的贡献更是无法估量。就此，电泳技术已成为临床检验和分析研究中不可缺少的一项技术。

292. 为什么蛋白质会产生电泳现象

答：带电粒子在电场中移动的现象称其为电泳。不同性质的质点，由于带电性质及电荷量不同，在一定电场强度下移动的方向和速度亦不同。蛋白质分子为两性电解质，在特定的 pH 溶液中所带正电荷数恰好等于负电荷数，即分子的净电荷等于零，此时蛋白质在电场中不再移动，溶液的这一 pH，称为该蛋白质的等电点（isoelectric point，pI）。若溶液呈酸性，即 pH<pI，则蛋白质质点带正电荷，它就向电场的负极移动；若溶液呈碱性，即 pH>pI，则质点带负电荷，就向正极移动。

293. 为什么核酸电泳是进行核酸研究的重要手段

核酸电泳是核酸探针、核酸扩增和序列分析等技术所不可或缺的组成部分。核酸电泳通常在琼脂糖凝胶或聚丙烯酰胺凝胶中进行，浓度不同的琼脂糖和聚丙烯酰胺可形成分子筛网孔大小不同的凝胶，可用于分离不同分子量的核酸片段。①琼脂糖凝胶电泳：将凝胶置电场中，在中性 pH 下带电荷的核酸通过凝胶网孔向阳极迁移，迁移速率受到核酸的分子大小、构象、琼脂糖浓度、所加电压、电场、电泳缓冲液、嵌入染料的量等因素影响。在不同条件下电泳适当时间后，大小、构象不同的核酸片段将处在凝胶不同位置上，从而达到分离的目的。琼脂糖凝胶的分离范围较广，用各种浓度的琼脂糖凝胶可分离长度为100bp 至 50kb 的 DNA；② 聚丙烯酰胺凝胶电泳（polyacrylamide gel electrophoresis，PAGE）：可根据电泳样品的电荷、分子大小及形状的差别达到分离目的，兼具分子筛和静电效应，分辨力高于琼脂糖凝胶电泳，可分离只相差 1 个核苷酸的 DNA 片段。PAGE 用于分析和制备长度小于 1kb 的 DNA 片段。所以核酸电泳是进行核酸研究的重要手段。

294. 为什么电泳迁移率会受多种电泳条件的影响

答：电泳迁移率可受到电场强度、溶液的 pH、溶液的离子强度、电渗和焦耳热的影响。具体影响过程如下：①电场强度：电场强度是指每 1cm 的电位降，也称电位梯度。电场强度越高，带电颗粒的泳动速度越快；反之，则越慢；②溶液的 pH：溶液 pH 决定带电颗粒的离解程度，也即决定其带净电荷的量。对蛋白质而言，溶液的 pH 离其等电点越远，则其带净电荷就越多，从而泳动速度就越快；反之，则越慢；③溶液的离子强度：溶液的离子强度在 0.02~0.2 时，电泳较合适。若离子强度过高，则会降低颗粒的迁移率；若离子强度过低，则缓冲能力差；④电渗：当支持物不是绝对惰性物质时，常常会有一些离子基团如羧基、磺酸基、羟基等吸附溶液中的正离子，使靠近支持物的溶液相对带电。在电场作用下，此溶液层会向负极移动。反之，若支持物的离子基团吸附溶液中的负离子，则溶液层会向正极移动，此种现象称为电渗。因此，当颗粒的泳动方向与电渗方向一致时，则加快移动颗粒的泳动速度；当颗粒的泳动方向与电渗方向相反时，则降低颗粒的泳动速度；⑤焦耳热：电泳过程中释放出的热量与电流的平方呈正比，当电场强度或电极缓冲液中离子强度增高时，电流会随着增大。

（沈立松　卞炳贤）

第二节　几种电泳技术的基本原理

295. 为什么不同区带电泳的临床应用价值不一

答：区带电泳根据介质的不同其临床价值也各有差异。①滤纸电泳：是最初发展的一种电泳技术，由于操作时间长分辨率差，而被其他介质所取代；②醋酸纤维素薄膜电泳：醋酸纤维素薄膜电泳与滤纸相比，分辨能力较好，区带界限也很清晰。此薄膜对蛋白质吸附极少，所以拖尾现象轻微。它对染料既不吸附，也不干扰测定。但此膜的缺点是有电渗作用，影响实验结果的准确性；③琼脂糖凝胶电泳：是一种很好的电泳支持介质，其亲水性强，具有微细的多孔网状结构，能产生电泳作用，但无分子筛效应，其最大优点是几乎不吸附蛋白质，因此电泳无拖尾的现象。低浓度的琼脂糖电泳相当于自由界面电泳，蛋白质在电场中可自由穿透，阻力小，分离清晰，透明度高，又因底板无色泽，提高了对着色区带的检测敏感性。故琼脂糖凝胶做电泳介质提高了对蛋白质的分辨率，使电泳技术在临床生化检验中被广泛应用。

296. 为什么无需缓冲液的水平电泳系统越来越受到青睐

答：采用半干式无需缓冲液，以琼脂糖薄层凝胶为支持物的全自动快速水平电泳分析系统，根据检测项目选择程序，如自动点样、电泳、染色、脱色、烘干等。在一块胶上可同时分析数十个样品，可在相同条件下与标准比较，胶薄而富有弹性，电泳时间极大缩短，分辨力高，胶干后不会发生干裂，便于保存。尤其是利用与免疫技术相结合的原理，使电泳技术趋于完善，并极大增加了电泳的种类。目前用于血清蛋白电泳、免疫固定电泳、脂蛋白电泳、血红蛋白电泳、尿蛋白电泳和多种同工酶分析等。电泳分离的条带清晰、分辨率高、重复性好。为临床实验室和基因蛋白组学的研究提供了有力的分析工具。

297. 为什么免疫电泳可应用于纯化抗原、抗体鉴定及体液蛋白的识别

答：免疫电泳是区带电泳与免疫双扩散相结合的一种免疫化学分析技术。利用区带电泳技术将不同电荷和相对分子质量的蛋白质抗原在琼脂内分离开后，在与电泳方向平行的两侧开槽并加入抗血清。置室温或37℃使两者进行免疫扩散，各区带蛋白在相应位置与抗体反应形成弧形沉淀线。抗原含量越多，则反应沉淀线越接近抗体槽，形成较粗的沉淀弧线；反之，则形成的沉淀线较细。以此可做细微的蛋白质组分分析。目前大量应用于纯化抗原和抗体成分的鉴定及正常和异常体液蛋白的识别，常用于 M 蛋白的鉴定。

298. 为什么免疫电泳有时只与重链抗血清起反应而与轻链抗血清不反应

答：以下情况可发生此现象：①重链病；②轻链浓度非常高，导致抗原过量，此种情况下需增加标本的稀释度；③轻链浓度非常低，此种情况下需降低标本稀释度或将样本浓缩，如尿液；④独特轻链而不与抗血清反应，此种情况下需使用不同厂家的抗血清（游离轻链）；⑤轻链的抗原决定簇被掩盖，此种情况下可用 β-巯基乙醇处理标本。由于免疫电泳操作繁琐、耗时长，实验结果难以解读，现已基本不予采用而改用免疫固定电泳用于蛋白质的分析和鉴定。

299. 为什么免疫固定电泳相较于免疫电泳有其独特优势

答：免疫固定电泳（immunofixation electrophoresis，IFE）包括琼脂糖凝胶蛋白电泳和在固相内的免疫沉淀两个操作。标本于琼脂糖凝胶介质上经电泳分离后应用各型免疫球蛋白及其轻链抗血清，通常选用抗 IgG、IgA、IgM 和 κ、λ 轻链抗血清，加于凝胶表面的泳道上，参考泳道则加蛋白质固定剂，用于区带对照。经温育让固定剂和抗血清在凝胶内渗透并扩散后，若有对应的抗原存在，则在适当位置形成抗原抗体复合物并沉淀下来。电泳凝胶在洗脱液中漂洗，以除去未结合的蛋白质，仅保留贮存在凝胶内的抗原抗体复合物。经染色后蛋白质电泳参考泳道和抗原抗体沉淀区带被氨基黑着色，根据电泳移动距离分离出单克隆组分，并可对各类免疫球蛋白及其轻链进行分型和鉴定。免疫固定电泳技术具有周期短、灵敏度高、分辨率高、结果易分析的特点，故与免疫电泳相比，其具有十分显著的独特优势，已被临床实验室广泛采用。

300. 为什么在 SDS-PAGE 电泳中蛋白质之间原有电荷的差异无显著效应

答：聚丙烯酰胺凝胶电泳（PAGE）是由丙烯酰胺单体（acr）和交联剂甲叉双丙烯酰

胺（bis）在催化剂过硫酸铵或核黄素作用下聚合交联而成的三维网状结构凝胶。在聚丙烯酰胺凝胶电泳系统中使用一定浓度的十二烷基硫酸钠（sodium dodecyl sulfate，SDS）称SDS-PAGE电泳。SDS是一种阴离子表面活性剂，当其浓度达蛋白质量的 5~10 倍时，与还原剂共同作用，能和蛋白质分子的疏水部分结合，将蛋白质分子内的氢键及二硫键断裂，离解成单独的亚基，亚基与SDS充分结合形成带负电荷的亚基-SDS胶束。蛋白质由此负载了大量负电荷，极大超过了天然蛋白质的原有电荷，因此蛋白质之间原有电荷的差异就无显著效应。此时，不同泳动速率仅反映了各蛋白质亚基的相对分子质量的差别。随后根据标准蛋白质已知相对分子质量的对数和电泳迁移距离所得的标准曲线，查出被测蛋白质的相对分子质量。聚丙烯酰胺凝胶的优点是兼有电泳支持体及分子筛的功能，极大提高了分离能力，是目前分辨能力最高的支持体，使待测物的泳动速率完全取决于分子量。

301. 为什么等电聚焦电泳需要良好的两性电介质载体

答：良好的两性电介质载体需要具备以下特点：①各组分的等电点彼此十分接近，并且其等电点附近有良好的缓冲能力；②各成分的导电能力十分接近，使电泳介质中电位分布均匀，这样就避免聚焦时局部过热而影响样品性质；③相对分子质量低，这样能与样品分离；④在 280nm 处紫外吸收值低，这样不会干扰样品的定量分析和定性测定。在溶液中蛋白质聚焦后，由于分子的扩散、对流，常破坏样品的聚焦作用，使已分离的蛋白质区带重新混合，为此电泳管中必须有抗对流的支持介质，以减少扩散作用保证聚焦过程顺利进行。经典的等电聚焦电泳常采用聚丙烯酰胺凝胶做介质。

302. 为什么等电聚焦电泳要有一个稳定的 pH 梯度介质

答：等电聚焦电泳（isoelectrofocusing，IEF）是一种利用具有 pH 梯度的电泳介质，使 pH 从正极向负极渐次增加，形成一线性 pH 梯度。如果介质内的 pH 是位置的函数，即有一个 pH 的位置梯度，那么有可能使有不同等电点的分子分别聚集在不同的位置上，不作迁移而彼此分离，这就是等电聚焦分离过程。蛋白质混合物加入有 pH 梯度的电泳介质内，在电场中经一定时间后，混合物中各组分将分别聚焦在与各等电点相应的 pH 介质区域，形成分离的各种蛋白质区带。在电泳中建立稳定的 pH 梯度是等电聚焦电泳的关键。如果在正负极间引入等电点彼此接近的一系列两性电解质的混合物，就能在电场作用下形成 pH 梯度。

303. 为什么二维电泳需采用两种技术

答：二维电泳是由等电聚焦电泳和 SDS-聚丙烯酰胺凝胶电泳两种技术组成。第一维电泳，即等电聚焦电泳的基本原理是利用蛋白质分子等电点的不同对其进行分离。液相 IEF 由载体两性电解质形成 pH 梯度，在电极漂移中会引起基础蛋白的丢失，固相 pH 梯度 IEF 则可以避免该现象发生，增加蛋白质的分辨率；第二维电泳，即 SDS-PAGE 电泳的原理，是在样品和聚丙烯酰胺凝胶中加入 SDS 和强还原剂，使电泳迁移率主要取决于蛋白质或亚基相对分子质量的大小。故两种技术结合使此方法成为研究蛋白质组的核心方法。

304. 为什么免疫印迹法是高分辨率和高特异性和灵敏度的有效分析手段

答：免疫印迹法是在凝胶电泳和固相免疫测定技术基础上发展起来的一种新的免疫生化技术。免疫印迹法分三个阶段进行，第一阶段为SDS-聚丙烯酰胺凝胶电泳；第二阶段为电转移，将在凝胶中已经分离的条带转移至醋酸纤维素膜上，选用低电压（100V）和大电流（1~2A），通电45分钟转移即可完成；第三阶段为酶免疫定位，将印有蛋白质条带的醋酸纤维素膜（相当于包被了抗原的固相载体）依次与特异性抗体和酶标第二抗体作用后，加入能形成不溶性显色物的酶反应底物，使区带染色。故免疫印迹法综合了SDS-聚丙烯酰胺凝胶电泳的高分辨率和酶联免疫实验的高特异性和灵敏度，是临床检验有效的分析手段，广泛应用于临床疾病的辅助诊断。

305. 为什么高效毛细管电泳技术有其高效分离的特点

答：高效毛细管电泳是一种在空芯的、极微小内径的毛细管（内径10~200μm）中进行的液-液相大、小分子的高效蛋白分离技术。毛细管两端分别浸入缓冲液中，而缓冲液中分别插入连有高压电源的电极，该电压使得分析样品沿毛细管迁移，根据被分离物之间电荷和体积的不同，带电荷分子朝相反极性的电极方向移动，使各种分子在高电压下被分离。又利用毛细管内壁上的电荷和应用的势能而引起的电解质移动，毛细管内表面带有硅羟基基团，当毛细管内充满缓冲溶液时，毛细管壁上的硅羟基发生解离，生成氢离子溶解在溶液中，这样就使毛细管壁上形成双电层，管壁是负电荷层，溶液是正电荷层。在毛细管的两端加上直流电场后，带正电的溶液就会整体向负极端移动，形成了电渗流。无论是带正电、带负电或不带电的粒子，都在电渗流的作用下，向阴极迁移，带正电的，受到同方向的电场力作用，迁移最快，不带电的迁移速度次之，带负电的迁移速度最慢，（因为它受到与电渗流反方向的电场力作用），从而实现各蛋白组分的高效分离。在自由区带毛细管电泳中，电泳的移动（带电荷分子朝相反极性的电极方向移动）和电渗流（在毛细管内壁上的电荷和应用的势能而引起的电解质移动）导致了分离，使高效毛细管电泳技术具有高效分离的特点。

306. 为什么高效毛细管电泳具有多样化分离模式

答：根据高效毛细管电泳分离机制的不同，其可分为：①毛细管区带电泳：基于各被分离物质的净电荷与质量之间比值的差异，不同离子按照各自表面电荷密度的差异，以不同的速度在电解质中移动而导致分离；②毛细管凝胶电泳：是凝胶移到毛细管中作为支撑物进行分离的区带电泳；③胶束电动力学毛细管色谱：是电泳技术和色谱技术的交叉；④等电聚焦电泳：两性电解质在分离介质中的迁移在毛细管内形成pH梯度，各种具有不同等电点的多肽和蛋白质按照这一梯度迁移到其不同的等电点位置；⑤等速聚焦电泳：在被分离组分与电解质一起向前移动的同时进行聚焦分离的电泳方法；⑥毛细管电色谱：是将高效液相色谱众多的固定相填充到毛细管中，以样品与固定时间的相互作用为分离机制，以电流流相为驱动力的色谱过程；⑦亲和毛细管电泳：在电泳过程中具有生物专一性亲和力，即受体和配体相互间发生的特异性亲和作用，形成受体和配体的复合物；⑧电动色谱：是根据电动现象命名的一种电泳模式，涉及电渗、电泳和色谱三方面的原理；⑨非水相毛细管电泳：是分析物在有机溶剂中进行电泳分离的一种模式。

307. 为什么毛细管电泳是脱氧核糖核酸测序的一项有力工具

答：DNA 是极其重要的生物分子、构成遗传信息的物质。测定 DNA 的碱基序列是当代一项意义深远的工作。DNA 测序时，三磷酸双脱氧核苷酸终止反应产生的 DNA 序列片段被送至电泳分离，并用自动 X 光计或激光诱导荧光计进行检测，最后将原始数据汇集整理成完整的序列。激光诱导荧光毛细管阵列是 DNA 测序最基础的应用，通过测序可以对物种进行鉴定、发现基因突变和多态性位点等。采用毛细管电泳具有许多优势，表现为：①灵敏度高：常用的紫外检测器的检测限可达 $10^{-13} \sim 10^{-15}$ mol，激光诱导荧光器则达 $10^{-19} \sim 10^{-21}$ mol；②高效、快速：毛细管内径很小，体表面积很大，散热效率高，焦耳热的影响大大减少；因此可施加高电场，从而极大提高了分析速度和分辨率；③样品少：只需纳升级的进样量；④在线检测：毛细管上开一检测窗口，可直接柱上检测；⑤自动化程度高：操作全部自动化，减少了实验重复中的误差。微机处理分析数据，可对电泳图谱中各组分进行定量和比较分析。因此毛细管电泳是 DNA 测序的一项有力工具。

（沈立松 卞炳贤）

第三节 临床应用

308. 为什么毛细管电泳法对诊断地中海贫血及其他血红蛋白病有重要意义

答：毛细管电泳是以毛细管为通道分离带电粒子或离子，以高压直流电场为驱动力，依据样品中各组分之间电泳分配和流速上的差异来实现分离的新型液相分离分析技术。血红蛋白病是一组由于珠蛋白基因异常导致血红蛋白（Hb）分子结构异常和（或）珠蛋白合成障碍而引起的遗传性血液病，前者称为异常血红蛋白病，后者称为地中海贫血。目前血常规和红细胞脆性检测已作为地中海贫血筛查的一线技术，但由于地中海贫血种类繁多和严重程度的不同，这两种筛查方法存在一定的漏检率和假阳性，需与血红蛋白电泳结合进行规范的地中海贫血筛查。基因诊断是地中海贫血诊断的金标准，目前用于地中海贫血基因诊断的方法基本上是基于基因扩增技术的斑点杂交法、荧光 PCR、基因测序等，存在操作步骤多、耗时长等不足。高效液相色谱法可对大部分血红蛋白做出检测，并且具有自动化程度高和重复性好等优点，但由于设备昂贵，不能有效的识别 HbE、Hb NewYork、HbH、Hb Barts 和 Hb CS 等我国常见的血红蛋白变异体，且结果解读较繁琐。毛细管电泳是一种灵敏度和精确度较高的分析方法，具有操作简便、检测通量高的优点。毛细管电泳不但能够准确定量检测 HbA、HbF、HbA2 含量以及常见的血红蛋白变异体 HbE、HbNew-York、HbH、HbBarts、HbHope、HbQ、HbCS 等，亦可定量检测含量非常低的 HbA2 变异体。毛细管血红蛋白电泳不仅适用于外周全血标本，亦可对新生儿脐血和干血斑等标本进行地中海贫血筛查，能有效检出各种地中海贫血患儿或携带者，结果准确、及时，此法已在临床上推广应用。故毛细管电泳法对于诊断地中海贫血及其他血红蛋白病有着重要的意义。

309. 为什么毛细管电泳法应用于检测糖化血红蛋白中有其独特优势

答：糖化血红蛋白（HbA1c）作为重要的糖尿病标志物之一，已作为糖尿病诊断、监控、调整糖尿病治疗方案及预测并发症的金标准。目前，HbA1c 的检测方法主要有四类：

色谱法、免疫法、电泳法和化学法。当前临床实验室中常用的是高效液相色谱法（包括亲和层析法和离子交换法）和免疫法。色谱法操作简单、重复性好，但是检测成本高，且仪器的操作保养要求较高；免疫法能在自动生化分析仪上利用抗原、抗体反应的原理进行免疫比浊测定。该方法具有良好的精密度及其与其他方法良好的相关性，但不识别变异体（HbS 和 HbC）。均相酶法是近几年才推出的如同临床生化反应一样快速、均一的反应体系，该方法精密度好，与 HPLC 和免疫法有良好相关性，但其缺点也是不能识别 Hb 变异体。毛细管电泳法在碱性缓冲液条件下，HbA1c 所带电荷与其他血红蛋白不同，受电渗力的作用较小，在高电压毛细管电泳中正常和异常（或变异体）血红蛋白按下列顺序检测出，从阴极到阳极依次为 A2、C、E、S、D、F、A0 和其他 Hb 以及 HbA1c。毛细管电泳法根据糖化血红蛋白与非糖化血红蛋白所带电荷的不同进行分离，能识别 Hb 变异体（HbS、HbC、HbE 和 HbD）。为此，该法能精确定量 HbA1c，一直作为国际临床化学联合会（International Federation of Clinical Chemistry and Laboratory Medicine，IFCC）和美国糖化血红蛋白标准化计划组织（National Glycohemoglobin Standardization Program，NGSP）认证和发布的一级参考方法。且其样品用量少、操作简便、重复性好、分离效率高，分析速度快，易于实现自动化，故具有良好的应用前景，现已被学术界认同。

310. 为什么高效毛细管电泳分析可应用于苯丙酮尿症的快速筛查

答：苯丙酮尿症（phenylketonuria，PKU）是一种在我国发病率较高的氨基酸类遗传代谢病，发病率约万分之一左右。患有此病的婴幼儿如果能在 2 岁以前获得确诊，则可以通过严格控制饮食（如低苯丙氨酸食品、植物蛋白、水解蛋白等），使其智商恢复正常，否则会造成终生智力残疾。具有 PKU 特征的芳香酸主要有 5 种，并从尿中排出。只要检测出其中 3~4 种芳香酸的异常累积，即可初步确诊为 PKU。由于基因突变而使患者缺乏苯丙氨酸羟化酶，导致苯丙氨酸代谢异常，使得苯丙酮酸、对羟基苯丙酮酸、苯乙酸、邻羟基苯乙酸、对羟基苯乙酸在体内累积，尿液含量高于正常值达十几倍甚至几百倍，因而用化学方法可诊断 PKU。目前临床上开展的 PKU 在新生儿筛查领域常规采用二种方法：①气相色谱-质谱（GC-MS），可测定多个氨基酸，其中包括苯丙酮酸；②荧光法，茚三酮显色。GC-MS 利用苯丙氨酸代谢后的目标化合物质荷比不同进行分离测定，是目前公认的作为检测 PKU 的经典方法，其结果稳定并可以进行准确的定量。但该方法由于体液成分复杂，因而预处理步骤十分繁琐，分析周期需一周左右，不能达到快速筛查 PKU 的要求。荧光法是目前国内应用筛查 PKU 最多的方法之一，原理是利用苯丙氨酸与茚三酮反应生成荧光产物，该方法虽然简单、易行，但很容易受到其他物质干扰而导致假阳性，特异性较低。以上两种方法均存在各自缺点，而具有高分离能力和高灵敏度的微量芳香酸毛细管电泳分析方法，可在短时间内对 5 种具有苯丙酮尿症的特征芳香酸获得较好分离。本法简单、快速、省时，不仅具有高效、微量检测的特点，而且达到快速、准确筛查 PKU 的目的。可作为一种快速筛查苯丙酮尿症的方法。将来有望在临床中得到应用。

311. 为什么毛细管电泳法分离血清中乳酸脱氢酶同工酶具有明显优势

答：乳酸脱氢酶（LDH）广泛存在于人体各组织中，其同工酶有六种形式，即 LDH-1（H4）、LDH-2（H3M）、LDH-3（H2M2）、LDH-4（HM3）、LDH-5（M4）及 LDH-C4，可

用电泳方法将其分离。LDH 同工酶的分布有明显的组织特异性，检测血清中 LDH 总活性意义不是很大，但由于各组织中同工酶构成差异较大，所以可以根据其组织特异性来协助疾病诊断。传统的 LDH 同工酶分离一般使用琼脂糖电泳或用免疫化学法、ELISA 法等予以检测，这些方法均需洗脱或扫描，操作费时，一般不易为临床所接受。而毛细管电泳技术具有高效、自动化程度高、灵敏度高等优点。运用本法分离乳酸脱氢酶同工酶从根本上改变了传统方法的繁琐，而且分离时间短，不需要批量测试，耗材少，分离效果好，具有推广价值。

312. 为什么免疫固定电泳可检测和确诊本周蛋白

答：本周蛋白（Bence-Jones protein，BJP）是游离单克隆免疫球蛋白轻链，大约由 214 个氨基酸组成，其结构与正常的免疫球蛋白轻链相同，有 κ、λ 轻链，具有特殊的热沉淀性质。轻链由浆细胞产生，正常情况下，轻链和重链的分泌是平衡的，当出现浆细胞疾病 κ 或 λ 轻链的合成超过重链时，则轻链将游离于血清中导致血轻链升高并从尿中排出。常见于轻链病、多发性骨髓瘤、淀粉样变、巨球蛋白血症、淋巴增生性恶性肿瘤及肾脏疾病等。先前曾利用其特殊的热沉淀性质检测尿中的本周蛋白，由于该法存在非特异性和不敏感性，而且其结果也受多种因素影响：如尿液混浊、尿液过多后其他蛋白的存在以及实验过程中温度的变化，因此近年来热沉淀反应法不再作为本周蛋白的筛选试验。而 IFE 是当前各实验室检测本周蛋白的常规方法：将同一份标本点样在琼脂板上的六个不同位置，通过电泳，根据血清蛋白质的电荷不同将其分开，然后将 IgG、IgG、IgM，κ 和 λ 的抗血清分别加入到五条泳道中，如果有对应的抗原存在，则会在实验标本的适当位置有抗原、抗体复合物形成并沉淀下来，抗原抗体沉淀区能被结晶紫着色。IFE 具有检测周期短、灵敏度和分辨率高、结果直观、易于分析等优点，因而已经成为当前检测和鉴定本周蛋白的最好方法。

313. 为什么免疫固定电泳可以应用于多发性骨髓瘤的诊断

答：多发性骨髓瘤（MM）是以单克隆浆细胞异常增生并分泌大量单克隆蛋白（monoclonal protein，M 蛋白）为特征的一种恶性肿瘤性疾病，是目前仅次于白血病发病率排第二位的恶性血液病。本病发病隐匿，进展缓慢，临床表现复杂多样，因此诊断相对困难，往往是因为检测到患者血液或尿液中出现 M 蛋白而予以确诊。然而待诊断明确后，病程已进展到中、晚期，治疗效果差。因此，寻找一种能明确提示 MM 并可作为常规检测的项目，对早期诊断和治疗十分重要。由于单克隆增生的浆细胞产生结构单一的 M 蛋白，在电场中的泳动速度完全相同，因此，电泳图谱上呈现与多克隆免疫球蛋白完全不同的浓集、窄细、深染条带。免疫固定电泳是结合电泳技术的分离作用和单克隆抗体的特异性及高灵敏性来检测血清中的单克隆免疫球蛋白，能检测出非常少量的单克隆蛋白成分，用于 MM 的早期诊断效果好。因此对于中年以上患者，有持续蛋白尿伴肾功能损害而血压正常者、血清蛋白电泳在 γ/β/α2 区出现浓染条带者、血清蛋白电泳 β/α2 区增高者、免疫球蛋白定量其中某一种免疫球蛋白异常增高而其余免疫球蛋白相应减少者，均应进行血清免疫固定电泳检查以明确诊断。所以血清免疫固定电泳已作为鉴定和确诊 MM 的常规检查项目。

314. 为什么高效毛细管电泳免疫减法能提高 M 蛋白检测的灵敏度

答：单克隆丙种球蛋白血症是由单一克隆浆细胞过度增殖所产生的异常免疫球蛋白，其本质是一种型或一种亚型的免疫球蛋白或免疫球蛋白片段，在球蛋白区带呈现出细而狭窄并深染的 M 区带。常称 M 成分（M-component）或副蛋白（paraprotein）。传统的检测方法琼脂糖凝胶 IFE 电泳，在处理过程中干扰因素较多，易引起误差，且结果分析依赖判读者经验。采用高效毛细管电泳进行免疫分型又称免疫减法。用特异的抗同型免疫球蛋白制品（IgG、IgA、IgM，κ 和 λ）抗体包被的琼脂糖凝胶球与血清样本一起温育，通过用特异性抗体包被的琼脂糖凝胶微球消除的峰，电泳图谱会发生改变即显示出"削减"，来指示是哪种单克隆成分，使结果分析更加客观，一目了然。而借此对单克隆 Ig 增殖症、本周蛋白、游离轻链、重链的型和亚型进行诊断和鉴别诊断，具有十分重要的临床意义，是一种既灵敏又特异的检测手段。

315. 为什么毛细管电泳技术可以应用于酒精性肝病的诊断

答：酒精性肝病是一种严重危害人体健康的疾病，也是我国常见病之一，诊断主要依赖影像学（B 超）检查，肝脏损伤相关的各种酶学检查，病理学检测是其诊断的金标准。酒精性肝病早期影像学上改变不明显，由于 B 超敏感性较低而不适合筛查，各种肝脏损害指标均因特异性问题而实际应用受限，目前酒精性肝病的确诊仍然以肝穿刺活检组织学检查为主，但它受穿刺部位的局限，也不能对酒精性肝病进行动态观察，且不易被患者接受。因此，如何诊断酒精性肝病及了解疾病严重程度，迫切需要建立灵敏度高又简单易行的实验室检查指标。糖缺失转铁蛋白（carbohydrate-deficient transferring，CDT）是一种运输铁的糖蛋白，属于转铁蛋白（Tf）的亚型，主要在肝细胞中合成。酒精性肝病由于患者长期过量饮酒，慢性酒精中毒可改变转铁蛋白糖基化，导致糖蛋白代谢异常，最后血清中的糖缺失转铁蛋白浓度升高。CDT 检测是诊断酒精性肝病及评估戒酒效果的最有价值的生物学指标。根据唾液酸化水平，在毛细管电泳中，转铁蛋白按下列顺序检测出来：去唾液酸转铁蛋白（非唾液酸型）、二唾液酸转铁蛋白、三唾液酸转铁蛋白、四唾液酸转铁蛋白和五唾液酸转铁蛋白。某些情况下，二唾液酸转铁蛋白与去唾液酸转铁蛋白结合在一起，形成低唾液酸异构体。毛细管电泳检测 CDT 正常参考值<1.3%，在检测后 15 天左右 CDT 检测结果可下降 50%，大约 4 周后恢复正常，所以 CDT 检测也是酒精中毒患者预后的最好参考指标。该法对酒精依赖的高危人群进行检测灵敏度达 85%~94%，特异性达 85%~100%。在西方发达国家，CDT 的检测已经进入临床，作为诊断慢性酒精中毒的重要指标。利用毛细管电泳技术可以快速、便捷地检测 CDT，易于临床推广应用。当前已有全自动毛细管电泳仪，更可实现自动化批量检测，因此应用毛细管电泳技术检测 CDT 对酒精性肝病的诊断有着独特优势，有望今后大规模推广。

316. 为什么采用酶放大免疫标记电泳检测脑脊液中的寡克隆蛋白

答：众所周知，中枢神经系统可产生很强的免疫应答，从而发生由细胞和抗体介导的免疫损伤，这也是某些自身免疫性神经系统疾病发生和发展的病理基础。因此，脑脊液（cerebral spinal fluid，CSF）检验中除对 CSF 进行总蛋白、白蛋白和免疫球蛋白定量外，对 CSF 蛋白"质"的异常分析至关重要。脑脊液中出现寡克隆蛋白区带（Oligo clonal

Band，OCB）提示免疫球蛋白的鞘内合成，如神经系统免疫功能异常的多发性硬化症、吉兰-巴雷综合征、脊髓炎。目前临床上开展脑脊液电泳检测 OCB，有常规脑脊液酶免疫标记电泳和等电聚焦脑脊液电泳。酶放大免疫固定电泳技术检测寡克隆 IgG，它能证实和分辨 OCB 带中的 Ig。该方法简单、易行，具体步骤如下：①患者 CSF 无须事先浓缩，患者血清内蛋白需校正蛋白浓度，然后血清和 CSF 同步在琼脂糖凝胶电泳上进行电泳；②加辣根过氧化物酶标记的抗 IgG 抗体（immunodetection with peroxidase labelled anti-IgG）进行抗原和抗体在固相内的免疫沉淀；③经洗涤后用显色剂显现 OCB，以论证血清和 CSF 两者 Ig 分布不同来证实中枢鞘内合成的 IgG；④结果解读：若 CSF 和血清内均无区带，则为无鞘内 IgG 合成；若 CSF 内出现 OCB，血清内无显现，则为阳性；若 CSF 内出现 OCB 条带量多，并与血清呈现条带的迁移率不一致，也属阳性。中枢合成 Ig 是中枢神经系统感染的一个重要信号。这技术是检测 CSF 鞘内 IgG 合成的重要方法，是 MS 的诊断和鉴别诊断的重要参考指标，灵敏度高，是非常直观和实用的检测方法。

317. 为什么等电聚焦电泳在神经系统炎性脱髓鞘疾病诊断中有重要作用

答：近年来建立的 IEF 采用高分辨率琼脂糖凝胶，根据等电点来进行蛋白质分离的高分辨率技术（区别于常规琼脂糖凝胶以分子量大小和电荷量分离蛋白的技术），在由两性电解质产生的线形 pH 梯队中进行电泳。当蛋白泳动到各自的等电点后，这时分子停止泳动，然后沉淀在凝胶上。利用 IEF 同时测定血清及脑脊液，可以除外某些因血脑屏障破坏所致血清中寡克隆带进入脑脊液而造成假阳性的情况，最后在条带上判断结果，常见的类型有：①CSF 或血清中没有寡克隆存在，提示正常；②只在 CSF 中出现条带，而血清中无 OCB，说明中枢神经系统的阳性免疫反应；③CSF 中 OCB 高于血清，提示鞘内合成 IgG 兼全身性炎症；④CSF 中浓度与血清浓度一致，提示无鞘内 IgG 合成的全身性炎症；⑤CSF 和血清的条带相同，提示副蛋白血症。神经系统炎性脱髓鞘疾病（inflammatory demyelinating diseases，IDD）是一类病因不相同、临床表现各异、但有类同特征的获得性疾病，其特征的病理变化是神经纤维的髓鞘脱失而神经细胞相对保持完整，包括多发性硬化症、视神经脊髓炎、急性播散性脑脊髓炎、GBS、慢性炎症性脱髓鞘性周围神经病。这组疾病的病因常常与自身免疫相关，疾病之间的影像学及临床症状上的差异不显著，而且缺乏特异性生物标志物，因此早期诊断较困难。利用 IEF 方法在诊断 IDD 时具有较高的灵敏度和特异性。2005 年国际多发性硬化症诊治专家及脑脊液诊断技术专家已将该方法作为检测 OCB 的"金标准"，因此 IEF 在神经系统炎性脱髓鞘疾病诊断具有良好的应用前景。

318. 为什么毛细管电泳电化学发光可用于测定香草扁桃酸和高香草酸

答：香草扁桃酸（vanillylmandelic acid，VMA）和高香草酸（homovanillic acid，HVA）是人体内儿茶酚胺的主要终末代谢产物，随尿液排出体外。检测尿中 VMA 及 HVA 不仅可间接反映体内儿茶酚胺的分泌情况，同时对嗜铬细胞瘤、神经母细胞瘤等儿茶酚胺分泌异常疾病的早期诊断及病情监测有着重要的意义。传统检测尿液 VMA、HVA 的方法主要有：比色法、纸色谱法、薄层层析法、免疫法、微柱法、气相色谱法和高效液相色谱。这类方法各有优劣，但均存在操作繁琐、耗时，结果误差较大，易受饮食、药物等干扰而出现假阳性等不足，不能很好的满足临床常规检测的需要。由于 VMA 和 HVA 的化学结构很相似，它们之间的差别是一个羟基（VMA）和一个氢基（HVA）的不同。它们的性质及荷质比很相近，因而它们难以被分离。但毛细管电泳电化学发光法可以很好的实现对 VMA 和 HVA 的分离与检测，该方法简单、快速，而且具有较高的灵敏度和良好的选择性，所以有望今后在临床上得到大规模应用。

319. 为什么毛细管电泳技术可应用于尿石症患者的疗效评估

答：尿石症是泌尿系统常见病和多发病，具有高患病率、高发病率和高复发率的特点。近年来，我国泌尿系结石的发病率有增加趋势。尿中钙、镁、磷、草酸、柠檬酸和尿酸被认为是评估尿石症疗效的重要指标，而柠檬酸类物质是尿石症的关键抑制因子，尿石形成与体内草酸和柠檬酸的浓度密切相关，因此测定尿中柠檬酸、草酸含量对尿石症患者具有重要意义。目前常用的草酸检测方法有气相色谱、反相高效液相色谱、离子对高效液相色谱、离子色谱、酶法和比色法，柠檬酸则主要采用离子色谱或酶法进行检测，但分析过程中需对样品进行提取、衍生等复杂的处理，成本较高，过程繁复。目前主要检测方法中，原子光谱法检测钙、镁、磷已相对成熟，但草酸、柠檬酸和尿酸由于背景干扰的影响，至今缺乏良好的分离检测方法。高效毛细管电泳作为一种快捷有效的分离技术，在对阴阳离子的分析中显示了独特的优势。因此，在含有高浓度阴离子干扰环境下检测草酸和柠檬酸具有显著优势。与常用离子检测方法离子色谱等方法相比，毛细管电泳具有分析过程简便、仪器和检测成本低和检测速度快等优点。因此，利用毛细管电泳可以有效地检测尿柠檬酸浓度，可以弥补当前尿石症检测方面的不足，结合尿钙、镁、磷、草酸及尿酸等综合评估，可有效评估尿石症患者的治疗效果情况。

320. 为什么百草枯中毒可以用毛细管电泳进行检测

答：百草枯是农业生产中已广泛使用的有机杂环类接触性脱叶剂及除草剂，也是急性中毒患者较为常见的一种毒物，由于百草枯致死剂量小，无特效解毒剂，因此中毒死亡发生率高。近年来，自杀或误服百草枯而中毒的患者越来越多。临床中发现急性百草枯中毒的患者通常依据病史来确定百草枯摄入量，而目前尚无一种适合临床常规开展的检测方法。而毛细管电泳技术是在高压直流电场驱动下，样品中的各组分在毛细管内按其电荷、分子大小、等电点等特性差异而实现有效分离，具有很高的分离效率，在分离小分子物质方面具有独特的优势，而且操作简单、快速，检测前标本不需要预处理，检测灵敏度高、线性范围宽等优点，可有效的检测血液中及尿液中百草枯的浓度，对病情评估有着重要的意义，可以满足临床急诊要求。应用毛细管电泳技术检测百草枯浓度有着独特优势，有望今后成为临床常规应用项目。

321. 为什么毛细管电泳技术应用于检测乙肝病毒基因型分型

答：乙型肝炎病毒（HBV）可分为 8 个基因型，基因型间的基因组序列差异大于 8%。HBV 基因型的分布具有明显的地域性。我国主要是 B、C 基因型，可见 A、D 型及部分混合型，F 型罕见。临床研究表明 C 型的慢性乙肝患者在 e 抗原阳性率、HBV-DNA 载量、e 抗原阳性阶段出现急性发作的几率以及肝硬化的发病率均高于 B 型，因此明确 HBV 患者基因分型，对判断其预后及评估病情有着重要的意义。目前，国内外对 HBV 进行基因分型的方法主要有：①全基因序列测定法；②S 基因序列测定法；以上两种方法最为可靠但操作繁琐、费用昂贵，不适于临床大量标本的检测；③聚合酶链反应-限制性片段长度多态性分析法（PCR-RFLP）：是目前常用的基因分型方法，此法较序列测定法简便，RFLP 敏感性高，但酶切位点易受基因变异影响，且遇混合感染或酶切不完全时，会出现复杂条带，影响分型结果判断；④基因型特异性表位单克隆抗体的酶联免疫吸附法（ELISA）；⑤基因型特异性引物 PCR 法。这些方法均各有利弊。利用搭配荧光检测器的毛细管电泳（CE-LIF）分析 PCR 产物是采用不含变性剂的毛细管电泳分离 PCR 产物，利用核酸染料标记的 DNA 片段经激光激发后发出荧光的特点检测分离后的 DNA 片段。采用非变性 CE-LIF 分离 HBV 基因型特异引物巢式 PCR 的扩增产物时，由于非特异性扩增产物与 B 型特异性扩增产物序列具有明显差别，可从电泳图谱的差异或通过计算表观分子量加以区分。因此毛细管电泳技术可用于检测乙肝病毒基因型分型。

322. 为什么集成毛细管微芯片电泳技术在病毒早期鉴定中有广阔应用前景

答：集成毛细管微芯片电泳技术是将毛细管缩微移植到很小的芯片上，将样品进样、反应、分离、检测等过程集成在一起的多功能、快速、低耗、低污染的缩微实验技术。它可以对蛋白质、多肽、DNA、生物细胞等进行分析，用于基因突变、免疫学、疾病快速诊断等，尤其对病毒感染的早期诊断。例如单纯疱疹病毒（herpes simplex virus，HSV）急性脑炎的早期诊断对疾病的治疗和预后影响很大。传统上主要依靠酶联免疫吸附试验检测患者血中特异性抗体，这种方法的特异性及灵敏度不高，而且不能作早期诊断，往往只能是回顾性诊断。从患者脑脊液中提取 HSV-DNA 作 PCR 扩增可作为 HSV 感染早期而敏感的指标。由于微芯片电泳通量高，能同时检测很多样本，每个标本测定时间小于 110 秒；用液相杂交凝胶电泳分析则需要 18 小时；常规毛细管电泳分析 HSV-PCR 产物要若干分钟，因此所需时间均是集成毛细管微芯片电泳技术的数倍乃至数十倍。所以集成毛细管微芯片电泳技术以其操作简便、结果准确、成本低廉、检测快速等诸多优点，在病毒早期鉴定中的应用有广阔前景。

323. 为什么毛细管电泳与基因长度多态性分析结合可以应用于细菌鉴别

答：临床上有时会遇到一些细菌其鉴定和分型比较困难。已经建立的基因分型方法有扩增的核糖体基因限制性分析、ddl 基因扩增、MnSOD 基因排序等，这些方法一般灵敏度低而且操作复杂。许多细菌的某些基因间只有一个或几个核苷酸不同，将它们分型必须有特异性强和灵敏度高的方法。而利用 tRNA 基因长度多态性分析与 CE 结合（CE/tDNA PCR）可以对大多数细菌进行鉴别，用毛细管电泳仪检测碱基对长度（峰值），可以区分出各 DNA 片段多个碱基对长度的差别。在基因组水平上由单个核苷酸的变异所引起的 DNA 序列多态性，不同的实验室可以复制 tDNA-PCR 指纹图，再用基因扫描软件对电泳圈标准化，因此可以手工建立不同实验室间能够参照的公用的 tDNA PCR 指纹图数据库。如果能够自动化，并且广泛地应用 tDNA-PCR 做细菌种类鉴定，CE/tDNA PCR 将发展成为一种可以常规应用的细菌基因诊断技术。

324. 为什么毛细管电泳可应用于真菌鉴定与分型

答：由于各种真菌形态特征、培养特性的特点不显著，抗原特异性较差，尤其是生化反应不活跃，使得真菌的鉴定和分型显得比细菌麻烦得多，而且有时候还可能出现错误。用传统的基因分析方法对其基因直接排序费时、繁琐。利用 CE-PCR 通过对 DNA 非编码区的 rRNA 操纵子 ITSl 和 ITS2 长度和序列多态性分析，可以对有临床意义的近 40 种真菌进行鉴定和分类。通过对 PCR 产物中核酸片段长度的分析，就可以对临床上出现的 92% 的菌株快速而正确地鉴定，其余 8% 可以通过对其 ITS2 区 PCR 产物的限制性内切核酸酶切片段或 DNA 序列分析而鉴定。建立起临床上主要真菌的 ITS 序列数据库，不仅可以对已知致病真菌做出快速、准确的诊断，而且对发现新的具有潜在致病力的真菌也很有帮助。故毛细管电泳能在真菌鉴定及分型中得到应用。

325. 为什么毛细管电泳法可以快速检测葡萄球菌性食物中毒

答：葡萄球菌性食物中毒是由于进食被金黄色葡萄球菌及其所产生的肠毒素所污染的食物而引起的一种急性疾病，临床表现以腹泻、呕吐为主。对于腹泻患者的粪便标本，传统培养法检测比较费时，不能满足快速诊断的要求。其他技术，如聚合酶链反应（PCR）、核酸芯片等，操作过程复杂，费用高，很难应用于临床的常规检测。毛细管电泳技术具有标本用量少、分离效率高、速度快等优点，在生物标本的分离分析中的运用日益普遍。由于细菌的等电点在一个很窄范围内波动，加之细菌之间非特异性相互作用导致黏附，因此形态学上的差异不足以将不同细菌分开，所以单从细菌的生理特性出发，毛细管电技术不足以有效区分不同细菌。而抗金黄色葡萄球菌单克隆抗体包被的乳胶能与金黄色葡萄球菌特异结合，当乳胶和金黄色葡萄球菌结合在一起时，迁移时间应会明显受到影响，可使其得到分离，因此，毛细管电泳技术结合抗体包被乳胶技术可以用于鉴定纯培养的金黄色葡萄球菌。在健康成年人的粪便中，需氧革兰阳性球菌和革兰阴性杆菌通常 $\leqslant 10^8$ cfu/g，在球菌中，金黄色葡萄球菌通常 $\leqslant 10^5$ cfu/g，而金黄色葡萄球菌食物中毒事件中，污染食物中的金黄色葡萄球菌可达 3×10^9 cfu/g，通过此技术，可快速检测污染食物或粪便中的金黄色葡萄球菌量，从而可以快速地诊断葡萄球菌引起的食物中毒。

（沈立松　曾俊祥）

第七章　特殊检验技术检测细胞因子和临床应用

第一节　概　　述

326. 什么是细胞因子

答：细胞因子（cytokine）是细胞分泌的在细胞间发挥调控作用的一类具有高活性、多功能的小分子可溶性多肽蛋白，通过结合相应受体调节细胞生长、分化和效应，调控免疫应答，在一定条件下也参与炎症等多种疾病。细胞因子主要由以下三类细胞分泌产生：①活化的免疫细胞，如淋巴细胞、单核-巨噬细胞和粒细胞等；②基质细胞，如血管内皮细胞、骨髓基质细胞和成纤维细胞等；③某些肿瘤细胞。现已发现的细胞因子均为低分子质量（8000~30 000）的小分子蛋白质，绝大多数以可溶性形式存在于体液中，少数细胞因子如肿瘤坏死因子-α 存在膜脂分子形式。此外，同一种细胞因子也可以由多种不同类型的细胞产生，而同一细胞亦可以分泌多种细胞因子。由于细胞因子的 mRNA 转录后迅速被降解，因此其半衰期都非常短，通常以分钟来计算。

327. 为什么细胞因子具有多种作用方式

答：细胞因子由多种细胞分泌，可通过旁分泌（paracrine）、自分泌（autocrine）或内分泌（endocrine）的方式发挥作用。若某种细胞因子作用的靶细胞也是其产生的细胞，则该细胞因子对靶细胞表现出的生物学作用方式称为自分泌，如 T 淋巴细胞产生的白细胞介素 2（interleukin-2，IL-2）可刺激 T 淋巴细胞本身生长。若某种细胞产生的细胞因子主要作用于邻近的细胞，则该细胞因子对靶细胞表现出的生物学作用方式称为旁分泌，如树突状细胞产生的 IL-12 促进邻近的 T 淋巴细胞增殖及分化。少数细胞因子则通过循环系统对远距离的靶细胞发挥作用，如肿瘤坏死因子在高浓度时可通过血流作用于远处的靶细胞，表现为内分泌方式。

328. 为什么细胞因子在体内会形成网络共同调节免疫功能

答：细胞因子的半衰期短，其作用是一个短暂的自限过程，然而，体内具有不同生物学效应的众多细胞因子之间相互叠加、协同或拮抗，形成了一个细胞因子网络，对免疫应答进行调节，维持免疫系统的稳态平衡。除了网络式的作用特点外，细胞因子发挥功能还具有以下特点：①多效性：一种细胞因子可作用于多种靶细胞，产生多种生物学效应，如干扰素可上调有核细胞表达 MHC I 类分子，也可激活巨噬细胞；②重叠性：几种不同细胞因子作用于同一种靶细胞，产生相同或相似的生物学效应，如白细胞介素-2（IL-2）、白细胞介素-7（IL-7）和白细胞介素-15（IL-15）均可刺激 T 淋巴细胞增殖；③协同性：一种细胞因子可以强化另一种细胞因子的功能，如 IL-3 和 IL-11 共同刺激造血干细胞的分化成熟；④拮抗性：一种细胞因子可抑制另一种细胞因子的功能，如 IL-4 可抑制 γ-干扰素（IFN-γ）刺激辅助 T 细胞（Th）向 Th1 细胞分化的功能。

329. 什么是细胞因子受体

答：细胞因子受体（cytokine receptor，CR）是与细胞因子结合，进而启动细胞信号转导的一类跨膜蛋白，由胞膜外区、跨膜区和胞质区组成，具有一般膜受体的特性。胞膜外区为识别结合细胞因子的部位，胞浆区启动受体激活后的信号转导。细胞因子受体的命名则是在相应的细胞因子后加 R（受体）表示，例如 IL-2R（IL-2 受体）。细胞因子受体根据其结构特点可分为 5 个家族：①I 型细胞因子受体家族，又称红细胞生成素家族，该家族胞外区具有保守的半胱氨酸和色氨酸-丝氨酸-任意氨基酸-色氨酸-丝氨酸（WSXWS）基序；②II 型细胞因子受体家族，又称干扰素受体家族，该家族胞外膜区有保守的半胱氨酸，但无 WSXWS 结构；③肿瘤坏死因子受体家族，该家族成员胞外区均有多个富含半胱氨酸，由约 40 个氨基酸残基组成的结构域；④免疫球蛋白超家族，这类受体结构上与免疫球蛋白的 V 区和 C 区相似，即具有一个或数个免疫球蛋白样结构域；⑤趋化性细胞因子受体家族，为单链 7 次跨膜 G-蛋白耦联受体。除了膜型受体外，大多数细胞因子受体可从细胞膜表面脱落，成为游离的可溶性细胞因子受体，与相应的膜型受体竞争结合细胞因子而发挥抑制功能。

330. 为什么很多细胞因子受体存在共有链

答：大多数细胞因子受体是由两个或两个以上的亚单位（多肽链）组成的异源二聚体或多聚体，通常包括 1 条（或 2 条）特异性配体结合的 α 链，称为细胞因子结合链和 1 条参与信号转导的 β 链，又称信号转导链。α 链构成低亲和力受体，β 链一般单独不能与细胞因子结合，但参与高亲和力受体的形成和信号转导。信号转导链常为若干种细胞因子受体所共有，称为细胞因子受体共有链。共有链使得细胞因子的效应具有重叠性，即具有受体共有链的细胞因子具有相似的生物学功能。目前已知，细胞因子共有链包括以下 3 类：①gp130，为 IL-6、IL-11、抑瘤素-M（oncostatin M，OSM）受体、白血病抑制因子（Leukemia Inhibitory Factor，LIF）受体、睫状神经营养因子（ciliary neurotrophic factor，CNTF）受体所共用。②GM-CSFRβ 链，即粒细胞-巨噬细胞集落刺激因子（granulocyte-macrophage colony stimulating factor，GM-GSF）受体与 IL-3 受体、IL-5 受体共有一条 β 链；③IL-2Rγ 链，即 IL-2、IL-4、IL-7、IL-9、IL-15、IL-21 受体有相同的信号转导链 γ。

331. 为什么要进行细胞因子检测

答：细胞因子具有多种生物学功能，能够参与细胞免疫、体液免疫、炎症反应、造血调控、细胞增殖分化、损伤修复等生理学过程。因此，细胞因子检测是判断机体免疫功能的一个重要指标，具有重要的实验研究价值。然而，和其他免疫分子一样，细胞因子在一定条件下也可参与多种疾病的发生，进行细胞因子的检测能够对多种疾病的诊断、病程观察、疗效判断及细胞因子治疗监测等有帮助。

（沈立松　邓　琳）

第二节　细胞因子的功能及分类

332. 为什么细胞因子能调控免疫细胞在中枢免疫器官的分化和发育

答：机体的免疫细胞均来自于骨髓多能干细胞（HSC）。HSC 在骨髓中发育分化为不同谱系的免疫细胞是受骨髓基质细胞分泌的多种细胞因子 IL-7、干细胞因子（SCF）、CX-CL12 等所调控的。骨髓和胸腺（T 细胞发育的场所）微环境中产生的细胞因子对调控造血细胞和免疫细胞的增殖和分化起着关键作用。IL-3 和 SCF 等主要作用于多能造血干细胞以及多种定向的祖细胞；GM-CSF 可作用于髓样细胞前体以及多种髓样谱系细胞；粒细胞集落刺激因子（granulocyte colony stimulating factor，G-CSF）主要促进中性粒细胞分化和吞噬功能；巨噬细胞集落刺激因子（macrophage colony stimulating factor，M-CSF）可促进单核/巨噬细胞的分化和活化。IL-7 是 T 细胞和 B 细胞发育过程中的早期促分化因子，IL-15 促进 NK 细胞的发育分化。促红细胞生成素（Erythropoietin，EPO）促进红细胞生成；促血小板生成素（Thrombopoietin，TPO）和 IL-11 促进巨核细胞分化和血小板生成。

333. 为什么细胞因子能调控免疫细胞在外周免疫器官的分化、发育和活化

答：这是由不同细胞因子的功能所决定的。IL-4、IL-5、IL-6 和 IL-13 等可促进 B 细胞的活化、增殖和分化为抗体产生细胞。多种细胞因子调控 B 细胞分泌 Ig 的类别转换，如 IL-4 可诱导 IgG1 和 IgE 的产生；转化生长因子-β（TGF-β）和 IL-15 可诱导 IgA 的产生。IL-2、和 IFN-γ 诱导 T 细胞向 Th1 亚群分化，而 IL-4 诱导 T 细胞向 Th2 亚群分化。TGF-β 诱导 T 细胞向调节性 T 细胞（Treg）分化，而 TGF-β 和 IL-6 共同诱导 T 细胞向 Th17 亚群分化，IL-23 促进 Th17 细胞的增殖和功能的维持。IL-2、IL-6 和 IFN-γ 明显促进杀伤性 T 细胞（CTL）的分化并增强其杀伤功能。IL-15 刺激 NK 细胞增殖，IL-5 刺激嗜酸性粒细胞分化为杀伤蠕虫的效应细胞等。

334. 为什么细胞因子能调控机体的免疫应答

答：多种细胞因子通过激活相应的免疫细胞直接或间接调控固有免疫应答和适应性免疫应答，发挥抗感染、抗肿瘤、诱导凋亡等功能。细胞因子是体内复杂的免疫调节网络的重要组成部分，除对免疫应答具有正向调节外，一些细胞因子在免疫应答中则发挥重要的负向调节效应，例如 IL-10、TGF-β 等通过直接抑制免疫细胞的功能或诱导调节性 T 细胞（Treg）间接发挥免疫抑制作用。①抗感染作用：细胞因子参与抗感染免疫应答的全过程。当病原体感染时，机体的固有免疫应答和适应性免疫应答在细胞因子网络的调控下构成机体重要的抗感染防卫体系，从而有效地清除病原体，保持机体的稳态和平衡。②多种细胞因子可直接或间接发挥抗肿瘤作用。如 IFN-γ 和 IL-4 可抑制多种肿瘤细胞生长；IL-2、IL-15、IL-1 等可诱导 CTL 和 NK 细胞杀伤活性。③诱导细胞凋亡：在肿瘤坏死因子家族中，有几种细胞因子可直接杀伤靶细胞或诱导细胞凋亡。如 TNF-α 和 LT 可直接杀伤肿瘤细胞或病毒感染细胞。活化 T 细胞表达的 Fas 配体可通过膜型或可溶形式结合靶细胞上的 Fas 受体，诱导其凋亡。

335. 为什么细胞因子的分类有很多种

答：细胞因子根据其结构和功能分成六大类：①白细胞介素（interleukin，IL）：早期发现的一类主要由白细胞分泌，并在白细胞之间传递；②干扰素（interferon，IFN）：因能干扰病毒在宿主细胞内复制而得名。分为Ⅰ型和Ⅱ型两类，Ⅰ型IFN包括IFN-α和IFN-β，主要由白细胞、成纤维细胞和病毒感染细胞产生；Ⅱ型IFN又称IFN-γ，主要由活化的T细胞和NK细胞产生。Ⅰ型和Ⅱ型IFN功能相似，有广泛的抗病毒、抗肿瘤和免疫调节作用；③肿瘤坏死因子（tumor necrosis factor，TNF）：能造成肿瘤组织坏死的一类细胞因子。其中由巨噬细胞产生的称为TNF-α，由淋巴细胞产生的称为TNF-β。两种生物活性相似，具有免疫调节、抗感染、抗肿瘤及介导炎症反应等作用，TNF-α还参与内毒素性休克等病理过程；④集落刺激因子（colony-stimulating factor，CSF）：是一组在体内外均可选择性刺激多能造血干细胞增殖分化，并形成某一谱系细胞集落的细胞因子；⑤生长因子（growth factor）：是一类可刺激不同类型细胞生长和分化的细胞因子；⑥趋化因子：是一类分子质量低、具有趋化效应的细胞因子。已发现50余种成员，其结构高度同源。根据肽链N端半胱氨酸（C）的数目及间隔，可分为C、CC、CXC和CX3C。

336. 为什么趋化因子与机体生理功能的实现及疾病的发生相关

答：趋化因子是一组小分子量（相对分子质量8000~11 000）蛋白的集合，是细胞因子家族中唯一作用于G蛋白偶联受体超家族的成员。它们之间参与白细胞特别是吞噬细胞和淋巴细胞的游走和活化，参与炎症反应并在其中起核心作用。趋化因子的功能主要是趋化各种细胞，其中包括两个步骤：首先是白细胞在血管内皮细胞表面的初始性滚动转换成稳定性结合，并穿越血管内皮细胞层；然后，引导这些细胞向感染部位迁移，迁移的方向一般是顺趋化因子浓度梯度。而这一浓度梯度，又是由胞外基质表面和内皮细胞表面能结合趋化因子的黏蛋白含量所决定的。也就是说，白细胞一旦穿越内皮细胞和基底膜进入组织，它们就沿着基质所结合的递增性趋化因子浓度向炎症部位游走。在正常免疫应答过程中，趋化因子可以驱使白细胞定向迁移到受伤或感染部位以保护机体防御外来致病物，但是在特定的环境中，免疫细胞也会因过度活化而攻击正常组织，导致自身免疫性疾病。趋化因子因此也和许多自身免疫性和过敏性等疾病相关联，包括多发性硬化症，类风湿性关节炎、动脉硬化、哮喘和移植排斥等。

337. 为什么趋化因子可以分为组成性表达趋化因子和诱导性表达趋化因子

答：根据体内趋化因子的表达状况，可以将趋化因子进一步分为组成性表达的趋化因子和诱导性表达的趋化因子。组成性表达的趋化因子通过配体-受体配对，通常在白细胞迁移和胚胎发育中起作用。这些趋化因子及受体发现得较晚，主要是因为它们在体内的表达水平较低，但是它们对于功能性免疫系统的建立极为重要。组成性趋化因子绝大部分与其受体一一对应，一种趋化因子专一结合一种趋化因子受体；诱导性表达的趋化因子一般发现得比较早，因为在相应组织中的表达水平高。诱导性趋化因子皆属CC型和CXC型，拥有高度保守的半胱氨酸基序。诱导性趋化因子的受体则呈现共享性或多员性，即一种趋化因子受体可结合多种诱导性趋化因子。

（沈立松　邓　琳）

第三节　细胞因子的特殊检验

338. 为什么可以采用细胞增殖法检测细胞因子活性

答：细胞增殖和增殖抑制测定法是以细胞因子依赖性细胞株为靶向，通过观察特定的细胞因子刺激或抑制依赖性细胞株增殖来评估细胞因子的活性。前者的增殖细胞数与细胞因子的含量呈正比，而后者的增殖细胞数与细胞因子的含量呈反比。检测细胞增殖的常用方法有 3H-TdR 掺入法、比色法、染色法和直接计数法等。其中测定细胞代谢酶反应细胞增殖数的比色法包括 MTT、XTT、MTS 和 NAG 等方法，可在酶标检测仪上自动化检测，且不接触同位素，较为常用。测定代谢产物荧光强度的方法也可检测增殖细胞数，如 ATP 法和 cAMP 法。此外，细胞因子还能诱导靶细胞表达某些表面分子或分泌一些蛋白质，可以用荧光素标记抗体检测表达相应分子的细胞数，或用特定方法测定细胞分泌的蛋白质，间接了解细胞因子的活性。

339. 为什么四唑盐比色法的应用优于放射性核素掺入法

答：放射性核素掺入法是一种通过检测细胞 DNA 合成的增加或减少来判断细胞增殖的方法。在细胞的增殖过程中，DNA 合成的增加使得指示细胞对核苷或碱基的需求增多，若将核苷标记上可以示踪的同位素（^{3}H/^{125}I），通过检测细胞内的同位素含量，则可反映细胞增殖的程度。此种方法的优点是结果客观易于自动化，适用于大标本量的测定。但是由于该方法的特异性受依赖细胞株影响，且存在放射性污染，故目前不作为细胞因子活性检测的首选方法。而四唑盐（MTT）比色法则不采用放射性核素，掺入物为 MTT，其检测原理为活细胞线粒体中的琥珀酸脱氢酶能使外源性 MTT 还原为水不溶性的蓝紫色结晶甲瓒并沉积在细胞中，而死细胞无此功能，用酶联免疫检测仪在 490nm 波长处测定其光吸收值，可间接反映活细胞数量。在一定细胞数范围内，MTT 结晶形成的量与细胞数呈正比。

340. 为什么可以采用细胞毒活性测定检测细胞因子活性

答：许多细胞因子针对转化的细胞及病毒感染的细胞具有溶细胞或抑制细胞生长的活性。因此，将待测细胞因子作一系列稀释后加至指示细胞培养体系，以检测培养细胞的死细胞数作为判断指标，死细胞数量与细胞因子的活性呈正比。应用系列稀释的细胞因子标准品，制作其活性与剂量关系的标准曲线，以此作为待测品活性的定量测定的基础。该方法常用于肿瘤坏死因子（TNF）等的测定。

341. 为什么常用抗病毒活性测定法检测干扰素含量

答：检测样品中干扰素（IFN）的含量最常用的方法是检测其抗病毒活性，其检测原理是用细胞因子样品处理易感细胞，使细胞处于抗病毒状态，然后用适量病毒攻击细胞，评价病毒的复制量或病毒引起细胞病变的程度即可判断样品中细胞因子的生物活性。常用于检测抗病毒活性的细胞株有 WISH，Hep2/c，L929，A549 和 MDBK 等。其中 WISH 和 Hep2/c 细胞株用以检测人干扰素，MDBK 细胞株则可用于检测多种族的 IFN-α 和 IFN-γ。常用于攻击细胞的病毒有滤泡性口炎病毒（VSV）和鼠脑心肌炎病毒（EMCV）等病毒。检测抗病毒活性的具体方法包括测定细胞因子抑制病毒的致细胞病变效应（CPE）和抑制病毒蚀斑形成或抑制病毒的产量等。IFN 的抗病毒活性通常以每毫升样品中所含的单位数（U/ml）表达。IFN 抗病毒活性单位的定义是指能抑制 50% 细胞病变或 50% 病毒空斑形成效应的 IFN 最高稀释度的倒数。

342. 为什么可以采用趋化活性测定法检测细胞因子活性

答：多种细胞因子具有趋化活性，分别能诱导中性粒细胞、单核/巨噬细胞和淋巴细胞等定向迁移。趋化因子诱导细胞移动的方式包括趋化性（chemotaxis）和化学增活性（chemokinesis）。趋化性是指诱导细胞向趋化因子化学浓度高的方向定向移动，可采用琼脂糖和微孔小室趋化试验测定细胞因子的趋化活性；化学增活性是指细胞因子增强细胞的随机运动的特性，可采用琼脂糖小滴化学动力学试验检测。

343. 为什么免疫学方法可以定量或定性检测细胞因子

答：细胞因子均为蛋白或多肽，具有较强的抗原性。随着重组细胞因子的出现，可较方便地获得细胞因子的特异性抗血清或单克隆抗体，因此可利用抗原抗体特异性反应的特性，用免疫学技术定量检测细胞因子。细胞因子（或受体）与相应的特异性抗体（单克隆抗体或多克隆抗体）结合，通过同位素、荧光或酶等标记技术加以放大和显示，从而定性或定量显示细胞因子（或受体）的水平。尽管细胞因子种类繁多，只要获得了针对某一因子的特异性抗体（包括多克隆抗体或单克隆抗体）均可采用相似的技术开展工作。常用的方法包括酶联免疫吸附法（ELISA）、放射免疫分析法（RIA）等。免疫学检测法可直接测定样品中特定细胞因子的含量（用 ng/ml 表示），为大规模检测临床患者血清中细胞因子的含量提供了方便。然而，免疫学方法仅测定细胞因子的抗原性，与该因子活性不一定相平行，因此要了解细胞因子的生物学效应，必须结合生物学检测法。

344. 为什么酶联免疫吸附法检测细胞因子是常用的检测方法之一

答：酶联免疫吸附法（ELISA）基于抗原-抗体反应的特异性和等比性，将已知的抗原或抗体吸附（包被）在固相载体表面，使酶标记的抗原、抗体反应在固相表面进行，用洗涤法将液相中的游离成分洗除，加入相应的酶底物后发生颜色反应，通过底物的颜色反应来判定有无相应的免疫反应，通过颜色反应的深浅检测标本中相应抗体或抗原含量的检测技术。ELISA 检测方法特异、简便、易于推广、标准化，可同时检测大量标本，因而为测定细胞因子的首选方法。此外，ELISA 法不仅可以用于细胞因子的测定也可用于可溶性细胞因子受体或可溶性黏附因子的测定。

345. 为什么可以采用酶联免疫斑点技术检测细胞因子含量

答：酶联免疫斑点技术（enzyme linked immunospot，ELISPOT）检测细胞因子的原理主要是在包被有待测细胞因子抗体的微孔板上，加入可分泌相应细胞因子的待测细胞，经在有或无刺激物存在的条件下培养，待测细胞分泌细胞因子于其周围，并被板上的特异性抗体捕获。后续的反应同 ELISA，即在洗去细胞后视用于试验的酶标抗体为一抗或二抗，分别作直接或间接法。一个斑点代表一个细胞因子分泌细胞，斑点的颜色深浅程度与细胞分泌的细胞因子量相关。

346. 为什么采用液态芯片技术可以批量检测多种细胞因子

答：液态芯片技术是在有色微球、激光技术、应用流体学及高速数字信号处理技术的基础上发展起来的一种多功能的液相分析平台。液态芯片技术平台应用非常广泛，编码微粒上可以包被蛋白也可以连接核酸，所以液态芯片既可以用来检测蛋白（蛋白芯片），也可以检测核酸变化（基因芯片）。其检测原理主要为：将微小的乳胶颗粒（Beads，微球）分别染成不同的（多达 100 种）荧光色，然后把针对不同检测物的核酸（互补链）或蛋白（如抗原抗体）以共价方式结合到特定颜色的微球上。应用时，先把针对不同检测物的、用不同颜色编码的微球混合，再加入被检测物（血清中的抗原、抗体、酶或 PCR 产物等），在悬液中的微球与被检测物特异性地结合，并加上荧光标记。检测时，微球成单列通过两束激光，一束判定微球的颜色从而决定被测物的特异性（定性）；另一束测定微球上的荧光标记强度从而决定被测物的量（定量）。所得到的数据经电脑处理后可以直接用来判断结果。细胞因子的检测是目前液态芯片应用最广的领域之一，尤其是能够克服很多检测方法每次只能测定一种细胞因子的缺点，可以一次性的批量检测多种细胞因子，且有研究显示，液态芯片的检测结果在灵敏度、特异性、动态范围上优于 ELISA 方法，且样本需求量小、操作流程更便捷。

347. 为什么可以采用流式细胞术检测细胞因子

答：流式细胞分析法是基于荧光抗体染色技术并借助流式细胞仪敏感的分辨力所建立的方法。该法主要用于细胞内细胞因子和细胞表面黏附分子的检测，通过特异性的荧光抗体染色，能简单、快速地进行单个细胞水平的细胞因子或黏附因子的检测，精确判断不同细胞亚群细胞因子和膜分子的表达情况。基本步骤简述如下：①分离和培养待测细胞；②细胞固定；③封闭非特异性结合位点；④染色与分析。采用流式细胞术检测，可以区分不同分泌特性的细胞亚群，如分泌 IFN-γ 的 Th1 细胞，分泌 IL-4 的 Th2 细胞。

348. 为什么可用分子生物学法检测细胞因子

答：这是一类利用细胞因子的基因探针检测特定细胞因子基因表达的技术。目前所有公认的细胞因子的基因均已克隆化，故能较容易地得到某一细胞因子的 cDNA 探针或根据已知的核苷酸序列人工合成寡聚核苷酸探针。利用基因探针检测细胞因子 mRNA 表达的方法多种多样，常使用斑点杂交、反转录 PCR、细胞或组织原位杂交等。实验的关键在于制备高质量的核酸探针和获得合格的待测物（提取的 mRNA 样品或细胞/组织标本）。核酸探针是指一段用放射性同位素或其他标记物（如生物素、地高辛等）标记并与目的基因互补的 DNA 片段或单链 DNA、RNA。根据其来源可分为 cDNA 探针、寡核核苷酸探针、基因组基因探针及 DNA 探针等。其中 cDNA 探针和人工合成寡核苷酸探针常用于斑点杂交及 Northern 印迹杂交，而 RNA 探针因穿透性好更适用于原位杂交。近年来出现的反转录 PCR（RT-PCR）技术检测特异性 mRNA 的方法也广泛用于细胞因子研究领域。RT-PCR 法可快速、灵敏地检测表达很低的细胞因子的 mRNA，并可同时测定同一样本中多种细胞因子的 mRNA，操作过程包括细胞因子产生细胞的 RNA 提取，mRNA 经反转录合成 cDNA，以 cDNA 为模板，在细胞因子引物的引导下，即可进行 PCR 扩增。该法具有灵敏、快速等优点，甚至从 1~10 个细胞中就可检出其中的特异 mRNA。

349. 哪些因素影响细胞因子检测准确度和特异性

答：影响细胞因子检测准确度和特异性的因素有：①抗体：单克隆抗体可以通过识别细胞因子表面的特定抗原表位而检测细胞因子，但是不同的单克隆抗体针对的抗原表位不同，因而检测能力存在差异；②细胞因子本身：a. 多种分子形式，一些细胞因子的多种分子形式已被充分认识，但是其对细胞因子测定影响的重要性并未得到彻底的研究。IL-6 是一个最好的例子，它由位于第 7 染色体上、包含 5 个外显子的基因编码。其氨基酸序列包括几个潜在的 O-糖基位点，2 个 N-糖基位点和几个丝氨酸磷酸化位点。由细菌产生的重组 IL-6 的相对分子量为 21 000。人成纤维细胞分泌的 IL-6 至少 6 种形式，相对分子量为 23 000~30 000，它们均是糖蛋白，能在败血症患者的血浆中被检测。人内皮细胞分泌一种分子量为 45 000 的 IL-6，它似乎是血浆中的 IL-6 的主要存在形式。b. 结合蛋白复合物、抑制剂和可溶性受体复合物。已知 IL-1β、TNF-α 和 IL-6 能结合从细胞进入血浆的可溶性受体或特异的拮抗剂；③血浆中的干扰物质，异嗜性抗体：血浆中通常包含有与 IgG 反应的抗体。这些异嗜性的抗体可影响夹心免疫分析法，它们在捕获抗体和被标记的抗体间形成桥梁，而错误地导致高分析值。15%~40% 的患者样本中含有能够干扰检测的抗体。异嗜性抗体能与鼠、兔和牛血清免疫球蛋白发生反应，在大多数情况下，它们与牛 IgG 的结合最强。在检测中，加入正常的非免疫动物血清吸附异嗜性抗体，常能够消除这种形式的干扰；④类风湿因子：类风湿因子是 IgM 的自身抗体，可以与鼠 IgG 结合。这些抗体可造成与异嗜性抗体完全相同的影响，并且它们在对细胞因子检测具有特别意义的类风湿关节炎患者中的浓度极高；⑤标准：重组参考物质可能不显示与样品平行的剂量—反应曲线。

（沈立松　邓　琳）

第四节　临床应用

350. 为什么测定细胞因子要遵循一定的临床应用原则

答：细胞因子的一个最大特点就是功能的多样性和组织细胞的非特异性，这也就决定了其测定的临床应用必须考虑细胞因子的来源以及测定方法的应用。

（1）综合分析：要全面了解一种细胞因子在特定疾病中的意义，应使用多种方法综合分析。由于细胞因子在体内的含量甚微，给细胞因子的检测带来困难，同时由于细胞因子种类繁多，生物学效应表现为多效性、重叠性、拮抗效应和协同效应，形成十分复杂的细胞因子网络。因此，在检测细胞因子时，常采用多种方法综合分析。

（2）测定标本的适当选择：正常的生理情况下，血液循环和体液中各种细胞因子的浓度极低，只有在特定的病理状态下，如炎症、肿瘤等，某些细胞因子才能出现大量分泌，此时可用血液或体液标本直接检测。如想了解局部炎症下细胞因子的分泌情况，则应以局部分泌液作为检测标本。要对细胞因子进行细胞内定位或检测细胞因子的基因，可以把相应的细胞作为标本。

（3）同时测定多种细胞因子：为了解 T 细胞、巨噬细胞和上皮样细胞分泌相应细胞因子的功能，应同时测定多种细胞因子。

351. 为什么细胞因子可以作为特定疾病诊断的辅助指标

答：正常情况下，细胞因子表达和分泌受机体严格的调控，在病理状态下，细胞因子会出现异常性表达，表现为细胞因子及其受体的缺陷，细胞因子表达过高等。在特定的疾病情况下，某种细胞因子的定性和（或）定量测定可作为疾病诊断和鉴别诊断的辅助指标。如慢性乙肝和慢性丙肝患者外周血单核细胞用 LPS 刺激后，其 IL-1 和 IL-2 分泌能力低于正常人，其他非病毒性肝病如酒精性肝硬化和原发性胆汁性肝硬化患者则无变化。在炎症、自身免疫病、变态反应、休克等疾病时，某些细胞因子的表达量可成百上千倍地增加，例如在风湿性关节炎的滑膜液中发现 IL-1、IL-6、IL-8 水平明显高于正常人，而这些细胞因子均可促进炎症过程，使病情加重。应用细胞因子的抑制剂有可能治疗这类炎症性细胞因子水平升高的疾病。

352. 为什么细胞因子可用于评估机体的免疫状态、疗效及预后

答：细胞因子的产生分泌与机体的免疫状态密切相关。HIV 感染患者发病前，机体免疫功能尚处于正常，监测如 TNF-α 等细胞因子的水平，有助于了解机体的免疫功能状态、预测病情发展。细胞因子的继发性缺陷往往发生在感染、肿瘤等疾病以后，如人类免疫缺陷病毒（HIV）感染并破坏 T 淋巴细胞后，可导致 T 淋巴细胞产生的各种细胞因子缺陷，免疫功能全面下降，从而表现出获得性免疫缺陷综合征（AIDS）的一系列症状。

但是由于细胞因子的多效性和作用的复杂网络，没有任何疾病可以将细胞因子作为疾病特异性指标。细胞因子的体内检测不适合以鉴定或鉴别诊断为目的，只适用于对一些疾病过程中活动程度的检测，比如一些不应出现的免疫反应如：移植物排斥反应、自身免疫性疾病或与感染相关的发病机制的检测。

353. 为什么检测细胞因子可用于临床应用细胞因子治疗时的监测

答：在进行特定疾病的治疗时，可采用补加细胞因子和阻断细胞因子作用两种方法进行特定疾病的治疗，治疗时进行相应细胞因子的胞内和（或）胞外测定，对于治疗效果的监测及指导用药具有重要意义。目前，细胞因子已广泛应用于临床的已有 EPO、IFN-α、G-CSF、GM-CSF 以及试用于临床的白细胞介素等。为了研究细胞因子在生理系统的作用以及了解细胞因子产品用于临床治疗的效果，进行细胞因子的检测就必不可少。

354. 为什么细胞因子会引起全身炎症反应综合征

答：在免疫应答时，免疫细胞分泌大量的细胞因子，细胞因子又转而刺激免疫细胞。在正常生理情况下，这一正反馈环路受机体调控。在异常情况下，这种调控可能失灵，促使炎细胞因子和抗炎细胞因子之间的平衡失调，体液中迅速、大量产生多种促炎的细胞因子（TNF-α、IL-1、IL-6、IL-12、IFN-α、IFN-β、IFN-γ、IL-18 等），过量的细胞因子导致异常的免疫应答，引发全身炎症反应综合征。严重者可导致多器官功能障碍综合征。这种体液中大量细胞因子的情况又称细胞因子风暴，细胞因子风暴可发生在多种疾病，如移植物抗宿主病、急性呼吸窘迫综合征（ARDS）、脓毒血症、流感等。IL-4、IL-10、IL-13、抗 IL-6 单抗可拮抗炎性介质，通过控制炎症反应而避免组织过度损伤。

355. 为什么 T 细胞斑点试验可用于结核分枝杆菌感染的检测

答：结核分枝杆菌感染机体后被巨噬细胞吞噬，但不能完全将其清除，巨噬细胞凋亡后释放出大量特异性抗原，并呈递给特异性的 CD4、CD8T 细胞，使其激活并释放大量 γ-干扰素。大量研究表明，结核抗原刺激后特异分泌 γ-干扰素的 T 细胞可作为结核分枝杆菌感染的一种可靠标志物。外周血 T-SPOT 即利用酶联免疫斑点技术（ELISPOT）通过检测结核分枝杆菌特异性抗原刺激后外周血单个核细胞释放的 γ-干扰素来检测抗原特异性 T 淋巴细胞的应答反应，从而判断结核感染状态。每一个斑点代表一个分泌细胞因子的 T 细胞，记数斑点数量可以获得外周血中结核致敏的 T 细胞数量。

356. 为什么 T 细胞斑点试验检测结核分枝杆菌感染还存在弊端

答：该检测方法的优点在于：①敏感度及特异性高：不受卡介苗接种及环境分枝杆菌影响，不受机体免疫状态影响；②应用广泛：在活动性肺结核、肺外结核、结核性浆膜炎、潜伏性结核感染及免疫抑制的结核患者均能检测；③诊断快速：24 小时可报告结果；④可进行疗效评估：治疗有效则 T-SPOT.TB 斑点数减少甚至阴性。但同时也应注意到，存在以下缺点和弊端：①目前尚无统一的临界值用来鉴别潜伏结核感染及活动性肺结核；②在 5 岁儿童、近期暴露于结核分枝杆菌者、免疫功能低下者和需要二次检测者中使用的证据不足；③对标本要求高：室温保存和运输血液样本（18~25℃），不能冷冻或冷藏；血液样本从采集到检测不超过 8 小时；④结果需结合临床和其他检测进行判断，阴性结果不能排除暴露或感染结核分枝杆菌的可能性；⑤不能确定病变部位。

357. 为什么重组人促红细胞生成素在慢性肾脏病患者治疗中具有重要作用

答：肾性贫血是指各种因素造成肾脏促红细胞生成素（EPO）产生不足或尿毒症血浆中一些毒素物质干扰红细胞的生成和代谢而导致的贫血，是慢性肾功能不全发展到终末期常见的并发症。有效治疗肾性贫血是慢性肾脏病一体化治疗的重要组成部分。重组人促红细胞生成素（rHuEPO）是临床上治疗肾性贫血的主要药物，合理应用 rHuEPO，不仅能有效纠正慢性肾脏病患者贫血，减少慢性肾脏病患者的左心室肥大等心血管并发症发生，改善患者脑功能和认知能力，提高生活质量和机体活动能力；而且能降低慢性肾脏病患者的住院率和死亡率。

358. 为什么重组人粒-巨噬细胞集落刺激因子可用于治疗血液系统疾病

答：重组人粒细胞-巨噬细胞集落刺激因子（rhGM-CSF）是由 127 个氨基酸组成的蛋白质，属 I 类造血刺激因子，其作用无细胞系特异性。rhGM-CSF 是一种促进造血和白细胞功能的蛋白质，用于骨髓移植后造血功能的恢复及后期移植排斥的治疗，可与重组粒细胞刺激因子（rhG-CSF）等造血因子联合用于周围血造血干细胞移植前的干细胞动员，也用于 MDS 与再生障碍性贫血等骨髓衰竭。rhGM-CSF 除具有促进骨髓粒系造血功能恢复外，还可提高抗感染和免疫功能。如果除提高粒细胞外同时又需提高抗感染和免疫功能，则选择 GM-CSF 为好，例如应用于粒细胞减少或缺乏症合并感染的患者以及在高剂量化疗后配合骨髓或外周血造血干细胞移植的患者。

（沈立松 邓 琳）

第八章 精神性疾病的特殊检验和临床应用

第一节 概 述

359. 为什么精神障碍性疾病需引起重视

答：精神障碍是一类具有诊断意义的精神方面的问题，特征为认知、情绪、行为等方面的改变，可伴有痛苦体验和（或）功能损害。例如阿尔茨海默病有典型的认知（特别是记忆）方面的损害，抑郁症有明显病态的抑郁体验，而儿童注意缺陷障碍的主要特征是多动。这些认知、情绪、行为改变使患者感到痛苦、功能受损或增加患者死亡、残疾等的危险性。传统上，精神障碍根据有无所谓的器质性因素分为"器质性"精神障碍（如脑炎、慢性脏器衰竭所致的精神障碍）和"功能性"精神障碍，后者又分为重性精神障碍（又称为精神病性障碍，如精神分裂症）和轻性精神障碍（如焦虑症、应激所致的精神障碍）。我国目前精神病性障碍约有 1600 万，抑郁障碍患者约有 3000 万。精神障碍性疾病的识别率、治疗率较低，这是我国精神卫生事业的巨大挑战之一。

360. 为什么精神障碍性疾病与遗传有关

答：基因是影响人类和动物正常与异常行为的主要因素之一。"功能性精神障碍"（如精神分裂症、抑郁障碍、儿童孤独症、儿童多动症等）具有遗传性，是基因将疾病的易感性一代传给一代。

目前绝大多数的精神障碍都不能用单基因遗传来解释，而是多个基因的相互作用，使危险性增加，加上环境因素的参与，产生了疾病。基因的相互作用增加疾病的危险性，但每一单个基因所起作用有限，要找到确切的致病基因很困难。人类基因组计划与神经科学发展展示了光明的前景，通过各种高科技手段和多年的努力，将找到致病相关基因以及基因间的相互作用。例如：若找到了增加精神分裂症发生危险性的基因，就可以了解在脑发育过程中何时此基因被激活，环境因素是如何修饰基因的，哪些脑内细胞或通路出了问题，这些就为干预提供了有利的时机。另外，遗传学的研究将为研究环境因素的致病作用提供帮助。

361. 为什么精神障碍性疾病与感染有关

答：20 世纪早期，就发现感染因素能影响中枢神经系统，产生精神障碍。例如：通过性传播的梅毒螺旋体首先引起生殖系统症状，在多年的潜伏后，进入脑内导致神经梅毒。神经梅毒主要表现为神经系统的退行性变，表现为痴呆，精神性症状及麻痹。人类免疫缺陷病毒（HIV）也能进入人脑内，产生进行性的认知行为损害，早期表现为记忆损害，注意力不集中及情绪淡漠等，随着时间的推移，出现更为广泛的损害，如：缄默症、大小便失禁、截瘫等。15%～44%的HIV感染者出现痴呆样表现。HIV实际上并不能感染大脑神经元，但却可以感染脑组织内的巨噬细胞和神经胶质细胞，这些细胞的炎症反应释放出神经毒素及自由基，最终损伤大脑神经元，这也是所谓的艾滋病脑炎，严重者会造成痴呆。引起精神障碍的感染还包括诸如：弓形虫感染、单纯疱疹病毒性脑炎、麻疹性脑脊髓炎、慢性脑膜炎、亚急性硬化性全脑炎等。近来还发现，有些儿童在链球菌性咽炎后突然出现强迫症的表现。

362. 为什么精神障碍性疾病与炎症因子有关

答：精神障碍疾病与炎症因子有关，大部分初发抑郁症患者存在免疫激活的现象，白细胞介素（IL）-1β，IL-6、肿瘤坏死因子（TNF）、γ-干扰素（IFN-γ）表达明显增高，推测细胞因子调节功能的异常可能与抑郁症发病有关。IL-1β可影响神经营养相关通路，致使细胞抗炎作用减弱；TNF可通过天冬氨酸特异性半胱氨酸蛋白酶相关通路诱导细胞凋亡。此外，细胞因子的治疗方案可引起精神疾病，如临床上用干扰素治疗丙肝，患者会出现焦虑、失眠、认知功能下降、重度抑郁等精神症状；而选择性5-羟色胺再摄取抑制药（selective serotonin reuptake inhibitor，SSRI）可以预防干扰素治疗丙型肝炎引起的抑郁症。

363. 为什么精神障碍性疾病与内分泌有关

答：下丘脑对情感表达起重要作用。许多精神性疾病伴随下丘脑神经核团及神经递质/受体系统改变，进而导致内分泌系统变化，促成疾病症状与体征。精神障碍患者常常伴有下丘脑-垂体-肾上腺轴（hypothalamic pituitary adrenal axis，HPA）、下丘脑-垂体-甲状腺轴（hypothalamic pituitary thyroid axis，HPT）、下丘脑-垂体-生长激素轴（hypothalamic pituitary auxin axis，HPCH）的功能异常，尤其是HPA功能异常。例如，部分抑郁发作患者血浆皮质醇分泌过多，分泌昼夜节律改变，无晚间自发性皮质醇分泌抑制，地塞米松不能抑制皮质醇分泌；重度抑郁发作患者脑脊液中促皮质醇激素释放激素（cortisol releasing hormone，CRH）含量增加，提示抑郁发作HPA功能异常的基础是CRH分泌过多。

364. 为什么精神障碍性疾病与肠道微生态组群有关

答：人体肠道内有1000～1150种约100万亿细菌，是人体细胞数量的10倍，每个人至少有160种优势菌群。人体肠道是一个多元化和充满活力的微生物生态系统。无菌小鼠实验揭示了微生物正常生长发育和维持健康的重要性。肠道菌群与代谢疾病（肥胖、糖尿病等）、免疫类疾病、胃肠道类疾病甚至精神类疾病相关联。肠道菌群可以通过肠道神经系统、神经内分泌系统以及神经免疫系统调控大脑功能，进而影响疾病的发生发展，如癫痫、阿尔茨海默病、自闭症、情绪障碍等。

365. 为什么精神障碍性疾病与蛋白组学有关

答：精神分裂症患者血浆中神经元特异性烯醇化酶及髓鞘碱性蛋白均明显升高。利用双向凝胶电泳（two dimensional gel electrophoresis，2-DE）显示，精神分裂症患者脑脊液中有 54 种血浆蛋白发生改变，如载脂蛋白 A-Ⅳ的水平明显降低，结合珠蛋白、纤维蛋白原、补体 C 等的水平发生改变。利用 2-DE 及质谱技术对精神分裂症和正常人血浆蛋白质组进行对照研究，显示患者 7 种急性期反应蛋白发生改变；其中，抗胰蛋白酶，补体因子 B 前体，结合珠蛋白链、β链，载脂蛋白 A-Ⅳ的水平升高，而载脂蛋白 A-Ⅰ及转甲状腺素蛋白降低。抑郁症患者血清脑源性神经营养因子（brain-derived neurotrophic factor，BDNF）低于正常对照组，并与抑郁等级量表得分呈负相关，抗抑郁药、电休克治疗可增加海马、前额叶区域 BDNF 表达。BDNF 表达的上调，对保持神经元的存活及调节突触传递有一定意义。

366. 为什么精神障碍性疾病与代谢组学有关

答：采用气相色谱-质谱联用（GC-MS）方法测定重度抑郁障碍（major depressive disorder，MDD）急性期和缓解期患者血浆中的代谢分子，急性期患者体内的代谢物包括脂肪酸、甘油、γ-氨基丁酸（gamma aminobutyric acid，GABA）、3-羟基丁酸的浓度均发生了明显下降，其中 3-羟基丁酸浓度下降最显著，与急性期患者相比，缓解期患者体内的代谢分子浓度更接近健康者。另外，精神障碍患者易出现代谢紊乱，如：饱和脂肪酸、脯氨酸、谷氨酸等在内的 6 种代谢产物浓度在精神分裂症患者中显著升高；谷氨酸的浓度在所有的精神障碍患者中也均显著升高；脯氨酸浓度仅在精神分裂症患者中显著升高。所以精神障碍疾病与代谢组学有关。

367. 为什么氧化应激与精神障碍性疾病有关

答：氧化应激可以通过破坏细胞膜，破坏蛋白质分子；通过激活半胱氨酸蛋白酶，降解细胞骨架；通过激活核酸内切酶，引起 DNA 中碱基点突变或使 DNA 断裂；通过改变线粒体通透转运体功能，导致通透性水肿或线粒体膜电位去极化，线粒体氧化磷酸化失偶联或释放凋亡调控蛋白；通过影响细胞外信号的转导等一系列途径参与神经细胞的凋亡、神经退行性改变、神经元可塑性改变的过程。慢性应激的抑郁症动物模型显示有氧化应激对线粒体的损害，脑皮层、海马等区域存在神经细胞的凋亡。抑郁症的神经存活和神经可塑性是通过 MAPK/ERK 途径，使 Bad 磷酸化，增加 Bcl-2，而抑制凋亡。因此，氧化应激与精神障碍性疾病有关。

368. 为什么精神障碍性疾病治疗要强调个体化

答：基因是影响人类和动物正常与异常行为的主要因素之一，个体之间由于基因序列改变所致基因表达水平变化，如基因突变、基因杂合丢失和微卫星不稳定等，导致同一种疾病在不同机体临床表现与治疗存在个体差异。所谓"功能性精神障碍"（如精神分裂症、心境障碍、儿童孤独症、神经性厌食症、儿童多动症、惊恐障碍等）都不能用单基因遗传来解释，而是多个基因的相互作用。精神药物主要通过肝脏代谢，肝脏的药物代谢酶如细胞色素 P450 酶（cytochrome P450 enzyme，CYP450），有不同的亚型：CYP1A2、CYP2C19、CYP2D6 和 CYP3A4 等，其活性存在个体和种族差异，CYP 酶活性缺陷的个体被列为慢代谢（poor metabolism，PM），含有两个突变的基因拷贝；代谢稍低个体定义为中间代谢（intermediary metabolism，IM），含有一个正常基因拷贝和一个突变的基因拷贝；正常的个体定义为快代谢型（extensive metabolism，EM），含有两个正常基因拷贝。中间代谢型和快代谢型有较高的平均代谢率。因此剂量的个体化和药物间的相互作用是临床合理用药的关键。所以精神障碍疾病治疗要强调个体化。

（林　萍　李　丹）

第二节　精神性疾病的特殊检验

369. 为什么精神分裂症诊断需要关注遗传因素

答：现代对于遗传因素的研究主要是在精神分裂症的核心家系和高发家族中寻找染色体和基因异常。分子生物学技术的完善及在精神科领域的应用，使得多个染色体异常被报道，如较集中的有第5、第11、第21和第8号染色体的长臂及第19号染色体的短臂和X染色体，和后来的第6、第13和第22号染色体；近年来分子遗传学研究发现精神分裂症可能与多巴胺系统、5-羟色胺系统、免疫系统及其他基因有关。与精神分裂症发生高风险有关的一个蛋白质是神经调节蛋白-1（neuregulin-1，NRG-1），它在神经系统的发育和功能方面至关重要。缺少Aph1B/C-γ-分泌酶（Aph1B/C-y-secretase，它在本质上是一种分子剪刀，可以把NRG-1剪切成正确的长度）可能在小鼠中引发类精神分裂症的症状，并且这类药理学和行为的异常可以通过针对这种分泌酶的抗精神病药物加以逆转。因此，精神分裂症诊断需要关注遗传因素。

370. 为什么精神分裂症患者会出现多种内分泌指标的改变

答：精神分裂症患者常有内分泌功能变化，其中主要是下丘脑-垂体单位下联的三个靶腺轴系统：性腺轴系统、甲状腺轴系统及肾上腺轴系统的变化，而这些变化与神经递质代谢异常有关，如多巴胺活动过度。多巴胺可使催乳抑制因子释放增多，从而使催乳素含量降低。另外，精神分裂症患者的雌二醇、睾酮、促黄体生成素等含量与正常对照组比较，差别有显著意义。因此，精神分裂症患者会出现多种内分泌指标的改变。

371. 为什么脂类代谢紊乱与精神分裂症相关

答：检测精神分裂症患者尸体脑组织中的DNA和蛋白表达谱，能发现大脑中脂类代谢相关蛋白表达异常，而基于磁共振代谢组学研究发现脑组织中脂类信号减弱。另外，血脂是影响5-羟色胺合成的重要因素，而5-羟色胺既是神经递质，也是血管活性物质，在呼吸、体温、睡眠、摄食行为的调解中发挥重要作用。血脂水平下降可导致5-羟色胺功能降低，从而导致其受体活性下降，可能诱发精神分裂症阳性症状。因此提示脂类代谢紊乱与精神分裂症相关。

372. 为什么糖代谢的异常可能与精神分裂症有关

答：精神分裂症与葡萄糖耐量受损、胰岛素抵抗以及2型糖尿病发病危险性增高密切相关。但是，这种增高的危险性不是由于抗精神分裂症药物所致，而可能是精神分裂症自身存在易感素质相关问题，抗精神病药物只不过起着类似于催化剂的作用。这是因为在抗精神分裂症药物问世之前，就发现精神分裂症患者存在糖代谢异常和胰岛素抵抗。而且，首次发病、未曾用过抗精神病药物的精神分裂症患者与正常者对比，其血浆胰岛素水平升高，而胰岛素样生长因子-1（insulin-like growth factor-1，IGF-1）降低，而 IGF-1 功能异常可能是产生胰岛素抵抗的基础。因此，糖代谢相关因子的异常可能与精神分裂症的有关。

373. 为什么精神分裂症患者需检测抗氧化系统

答：精神分裂症患者血中存在各种抗氧化物质和脂质过氧化物水平的异常，推测精神分裂症患者脑内自由基生成过多和（或）生理性清除机制减弱，导致脂质过氧化反应增多，神经毒性增强，可能在该病发生中起一定的作用。以往大多测定 1 种或 2~3 种抗氧化物质的水平，而各种抗氧化物质是相辅相成的，单一测定某几种难以全面地反映机体的总抗氧化能力，因此有必要更全面系统地检测精神分裂症患者的抗氧化系统，以便更合理、客观的分析氧自由基反应在精神分裂症精神病理中的意义。

374. 为什么氧化应激可能引发精神分裂症

答：正常情况下产生的自由基，机体可以利用发挥生理作用。但当某种因素使氧自由基生成过多和（或）各类抗氧化物质减少，则体内氧自由基积聚，导致过氧化损伤增多，可损伤脂质、蛋白质、DNA、糖等。神经细胞膜上高浓度的多聚不饱和脂肪酸的不饱和双键极易受到氧自由基攻击，而发生脂质过氧化反应，从而影响神经细胞膜功能，引起神经毒性作用，多巴胺（dopamine，DA）的神经毒性作用部分通过氧自由基途径而产生。多巴胺在单胺氧化酶（Monoamine Oxidase，MAO）作用下氧化生成醛，醛最后转化为高香草酸（Homovanillic Acid，HVA），同时产生 H_2O_2。生理情况下，DA 代谢主要依靠 MAO 和儿茶酚-O-甲基转移酶，自动氧化反应很少，但当 DA 释放增多或酶代谢途径受损时，自动氧化途径亢进，醌和氧自由基生成增多。因此氧化应激是精神分裂症发病的重要诱因。

375. 为什么精神分裂症患者药物治疗期间需进行血药浓度监测

答：精神分裂症患者长期服药虽可减少复发，但亦可引起严重不良反应，如：静坐不能，患者拒绝用药和就诊，降低治疗的依从性，特别是迟发性运动障碍（tardive dyskinesia，TD），这是一种很难治疗的锥体外系症状，以面部出现不自主的咀嚼、吮吸、做鬼脸和（或）一侧肢体扭动等异常动作为特征。经典抗精神病药物所致 TD 的年发病率为 5%；老年病患者一年内的风险率可高达 25%~30%；非典型抗精神病药物的 TD 发生率明显低于经典抗精神病药物。对 TD 暂无有效的治疗手段，所以一旦发生，需考虑停换药物。此外，在治疗中应注意"个体化"原则，不同患者对药物的敏感性及耐受性不同，尤其是首次接受药物治疗的患者。中、老年及儿童患者更应注意躯体情况及耐受性，抗精神病药物的剂量宜偏小。

376. 为什么检测脑脊液 β 淀粉样蛋白可用于诊断阿尔茨海默病

答：脑内 β 淀粉样蛋白（amyloid β-protein，Aβ）来源于其前体物质 β 淀粉样前体蛋白（amyloid precursor protein，APP）。APP 是一种跨膜蛋白质，在体内各种组织广泛存在，而在脑组织的表达最高。在生理条件下，多数 APP 由 α 分泌酶裂解成可溶性的 APP 肽，

APP 肽进一步被 γ 分泌酶裂解产生 P3，极少部分 APP 在胞质溶酶体经 β 分泌酶和 γ 分泌酶作用裂解为 Aβ。Aβ 有 40 个氨基酸和 42 个氨基酸 2 种形式（Aβ40 和 Aβ42），其中 Aβ42 容易引起聚集，具有较强的细胞毒性。在某些病理条件下，APP 主要经 β 分泌酶和 γ 分泌酶顺序剪切产生过多的 Aβ，其在脑内的沉积会导致阿尔茨海默病（alzheimer disease，AD）发病。γ 分泌酶在 Aβ 产生中起非常重要作用，决定了产生的 Aβ42 在其中所占的比例。此酶至少由 presenilin、nicastrin、APH1 和 Pen2 共 4 种跨膜蛋白组成。Presenilin 即衰老蛋白，是 γ 分泌酶的催化亚基，其成熟的形式存在于酸性的内吞体和质膜上。现已发现编码衰老蛋白 1 的基因上的一百多个突变都能引起家族性老年痴呆，其致病机制很可能是因为突变体改变 γ 分泌酶活性，增加 Aβ42 产生的比例。

377. 为什么载脂蛋白 E 基因突变与阿尔茨海默病密切相关

答：载脂蛋白 E（ApoE）基因编码的蛋白与 β 淀粉样蛋白（Aβ）的沉积和清除有关，参与突触发生、Tau 蛋白磷酸化、神经元死亡和脂质代谢。ApoE 编码蛋白有 3 种同型异构体（ε2，ε3，ε4）。其中 ε3 在人群中最常见，ApoEε3/ε4 携带者发生 AD 的相对危险度是 ApoEε3/ε3 携带者的 2~4 倍，而 ApoEε4/ε4 携带者发生 AD 的相对危险度是 6~30 倍。ApoEε4 有明显的年龄相关性，对于 70 岁之前发病的患者影响更明显。

378. 为什么进行 ApoEε4 基因检测对血管性痴呆的发病预测有意义

答：ApoE 基因型和血管性痴呆的危险因素，如：高血压、糖尿病、动脉粥样硬化、高脂血症及缺血性脑卒中等均有关联。尤其是 ApoEε4 基因增加了血管性痴呆发病风险，ApoEε4 是卒中后认知功能下降的危险因素。ApoEε4 裂解片段分布于血管性痴呆患者大脑神经元纤维缠结、血管和反应性星型胶质细胞。定量分析表明，大约 38.4% 的神经元纤维缠结包含 ApoE 片段。提示了 ApoEε4 参与了血管性痴呆的病理过程，是对"ApoEε4 基因增加了血管性痴呆发病风险"观点的有利支持。

379. 为什么自噬与血管性痴呆有关

答：自噬是指细胞在自噬相关基因的调控下，利用溶酶体、自噬泡降解自身受损的细胞器和大分子物质的过程，被称为 II 型程序性死亡。微管相关蛋白 1 轻链 3（microtubule-associated protein 1 light chain 3，LC3）是在高等真核细胞中发现的第一种自噬体膜蛋白，是自噬的关键蛋白，被广泛应用于检测哺乳动物中自噬活性和自噬体形成。LC3 分为 I 型和 II 型。在自噬发生过程中，I 型 LC3 主要存在于细胞质中，经泛素样加工修饰，与自噬膜表面的磷脂酰乙醇胺结合，形成 II 型 LC3 并聚集到自噬体膜上。自噬过度激活可导致神经细胞死亡，所以自噬与血管性痴呆有关。

380. 为什么骨代谢的实验室诊断项目与帕金森病密切相关

答：帕金森病（Parkinson's disease，PD）是常见的神经退行性疾病之一，临床主要表现为静止性震颤、运动减少、肌强直和姿势平衡障碍。PD 患者易跌倒，易发生骨折，为 PD 严重的并发症。易跌倒、易骨折除与患者肌强直及姿势平衡障碍有关外，还与患者骨质疏松的发生有关。在 PD 患者中维生素 D 缺乏和骨量减少非常普遍，约有 91% 的女性和

61%的男性 PD 患者存在骨质疏松及骨质疏松症，提示骨质改变及骨钙代谢异常在 PD 患者中普遍存在。

381. 为什么抑郁障碍需检测多项实验室指标

答：多种指标与抑郁障碍的发病机制有关，例如：5-羟色胺（5-hydroxytryptamine，5-HT）、糖皮质激素受体、脑源性神经营养因子（BDNF）基因、甲状腺素和血脂水平改变、神经激肽（neurokinin，NK）受体、N5，N10-亚甲基四氢叶酸还原酶基因等纷纷被研究证实与抑郁有关，但非特异性。因此抑郁障碍需结合多项实验室指标。

382. 为什么抑郁障碍患者激素水平会异常

答：抑郁障碍患者有下丘脑-垂体-肾上腺轴（HPA）、下丘脑-垂体-甲状腺轴（HPT）、下丘脑-垂体-生长激素轴（HPCH）的功能异常，尤其是 HPA 功能异常。部分抑郁发作患者血浆皮质醇分泌过多，分泌昼夜节律改变，无晚间自发性皮质醇分泌抑制，地塞米松不能抑制皮质醇分泌；重度抑郁发作患者脑脊液中促皮质激素释放激素（corticoliberin，CRH）含量增加。提示抑郁发作 HPA 功能异常的基础是 CRH 分泌过多。HPT 功能异常，导致甲状腺激素分泌异常，抑郁障碍患者的甲状腺素（thyroxin，T4）升高，三碘甲状腺原氨酸（triiodothyronine，T3）正常，促甲状腺激素（thyroid stimulating hormone，TSH）的分泌也发生改变。

383. 为什么抑郁障碍患者易患心血管病

答：抑郁障碍作为心血管的独立危险因素，不但增加心血管疾病的发病率，而且对心血管的预后产生不良影响，这种影响存在于不同性别、不同年龄、不同种族的人群中间，并且心血管的发病风险与抑郁障碍的严重程度有关，轻型抑郁可使心血管的发病风险增加 1~2 倍，而重型抑郁则增加 3~4 倍。

抑郁症患者易患心血管疾病可能的机制如下：

（1）血小板的激活和聚集作用的增强：在血栓形成中起着关键性作用，从而影响心血管病的发生和发展，凡是能影响血小板功能的因素均可影响心血管病的发生和发展。

（2）血液动力学改变：抑郁症患者血浆一氧化氮（nitric oxide，NO）代谢及血小板内皮细胞 NO 合成的下降，使血管舒张功能受限，血管紧张性增加。

（3）免疫炎症系统激活：有抑郁症的心血管病患者比正常对照组有高水平的前炎症因子 TNF-α 和低水平的抗炎因子 IL-10；心血管病伴抑郁症患者 C 反应蛋白、IL-6、TNF-α 等炎性细胞因子增加并引起 T、B 淋巴细胞的迁移。

（4）代谢系统异常：抑郁症患者有糖及脂肪代谢异常，肥胖、糖尿病和高胆固醇血症的发病率比正常人高，这些因素都是心血管病的独立危险因子。

（5）社会行为学机制：抑郁症患者受其症状的支配而出现了一些不利于心脏的行为，如：活动减少、肥胖、自理能力下降、对心血管疾病治疗依从性差、吸烟、酗酒等，来自社会的压力（歧视、不信任等）、感情上缺乏社会支持；这些都可诱发和加重心血管病；另外，抑郁症伴随出现的其他负性情绪（如敌对、焦虑等）也能增加心血管病的发病率和病死率。

384. 为什么血糖指标异常与精神抑郁有关

答：2 型糖尿病是一种多因素参与，例如生物因素、心理因素、社会因素、遗传和非遗传因素等多种因素引起的机体胰岛素水平相对不足或绝对不足，以高血糖为特征，伴糖、脂肪代谢紊乱的内分泌代谢性疾病。循证医学观点认为，心理和社会因素在糖尿病发生发展中扮演重要角色，或许是 2 型糖尿病发生的始动因素。心理应激后，由于代谢消耗的需要，机体动员葡萄糖调节机制，在胰高血糖素、皮质醇、肾上腺素、去甲肾上腺素等内分泌激素作用下，正常人均可出现短暂性血糖增高，长时间持续不良情绪刺激甚至可诱发糖耐量减退甚至糖尿病，因此，精神抑郁可导致血糖指标异常。

385. 为什么抑郁障碍患者需进行神经化学检测

答：（1）5-羟色胺假说：5-羟色胺（5-HT）功能活动降低可能与抑郁发作有关，阻滞 5-HT 再摄取的药物、抑制 5-HT 降解的药物、5-HT 的前体色氨酸和 5-羟色氨酸均具有抗抑郁作用。一些抑郁发作患者脑脊液中 5-HT 的代谢产物 5-羟吲哚乙酸（5-hydroxyin-doleacetic acid，5-HIAA）含量降低，浓度越低，抑郁程度越重，伴自杀行为者比无自杀企图者更低。

（2）去甲肾上腺素（noradrenalin，NE）假说：NE 功能活动降低可能与抑郁发作有关，抑郁发作患者中枢 NE 浓度降低，NE 代谢产物 3-甲氧基-苯乙二醇（3-alpha-phenyl ethylene glycol，MHPG）浓度增加；尿中 MHPG 明显降低，转为躁狂发作时则升高。

（3）多巴胺（DA）假说：DA 功能活动降低可能与抑郁发作有关，阻滞 DA 再摄取的药物（安非他酮）、多巴胺受体激动剂（溴隐亭）、多巴胺前体（L-多巴）具有抗抑郁作用。抑郁发作患者尿中 DA 主要降解产物高香草酸水平降低。

386. 为什么抑郁障碍患者需做药物浓度的监测

答：多数精神药物治疗指数高，用药安全，但有的药物如锂盐的治疗指数低，安全性小，需要密切监测血中药物浓度。长期应用某些精神药物如苯二氮䓬类可导致耐受，使药效降低。药物的药效学相互作用可以引发毒性不良反应。慢性疾病患者普遍对药物治疗依从性差，精神障碍患者更是如此。药物浓度的监测，使患者和医生掌握精神药物治疗的原则，及时更正药物剂量与类别，从而减少药物不良反应的发生，是解决依从性差的有效手段。

387. 为什么抑郁障碍发作时 C 反应蛋白会增高

答：C 反应蛋白是急性时相蛋白中的一种正性蛋白。感染急性期会发生组织损伤，局部缺血及白细胞增多，微量元素等代谢的改变。随着组织结构与功能的复原，急性时相蛋白浓度也随之恢复正常。急性时相蛋白由各种各样的炎性细胞因子诱导，这些炎性细胞因子通过激活巨噬细胞或单核细胞而产生。各种内外刺激激活单核巨噬细胞，使其合成和分泌白细胞介素-1、肿瘤坏死因子，它们可刺激成纤维细胞合成和分泌白细胞介素-6，白细胞介素-6 又能刺激肝脏合成正性急性时相蛋白。这表明 C 反应蛋白与细胞因子关系密切。而抑郁症患者存在细胞因子介导的免疫异常。

388. 为什么抑郁障碍患者应作遗传基因检查

答：对短串联重复序列多态性（Short tandem repeat polymorphism，STR）遗传位点进行全基因组连锁分析，发现抑郁障碍与反应结合蛋白 1 基因（Reaction binding protein 1，CREB1）所在染色体区域 2q33-q35 呈现连锁。研究了 81 个早发复发性抑郁症家系中的女性患者，检测了与情感障碍共分离的 CREB1 基因启动子和内含子 8 的序列变异或缺失，提出 CREB1 基因很可能是抑郁症的限性易感基因，认为情感障碍的病理生理包含了 cAMP 信号通路和其他相关因素，然而这条信号通路并不局限于脑细胞中，而是在体内广泛分布。因此，抑郁障碍患者应作遗传基因检查。

389. 为什么抑郁障碍与氧化应激有关

答：抑郁症患者的血液检测和尸检研究提示，抑郁症的外周与中枢均有氧化应激反应。心理应激与神经递质代谢异常是抑郁症发生氧化应激的主要原因。心理应激激活交感神经系统（sympathetic nervous system，SNS）和下丘脑-垂体-肾上腺轴（HPA）。SNS 负责快速的应激反应，在几秒钟内释放儿茶酚胺（肾上腺素、去甲肾上腺素），可造成缺血、缺氧。抑郁症的神经递质异常表现为 5-HT、NE、DA、谷氨酸等的水平异常及其受体功能的紊乱。单胺氧化酶（monoamine oxidase，MAO）是 5-HT，NE 等单胺类神经递质的降解酶，抑郁症心理应激时 MAO 表达增加，它降解单胺类神经递质的过程中，会产生过氧化氢，继而造成氧化损害。所以抑郁障碍与氧化应激有关。

390. 为什么中枢利钠肽-HPA 轴对焦虑障碍有影响

答：利钠肽包括 A-型利钠肽（Atrial natriuretic peptide，ANP）、B-型利钠肽（B-type natriuretic peptide，BNP）、C-型利钠肽（C-type natriuretic peptide，CNP）。在人和啮齿类动物，ANP 可抑制下丘脑-垂体-肾上腺轴（HPA）系统的整个水平；BNP 可调节 HPA 轴的活性；CNP 则通过增强下丘脑 CRH 的释放，激活 HPA 轴，触发焦虑样效应。利钠肽对 HPA 轴有不同调节作用，ANP、BNP 可抑制 HPA 轴有抗焦虑作用，CNP 的作用则相反，CNP 有激活 HPA 轴、致焦虑的作用。不同利钠肽及其受体间的失平衡可导致 HPA 轴的紊乱，产生焦虑情绪。焦虑障碍患者血浆 ANP 处于低水平，血浆 ANP 浓度增加或给予 ANP 受体激动剂均可降低焦虑，由此说明中枢利钠肽-HPA 轴对焦虑障碍有影响。

391. 为什么焦虑障碍患者血 C 反应蛋白、白细胞介素-6 水平与记忆功能相关

答：白细胞介素（IL）和炎性趋化性因子在广泛性焦虑障碍的免疫调节反应中扮演着重要角色。炎性细胞因子可影响认知功能，在学习、记忆功能中具有重要作用。IL-6 是一种在机体防御、炎性反应、免疫反应等过程中起重要作用的多效细胞因子。IL-6 可以通过影响突触可塑性及神经发生影响认知功能。焦虑障碍患者常主观感受到认知功能下降，存在免疫功能异常，其外周血 CRP 及 IL-6 水平均高于正常，焦虑障碍尤其是晚发焦虑障碍患者存在 CRP 和 IL-6 水平升高。炎性介质可通过神经元超兴奋和刺激肾上腺皮质分泌激素，从而对神经元的可塑性和记忆功能产生不良影响。首发广泛性焦虑障碍患者外周血 CRP、IL-6 水平与 DMS 测验的多项指标存在相关性，CRP 和 IL-6 水平越高，其完成记忆任务的正确数越少，反应时越长，即时记忆和短时视觉记忆功能越差。高水平的 IL-6 可导致认知功能下降，CRP

与轻度认知功能障碍具有密切的关系，CRP 水平高者发生认知损害的风险更高。

392. 为什么 2 型糖尿病患者胰岛素抵抗会引发焦虑障碍

答：2 型糖尿病（T2DM）作为一种心身疾病，心身交互在其发生、发展、转归过程中起着重要作用。焦虑障碍与 T2DM 患者胰岛素抵抗（IR）之间存在着相互作用，焦虑障碍可诱发及加重 IR，而严重的 IR 也可加重患者的焦虑障碍。推测情绪障碍与 DM 之间存在相互作用，可互为因果。T2DM 患者具有内在的肾上腺能神经刺激的葡萄糖反应异常，轻微的焦虑应激就可能引起明显的血糖升高。而反复的间断性焦虑应激性高血糖可对胰腺分泌功能产生持久的损害，从而促进 T2DM 的发生、发展；IR 明显时，血糖控制不理想，患者对病情感到焦虑、恐惧，会加重情绪障碍；情绪障碍反之又可影响 IR，从而造成恶性循环。因此，药物治疗与心理干预相结合，对防治 T2DM 以及存在 IR 征象的个体是很重要的。

393. 为什么甲状腺功能亢进会引起焦虑障碍

答：甲亢患者焦虑障碍的患病率明显高于普通人群。交感系统的激活是焦虑发病的重要内分泌机制。①甲亢伴焦虑患者 FT3、FT4 较单纯甲亢患者升高更明显，年龄的增长及 FT3 水平的升高与 SAS 积分呈正相关。年龄越大、甲状腺激素水平升高越明显，焦虑症状越严重。FT3 与焦虑障碍呈正相关。②抗甲状腺药物治疗可改善焦虑症状，这与治疗后甲状腺激素的下降有关，并且与甲状腺肿大的消退、突眼的缓解有关；另外甲亢导致的心血管系统的异常得到改善，心动过速、心悸、胸痛、血管跳动感、昏倒感、心搏脱漏等焦虑症状减轻，可以明显降低汉密尔顿焦虑量表（Hamilton Anxiety Scale，HAMA）评分分值，减轻焦虑症状。年龄越大、甲状腺激素水平越高，伴发焦虑的危险性也越高。单一进行抗甲状腺治疗能改善患者焦虑症状，但联用抗焦虑类精神药物，可以更好地改善患者生活质量并缩短病程。

394. 为什么 ApoE 基因多态性对冠心病患者的焦虑情绪有影响

答：抑郁焦虑是冠心病（CHD）患者较常见的情绪障碍。CHD 患者抑郁与 ApoE 基因 ε3/4 型与 ε4 等位基因多态性有一定关联。CHD 患者焦虑组 ε4/4 基因型和 ε4 等位基因频率明显高于无焦虑组，无焦虑组与对照组间各基因型与等位基因频率差异无显著性，在 CHD 患者焦虑情绪的发生过程中，ε4/4 基因型和 ε4 等位基因可能起到一定的作用。ApoE 基因多态性与冠心病患者焦虑的发生有关。另外，CHD 患者中 ε4 等位基因携带者的焦虑评分及 TC、LDL-C 明显高于非 ε4 等位基因携带者，ApoEε4 等位基因可能对 CHD 患者焦虑情绪的发生起到了促进作用。其机制可能有两方面：①ApoEε4 等位基因携带者导致了 TC、LDL-C 等血脂成分的改变，从而导致患者的血管动脉硬化程度不同，血管病变导致了纹状体-苍白球-丘脑-皮质回路的情绪调节功能发生障碍，引起焦虑的发生；②ApoEε4 携带者可能通过影响中枢神经 5-羟色胺、去甲肾上腺素、多巴胺等神经递质系统，导致神经递质的水平失去平衡，从而引起心理行为方面的"焦虑样"改变和冠心病、冠状动脉事件等一系列生理病理改变。

395. 为什么能量代谢异常会引发自闭症

答：脑是人体消耗能量最多的器官，特别是大脑发育过程需要大量能量，自闭症

（Autism，ASD）儿童更倾向于脂肪、淀粉类高热量的食物，可能正是 ASD 儿童体内的能量代谢出现了问题。ASD 儿童的 NAD^+ 和 NADPH 等参与线粒体能量代谢的物质明显减少，缺乏能量供给的大脑可能促使 ASD 儿童选择高能量的食物．此外，ASD 患者血清中肉碱（carnitine）和丙酮酸（pyruvic acid）的含量明显降低，而丙氨酸和氨的量明显升高。肉碱能将长链脂肪酸送入线粒体参与能量代谢，而丙酮酸是能量代谢过程中的中间产物，在无氧环境下可通过无氧呼吸过程产生很少的能量并生成乳酸．通过磁共振波谱（magnetic resonance spectrum，MRS）分析对 ASD 儿童进行检测发现，他们血液中乳酸明显增加，而脑中的 N-乙酰-天冬氨酸（N-acetyl-asparate，NAA）含量明显降低。ASD 儿童体内的能量代谢异常，能量供给不足，还有可能缺氧，导致脑中神经代谢出现紊乱并损伤神经系统。

396. 为什么自闭症患者的细胞因子水平发生改变

答：自闭症（ASD）是一种以社会人际交往障碍、言语沟通异常、行为刻板和重复为特征的广泛性精神发育障碍。免疫失调在 ASD 的发病机制中起着重要的作用，包括细胞因子平衡失调、T 细胞和 B 细胞异常、自然杀伤细胞功能改变、免疫抑制因子生成减少和功能减弱、自身抗体生成增多等。IL-1β 水平增高，其可以穿过血脑屏障，并能刺激下丘脑表达引起神经内分泌的变化，能够诱导中枢神经系统某些区域的神经祖细胞增殖，影响刻板动作和认知行为。IL-6 增高，它很容易穿过胎盘进入胎儿组织，是唯一能诱导胎盘的生理变化和基因表达的细胞因子，能够影响神经发育，使 γ-氨基丁酸（GABA）功能失调从而改变行为、认知。患者 TGF-β 降低，它具有神经保护作用，能限制过度的 T 细胞活化和炎症，是一种抗炎因子，并参与神经元的迁移、生存和突触的形成。GM-CSF 增多，它能在自闭症神经炎症中发挥抗炎效应，促进受损轴突再生，从而促进神经发育，进而促进认知和适应功能，它的增高可能是机体针对炎症刺激所产生的保护反应。

397. 为什么维生素 D 对自闭症具有免疫调节作用

答：ASD 患儿中自身免疫缺陷性疾病发生率较高，部分 ASD 患儿与正常人相比 T 淋巴细胞数量减少、辅助 T 细胞和 B 细胞数量减少、Treg 细胞表达减少、自然杀伤细胞活性减低等，自闭症与免疫系统功能异常有关。维生素 D 在维持大脑内稳态、促进胚胎和神经发育、免疫调节（包括大脑自身的免疫系统）、抗氧化、抗凋亡、影响神经分化及基因调控方面都有独特的作用。维生素 D 进入血液循环后与维生素 D 结合蛋白结合，并先后运送至肝脏和肾脏，分别在 25-羟化酶和 1α 羟化酶的作用下生成 25-羟维生素 D_3（25（OH）D_3）和活性形式的 1，25-羟维生素 D_3（1，25（OH）$_2D_3$）。母孕期缺乏维生素 D 会影响胎儿的脑部发育以及怀孕期间母亲免疫系统的状态，是引起 ASD 的环境危险因素之一。

ASD 患儿血清 25-羟维生素 D_3（25（OH）D_3）比健康儿童显著降低，主要是维生素 D 缺乏和维生素 D 不足。维生素 D 通过调解辅助性 T 细胞和调节性 T 细胞发挥免疫调节作用。ASD 患儿中维生素 D 的缺乏可引起免疫功能的失调。ASD 患儿体内维生素 D_3 的缺乏可导致 Th1/Th2 比率下调、Treg 表达水平的下调，Th17 表达的升高。1，25（OH）$_2D_3$ 在先天免疫和适应性免疫中发挥重要作用。ASD 患儿血清 25（OH）D_3 比健康儿童显著降低，且维生素 D 的缺乏可诱发自闭症患儿体内免疫功能的失调。

398. 为什么5-羟色胺与睡眠障碍相关

答：神经递质与睡眠调节及情绪变化密切相关。5-羟色胺（5-HT）最早是从血清中发现的，又名血清素。广泛存在于哺乳动物组织中，特别是在大脑皮层及神经突触内含量很高。杏仁核中的5-HT具有促进睡眠的作用，能延长慢波睡眠、快速眼动睡眠和总睡眠时间。中缝背核和腹外侧视前区中5-HT则促进觉醒，减少睡眠。5-HT作为上行激活系统的重要组成部分，在维持觉醒和警觉状态中发挥重要作用，在觉醒期放电活跃，非快速眼球运动睡眠期活动减弱，快速眼球运动睡眠期则停止放电。因此，如果其水平发生变化，可能会引起睡眠障碍。

399. 为什么多巴胺的变化与睡眠障碍相关

答：多巴胺（DA）是一种存在于神经组织和体液中的儿茶酚胺类神经递质，是脑功能的物质基础。它在人脑中特定区域的含量分布影响着垂体内分泌机能的协调，而且直接与神经活动有关。DA在觉醒状态中起着极其重要的作用，此作用是通过多巴胺能神经系统来发挥的。多巴胺能神经元主要分布于中脑腹侧被盖区和黑质致密部。大量的数据显示DA是调节行为觉醒的关键递质。在快速眼球运动睡眠剥夺96小时后的恢复期，DA第二受体阻滞可导致快速眼动睡眠明显减少。

400. 为什么组胺的变化与睡眠障碍有关

答：组胺是自体活性物质之一，在体内由组氨酸脱羧基而成，也是中枢神经系统中的一种重要的神经递质或神经调质。其是促进觉醒和维持觉醒状态的一种兴奋性神经递质。下丘脑后部的结节乳头体核及邻近区域是组胺能神经元在中枢神经系统中聚集的唯一部位。脑内组胺受体主要包括第一与第二受体及抑制组胺合成和释放的自身受体第三受体。快速眼球运动睡眠与组胺能阻断关系密切，选择性组胺第一受体拮抗剂氯苯那敏可完全阻断固定化应激引起的快速眼球运动睡眠增多，且氯苯那敏可能通过第一受体抑制胆碱能神经元，使快速眼球运动睡眠减少。

401. 为什么睡眠障碍患者的心肌肌钙蛋白会升高

答：急性睡眠不足导致过度激活交感神经，减少副交感神经对心脏的调节，降低自主压力反射器的灵敏性，交感神经过度激活后，会使心率加快、心肌收缩力增加、心肌功能受损，出现心律失常，激活肾素-血管紧张素-醛固酮系统，使外周阻力血管收缩。睡眠障碍还会增加纤维蛋白原水平，纤维蛋白原水平升高，会增加血浆和全血黏度，通过间接或直接途径激活凝血因子，使血液处于高凝状态，引起心血管病的发生。心肌肌钙蛋白（cTn）是肌钙蛋白复合体中与心肌收缩功能有关的一组蛋白。当心肌损伤或坏死时，可因心肌细胞通透性增加和（或）cTn从心肌纤维上降解下来而导致血清cTn增高，前者呈迅速而短暂性升高，后者呈持续性升高。因此，血清cTn浓度可反映心肌损伤的情况，是心肌损伤的特异性标志。

402. 为什么白细胞介素-1β能影响睡眠

答：白细胞介素-1β（IL-1β）对睡眠进行调节的位点存在于下丘脑视前区和脑干中缝背

核，这些神经核团除了包含支配整个神经系统的胺能神经元细胞体外，还存在 IL-1β 的受体。IL-1β 和胺能神经元系统对彼此都能产生影响，而且两个系统中有很多功能是相互重叠的。IL-1β 对非快速眼球运动睡眠的作用存在剂量及时间依赖性，是通过抑制促进觉醒的神经核团来发挥促进非快速眼球运动睡眠。IL-1β 能促进 NF-κB 激活，NF-κB 的激活可促进其他调节睡眠的物质生成，如腺苷，以及与前列腺素 D2 和一氧化氮合酶生成相关的环氧合酶 2。

403. 为什么睡眠障碍患者要检测血糖含量

答：睡眠障碍或睡眠质量差可能对血糖调节产生负面影响，引起糖耐量减低和胰岛素敏感性下降，从而可能诱发 2 型糖尿病。延迟入睡时间可使生长激素在睡前突然释放，然后再出现正常睡眠时的生长激素释放，可引起葡萄糖耐量降低，还可能会导致清晨出现血糖紊乱。连续一个星期的睡眠限制，会造成人体瘦素分泌减少，而饥饿激素的分泌增加，特别是对高碳水化合物含量的食物胃口大增，导致热量摄入过多，由此可能导致肥胖和胰岛素抵抗的发生。另外，连续睡眠限制的年轻人血浆中炎症细胞因子 IL-6 和 TNF-β 的分泌往往增加，这些炎症细胞因子能抑制脂肪与肌肉组织摄取葡萄糖，增加抵抗低血糖的激素的分泌，促进脂解作用，诱导游离脂肪酸释放，从而促进了糖尿病的发展。因此，需要对血糖水平进行检测。

404. 为什么睡眠障碍导致胰岛素指标异常

答：习惯睡眠时间≤5 小时者患糖尿病风险升高。其与每晚平均 8 小时睡眠者相比，分泌胰岛素多 50%，且对胰岛素敏感度降低 40%。睡眠障碍导致胰岛素指标异常的机制可能包括：内分泌改变、炎症反应、组织效应、表观遗传效应。如：睡眠障碍可导致血液中儿茶酚胺水平增高，其中的肾上腺素能够抑制胰岛素分泌并增加糖原的分解，并改变瘦素、生长激素释放肽以及肾上腺皮质激素的释放，这些激素能够影响胰岛素敏感性和糖代谢，从而导致胰岛素抵抗程度增高。

405. 为什么胱抑素 C、NAG 与阻塞性睡眠呼吸暂停低通气综合征相关

答：阻塞性睡眠呼吸暂停低通气综合征（obstructive sleep apnea hypopnea syndrome，OSAHS）是一种曾经被严重忽视的、与睡眠相关的严重呼吸障碍。它是指夜间 7 小时的睡眠过程中呼吸暂停和低通气反复发作在 30 次以上，或呼吸暂停指数（AHI，即平均每小时睡眠中呼吸暂停次数加低通气次数）≥5 次/小时。OSAHS 反复发生低氧、高碳酸血症，易引起肾功能损害。胱抑素 C（cystatinc，Cys-C）是一种低分子碱性非糖蛋白质，血清中的 Cys-C 几乎完全由肾小球滤过，在近曲小管完全由肾小管细胞重吸和降解，不被肾小管分泌。因此，血中 Cys-C 浓度可灵敏地反映肾小球滤过率的情况，是"理想"的内源性标志物。OSAHS 患者由于夜间反复发生低氧血症，产生大量氧自由基，从而发生氧化应激反应而引起肾小球上皮细胞足突融合，因肾小球基底膜结构发生改变而影响肾小球滤过率，引起血清 Cys-C 水平异常。尿 N-乙酰-β-D-氨基葡糖苷酶（Urinary N- acetyl beta-D-glucosidase，NAG）是一种高分子量的溶酶体水解酶，广泛分布于全身各组织器官中，由于分子量较大，血液中的 NAG 不能经肾小球滤过。尿 NAG 水平升高表达于早期肾脏损

伤，是肾小管损伤的灵敏指标。正常情况下血清中的 NAG 不能通过肾小球滤过，尿中的 NAG 主要来自近曲小管上皮细胞。OSAHS 夜间发生的间歇性缺氧刺激交感神经使其兴奋性增高，进一步激活肾素-血管紧张素-醛固酮系统产生强大的缩血管作用，其收缩肾出球小动脉的作用强于入球小动脉，继而引起缺血性肾损害和蛋白尿。当 OSAHS 引起长期慢性缺氧，机体发生氧化应激反应产生大量自由基，破坏肾小管上皮细胞膜结构，使尿中 NAG 水平明显升高。

406. 为什么阻塞性睡眠呼吸暂停低通气综合征会导致尿微量白蛋白增高

答：尿微量白蛋白（urinary microalbumin，mAlb）由肝脏合成，属肾小球性尿蛋白，正常情况下不能通过肾小球滤过膜，尿中含量甚微，如在尿中发现较多的 mAlb，是肾小球早期损伤的重要标志。OSAHS 患者夜间低氧、交感神经兴奋可改变肾小球渗透性而引起其滤过障碍，使患者尿中 mAlb 明显偏高。OSAHS 患者由于夜间反复发生呼吸暂停致低氧、高碳酸血症，使交感神经张力增高、血液黏滞度增高致肾脏微小血栓及缩血管物质分泌增多等而引起肾脏缺血。肾小球基底膜结构发生可逆性改变，mAlb 自基底膜滤出，从而导致 OSAHS 患者尿中 mAlb 明显增多。

407. 为什么心房钠尿肽与阻塞性睡眠呼吸暂停低通气综合征相关

答：心房钠尿肽（ANP）是由心房肌细胞合成并释放的肽类激素，其主要作用是使血管平滑肌舒张和促进肾脏排钠、排水。ANP 的分泌受物理因素、体液因素和神经因素的影响。OSAHS 患者血清中 ANP 水平增多，且其含量与呼吸紊乱指数呈正相关，OSAHS 患者由于胸腔负压增高，静脉回心血量增加，引起心房牵张，以及反复慢性低氧引起肺小血管收缩，肺动脉压力升高，而右心室压力负荷增加而引起血清中 ANP 水平升高。

408. 为什么肝功能异常会导致睡眠障碍

答：在肝功能异常时，一方面由于肝脏对机体有害代谢产物（如内毒素等）清除作用下降，导致有害物质储存体内，致肠源性内毒素血症，患者感觉腹胀、腹泻、恶心呕吐、呃逆等不适现象，从而影响睡眠，另一方面，可导致一些毒素如血氨、色氨酸、苯丙氨酸、酪氨酸等增多，毒素透过血脑屏障使大脑处于兴奋状态而影响睡眠。慢性乙肝患者由于病毒侵袭肝细胞，受损的肝脏对雌激素的灭活能力大幅度下降，异常水平的激素刺激神经系统，容易诱发睡眠障碍。此外，肝炎患者病情反复、经久不愈、沉重的经济负担及患者的自卑感，对疾病、对自己和家人生活、经济状况的担忧等可造成患者失眠。

（林　萍　胥　杰　李　丹　庞　丽　杨　瑶　阳青兰）

第三节　精神性疾病药物浓度监测和基因组学

409. 为什么血药总浓度可以作为反映药理效应的间接指标

答：药物进入人体内要经过吸收、分布、代谢及排泄等过程，血液中的药物浓度随时间而不断发生变化，且和药物效应密切相关，从药物剂量到药理效应受到多种因素的影响。血液是药物在体内转运的枢纽，当药物经各种途径被吸收入血后，通过血液循环到达作用部位或受体部位。血液中的药物一部分与血浆蛋白结合，另一部分处于游离状态，游离药物可通过扩散进入细胞外液，或进而扩散到细胞内，与受体相结合，产生药理效应。药理效应的大小，与药物和受体的结合程度有关，受体被药物结合的程度越高，药理效应越大。药物与受体主要通过范德华力、氢键、离子键等方式结合，是一种可逆性的生理生化过程，且这种过程服从于质量作用定律，并处于动态平衡之中。因此，靶部位的游离药物浓度愈高，与受体结合量愈大，药理效应愈强。作用部位的游离药物浓度与血药浓度（总浓度、包括游离的与血浆蛋白结合的）保持着动态平衡，因此，血药总浓度可以作为反映药理效应的间接指标。

410. 为什么临床上常用高效液相色谱法监测血药浓度

答：目前常用的血药浓度监测方法是微粒子酶免疫发光法、荧光偏振免疫分析法、免疫速率法、化学发光法和高效液相色谱法。近年来，高效液相色谱-质谱联用技术（LC-MS）也为 TDM 提供了更加灵敏、特异、高效的分析方法。

（1）高效液相色谱法（HPLC 法）：目前临床上用于监测血药浓度最常用的方法，这种方法检测灵敏度、精密度高、专一性强、应用范围广、但对样品的前处理要求非常高，主要是因为色谱柱作为分离、分析样品的重要载体，对进行分析的样品纯净度要求非常高，大分子蛋白质及其他大分子物质必须处理完全，以最大限度地减少对分析柱的柱效的影响，延长色谱柱的使用时间。HPLC 操作费时，费用相对较高。

（2）免疫法：免疫法主要是利用蛋白竞争的原理进行监测。现以化学发光微粒子免疫分析法、荧光偏振免疫分析法、均相酶免疫法为主，这类方法样品处理简单，获取结果时间较短，已成为临床用于评判疗效的一个重要依据。由于血药浓度监测不同于生化检验，需单独购置仪器，且仅局限于其研发后所能监测的药物。但该类仪器仍因其获取结果快速、样品处理简单、灵敏度高而受到临床的重视。

（3）质谱法：质谱法是通过将样品转化为运动的气态离子并按质荷比（m/z）大小进行分离并记录质荷比及其强度信息，从而获得按带电原子、分子或者分子碎片质荷比（或质量）大小排列的图谱来分析其成分和结构的一种仪器分析方法。根据质谱图提供的信息可以进行有机物和无机物的定性和定量分析，因此质谱法也是药物浓度分析方法之一，国际上将该方法作为血药浓度监测的金标准。

411. 为什么采用反相高效液相色谱法检测阿立哌唑

答：反相高效液相色谱（RP-HPLC）是由非极性固定相和极性流动相所组成的液相色谱体系，它正好与由极性固定相和弱极性流动相所组成的液相色谱体系（正相色谱）相反。RP-HPLC 的典型的固定相是十八烷基键合硅胶，典型的流动相是甲醇和乙腈。RP-HPLC 是当今液相色谱的最主要的分离模式，几乎可用于所有能溶于极性或弱极性溶剂中的有机物的分离。阿立哌唑是一种高脂溶性的抗精神病药物，具有拮抗多巴胺受体和激动自身受体的双重作用，为第二代新型非典型抗精神病药物。其结构中有两个苯环，故有明显的紫外吸收。在190~400nm 波长范围内进行紫外扫描，在 219、257nm 波长处均有一吸收峰。为减少溶剂峰和其他杂质的干扰，故选择 257nm 作为检测波长。同时由于反相色谱法具有操作简单、成本低、精密度和回收率高的优点，故反相高效液相色谱法对检测阿立哌唑有效。

412. 为什么要检测卡马西平药物浓度

答：卡马西平为三环类抗惊厥剂，具有抗癫痫作用，对精神运动性发作最有效，对大发作、局限性发作和混合型癫痫也有效，能减轻精神异常，对伴有精神症状的癫痫尤为适宜。卡马西平除用于治疗癫痫、三叉神经痛、肌张力异常、尿崩症外，已广泛用于治疗精神疾病。由于卡马西平的广泛应用，其毒副作用也日益受到重视。卡马西平的副作用有头晕、嗜睡、乏力、恶心、皮疹、呕吐，偶见粒细胞减少，可逆性血小板减少，以致引起再生障碍性贫血和中毒性肝炎等。急性中毒的症状和体征常在一次过量摄入后 1~3 小时发生。神经肌肉症状如不安、肌肉抽动、震颤、舞蹈样动作、角弓反张、共济失调、瞳孔放大、眼球震颤、轮替运动不能、精神运动性紊乱、辨距不良、反射由高转低等为主；心跳加快、高血压或低血压、休克和传导障碍等心血管症状都有发生的可能。通过血药浓度测定可以监测卡马西平的用药情况，防止和减少毒副作用的发生。

413. 为什么可以用异相竞争性酶联免疫分析法检测卡马西平

答：卡马西平测定试剂是一种干燥、多涂层的，在聚合物支撑基片上涂有分析成分的化学干片。检测是建立在一种异相竞争性酶联免疫分析基础上。抗卡马西平抗体被固定在扩散层与凝胶层之间，而卡马西平过氧化物酶结合物在扩散层。样本滴于干片上，分布层会把样本均匀扩散开，并渗透到下面的试剂层。在第一孵育期，样本中的卡马西平和卡马西平过氧化物酶结合物与有限的抗体结合位点竞争结合。然后在干片中加入免疫洗液，从测定读数区域移除未结合的卡马西平过氧化物酶结合物，同时也提供了用于酶催化的无色染剂氧化反应的底物。在第二孵育期，使用反射比分光光度 I 测定法进行监测，染料形成的速度与样本中的卡马西平浓度呈反比，为了确定是否具有充分的免疫洗涤，第二孵育期中在 540nm 下进行洗涤检测染料的读取。

414. 为什么多点免疫速率法和化学发光微粒子免疫分析法可检测苯妥英

答：（1）多点免疫速率法（干片法）：实验建立在一种异类酶竞争免疫测试的原理上，扩散层中含有固化抗-苯妥英抗体和苯妥英过氧化物酶络合物。样本滴于干片上，血清样本在分布层会最终把样本均匀扩散开。在第一次孵育过程中，样本中的苯妥英与试剂中的苯妥英过氧化物酶结合物竞争有限的抗体结合位点，然后在干片中加入 12μl 的免疫洗液，从测定读数区域移除未结合的苯妥英过氧化物酶结合物，同时也提供了用于酶催化的无色染剂氧化反应的底物。在第二次孵育的过程中，使用反射光光度测定法检测染料形成的速度，该速度与样本中的苯妥英浓度呈反比，为了确定是否具有充分的免疫洗液，第二次孵育过程中在 540nm 下检测冲洗液的显色强度。

（2）化学发光微粒子免疫分析法：采用一步法免疫检测，将样本、苯妥英抗体包被的顺磁微粒子和吖啶酯标记的苯妥英结合物混合，制成反应混合物。苯妥英抗体包被的微粒子与样本中的苯妥英和吖啶酯标记的苯妥英结合物结合。冲洗后，将预激发液和激发液加入到反应混合物中，测量产生的化学发光反应，以相对发光单位表示。

415. 为什么检测苯巴比妥药物浓度

答：苯巴比妥是普遍性中枢抑制药。随剂量由小到大，相继出现镇静、安眠、抗惊厥和麻醉作用。10 倍催眠量则可抑制呼吸，甚至致死。本类药物的安全性远不及苯二氮䓬类，且较易发生依赖性。临床上多用于控制癫痫持续状态，为了用药安全，需要对其进行药物浓度检测，其原理为异相竞争性酶联免疫分析。抗苯巴比妥抗体被固定在扩散层与凝胶层之间，而苯巴比妥过氧化物酶结合物在扩散层。样本滴于干片上，分布层会把样本均匀扩散开，并渗透到下面的试剂层。在第一孵育期，样本中的苯巴比妥和苯巴比妥过氧化物酶结合物与有限的抗体结合位点竞争结合。然后在干片中加入免疫洗液，从测定读数区域移除未结合的苯巴比妥过氧化物酶结合物，同时也提供了用于酶催化的无色染剂氧化反应的底物。在第二孵育期，使用反射比分光光度测定法进行监测，染料形成的速度与样本中的苯巴比妥浓度呈反比，为了确定是否具有充分的免疫洗涤，第二孵育期中在 540nm 下进行洗涤检测染料的读取。

416. 为什么检测丙戊酸药物浓度

答：丙戊酸用于单独或者联合治疗癫痫症，而且对于患多种癫痫症的患者有辅助疗效。丙戊酸几乎全部由肝脏代谢。血清或者血浆中的丙戊酸浓度的测定是为了用于诊断治疗药物使用过量，以及监测药物浓度以确保其在合适的疗效浓度范围内。临床上，丙戊酸多用于其他抗癫痫药无效的各型癫痫患者，尤以小发作者最佳。但是，丙戊酸的副作用也需要密切注意。其急性副作用主要为胃肠道（口服剂型多见）反应及震颤。震颤是轻度过量的表现，减小剂量即可控制。丙戊酸的慢性毒性反应表现多种多样，最常见的是体重增加，高血氨也很常见。特应性的副作用虽罕见，但危险性较大，如：血小板减少症。因此，通过浓度测定可以监测丙戊酸的用药情况，防止和减少毒副作用的发生。

417. 为什么可采用免疫两点速率和荧光偏振免疫分析法检测血清丙戊酸

答：丙戊酸的两种检测方法原理如下：

（1）免疫两点速率法：分析方法的原理在于样品中的丙戊酸和 G-6-PD 标记的丙戊酸竞争性结合抗体结合部位。结合上抗体后，G-6-PD 的活性就会下降，所以样品中丙戊酸的浓度就可以按 G-6-PD 的活性来测定。G-6-PD 将 NAD^+ 转化为 NADH，改变了分光光度法在 340nm 处测定的吸光度值。对每个批号试剂进行标定后，由保存的定标曲线和每种样品分析中测得的吸光度值来确定每个未知样品的丙戊酸浓度。

（2）荧光偏振免疫分析法原理：血清中的丙戊酸和试剂中荧光素标记的丙戊酸竞争结合相应的抗体，荧光素经单一波长（485nm）偏振光照射后所释放的偏振荧光的偏振强度与荧光素标记分子的大小呈正比。若血清中丙戊酸浓度高，抗体即大部分与其结合，荧光素标记的丙戊酸呈游离的小分子状态，所检测到的荧光偏振程度就低，即血清中的丙戊酸浓度与所检测偏振光强度呈反比。

418. 为什么采用高效液相色谱电化学法测定人血清利培酮浓度

答：利培酮（risperidone）已广泛地用于精神科临床。它在肝脏经 9-羟基化、N-去甲基化、7-羟基化代谢，主要代谢产物为与利培酮具有相同活性的 9-羟利培酮，同时测定两者的血药浓度能更准确地反映其与治疗和不良反应的关系。人体利培酮和 9-羟利培酮血药浓度测定多采用同位素放射免疫法、高效液相色谱紫外分析法及液-质联用分析法。放射免疫法成本高，易造成同位素污染，仪器普及率低，液-质联用分析技术虽检测灵敏度高，但仪器昂贵，操作复杂，难以作为临床常规检测手段。因此，目前对利培酮和9-羟利培酮血药浓度的检测，采用高效液相色谱（HPLC）分析方法较多。HPLC又包括紫外检测和电化学检测方法，紫外检测法的灵敏度明显低于电化学检测。因利培酮用药剂量小，血药浓度值相对偏低，需高灵敏的测试手段来检测。高效液相电化学库仑阵列检测技术（HPLC-CAD）更具有微量生物样品测定的优势。化合物经色谱层析后在连续的通道上出现检测信号，信号最强的通道为主通道，其前一通道或后一通道与该主通道的信号强度之比，在一定的电势条件下是一个定值，根据各被测物质的保留时间和不同通道之间的信号之比，即是判断某个特定化合物的定性基础，而信号的强弱就是该化合物的定量依据。HPLC-CAD检测技术比一般传统的电化学（安培型）检测方法具有更高的检测灵敏度和选择性，即使样品中有共洗脱峰存在，可通过电极电势的调节，使它们处在不同的电势条件下被检测。在色谱条件下，当信噪比≥3（S/N≥3）时，利培酮及9-羟利培酮的最低检测限为0.2ng。与利培酮可能合用的抗精神病药物在常规剂量下对测定不形成干扰。

419. 为什么抗精神病药物基因组学对于临床用药方案的制订有参考意义

答：抗精神病药物是精神科疾病的主要治疗手段。合理用药的核心是个体化给药，个体化给药的前提是需要对药物和人体的相互作用关系和患者自身的特定信息有充分的了解。药物基因组学的研究能够揭示药物疗效、尤其是药物不良反应相关的一些药物代谢酶、受体等基因信息。在使用某种药物之前，测定精神病患者相关的遗传信息，可以指导用药，寻求最合理的用药方案来达到最大疗效，同时也可以避免药物不良反应的发生。由于现在检测手段和检测方法的大量研究，此类检测方法正在逐步推广至临床，为医生制订治疗方案、为患者提供较高的治疗水平做出重大贡献。

420. 为什么定量聚合酶链反应能提高抗精神病药物基因组学检测的精确度

答：实时定量聚合酶链反应（PCR）技术利用特异引物对突变靶DNA序列进行PCR扩增，与此同时，利用双环探针检测扩增产物，结合使用特别的PCR反应程序和高特异Taq酶，在实时PCR平台上实现对样品DNA中的突变进行检测，同时还能够实现对稀有突变的高特异性和高灵敏度测定。根据检测结果，可筛查出对某种抗精神病药物敏感或不敏感的精神病患者，指导临床医生用药，实现精神科疾病的个体化治疗，最大程度的优化抗精神病药物的治疗效果。

421. 为什么进行药物作用靶点核酸检测具有临床意义

答：精神病患者的神经递质系统中有大量的药物靶点，包括神经递质合成，降解药物的酶，受体、配体及专门的药物转运体。这些基因的DNA多态性可以改变神经递质和酶的功能及其表达水平，以及药物受体和转运体的结合特点，从而引起对药物反应存在个体差异的现象。利用焦磷酸测序法、荧光原位杂交、Sanger测序等方法检测药物作用靶点，可以指导临床医生根据基因检测结果正确给予抗精神病药物的用药剂量和用药类型，以提高其用药安全性，减少药物不良反应事件的发生。

（林萍　方伟　杨瑶）

第九章 药物成瘾与中毒的特殊检验和临床应用

第一节 概　　述

422. 为什么会产生慢性成瘾

答：（1）作用多巴胺系统：阿片类药物对脑的作用可能是由于药物阻断了多巴胺被重新摄取回神经细胞的通路，从而产生了相对多的多巴胺，刺激了有关细胞，使人体产生了诸如陶醉和欣快感等效应。

（2）作用 5-羟色胺系统：5-羟色胺受体具有多种亚型，其中 5-HT$_3$ 是唯一直接门控离子通道的受体，该受体活化可以释放 Na$^+$ 和 K$^+$ 通道的受体，导致神经元去极化与脱敏，使存储的神经递质释放。

（3）作用去甲肾上腺素受体：药物直接兴奋去甲肾上腺素神经元，使去甲肾上腺素增多，另外可能阻碍去甲肾上腺素被重新摄入神经细胞或抑制中枢单胺氧化酶的活性，导致去甲肾上腺素水平增加，从而提高情绪引发快感。

（4）受体后机制：有些药物如吗啡慢性作用后，AC/Camp 水平发生适应性增高，一方面可与其他胞内信使物质有相互影响，另一方面导致 PKA 活性相应增高，使脑组织细胞胞浆中 PKA 的特异性底物发生磷酸化，从而影响神经递质的合成和释放，尤其蓝斑核中 PKA 活性增加是成瘾的重要生化基础。

423. 为什么药物成瘾会影响神经系统

答：通过动物实验，人们已经发现中脑腹侧被盖区、伏隔核、前额叶皮质、扣带回前部、蓝斑、中脑导水管周围灰质等结构与药物成瘾有关。机体的损害以神经系统的适应性变化最具特征。中脑-边缘多巴胺系统是药物依赖产生的最主要神经解剖基础，使该系统的不同结构（伏隔核、海马、额前皮质、腹侧被盖区、杏仁核等）的受体、神经递质等发生变化导致成瘾行为的产生。氨基酸类神经递质在药物成瘾方面的作用已经得到证实。成瘾药物作用的受体包括配体门控离子通道、G 蛋白偶联受体和电压门控离子通道。

长期使用成瘾性药物后可以引起大脑的变化。这些变化可能促进复吸发生，甚至在成功地戒毒脱瘾后数月或数年后，仍然可以激发渴求。参与复吸和渴求的因素有：再次急性接触药物或药物"引燃"、条件性环境线索、环境应激。敏感化的程度是随药物的不同而变动的，与反应、渴求和复吸有关。行为的敏感化与中脑多巴胺系统（特别是伏隔核中谷氨酸和多巴胺的系统）的功能显著而持续性的改变有关。敏感化与中脑边缘多巴胺系统投射终端的基因表达谱的持续性适应性改变有关，特别是激活 AP-1 家族蛋白，如 Fos 蛋白。

424. 为什么慢性成瘾种类多

答：成瘾行为分为物质成瘾和精神行为成瘾，主要包括处方药滥用成瘾（如止咳药水、曲马多、复方甘草片、复方地芬诺酯）、阿片类药物成瘾（如吗啡、盐酸哌替啶、美沙酮、丁丙诺啡等）、新型毒品成瘾（如 K 粉、摇头丸、冰毒、麻古、五仔等）、传统毒品成瘾（如海洛因、黄皮、大麻）、安眠药成瘾（如地西泮、舒乐安定、三唑仑、阿普唑仑等）、酒瘾、烟瘾等行为。目前世界精神病学界已经普遍认为成瘾性疾病尤其是毒品成瘾是一种慢性复发性脑疾病，不仅是一类躯体疾病，更是一种心理疾病，因此，慢性成瘾种类多。

425. 为什么成瘾药物的检测方法有多种

答：成瘾药物的检测方法多种多样，基于每种方法都有自身的优缺点，实验室可综合考虑使用，才能为诊断提供更好的依据。例如：放射免疫/酶测定法可以简便快速进行定性检测，还可以进行半定量检测，但其不能达到较高的特异性；高效液相色谱法（HPLC），是一种可以对大样本量的海洛因依赖者尿液中毒品含量进行定量测定的一种方法，它是继放射免疫学方法之后发展起来的，可以检测出吸毒者尿液中的吗啡产物，它是一种便捷、适用范围较广的检测方法，虽然这种检测方法灵敏度不够高，没有 GC-MS 法灵敏，但是它具有专一性很强、定量准确的特性；薄层色谱法（TLC）：此法定性测量比较准确，由于 3-β-D-葡萄糖醛酸吗啡（M3G）极性非常强而具有热不稳定性，两种不同色相色谱仪即气相色谱法和高效液相色谱法都可简捷、快速、准确地测定海洛因毒品吸食者尿液中吗啡的含量。

426. 为什么会发生急性中毒

答：急性中毒的主要原因为药物、乙醇、一氧化碳、食物、农药、鼠药、亚硝酸盐、家用及其他化学品；动物，包括毒蛇叮咬，植物，含毒蕈；毒品。急性中毒大部分是经消化道，呼吸道，皮肤黏膜接触，动物叮咬，注射等。中毒的主要机理：①局部刺激、腐蚀作用；②缺氧；③麻醉作用；④抑制酶的活力；⑤干扰细胞或细胞器的生理功能；⑥受体的竞争。

427. 为什么发生急性中毒的方式有多种

答：关于中毒原因分类至今国内尚无统一标准，多是根据调查病例分布趋势进行分类，归纳起来有以下方式：①根据毒物进入人体方式，如自服、误服、服食过量、食用毒物污染物、暴饮、吸入性等；②根据接触毒物方式，如生产性、职业与环境性、防护不周性接触等；③根据毒物应用目的，如治疗不当、医源性、自杀等；④根据毒物来源，如投毒、他杀等；⑤根据接触者意识有（无）意性中毒。

428. 为什么需要对急性中毒快速检测

答：随着经济的发展以及对化学制品和药品的广泛应用，导致了急性中毒患者及事件数目的急剧上升。其中一部分患者入院时由于中毒程度较深出现昏迷，不能从本人及家属了解接触史，临床上又找不出其他线索确定中毒药物。因此需要实验室对可能导致中毒的药物进行快速检测定性。可以对血液、尿液或胃内容物标本样品进行例如自动快速广谱药物检测系统等方法检测。

（林　萍　李　丹　郭照宇）

第二节　成瘾类药物的特殊检验和临床应用

429. 为什么毛发是海洛因滥用最佳检测材料

答：随着分离提纯技术的不断发展和更新，大量分析检测仪器灵敏度逐渐提高，和尿样、血样二者相比，毒品吸食者的毛发在毒品代谢产物的含量检测中，具有其他检材无法比拟的能够长时间储存的特点。该法具有样本采集方便、易于长期保存、而且便于重复抽样等诸多优点，已被越来越广泛地应用于药物滥用检测的许多领域。不同类别药物以及其代谢的中间和终产物的极性不尽相同，其代谢物融入毛发根部毛囊部位的能力不同，这是由于其在血液中扩散能力不同造成的。脂类代谢产物溶解性好，如海洛因和阿片类药物代谢的中间产物6-单乙酰吗啡，但这些产物在人体血液中存留时间很短，很快就溶解和水解为吗啡，这是血液中检测不到本底物或中间代谢物的原因之一。这些含有脂类的成分在血液中的含量非常少，随着时间的延长其含量越来越低甚至趋于消失而很难检测到。因此毛发是检测海洛因滥用的最佳材料。

430. 为什么毒品成瘾者需检测肝炎、梅毒、艾滋病毒等标志物

答：吸食毒品对吸食者的身体会带来严重的伤害，它会使吸食者的免疫系统功能下降，各种传染类的疾病都会入侵吸食者的身体，造成各种伤害。

吸食毒品后会出现性欲高涨，出现性乱者，尤其是女性吸毒者，大多滥交、卖淫，极易交叉感染各种性病。毒品还会给吸食者的大脑带来伤害，如果长时间的吸食后会损害神经系统。如急性横贯性脊髓炎、急性感染性神经炎、细菌性脑膜炎等。长时间的吸食毒品，采用静脉注射的方法来满足自己。不消毒的静脉注射易引起皮下脓肿、蜂窝织炎、血栓性静脉炎、败血症和细菌性心内膜炎等感染性疾病。对于静脉注射危害最严重的就是艾滋病，是因为吸毒者之间常常共用一支注射器注射毒品。因此使用成瘾药物者均需要检测肝炎病毒、梅毒、艾滋病等传染病指标。

431. 为什么使用胶体金技术作为快速毒品检测的方法

答：胶体金是一种常用的标记技术，是以胶体金作为示踪标志物应用于抗原抗体反应的一种新型的免疫标记技术。胶体金技术具有方便快捷、特异敏感、稳定性强、不需要特殊设备和试剂、结果判断直观等优点，因而特别适合于广大基层检验人员以及大批量检测和大面积普查等。

胶体金是由氯金酸（$HAuCl_4$）在还原剂如白磷、抗坏血酸、柠檬酸钠、鞣酸等作用下，可聚合成一定大小的金颗粒，并由于静电作用成为一种稳定的胶体状态，形成带负电的疏水胶溶液，由于静电作用而成为稳定的胶体状态，故称胶体金。胶体金在弱碱环境下带负电荷，可与蛋白质分子的正电荷基团形成牢固的结合，由于这种结合是静电结合，所以不影响蛋白质的生物特性。

胶体金除了与蛋白质结合以外，还可以与许多其他生物大分子结合，如 SPA、PHA、ConA 等。根据胶体金的一些物理性状，如高电子密度、颗粒大小、形状及颜色反应，加上结合物的免疫和生物学特性，因而使胶体金广泛地应用于免疫学、组织学、病理学和细胞生物学等领域。

432. 为什么采用胶体金试纸条检测成瘾者尿中毒品

答：胶体金毒品检测试剂盒采用抗体-抗原特异性结合反应及免疫膜层析技术，通过免疫竞争抑制法来检测人尿液中出现的毒品。试纸条检测区包被了毒品-BSA 载体结合物，另一端固定有毒品单克隆抗体胶体金纸片。若尿样中含毒品，尿液中的毒品与固定在硝酸纤维素膜的毒品共同竞争标记在胶体金毒品抗体上的抗原结合位点，当尿液中的毒品浓度达到阈值浓度以上，他们会首先与胶体金纸片上的单克隆抗体反应并占据毒品抗体全部的抗原结合位点，这样就阻止了胶体金上的毒品抗体和膜上检测区的毒品结合，检测区不能捕获到胶体金颗粒而没有红色色带呈现，为阳性结果。反之则为阴性结果。

433. 为什么尿样可以检测出海洛因及其代谢产物

答：毒品进入人体后，随着血液循环，一般经肝脏进行代谢，其代谢产物最终将随着尿液排出体外。海洛因进入人体后，先经肝脏代谢转变成为 6-单乙酰吗啡，进而转化为吗啡，吗啡再与葡萄糖醛酸相结合，最终以葡萄糖醛酸吗啡的分子结构形式随尿液而从身体排出。尿液是易获得的检测样本材料，而且采集尿液对被检者无创伤。尿液中也含有少量的单乙酰吗啡，但是不存在原体。虽然人体尿液中存在的吗啡有可能来源于吗啡或者可待因等阿片类药物，但是，海洛因滥用者的尿液中肯定会含有单乙酰吗啡。

434. 为什么公安执法中常用唾液检测海洛因

答：因为唾液样本和药物浓度比（S/P）相对于血药浓度来说，有半衰期内基本恒定，变化率较小的特性，因而在体内药物代谢率和对药物定量值的估计方面更具意义和价值。唾液具有与尿液和血样不同的优越性和相对的稳定性。目前，唾液作为检测成瘾者的样本被采集和利用，已经广泛作为公安机关刑侦执法实践中常用的检测样品，进而成为一种反应快速、操作简单、结果相对可靠的无创检测药物浓度的方法。

435. 为什么通过呼气也可以检测体内酒精浓度

答：人们喝酒后，呼出的气体会有酒味，表情行为会有反常。远古时代人们利用鼻子作为传感器，进行简单的呼出气体酒精测量。早在 1847 年，人们就认识到人体内的酒精可以通过呼气来测量。药物代谢动力学表明：肺部毛细血管血液与肺泡气能很快达到动力平衡，因此呼出气体中的酒精浓度与血液中酒精浓度紧密相关，与动脉血中的酒精浓度非常接近。因此通过检测呼出气体中的酒精浓度可以判断驾驶员的饮酒状况。自 1950 年呼气式酒精检测仪器发明以来，呼气/血液酒精转换系数是决定测试酒精度的重要因素。呼气式酒精检测技术已经得到深入研究，呼气酒精浓度测试作为一种无创伤的测试方法，已经发展成为交警执法和防酒驾采用的主要方法。

436. 为什么酒精成瘾患者需要监测肝功能

答：酒精性肝病是由于长期大量饮酒导致的肝脏疾病。初期通常表现为脂肪肝，进而可发展成酒精性肝炎、肝纤维化和肝硬化。其主要临床特征是恶心、呕吐、黄疸、可有肝脏肿大和压痛。并可并发肝衰竭和上消化道出血等。严重酗酒时可诱发广泛肝细胞坏死，甚至肝衰竭。血液检验：血清天冬氨酸氨基转移酶（AST）、丙氨酸氨基转移酶（ALT）、γ-谷氨酰转肽酶（GGT），总胆红素（TBil），凝血酶原时间（PT），平均红细胞容积（MCV）和缺糖转铁蛋白（CDT）等指标升高。其中 AST/ALT>2、GGT 升高、MCV 升高为酒精性肝病的特点，CDT 测定较具特异性，现可采用高效毛细管电泳予以 CDT 定量，但目前临床尚未常规开展。禁酒后这些指标可明显下降，通常 4 周内基本恢复正常（但 GGT 恢复较慢），有助于诊断。肝脏 B 超或 CT 检查有典型表现。因此酒精成瘾患者需要定期检测肝功能。

437. 为什么酒精成瘾者需要检测心肌酶谱

答：酒精性心肌病（alcoholic cardiomyopathy，ACM）就是由长期大量饮酒引起的，临床表现酷似扩张型心肌病（dilated cardiomyopathy，DCM）的一种特异性的心脏疾病。近年来饮酒人群不断增加，ACM 发病率也有所增加。发病机制包括氧化应激、心肌细胞线粒体，肌浆网功能障碍，细胞内钙离子代谢异常，以及心肌纤维化等。例如：酗酒时能上调 L 型钙离子通路的表达，干扰钙信号通路，破坏钙离子稳态，同时还能破坏心肌收缩蛋白功能，从而影响心肌细胞的收缩功能。此外，酒精的代谢产物乙醛可抑制钙离子 ATP 酶，破环心肌细胞的兴奋收缩偶联及线粒体、肌浆网功能。为此，对酒精成瘾者需要监测心肌酶谱以早期预防干预。

438. 为什么酒精成瘾者需要检测凝血功能

答：肝脏是合成凝血因子、抗凝因子及纤溶系统有关蛋白酶类的重要部位，人体内 14 种凝血因子有 12 种是肝脏参与合成的，机体通过清除已经激活的凝血因子和纤溶激活物以及灭活肝素等方式调节体内凝血系统的平衡。酒精性肝病时肝细胞由于受到不同程度的损伤或破坏，肝细胞合成凝血因子和抗凝蛋白的能力减弱，导致凝血和抗凝机制紊乱。因此，凝血、纤溶指标与肝功能密切相关，对患者进行凝血酶原时间（PT）、活化部分凝血活酶时间（APTT）、凝血酶时间（TT）和纤维蛋白原（FIB）指标的检测对酒精性肝病的诊断、治疗等方面具有重要的临床价值。

439. 为什么说多种中枢神经递质参与了酒精成瘾

答：酒精滥用及其成瘾是一种失控且紊乱的饮酒行为，被定义为一种病理状态行为综合征。酒精成瘾患者除了机体出现对酒精产生耐受，中断饮酒后出现戒断症状以及各种并发症外，还突出表现为强迫性觅酒行为，对酒的强烈渴求和对酒的反复滥用，并且这些行为特征即使在戒酒数年后也可能再次出现。酒精之所以能产生如此结果，其主要原因在于酒精对中枢神经递质系统产生的不同作用。与酒精相互影响且联系较密切的中枢神经递质主要包括 γ-氨基丁酸（GABA）、谷氨酸、多巴胺（DA）、5-羟色胺（5-HT）和内源性阿片类递质。此外，酒精对乙酰胆碱（Ach），去甲肾上腺素（NE）、神经肽 Y（NPY）和促皮质激素释放因子（CRF）也具有一定的影响。

440. 为什么酒精成瘾者需要检测 5-羟色胺

答：中枢系统 5-羟色胺神经系统的功能状况与饮酒行为存在着一种"负相关"，即当 5-羟色胺能神经功能低下时，机体（动物或人）的饮酒行为增加，而当提高中枢 5-羟色胺能神经功能时，机体的饮酒行为降低。这种"负相关"可以从遗传学和药理学的研究中得到证实。因此有必要在酒精成瘾者中检测 5-羟色胺的功能，进而通过改变突触间隙中 5-HT 浓度的技术降低酒精成瘾者对酒精的摄入量。

（林　萍　李　丹　阳青兰　邓　健）

第三节　中毒的特殊检验和临床应用

441. 为什么一氧化碳中毒导致溶血磷脂酸水平改变

答：一氧化碳（carbon monoxide，CO）中毒后，中枢神经系统因对缺氧最敏感而首先受累，先是血管痉挛，再加上缺氧后酸中毒和氧自由基等因素致血管运动神经麻痹，缺氧后血管内皮细胞损伤、脱落，血小板等有形成分与血管壁接触的机会增加，血小板活性明显增加，启动血小板黏附、聚集，使血管腔狭窄，白细胞浸润损伤脑细胞。尤其是纹状体、黑质血管更易形成血栓，继发软化、坏死及点状出血。溶血磷脂酸（Lysophosphatidic acid，LPA）是一种具有多种生物效应的磷脂信号分子，血液中的 LPA 主要来源于活化的血小板，并具有促进血小板活化的作用，血浆 LPA 水平可以反映血小板的活化状态。LPA 可以导致内皮素-1 释放，引起血管痉挛，激活红细胞的钙通道，增加红细胞黏附性，高浓度的 LPA 可以诱导血脑屏障通透性增加，导致星形细胞的多种白细胞介素表达升高，抑制星形细胞对谷氨酸盐和葡萄糖的摄取，导致谷氨酸盐水平升高，削弱对神经细胞的保护功能，且对神经元有毒性作用，这些均可加重 CO 中毒后的脑损伤，导致继发脑病的发生。

442. 为什么黏附素和选择素与一氧化碳中毒迟发性脑病相关

答：黏附素（soluble intercellular adhesion molecule-1，sICAM-1）是免疫球蛋白超家族的主要成员，它可以介导白细胞与血管内皮细胞之间的黏附以及白细胞穿出血管壁的活动。E-选择素是表达于内皮细胞表面的一种黏附分子，循环中的血清可溶性 E-选择素（sE-selectin）是其异构体，能够反映体内 E-选择素在血管内皮的表达水平。sICAM-1 和 sE-selectin 可能通过一系列机制增强中性粒细胞与内皮细胞黏附作用，使大量白细胞黏附聚集到血管内皮，介导白细胞聚集、浸润脑组织，在白细胞黏附迁徙过程中起重要的桥梁作用。当白细胞聚集在缺血损伤部位，可以阻塞微血管，造成"不灌注"或"低灌注"现象；释放血管活性物质降低血管反应性；产生大量活性氧簇，引起脂质过氧化反应；释放蛋白水解酶破坏血脑屏障，促进脑水肿的形成等多种途径引起组织再灌注损伤。

443. 为什么一氧化碳中毒迟发性脑病时髓鞘碱性蛋白的含量有所变化

答：髓鞘碱性蛋白（myelin basic protein，MBP）是中枢神经系统所特有的一种蛋白质，对于维持中枢神经系统髓鞘结构和功能的稳定，以及髓鞘形成具有重要作用。急性一氧化碳中毒能够激活血管内的中性粒细胞，激活的中性粒细胞能够释放髓鞘过氧化物酶，引起血管内的氧化应激。在一氧化碳中毒急性期由于血中的碳氧血红蛋白含量增加，机体处于全面缺氧，损坏脑白质髓鞘。在急性 CO 中毒早期、连续、多次监测血清及脑脊液中 MBP 浓度很有必要，通过对血清及脑脊液中 MBP 浓度的监测，不仅能够分类急性 CO 中毒患者，向迟发性脑病有高风险转换的患者给予干预治疗，而且对于迟发性脑病患者的预后评估具有指导作用。

444. 为什么一氧化碳中毒需检测血液中的碳氧血红蛋白饱和度

答：一氧化碳（CO）是一种无色、无味的非刺激性气体。煤气管道泄漏和各种可燃物的不完全燃烧，如燃气热水器，木炭、煤或液化气炉不合理使用等，吸入过量的一氧化碳引起的中毒称急性一氧化碳中毒。检测血液中的碳氧血红蛋白饱和度能反映中毒情况。使用顶空气质联用法检测血液中碳氧血红蛋白饱和度的灵敏度高，可以检测出空气中 0.01% 的 CO 气体，并且取样量少，每次只需 0.25ml 血样或 1g 肝脏，分析一个样品只需 3 分钟；对于腐败检材也同样适用，几乎适用于肝、肺、脑、心肌、肌肉、肾等任何生物检材；尤其检验高度腐败检材更显示出其他方法所不能比拟的优越性。

445. 为什么 S-100β 蛋白与一氧化碳中毒迟发性脑病相关

答：S-100β 是一类小分子质量酸性钙结合蛋白，主要由神经胶质细胞合成和分泌，特别是星形胶质细胞和少突胶质细胞。在外周神经系统中施万细胞及卫星细胞含有丰富的 S-100β 蛋白，其基因表达水平与细胞的增殖和分化有关。S-100β 的功能包括调节细胞生长，能量代谢和参与细胞内信号传导，是胶质细胞与神经元之间相互作用的桥梁，也是脑损伤程度和预后判断的标记。CO 中毒迟发性脑病为急性 CO 中毒患儿经抢救意识障碍恢复后，经过 2~60 天的假愈期，再次出现以急性痴呆为主的一组神经精神症状。它是 CO 中毒后发生的最常见且严重的神经精神并发症。急性 CO 中毒后由于脑组织缺氧，血管内皮细胞肿胀引发脑循环障碍，不仅造成脑广泛损害，且也引起局灶性梗死，胶质细胞遭到破坏大量 S-100β 蛋白释放到血液或脑脊液，从而 S-100β 蛋白水平增加。

446. 为什么一氧化碳中毒会引起心肌酶的改变

答：急性 CO 中毒的发病机制主要为组织缺氧，心肌和大脑对缺氧最为敏感，故 CO 中毒除损害中枢神经系统外，也常累及心脏。由于急性 CO 中毒是临床急症，脑损伤的表现突出，因而多忽视了心脏功能的损害情况。急性 CO 中毒时，造成心肌缺氧，细胞膜渗透性增高，心肌酶由细胞内渗透到细胞外，使血浆酶活力增高，心肌酶在血清中增高的程度，反映了 CO 中毒对心肌不同程度的损害。对急性 CO 中毒的患者连续观察有关心肌的血清酶变化，有利于早期诊断及采用相应的治疗措施，有一定的临床应用价值。

447. 为什么有机磷杀虫药中毒需检测血乙酰胆碱酯酶活性

答：有机磷毒物进入体内后迅速与体内的胆碱酯酶结合，生成磷酰化胆碱酯酶，使胆碱酯酶丧失了水解乙酰胆碱的功能，导致胆碱能神经递质大量积聚，作用于胆碱受体，产生严重的神经功能紊乱，特别是呼吸功能障碍，从而影响生命活动。由于副交感神经兴奋造成的 M 样作用使患者呼吸道大量腺体分泌，造成严重的肺水肿，加重了缺氧，患者可因呼吸衰竭和缺氧死亡。急性有机磷农药中毒还可引起心脏损害，引起心律失常，甚至可以导致心源性猝死。治疗时如阿托品用量过大，可导致心肌缺血性损害、恶性心律失常，乃至发生猝死。因此有机磷杀虫药中毒检测血乙酰胆碱酯酶活性对中毒患者至关重要。

448. 为什么铅中毒时需检测血铅和尿铅

答：铅以离子状态被吸收后进入血液循环，主要以铅盐和与血浆蛋白结合的形式分布于全身各组织，数周后约有95%以不溶的磷酸铅沉积在骨骼系统和毛发。而血液内的铅约有95%分布在红细胞内，主要在红细胞膜上，血浆内只占5%。沉积在骨组织内的磷酸铅呈稳定状态，与血液和软组织中铅维持着动态平衡。被吸收的铅主要经肾脏排出，还可经粪便、乳汁、胆汁、月经、汗腺、唾液、头发及指甲等途径排出。血铅是近期吸收指标，血铅正常值上限为 $2.4\mu mol/L$。

尿铅可反映铅吸收情况，尿铅正常值上限为 $0.39\mu mol/L$（$0.08mg/L$）。诊断性驱铅试验其尿铅 $1.45\mu mol/L$（$0.3mg/L$）为正常值上限，尿铅超过 $3.86\mu mol/L$（$0.8mg/L$）或 $4.82\mu mol/L$ 者，可诊断铅中毒。因此需要检测血铅和尿铅。

449. 为什么慢性苯中毒需检测血、骨髓象和中性粒细胞酶活性及毒性颗粒

答：慢性苯中毒是长期吸入一定浓度的苯引起慢性中毒，有头晕、头痛、无力、失眠、多梦等神经衰弱症状，或齿龈、皮肤出血，女性月经失调或过多。神经系统常见的表现为神经衰弱和植物神经功能紊乱综合征；个别患者可有肢端感觉障碍，出现痛、触觉减退、麻木，也可发生多发性神经炎。造血系统损害的表现是慢性苯中毒的主要特征，以白细胞和血小板数量减少最常见；中性粒细胞内可出现中毒颗粒和空泡，粒细胞数明显减少致反复感染；血小板数减少可有皮肤黏膜出血倾向，女性月经过多；严重者发生全血细胞减少和再生障碍性贫血；个别有嗜酸性粒细胞增多或有轻度溶血。苯还可引起骨髓增生异常综合征。苯接触所致白血病逐渐增多。苯引起白血病多在长期高浓度接触后发生，最短6个月，最长23年。白血病以急性粒细胞白血病为主，其次为急性淋巴细胞白血病和红白血病，而慢性粒细胞白血病少见。因此需要对血常规、骨髓象及中性粒细胞碱性磷酸酶活性和中性粒细胞毒性颗粒进行检测。

450. 为什么会发生乳酸中毒

答：以下情况引起乳酸性酸中毒（lactic acidosis，LA）：①机体处于缺氧状态，乳酸生成增加且清除减少，可导致 LA。乳酸是无氧酵解的产物，充足的氧供有利于乳酸通过丙酮酸途径被清除；②肝功能不全，肝脏是乳酸清除的主要器官，各种原因导致肝功能不全可能造成乳酸蓄积，促进 LA 发生；③肾功能不全，正常情况下少量乳酸经肾脏排泄，当乳酸生成过多时，肾脏排泄乳酸比例明显增加。各种原因导致的肾功能不全是 LA 发生的危险因素之一；④危险药物使用如双胍类降糖药物（苯乙双胍、二甲双胍）、核苷类反转录酶抑制剂、硝普钠、利奈唑胺、乙醇、水杨酸盐等。

451. 为什么二甲双胍导致的乳酸中毒有多种代谢成分参与

答：正常情况下，体内乳酸含量较低主要来源于肌肉组织，由肌肉能量代谢的生理可知，当肌肉收缩达到一定负荷，葡萄糖彻底氧化不能满足肌肉收缩能量的需求，使丙酮酸转化成乳酸增加，但肌肉组织缺乏乳酸代谢酶，而肝脏有丰富的将乳酸转化为葡萄糖的糖异生酶，肌肉来源的乳酸即进入肝脏异生成葡萄糖，释放入血，再供肌肉利用，此即乳酸循环。二甲双胍在外周促进葡萄糖向肌肉细胞内转运及代谢，但同时又干扰线粒体电子传

递链复合体功能，使丙酮酸进一步氧化受阻，以致丙酮酸转化成乳酸增加；在肝脏二甲双胍抑制糖异生酶，使乳酸进一步代谢通路受阻，所以有多种代谢成分参与。

452. 为什么乳酸中毒患者需进行乳酸监测

答：乳酸性酸中毒（LA）是指血液乳酸浓度升高（>5mmol/L）同时有酸血症（动脉血 pH<7.35）。它是 ICU 中危重症患者的常见且严重的并发症，当乳酸浓度>10mmol/L 时，病死率高达 83%，严重威胁患者生命健康。正常动脉血乳酸的浓度为 0.5~1.6mmol/L，当血乳酸值>4.0mmol/L 时具有乳酸酸中毒的诊断意义。动态监测乳酸并观察乳酸随时间变化的曲线，对于及时发现病情转归有较大价值，乳酸下降反映干预治疗有效，病情好转。相反，血乳酸持续增高或在治疗中乳酸水平剧增则反映病情恶化。

453. 为什么乳酸中毒患者需做血气分析

答：血乳酸与动脉血气的相关参数具有相关性：

（1）血乳酸与血 pH 的相关性：血 pH 正常范围为 7.35~7.45，当 pH<7.35 时，为失代偿性酸中毒，当 pH>7.45 时，为失代偿性碱中毒。当 PaO_2>80mmHg 时，pH 与血乳酸无明显相关性，当 PaO_2<60mmHg 时，血乳酸升高，pH 下降。

（2）血乳酸与 $PaCO_2$ 的相关性：$PaCO_2$ 正常范围为 35~45mmHg。当>45mmHg 时，提示高碳酸血症，当<35mmHg 时，提示肺通气增强。血乳酸与 $PaCO_2$ 没有明显的相关性，但运动中通气不足导致组织低氧和乳酸浓度增高时能诱发高碳酸血症，当乳酸≥5mmol/L，发现患者的 $PaCO_2$ 水平从低到高逐渐发生改变。

（3）血乳酸与 HCO_3^- 的相关性：HCO_3^- 正常值为 22~27mmol/L。当>27mmol/L 提示代谢性碱中毒或呼吸性酸中毒肾代偿状况，或呼吸性酸中毒合并代谢性碱中毒；当<22mmol/L，提示代谢性酸中毒或呼吸性碱中毒肾代偿状况，或呼吸性碱中毒合并代谢性酸中毒。

（4）血乳酸与 PaO_2 及血氧饱和度（$SatO_2$）的相关性：PaO_2 和 $SatO_2$ 是判断低氧程度的指标，血乳酸与 PaO_2、$SatO_2$ 有相关性，且把监测血乳酸作为评估休克、组织低灌注等低氧状态的重要指标。危重患者出现乳酸性酸中毒与组织低灌注低氧乳酸产生增多有关。

454. 为什么乳酸中毒会导致电解质异常

答：乳酸中毒会导致机体电解质紊乱，主要包括①血钠降低：酸中毒时，细胞内外 Na^+-K^+ 交换；乳酸排出时须结合大量的 Na；呕吐及摄入钠减少和稀释性低钠血症；②血钾：血钾浓度可正常或升高，但总体钾是降低的。原因包括酸中毒致组织分解旺盛，使钾从细胞内逸出；呕吐及摄入不足；利尿带走大量钾；肾小管分泌 H^+ 及铵离子功能受损，使肾远曲小管内 Na^+-K^+ 交换增加，引起钾的丢失增加；由于某些应激因素的影响，致肾上腺皮质激素分泌增多，刺激了肾素-血管紧张素-醛固酮系统，引起醛固酮分泌增多，促进钾排出；③血钙：血钙水平呈负平衡。原因是酸中毒时可滤过肾小球膜的钙浓度增加，故尿钙排出增加；酸中毒时，血镁浓度降低，致甲状旁腺功能受损，导致甲状旁腺激素合成障碍或分泌减少，骨钙动员受抑制，肠吸收钙也减少，最终导致低血钙；④血磷：酸中毒时，组织蛋白大量分解，磷从细胞内释出，故早期血磷浓度可正常或增高，随着病情的进展，磷从肾大量排出致血磷降低。

455. 为什么蛇毒中毒患者要检测尿素

答：尿素是人体内蛋白质代谢的最终产物，血清尿素水平在一定程度上反映了肾小球的滤过能力。毒蛇的毒腺分泌的毒液有多种活性成分，主要有毒性蛋白质、多肽类、多种酶类，被毒蛇咬伤后这些毒性物质经淋巴系统和血液系统，迅速进入人体引起中毒，可对多个器官造成损害。其中蛇毒中的磷脂酶 A 能引起血管内溶血，产生大量血红蛋白阻塞肾小管；蛇毒还可以直接损伤肾小管上皮细胞，加速对肾脏的损害；蛇毒中含有活性的蛋白水解酶可凝固纤维蛋白原和损害血管壁引起严重出血、组织破坏，同时释放出组织胺，组织胺和缓激肽都能引起血压剧降，导致有效血容量减少，肾小管收缩，肾小球滤过率降低。因此，蛇毒中毒患者应检测尿素来判断肾功能是否受损。

456. 为什么肌酐的改变与蛇毒中毒相关

答：肌酐是肌酸和磷酸肌酸的最终产物，测定血清肌酐可作为肾滤过功能的指标。蛇毒中有促凝活性物质，使凝血纤溶的平衡被破坏，同时凝血因子大量被消耗，引起弥散性血管内凝血，可使肾脏缺血、缺氧，也可导致急性肾衰竭。大量血红蛋白和肌红蛋白阻塞肾小管，是引起急性肾小管坏死进而导致急性肾功能衰竭的主要原因。所以蛇伤患者血清肌酐水平的变化与肾脏受损的程度呈正相关系，它们反映了肾脏的滤过能力，为了能更好地救治蛇伤患者，我们应密切监测蛇伤患者血清肌酐的变化。

457. 为什么蛇咬伤患者要检测血浆 D-二聚体

答：当蛇毒进入人体后能引起凝血功能障碍，凝血毒激活 X 因子。在 V 因子、磷脂和 Ca^{2+} 参与下，使凝血酶原变成凝血酶，引起凝血，凝血因子和血小板被大量消耗，并继发纤溶亢进，最终引起 DIC，危及人的生命安全。血浆 D-二聚体（D-Dimer）是纤维蛋白单体经活化因子 XIII 交联后，再经纤溶酶水解所产生的一种特异性降解产物，是一个特异性的纤溶过程标记物。D-二聚体来源于纤溶酶溶解的交联纤维蛋白凝块，是监测纤溶活性的有价值的指标。在病情的发生和发展过程中，应及时检测患者 D-二聚体及常规凝血指标，可了解患者的凝血状况，针对结果进行输血或成分输血，以防止 DIC 的发生，防止疾病的进一步发展。因此，蛇咬伤患者检测 D-二聚体具有很重要的临床意义。

458. 为什么蝮蛇咬伤患者血清心肌酶会发生改变

答：蝮蛇咬伤中毒时检测 CK、CK-MB 明显升高，但其升高主要原因并非心肌组织损伤，而是因为蝮蛇毒引起骨骼肌损伤所致。蝮蛇咬伤中毒时引起长时间肢体肿胀，导致骨骼肌缺血、缺氧，随着时间的延长，缺血、缺氧程度增加超过一定的限度，骨骼肌内相当数量 CK-MB 可释放入血。蝮蛇咬伤死亡尸体解剖证明，蝮蛇咬伤可引起心肌纤维水肿、断裂、坏死等。而有部分蝮蛇咬伤患者入院前处理不当也是造成心肌酶学增高的原因之一，如肢体结扎，由于患者缺乏医疗常识，使用一些没有弹性的绳索阻断了动静脉血管，而且未定时放松，造成了局部伤口缺血性损伤，甚至肌肉坏死，心肌酶含量特别高。

（林萍　李丹　阳青兰　邓健）

第十章　儿科疾病特殊检验和临床应用

第一节　儿科疾病临床检验概述

459. 为什么婴幼儿适宜用头皮静脉采血

答：婴幼儿头皮静脉极为丰富表浅，分支众多，互相交错成网，易于固定，不影响患儿肢体活动。若取颈外静脉和股静脉，则穿刺操作难度大，技术要求高，不易被患儿家长所接受，且由于患儿哭闹挣扎等原因易导致穿刺失败或血肿形成。而且新生儿四肢静脉细小，颈外静脉未发育完全，所以不建议选择颈外静脉。年龄稍大的婴幼儿颈部软组织及血管多，如穿破血管更易引起血肿，甚至压迫气道，妨碍呼吸。若选择股静脉要求定位准确无误，因股动脉搏动不明显，容易误穿至股动脉，造成抽血成功率低，且尿布包裹容易污染。婴幼儿采血量普遍较少，所以一般选择头皮静脉，这样一方面身体易于保暖，操作简单，容易掌握，可抽血、输液或抢救一次进行，而且也减轻了患儿的痛苦，有利于保护血管，减少感染机会和血肿的形成。

460. 为什么新生儿疾病筛查足跟采血法要注意进针角度

答：新生儿疾病筛查是提高人口素质、减少出生缺陷的三级预防措施之一，并已列入母婴保健技术服务项目。筛查要求每个新生儿在出生 72 小时后、哺乳 6 次以上采集 3 个直径 8mm 的血斑。一般来说，足跟采血时进针角度分直刺法和斜刺法。直刺法：操作者左手握住新生儿右足，暴露足底，右手轻轻按摩采血部位，使其自然充血，用 75% 乙醇消毒待干，右手持采血针进针。呈 45°~60°角，深度为 2~3mm，左手大拇指在穿刺点上方轻轻挤压，血液很快涌出聚成血珠。右手放下针，持筛查血片让血珠自然滴入规定的圆圈内，亦可选择左足，方法同前。斜刺法：常规消毒新生儿内外踝下方足跟处皮肤，取 7 号针头与皮肤呈 15°~30°角进针，斜刺深度 0.2mm，即针头斜面全部刺入，快速出针，不需用力挤压，血液即涌出，吸血纸可一次吸透。直刺法采血困难时，常因血量少，需用力挤捏新生儿足部导致皮肤受损，新生儿哭闹时间长，血量少，不能渗透筛查所需的 3 个圆圈，需重新穿刺。冬季采血时采取局部加温，虽提高了采血成功率，但由于易致烫伤，也浪费时间，影响了工作效率。斜刺法不需重力挤压，血量丰富、出血快、无需加温，避免了烫伤和反复穿刺，缩短了新生儿哭闹时间，提高了工作效率。因此采血时注意进针角度非常关键。

461. 为什么新生儿疾病筛查足跟采血法要注意最佳采集时机

答：新生儿各项功能发育尚不完善，末梢血液循环还不丰富。而足跟采血的关键主要取决于末梢血液循环。末梢血液循环易受血容量影响，新生儿血容量又主要取决于母亲哺乳。新生儿接受哺乳后，乳汁中的水分经胃肠道进入血液循环形成一个相对的血容量高峰，然后水分很快从肾脏排出。一般来说，末次喂奶后 1~1.5 小时新生儿血容量处于高峰。因此，采血时间宜选择在喂奶后 1~1.5 小时有利于提高采血成功率。

462. 为什么新生儿疾病筛查足跟采血可用沐浴后放辐射台采集法

答：沐浴前将新生儿辐射台温度调节在 31~41℃，将新生儿沐浴后放在辐射台保暖 3~5 分钟，按常规消毒后采血。由于新生儿体温调节中枢发育不完善，易受外界温度影响，加之新生儿血流主要分布于躯干及内脏，天冷时容易四肢发冷，血运不佳，从而影响采血效果。新生儿抢救辐射台恒温性好，直接作用于新生儿皮肤表面，达到维持体温的作用，使肢体血液循环丰富，保证了足跟部有足够的血供，有利于采集血样，并缩短了时间。

463. 为什么新生儿疾病筛查足跟采血可用干预采血法

答：干预采血法是指在扎针前，采血员将大拇指、食指呈"O"形紧握新生儿足跟片刻，放松再握紧，反复 1 或 2 次。然后乙醇消毒扎针部位（扎针部位为足跟高峰点距足外踝 1~2mm 处），扎针后放松，血液便会自然流出。其他步骤同常规采血法。该法能够阻止血液回流，增加足跟末梢的血运，使毛细血管充盈，血流丰富，血滴形成迅速且血量充足，提高一次成功率；又因血滴形成迅速且血流丰富，血斑足够大，两面渗透，所以不必在足跟局部反复挤捏，从而避免了组织液的挤出使血液稀释，保证了血标本的质量；而且安全方便，减轻了新生儿的痛苦。

464. 为什么儿科患儿适宜采用毛细血管采血

答：在现代医疗体系中，通过静脉采集血液标本是儿科疾病诊疗过程中的必要手段，但在日常采血过程中患儿静脉细小隐匿，且患儿易激惹，受到不良刺激后躁动、哭闹剧烈，即使较大的孩子也有较强的恐惧、抗拒心理，常常不能配合正常采血，故静脉采血相对困难，且若一次采血未成功常常导致患儿家长产生不良情绪，引起不必要纠纷，故此间接增加了静脉采血的难度。而毛细血管采血中，由于选取的采血部位位于体表裸露部位，如手指、足跟等，且毛细血管网分布密集，血液循环较好，具有简单、迅速、痛苦少等优点，故患儿配合度及患儿家属接受度均较静脉采血好，即使少部分患儿不配合操作，也可较为顺利采到需要的标本量，因此选用毛细血管采血既能满足临床需求，又能避免浪费血液标本。故儿童适宜使用毛细血管采血法。

465. 为什么儿科患儿外周血涂片要查异型淋巴细胞

答：异型淋巴细胞是母细胞化的淋巴细胞，该细胞特点为胞体增大或不规则，胞质有很强的嗜碱性，胞核明显增大，核染色质变疏松，甚至会出现模糊的核仁或核分裂象。异型淋巴细胞为病毒性感染的良好诊断指标，只有在病毒感染或外源性的刺激时其才会升高。正常人外周血偶见异型淋巴细胞（0%~2%），外周血异型淋巴细胞增高主要见于传染性单核细胞增多症、病毒性肝炎、流行性出血热、湿疹等病毒性疾病和过敏性疾病。另外，EB 病毒、人类免疫缺陷病毒、梅毒螺旋体、弓形虫等感染和接种疫苗也可引起外周血异型淋巴细胞增高。在临床检验工作中，外周血异型淋巴细胞检验以儿科患者为主，其增高最常见于传染性单核细胞增多症。若排除了传染性单核细胞增多症，还应考虑肺炎支原体感染的可能。有时支原体肺炎与传染性单核细胞增多症难以区别，但传染性单核细胞增多症是由 EB 病毒引起的传染性疾病，临床上以发热、咽炎、淋巴结大及脾大为典型特征，外周血中异型淋巴细胞在疾病高峰期多超过 10%，甚至高达 30% 以上。同时传染性单核细胞增多症易发生免疫功能紊乱，不仅体液免疫受抑制，而且细胞免疫和免疫调节功能也明显受损，出现肝功能异常，故生化检验也有助于早期鉴别诊断。在传染性单核细胞增多症时，异型淋巴细胞一般在发病后 3 天出现，第 1 周逐渐增多，第 2~3 周达高峰。故在疾病期，应反复多次检查外周血异型淋巴细胞比例，不能单靠一次或数次异型淋巴细胞比例而肯定或否定某种疾病。

466. 为什么儿科疾病的实验室检查非常重要

答：儿童绝不是体形缩小了的成人。小儿时期几乎涵盖了所有的疾病种类，同时又有着成人时期不具备的疾病种类，在临床的日常工作中，由于患儿不能很好的表述疾病的真实情况，故对于小儿疾病的诊断较成人更加困难，故儿科常被称为"哑科"，因此，小儿疾病比起成人疾病更加复杂，涉及范围更广，诊治更加困难。新生儿至青春期是从幼儿发育到成人的特殊阶段，其发病特点、疾病种类与成人不同，而且幼儿乃至儿童对疾病的表述能力几乎为零，临床医师在诊疗过程中往往缺乏客观的诊断线索，故实验室检查成为诊断的主要依据，而且实验室检查在了解病情的发展、推测预后、指导治疗和预防中也是必须的。故实验室检查对儿童疾病诊断有着至关重要的意义。

467. 为什么儿科患儿血液生化免疫检验结果分析要考虑多方面因素

答：儿童血液的某些化学成分随着年龄的变化而变化，如新生儿及婴幼儿的白蛋白、球蛋白量均较成人低，新生儿免疫球蛋白 IgA 及 IgM 处于低值，IgA 可以为"0"，此时如不考虑年龄特点，将有可能误诊为免疫缺陷病。各年龄期血浆蛋白的特点在诊断免疫性疾病、感染、肾脏、血液及肿瘤等疾病时均有重要意义。儿童血气在分析酸碱紊乱时，必须考虑到酸碱失衡状态是单纯性还是混合性。混合状态往往是由于疾病本身或者有并发症或是由于治疗用药不当而引起，临床医生必须结合患儿病史及症状，全面考虑检验结果，方能做出准确地判断而采取有效措施。判断生化检验结果时，还必须熟悉影响所测项目的其他因素。例如，根据尿素氮判断肾功能时，应考虑肝脏情况；转氨酶的增高不仅仅见于肝炎，也见于心脏疾病与服用某些药物（如水杨酸、异丙嗪等）时。受药物影响还可见于使用激素后引起的血清胆固醇增高、尿糖阳性、尿钙增加；由于水、盐潴留而血钠上升、血钾下降。因此，儿科患儿生化免疫检验结果的分析要考虑到多方面因素。

468. 为什么儿科患儿尿液检验常遇尿量不够

答：尿液是人体排泄物中最容易得到的检验标本种类之一，机体内很多代谢产物都是由尿排出。由于尿中正常成分量的变化与异常成分的出现，特别是肾脏病理改变的诊断以及各种先天性代谢异常症筛选试验的广泛应用，尿液检验已成为儿科医疗工作中最常用的实验诊断方法。尿量是由肾脏浓缩功能以及血中抗利尿激素水平所决定的。由于各种疾患造成的心、肾功能不全，水分摄取不足以及脱水症等情况下尿量减少；而尿频者仅次数增加而尿量并不增多，多见于泌尿道感染与神经性尿频患儿。此外，儿科患儿可因留尿困难而导致送检尿量不够，因此检验人员应小心处理标本。

469. 为什么儿科患儿的粪便检查有一定特点

答：大便必须在排出后短时间内送验，放置过久易起物理或化学的变化。在送检之前，临床医生对大便做肉眼观察，注意其量、色、气味。有的情况往往一见大便性状就可以做出初步诊断，如细菌性痢疾的脓血便、肠套叠的果酱样便、上消化道出血的柏油样便等，而正常大便上盖以新鲜血液则往往由肛裂或直肠息肉所引起。判断检验结果时，应熟悉患儿正常大便的特点，并了解患儿当时饮食及服药的内容，如：大便呈现出油滴状可能是脂肪滴；鲜红色大便可能含未消化的番茄、杨梅或西瓜；黑色便可能是服用铁剂或者动物肝脏；绿色便可能是菠菜；呈灰白色便疑似先天性胆道闭锁等。粪便中致病菌、病毒、虫卵等检出常可对疾病的诊断起决定性作用。

470. 为什么儿科患儿要重视病毒性疾病的实验诊断

答：儿科的感染大部分是由病毒引起的，例如常见的呼吸道病毒（流感病毒、麻疹病毒、腮腺炎病毒、呼吸道合胞病毒、风疹病毒等）、EB 病毒、轮状病毒等。虽然通过免疫接种使得一些感染性疾病已经非常少见，但是仍有新发现的病毒在继续威胁着儿童的身体健康。病毒感染的发病机制十分复杂，多数病毒感染都基本遵循一种规律，即在感染后经过一定的潜伏期，进入病毒血症期，其后依照病毒对器官组织的亲嗜性不同而引起不同的病理改变。儿童特别是婴幼儿，对病毒感染的天然屏障和有关的解剖结构发育不完善，因此更容易罹患病毒感染。实验诊断技术能使人们在较短时间内，识别和鉴定病毒病原体，从而能及时有效地控制病毒的传播和蔓延，对于指导临床医生用药，防止滥用抗生素，缩短病程，降低患儿病死率和致残率有着非常重要的积极意义。

471. 为什么儿童血沉测定时应尽量避免操作不当造成的误差

答：血沉即红细胞沉降率（erythrocyte sedimentation rate，ESR），用红细胞在 1 小时末下沉的距离来表示红细胞的沉降速度，血沉测定的临床应用已有数十年，后经过人们不断的改进，现在测定方法有很多种，如魏氏法、自动血沉仪器测定等。血沉的测定为非特异性试验，多种疾病都可引起其改变，可以作为辅助诊断和观察病情变化的指标之一。影响血沉测定的因素很多，在检测中每一个步骤都很重要，操作中需注意以下步骤：①采集足够量的血液标本；②保持抗凝剂与血液 1∶4 的比例；③标本应在室温下（18~25℃）检测；④检测应在 2 小时内完成等。如有一步出现问题都不能反映病情的真实情况，而小儿血沉测定时常常标本量不足而造成误差，从而导致对患儿病情的错判、误判。故应尽量避免操作不当造成的误差。

（周鑫昀　曾俊祥）

第二节 新生儿疾病的特殊检验

472. 为什么羊水卵磷脂/鞘磷脂比值可以辅助判断胎肺成熟度

答：新生儿呼吸窘迫综合征（neonatal respiratory distress syndrome，NRDS）是指出生后不久出现进行性呼吸困难、青紫、呼气性呻吟、吸气性三凹症和呼吸衰竭，为肺表面活性物质（pulmonary surfactant，PS）缺乏所致，多见于早产儿。病理上出现肺透明膜，又称肺透明膜病（hyaline membrane disease，HMD）。产前取羊水，产后取患儿气道吸取物，检查 PS 主要成分，评估患儿肺成熟度，可以预测 NRDS 的发生率。①卵磷脂/鞘磷脂（L/S）比值：用薄层层析法，羊水 L/S<1.5，表示肺未成熟，NRDS 发生率可达 58%；L/S 1.5~1.9 表示肺成熟处于过渡期，NRDS 发生率约为 17%；L/S 2.0~2.5，表示肺基本成熟，NRDS 发生率仅为 0.5%。②磷脂酰甘油：小于 3% 表示肺未成熟，灵敏度较高，其假阳性率较 L/S 低。

473. 为什么胃液稳定微泡试验能够早期诊断新生儿呼吸窘迫综合征

答：早产儿因肺发育不成熟容易并发新生儿呼吸窘迫综合征（NRDS）而出现呼吸窘迫症状，常常需要接受肺表面活性物质治疗。实际上并非所有早期有呼吸窘迫症状的早产儿都是因肺透明膜病引起的。因此对有呼吸窘迫症状的早产儿及时做出鉴别诊断，对于指导治疗有重要意义。胃液稳定微泡试验（stable microbubble test，SMT）可早期诊断早产儿 NRDS，从而有助于早期鉴别诊断有呼吸窘迫症状的早产儿。操作方法：用吸管吸取 20~40μl 左右的胃液滴于盖玻片中央，将吸管垂直于玻片，轻轻接触胃液表面，在 6 秒内快速吸入、放出 20 次以充分打出泡沫，静置 4 分钟；将盖玻片翻转倒扣在载玻片的凹坑上，低倍镜下数出 $1mm^2$ 范围内直径小于 15 μm 的稳定微泡数。泡数≤10 个/mm^2，判为"阳性"，提示肺不成熟，发生肺透明膜病的可能性大；>10 个/mm^2，判为"阴性"，提示肺基本成熟，发生 HMD 可能性很小。SMT 原理为肺表面活性物质在水与空气的界面形成膜状层，降低气泡的表面张力，使气泡收缩并达到稳定状态，肺表面活性物质越多，形成的稳定微泡数量也就越多。胎儿在发育过程中产生的肺表面活性物质可经气管随肺泡体液血液循环进入羊水中，胎儿吞咽了羊水使胃液中含有表面活性物质，因此出生后抽取胃液做 SMT，能反映胎儿肺成熟度。

474. 为什么新生儿呼吸窘迫综合征建议测定肺表面活性蛋白 A 含量

答：新生儿呼吸窘迫综合征（NRDS）为肺表面活性物质（PS）缺乏所致，多见于早产儿。PS 主要由肺泡Ⅱ型细胞合成、分泌，覆盖在肺泡表面，可降低肺泡表面张力，防止呼气末肺泡萎陷。PS 无法直接测其含量，肺表面活性蛋白 A（surfactant proteinA，SP-A）为 PS 的一部分，检测 SP-A 水平也代表着 PS 的含量水平。SP-A 是肺表面含量最多的一种糖蛋白，最早在肺泡Ⅱ型上皮细胞中被发现，其表达量多、信号丰富，参与肺表面活性生物膜的形成和代谢。SP-A 可以和二棕榈酰卵磷脂结合形成肺表面 PS 成分，PS 可以减少肺泡萎缩。早产儿因肺脏发育不成熟，SP-A 生成减少，易导致 NRDS 发生。NRDS 早产儿 SP 水平明显低于 NRDS 患儿，说明在早产儿当中，SP-A 水平与 NRDS 的发生相关。SP-A 含量越低，发生 NRDS 的几率越高。

475. 为什么泡沫试验能够辅助诊断新生儿呼吸窘迫综合征

答：肺泡表面活性物质（PS）能够有助于泡沫的形成和稳定，而无水乙醇可阻止泡沫的形成。泡沫试验的方法是：取羊水或气道吸出物 1ml，加等量 95% 乙醇，用力震荡 15 秒，静置 15 分钟后观察试管液面周围泡沫环的形成。无泡沫为阴性，表示 PS 缺乏，肺未成熟，易发生呼吸窘迫综合征；泡沫少于 1/3 试管周围为（+），泡沫多于 1/3 试管周围为（++），表示已有一定量 PS，但肺泡成熟度不够；试管周围一圈或双层有泡沫为（+++），表示 PS 较多，肺已成熟。

476. 为什么新生儿呼吸窘迫综合征要检测 SP-A 基因的变异

答：目前导致 NRDS 易感的特殊基因还不完全清楚，最可能的候选基因是编码肺脏所特有的表面活性蛋白基因，特别是 SP-A、SP-B 基因，不同的 SP-A 等位基因对 NRDS 具有保护性或易感性作用。人类 SP-A 基因位点有两个高度同源的功能基因 SP-A1、SP-A2 和一个假基因。其中，SP-A1 有 5 个等位基因（6A，$6A^2$，$6A^3$，$6A^4$，$6A^5$），SP-A2 有 6 个等位基因（1A，$1A^0$，$1A^1$，$1A^2$，$1A^3$，$1A^4$）。NRDS 早产儿的 SP-A 基因多态性对 NRDS 的发病风险有潜在影响。

477. 为什么新生儿呼吸窘迫综合征要检测 SP-B 基因的缺陷

答：肺表面活性物质主要由 90% 磷脂和 10% 的蛋白组成，尽管 SP-B 蛋白仅占 PS 混合物中的 1%~2%，但它是维持正常肺表面活性物质功能最关键的肺表面活性物质蛋白。SP-B 为特异性的疏水性肺表面活性物质结合蛋白，其在肺泡 II 型上皮细胞中合成后储存在板层体中，参与板层体或管状髓磷脂的结构形成，是髓磷脂合成和表面活性物质形成所必需的物质。SP-B 随表面活性物质中的磷脂分泌到气道中，在呼气末减少肺泡表面张力，防止肺泡萎陷，增加肺顺应性和促进肺间质液体回流，对出生后呼吸的适应和调节至关重要。SP-B 通过加速表面活性物质在肺泡气液界面上展开和进入表面单层的速度以及表面活性物质功能的进行，从而降低肺泡表面张力，使肺泡不萎陷。SP-B 基因定位于染色体 2p12 至 p11.2，长度 950 bp，由 11 个外显子组成，成熟的人 SP-B 是单基因产物，由其基因外显子 VI 和 VII 编码。SP-B 遗传缺陷具有家族特异性，且不同种族、研究群体和不同疾病基因突变种类不同，黑种人发生率高于白种人。迄今为止，已发现 SP-B 基因突变体与新生儿 RDS、急性 RDS、先天性肺泡蛋白沉着症、成年慢性阻塞性肺气肿、儿童慢性肺疾患等呼吸系统疾病发病相关联。

478. 为什么新生儿乳糜胸/乳糜腹要检测胸水/腹水

答：胸腔或腹腔穿刺的乳糜液可作为诊断新生儿乳糜胸/乳糜腹的诊断标准。乳糜液呈淡黄色牛乳状，但若穿刺时患儿尚未开奶，胸水或腹水也可呈淡黄色澄清液与血清相似。乳糜液如加苏丹 III 乙醇溶液则呈红色。Buttiker 提出乳糜液的诊断标准：积液中三酰甘油含量 >1.1mmol/L，细胞数 >$1.0×10^9$/L，其中淋巴细胞占 80%。对于真假乳糜液的鉴别：胸水中加乙醚后震荡，乳糜能溶于乙醚，下层胸水变清，而假性乳糜则改变不明显。

让患儿口服脂溶性染料（苏丹Ⅲ）再抽胸水，乳糜液呈红色，而假性乳糜则不变色。因此当新生儿出现乳糜胸/乳糜腹时，应当进行胸水/腹水的检验。

479. 为什么新生儿持续性肺动脉高压可检测心房利钠肽的浓度

答：新生儿持续性肺动脉高压（persistent pulmonary hypertension of newborn，PPHN）是新生儿重症监护室中威胁患儿生命的严重疾病之一，其血管变化特征主要是肺血管收缩增强和结构重建。治疗常用西地那非，它作为一种高选择性磷酸二酯酶-5 抑制剂，能扩张肺血管平滑肌及降低肺血管阻力。心房利钠肽（ANP）是由 28 个氨基酸构成的多肽类激素，ANP 在心房的基因表达最高，当肺动脉压力升高时心脏受到牵拉刺激促进 ANP 的释放。西地那非治疗前、治疗后 ANP 水平与肺动脉收缩压（pulmonary arterial systolic pressure，PASP）、$PaCO_2$ 呈正相关，与 SpO_2、PaO_2 呈负相关，可见血浆 ANP 水平可作为简易、无创、可靠的血液学指标，与心脏超声、氧合指标联合评价西地那非降低肺动脉高压的疗效。分析 ANP 变化的原因：当肺动脉压力升高时，右心房内压力升高，进而右心房受牵张成为 ANP 释放的刺激因子；同时肺动脉高压时患儿处于缺氧状态，而缺氧亦是诱发 ANP 分泌增加的因素。伴随西地那非的应用，其通过一氧化氮途径激活鸟苷酸环化酶，使鸟苷酸转变为环磷酸鸟苷，通过激活蛋白激酶 G，增加钾离子通道的开放，使细胞膜超极化，抑制钙离子内流，导致细胞内钙离子浓度减低，使平滑肌细胞松弛进而使肺部血管舒张，右心房内压力降低，肺部血管缺氧状态改善，且右心房牵张刺激减弱，引起 ANP 释放的刺激因素得到改善，最终可使 ANP 释放减少。

480. 为什么新生儿持续性肺动脉高压可检测血浆内皮素-1 浓度

答：内皮素-1（endothelin 1，ET-1）是迄今已知的收缩作用最强、作用时间最持久的收缩血管物质，主要由血管内皮细胞合成分泌，其分泌增加可产生持续收缩血管、促进血小板和单核巨噬细胞的聚集和黏附作用，尤其在肺血管收缩、重构过程中发挥作用。西地那非治疗前、治疗后 ET-1 水平与肺动脉收缩压（PASP）、$PaCO_2$ 呈显著正相关，与 SpO_2、PaO_2 呈显著负相关，提示血浆 ET-1 水平可作为简易、无创、可靠的血液学指标与心脏超声、氧合指标联合评价西地那非降低肺动脉高压的疗效。PPHN 时 ET-1 变化的原因：①在肺动脉高压切变应力的作用下血管内皮细胞 ET-1mRNA 表达增强，ET-1 分泌增加；②低氧时内皮素转化酶-1 表达水平增加，而内皮素转化酶-1 是 ET-1 合成过程中的关键限速酶；③ET-1 基因启动子区有缺氧诱导因子（hypoxia inducible factor，HIF）-1α 的结合位点，低氧时通过诱导 HIF-1 的产生而在转录水平调节 ET-1 的基因表达；④肺清除 ET-1 的能力下降。动物研究结果表明，西地那非可通过下调 ET-1 受体的表达进而影响 ET-l 与其受体的结合，达到降低肺动脉压力逆转肺小血管重构的作用。此外西地那非扩张肺血管后改善低氧状态，HIF-1α 表达降低，进一步影响 ET-1 的基因表达；可以说明血浆 ET-1 水平的变化在一定程度上可以反映西地那非的治疗效果。

481. 为什么新生儿持续性肺动脉高压可检测血浆血管性假血友病因子浓度

答：血管性假血友病因子（von Willebrand factor，vWF）是血管内皮细胞和巨噬细胞合成的一种糖蛋白，正常情况下，只有少量的 vWF 存在于循环血液中，当内皮细胞受损后，大量储存在血管内皮细胞内的大分子 vWF 进入血液，被认为是血管内皮受刺激或损伤的标志物，大量动物实验结果已证实在原发性或继发性肺动脉高压时其水平显著增高，且与肺动脉高压的严重程度及预后密切相关。在西地那非治疗前、治疗后 vWF 水平与肺动脉收缩压（PASP）、$PaCO_2$ 呈显著正相关，与 SpO_2、PaO_2 呈显著负相关，提示血浆 vWF 水平可作为简易、无创、可靠的血液学指标与心脏超声、氧合指标联合评价西地那非降低肺动脉高压的疗效。肺动脉高压时缺氧、酸中毒等多种因素的影响可引起血管内皮损伤，vWF 主要存在于内皮细胞，在缺氧时内皮细胞受到刺激，vWF 释放到血浆，进而引起血小板的活化，增加血液黏度，并释放多种凝血物质，使凝血活性增高，形成高凝状态，导致肺血管阻力增加，加重肺动脉高压。PASP 程度越重血管内皮受损越严重，引起 vWF 分泌增加，同时 vWF 分泌增加又会加重肺动脉高压，形成恶性循环。研究亦证实其水平变化与肺动脉高压呈正相关，且伴随西地那非的应用使肺血管扩张进而改善低氧酸中毒，vWF 水平亦随之下降，vWF 作为血管内皮受刺激或损伤的标志物，其检测有助于判断缺血缺氧后组织器官损害的程度，了解病情的进展情况。

482. 为什么通过实验室检查可以判断肺血管痉挛和通气灌流失调

答：对肺血管痉挛和通气灌流失调的判断如下：经气道插管和间歇正压通气后，在通气潮气量和分钟通气量合适的情况下，吸入氧浓度 >60%，反复查动脉血气 $PaO_2 <$ 50mmHg，$PaCO_2 > 60$mmHg，pH<7.1，呈严重代谢性或混合性酸中毒，低氧血症和高碳酸血症，无法通过提高吸入氧浓度和静脉输入碱性药物等方式纠正；右上肢相对双下肢 SpO_2 差值>20%，提示胎儿循环存在。判断时应注意，血气分析的血样采集应该选择导管后外周动脉，这样能比较准确地反映血液的氧合情况。

483. 为什么氧合指数可以作为持续性低氧性呼吸衰竭并发症的诊断依据

答：氧合指数（oxygenation index，OI）= 平均气道压力（mean airway pressure，MAP）× 吸入氧浓度（fraction of inspiration O_2，FiO_2）×100/PaO_2。如果 MAP>10cmH$_2$O，$FiO_2 >$ 0.5，方能维持 PaO_2 在 50mmHg 以上，OI 值一般在 10 以上；如果 MAP>15cmH$_2$O，$FiO_2 >$ 0.8，方能维持 PaO_2 在 50mmHg 以上，OI 值一般在 24 以上；且连续 12~24 小时没有改善；可以作为新生儿持续性肺动脉高压（PPHN）持续低氧性呼吸衰竭的并发症的主要诊断依据。

484. 为什么脐带血联合动脉血 pH 可预测新生儿缺血缺氧性脑病

答：胎儿缺氧酸中毒持续存在时会使脑血管自主调节功能破坏，形成压力被动型脑血流，血压降低时即出现缺血性改变，导致新生儿缺血缺氧性脑病（hypoxic-ischemic encephalopathy，HIE）。血气分析作为一种反映围生期应激状态的定量分析方法，是检测胎儿和新生儿缺氧程度的客观指标，对于预测新生儿器官损伤有意义。但是脐动脉血 pH 仅反映胎儿宫内及产程中的氧合状况，而机体对缺氧酸中毒表现出一个连续的代偿过程，从胎儿期可以一直延续到新生儿期，因此除一部分宫内严重的、长时间的缺氧酸中毒已造成胎儿的脑损害外，大部分胎儿在分娩过程中由于宫缩和胎盘血流供应中断，其 pH 随着产程的进展和 PaO_2 的下降有一个自然下降的过程，胎儿宫内处于缺氧缺血代偿期，但尚未产生神经系统功能性或器质性损伤，随着自主呼吸的建立，CO_2 排出，酸碱平衡恢复，缺氧酸中毒状况即可改善。可以联合检测桡动脉血 pH，出生 1 小时桡动脉血 pH<7.3 的新生儿发生 HIE 的可能性最大。因此，对于脐动脉血气分析 pH<7.1 的新生儿，应于出生后复查桡动脉血气分析，如出生 1 小时桡动脉血 pH<7.3 则应对新生儿加强监护，密切观察患儿病情发展，及早预防 HIE 的发生。

485. 为什么新生儿缺血缺氧性脑病需测定血清神经元特异性烯醇化酶

答：神经元特异性烯醇化酶（NSE）是神经元及神经内分泌细胞的一个标志酶，当脑组织缺氧、缺血时，神经元细胞可发生变性坏死及神经髓鞘的崩解，NSE 可释放入脑脊液（CSF）中，使 CSF 中 NSE 浓度升高，CSF 中 NSE 释放至血液，而使血中 NSE 水平升高。因此，可以认为血清中 NSE 水平可以作为反映脑损伤的灵敏指标之一。HIE 患儿血清 NSE 水平显著地高于正常新生儿，其升高的机理如上所述。NSE 是判断 HIE 患儿脑损伤程度和预后灵敏而可靠的生化指标。因此，建议 HIE 患儿测定血清 NSE，以判断脑损伤的程度和预后。

486. 为什么新生儿缺血缺氧性脑病患儿血清神经肽 Y 水平会升高

答：血清神经肽 Y（neuropeptide Y，NPY）是以酪氨酸作为 N 端，以酪氨酰胺作为 C 端由 36 个氨基酸残基组成的神经活性肽，广泛地分布于中枢神经系统，在脑的各个区域均存在，NPY 的神经元胞体以尾状核和豆状核壳部最为密集，NPY 的神经纤维主要见于边缘皮质和纹状体。NPY 作为一种神经递质主要与去甲肾上腺素共存于交感末梢神经，与去甲肾上腺素共同释放，两者作用类似，并呈显著的协同作用。在交感神经受刺激或休克应激状态时 NPY、去甲肾上腺素共同释放，生理状态下自交感神经末梢释放后对血管直接发挥收缩作用，同时加强去甲肾上腺素和 5-羟色胺的缩血管效应，抑制扩血管物质的作用，从而导致血管的痉挛。HIE 患儿血浆 NPY 水平非常显著地高于正常新生儿，其机理认为是：①由于 HIE 使机体处于应激状态、病理反应、循环障碍使血小板聚集或破坏，从而导致入血的 NPY 水平增高，此时由于患儿机体内多脏器功能受损，肝、肾代谢灭活机能降低，故又可促使血浆 NPY 水平升高；②由于患儿缺氧大脑皮质矢状旁区及其蛋白质部分最易受损，急性期严重缺氧则导致丘脑及脑干部位神经核为主要受损部位，从而也导致 NPY 水平的增高。

487. 为什么缺血缺氧性脑病新生儿血清肌酸激酶及脑型同工酶会升高

答：新生儿缺血缺氧性脑病（HIE）是新生儿最常见的中枢神经系统疾病，患儿有不同程度的神经系统后遗症，早期诊断及时干预尤为重要。肌酸激酶（CK）和脑型同工酶（CK-BB）是神经元损伤的敏感标志物，具有高度特异性。新生儿窒息后，大量酶类自损伤细胞逸出至血液，使血清中诸如 CK 等活性升高，而 CK-BB 主要存在于脑部神经细胞和星形胶质细胞中，脑组织损伤时大量释放入血，有较高的特异性，更能灵敏的反映 HIE 脑损伤程度。故血清中检测这两种标志物，可作为判断 HIE 脑损伤程度、病情发展和预后的客观指标，具有重要的早期诊断和预后判断价值，可用于临床。

488. 为什么新生儿缺血缺氧性脑病可检测血清 S-100β 蛋白

答：新生儿缺血缺氧性脑病（HIE）在临床上较为常见，该病具有高病死率、高致残率的特点，可导致脑瘫、智力障碍、听力障碍等神经系统后遗症。S-100β 蛋白可以反映脑损伤严重程度，而 HIE 缺血缺氧导致脑损伤，因此考虑 S-100β 蛋白同 HIE 的诊断及预后可能具有相关性。S-100β 蛋白是 S-100 蛋白的一种亚型，特异地分布于神经系统内，易溶于水，可透过血脑屏障进入血液循环。它可通过钙离子信号通路，调节细胞的凋亡、增殖及分泌等生理过程，对脑组织损伤有高度敏感性和特异性，S-100β 浓度水平能够反映出脑损伤的严重程度，血清中该蛋白水平与脑损伤严重程度呈正相关，而 HIE 的致病机制主要是缺血缺氧引发脑组织损伤，HIE 患儿血清中 S-100β 蛋白浓度会出现相应的升高。由此可见，新生儿血清中 S-100β 蛋白浓度的水平可作为 HIE 的一项客观诊断指标。

489. 为什么胎儿胆红素代谢有其一定特点

答：胎儿早期已开始合成和分解血红蛋白，孕 12 周时正常羊水中可以有胆红素，36~37 周时消失。羊水胆红素增高可见于严重溶血病或肠道闭锁。孕晚期胎儿已具有分解红细胞产生胆红素的能力，胆红素的生成按每千克体重计算为成人的 150%，提示胎儿时期已有血红素加氧酶和胆绿素还原酶的存在，血红素通过酶的催化，降解为胆红素。胎儿胆红素主要经过胎盘进入母体循环，靠母亲肝脏和胎儿本身肝脏进行代谢。胎儿肝脏虽能代谢胆红素，但由于胎儿肝内 Y、Z 蛋白含量少，葡萄糖醛酸转移酶活力极低，肝脏胆红素的结合能力差。胎儿期存在着静脉导管，使来自静脉的血液直接进入下腔静脉，不经过肝脏，减少肝脏代谢的机会。胎儿时期肠黏膜已能分泌葡萄糖醛酸苷酶，能将结合胆红素水解形成未结合胆红素，通过肠壁重吸收进入循环。胎儿肠道无菌，不能将结合胆红素分解为胆红素原。此为胎儿胆红素代谢的特点。

490. 为什么新生儿与成人胆红素代谢相比有其特点

答：新生儿胆红素代谢与成人相比特点有：

（1）胆红素生成较多：新生儿每日生成胆红素约 8.8mg/kg，而成人仅为 3.8mg/kg。其原因是：胎儿处于氧分压偏低的环境，故生成的红细胞数较多，出生后环境氧分压提高，红细胞相对过多、破坏亦多；胎儿血红蛋白半衰期短，新生儿红细胞寿命比成人短20~40 天，形成胆红素的周期缩短；其他来源的胆红素生成较多，如来自肝脏等器官的血红素蛋白（过氧化氢酶、细胞色素 P450 等）和骨髓中无效造血（红细胞成熟过程中有少量被破坏）的胆红素前体较多。而成人每日约产生 250~350mg 胆红素，胆红素来源主要有：①80%~85%的胆红素来自衰老的红细胞崩解；②约 15%左右是由在造血过程中尚未成熟的红细胞在骨髓中被破坏（骨髓内无效性红细胞生成）而形成的；③少量来自含血红素蛋白，如肌红蛋白、过氧化物酶、细胞色素等的破坏分解。

（2）转运胆红素的能力不足：刚娩出的新生儿常有不同程度的酸中毒，影响血中胆红素与白蛋白的联结，早产儿白蛋白的数量较足月儿为低，均使运送胆红素的能力不足。在正常成人每 100ml 的血浆白蛋白能与 20~25mg 胆红素结合，而正常人血浆胆红素浓度仅为 0.1~1.0mg/dl，所以正常情况下，血浆中的白蛋白足以结合全部胆红素。

（3）肝功能发育未完善：①新生儿肝细胞内摄取胆红素必需的 Y、Z 蛋白含量低，5~

10 天后才达成人水平；②形成结合胆红素的功能差，即肝细胞内脲苷二磷酸葡萄糖醛酸基转移酶的含量低且活力不足（仅为正常的 0%～30%），不能有效的将脂溶性未结合胆红素（间接胆红素）与葡萄糖醛酸结合成水溶性结合胆红素（直接胆红素），此酶活性在一周后逐渐正常；③排泄结合胆红素的能力差，易致胆汁淤积。

491. 为什么先天性非溶血性黄疸患儿需要检测 UGT1A1 基因突变

答：先天性非溶血性黄疸，也称日尔贝综合征（Gilbert syndrome），系 1902 年法国医师 Gilbert 首先报告，为非溶血性、非结合性胆红素血症所致的黄疸。先天性患儿家族中约有 25%～50% 的人患此病。Gilbert 综合征是常见的遗传代谢性疾病之一，国外发病率 3%～10%，为先天性胆红素代谢障碍性疾病，表现为在无溶血及潜在肝病情况下非结合胆红素升高，其发生主要由于脲苷二磷酸葡萄糖醛酸基转移酶活性降低所致。UGT1A1 基因位于人类染色体 2q37，其编码的蛋白使非结合胆红素转化为结合胆红素。当 UGT1A1 基因出现遗传变异时，其基因表达水平明显下降，导致非结合胆红素葡萄糖醛酸化障碍，从而形成 Gilbert 综合征。UGT1A1 基因编码的蛋白主要在肝脏中表达，促进胆红素与葡萄糖醛酸结合，在 Gilbert 综合征发病中起关键作用。因此 Gilbert 综合征患儿需要检测 UGT1A1 基因突变。

492. 为什么新生儿溶血病的实验室诊断很重要

答：新生儿溶血病（hemolytic disease of newborn，HDN）是指由于母婴血型不合引起的胎儿或新生儿同族免疫性溶血性疾病，临床以胎儿水肿或黄疸、贫血为主要表现，严重者可致死或遗留严重后遗症。至今人类已经发现 26 个红细胞血型系统，其中 ABO 血型不合是引起新生儿溶血病的最常见原因，其次为 Rh 血型不合。ABO 血型不合溶血病的实验室检查：①红细胞血型检查：可检查胎儿及其父母的血型，以证实存在血型不合。目前也可用 PCR 方法检查羊水或母血中胎儿红细胞血型的基因。②溶血性贫血的证据：血清胆红素迅速升高至 256.5 μmol/L 或以上，少数可达 342μmol/L。以非结合胆红素升高为主，伴肝损害者，也可有结合胆红素升高；红细胞及血红蛋白下降；外周血涂片可见网织红细胞、有核红细胞、多染性细胞增多，红细胞大小不等，可见球形红细胞及红细胞碎片。③致敏红细胞和血型抗体测定：包括改良直接抗人球蛋白试验（Coombs 试验）、抗体释放试验、游离抗体试验，其中改良直接 Coombs 试验和抗体释放试验均是新生儿溶血病的确诊试验，尤以红细胞抗体释放试验诊断价值最高。

493. 为什么新生儿适合使用经皮胆红素测定仪进行胆红素水平的监测

答：新生儿黄疸在新生儿临床中非常常见，目前临床上一般采用静脉血测定血总胆红素（total serum bilirubin，TsB）和经皮测定胆红素（transcutaneous bilirubin，TcB）来进行胆红素水平监测。目前已知 TcB 与 TsB 呈高度的直线正相关，TcB 监测方便、快速、无创，在一定程度上可代替 TsB 进行监测，避免反复静脉采血等不良操作，减少患儿痛苦及感染机会。经皮胆红素测定仪利用皮下组织中胆红素和血红蛋白在波长 460nm 和 550nm 两处分别出现吸收峰值及吸收值相等的特征，TcB 监测具有无创、简便、快捷、无不良反应、可重复、经济、家长容易接受等优点，已广泛应用于新生儿临床。国内外研究已经证明，足月儿和早产儿 TcB 与 TsB 均呈高度的线性相关，一般情况下 TcB 可代替 TsB 进行动态监测，作为新生儿高胆红素血症的诊断和治疗依据。

494. 为什么新生儿梅毒确认试验存在不足

答：梅毒是由梅毒螺旋体（treponema pallidum，TP）引起的一种性传播疾病，可通过孕妇胎盘进入胎儿血液循环引起流产、死胎或新生儿全身性感染，即先天性梅毒，又称胎传梅毒。传统的血清学试验检测的是 TP 的抗体，人体感染 TP 后，一方面对感染损伤的局部组织及 TP 表面释放的心磷脂类物质发生免疫应答，产生非特异性抗心磷脂类抗体；另一方面宿主对 TP 外膜脂蛋白、外膜鞘蛋白等抗原发生免疫应答，产生特异性抗体。TP 进入机体后，机体首先出现的免疫应答是产生 IgM 抗体，然后是 IgG 抗体。先天性梅毒的确认试验为 TP 特异性抗体血清学试验，检测血清中的抗 TP 特异性抗体，以 IgG 为主。主要包括荧光密螺旋体抗体吸收试验（fluorescent treponemal antibody-absorption test，FTA-ABS）、梅毒螺旋体血细胞凝集试验（treponema pallidum hemagglutination assay，TPHA）、梅毒螺旋体明胶凝集试验（treponema pallidum particle agglutination test，TPPA）等。但是确认试验存在一些不足：首先梅毒孕妇体内的 TP-IgG 可穿透胎盘滋养层进入胎儿血液循环，在 15% 未感染的婴儿体内存留 12~15 个月，以上方法不能将母亲的转移性抗体与婴儿自身感染产生的抗体区别开来；其次，近年来梅毒合并 HIV 感染的患儿越来越多，其血清学试验常呈阴性反应；最后，TPPA 等方法主要是检测血清中 TP-IgG，通常需要感染后 3~4 周（新生儿 4~12 周龄）才能检出，不利于早期诊断。

495. 为什么新生儿败血症可以检测血清心型脂肪酸结合蛋白

答：新生儿败血症指新生儿期因细菌侵入血液循环并生长繁殖，产生毒素所造成的全身性感染，是新生儿期危重症之一，发生率占活产婴儿的 0.1%~0.8%，且出生体重越低的新生儿发病风险越高，极低体重儿中可高达 16.4%。败血症患儿因毒血症等因素导致心肌受损，外周血管阻力改变，出现心肌收缩力下降、感染性休克等严重并发症，增加死亡风险，因此早期诊断新生儿败血症患儿心脏损害意义重大。脂肪酸结合蛋白（fat acid binding protein，FABP）是一组在长链脂肪酸的摄入和代谢内环境稳定中起着重要作用的蛋白家族，其中心型脂肪酸结合蛋白（heart fat acid binding protein，H-FABP）作为急性心肌损伤早期监测的生化标志物倍受关注。H-FABP 主要表达在对脂肪酸有高度需求的组织如心肌、骨骼肌，但以心肌细胞占优势，在心肌约占全部细胞内的可溶性蛋白的 4%~8%。而且 H-FABP 与心肌肌钙蛋白联合应用可动态检测心肌损害的变化，在新生儿败血症合并心肌损害的诊断中具有较好的应用价值。因此新生儿败血症可以检测血清心型脂肪酸结合蛋白。

496. 为什么新生儿血管瘤要监测血小板计数的变化

答：血管瘤是一种脉管的错构瘤样肿瘤，其基本结构主要由扩张、增生的血管或充满血液、内壁衬覆以内皮细胞的间隙和腔窦所构成。在婴儿很常见，好发于头、面、颈部，其次为四肢和躯干，多数在皮肤上显而易见，也可发生在任何脏器。女婴较男婴多，比率约为（3~5）：1，多发者 20%。血管瘤存在一种严重的并发症叫 K-M（Kasabach-Merritt syndrome）综合征，即血管瘤伴发血小板减少，常发生于 6 个月以内的婴儿，新生儿也会发生。由于大量血液滞留在血管瘤内，严重消耗血小板和凝血因子Ⅱ、Ⅴ、Ⅷ和纤维蛋白原，导致血小板减少，凝血机制异常及贫血，出现一系列局部及全身症状。这类血管瘤瘤体较大，发病前瘤体迅速增大，向四周扩散，局部有出血点或瘀斑，甚至有弥散性血管内凝血的表现。血液检查显示血小板减少，常在 $60×10^9$/L 以下，需要及时治疗，首先就是纠正凝血异常，可以输注新鲜全血、血浆、血小板悬液等。由此可见，血管瘤患儿注意监测血小板计数是相当重要的。

（周鑫昀）

第三节　先天性遗传性疾病的特殊检验

497. 为什么软骨发育不全需检测成纤维细胞生长因子受体 3 基因突变

答：软骨发育不全（achondroplasia，ACH）是最常见的软骨发育异常类疾病，活产儿的患病率为 1/30 000～1/10 000，是完全外显的常染色体显性遗传病。其特征性的表现包括身材矮小、巨头、前额突出、鼻梁塌陷、四肢近端肢体短但智力正常；X 线检查可见颅盖大、顶骨及枕骨隆突、长骨短、椎体厚度减小、骨盆狭窄等。ACH 的致病基因定位于 4p16.3，并证实成纤维细胞生长因子受体 3（fibroblast growth factor receptor 3，FGFR3）基因跨膜区第 10 外显子第 1138 位核苷酸的突变是 ACH 患儿的致病原因。迄今为止，已经发现了多种导致 ACH 的基因突变，其中95%以上为 FGFR3 基因第 10 外显子第 1138 位核苷酸的突变。还有一种称为软骨发育低下（hypochondroplasia，HCH）的疾病，遗传形式和临床表现与 ACH 类似，但症状较轻。至今约有 60% 的 HCH 被报道存在 FGFR3 基因第 13 外显子第 1620 位核苷酸的突变。此外，致死性侏儒（thanatophoric dysplasia，TD）等其他遗传性疾病也是与 FGFR3 基因其他位点突变有关的骨骼发育障碍性疾病。FGFR3 基因突变检测有助于以上疾病的诊断和鉴别诊断。

498. 为什么先天性成骨不全需要进行 COL1A1、COL1A2 基因突变检测

答：成骨不全（osteogenesis imperfecta，OI），又称脆骨病，患病小儿常称作"瓷娃娃"。这是一种遗传异质性结缔组织病，特点是骨的脆性增加、骨质疏松、轻微外伤甚至无外伤也可发生骨折。此外，还可表现为肌无力、关节松弛、骨骼畸形及其他结缔组织异常。临床表现差异很大，有的很轻微，有的则是致命性的。本病多数病例是由于编码Ⅰ型胶原的 α1、β2 链的两个基因 COL1A1、COL1A2 之一发生错义突变或重排所致，但基因突变并不是决定病情严重程度的唯一因素。OI 常呈常染色体显性遗传，部分散发病例为常染色体显性突变所致。通过取血或皮肤标本检测Ⅰ型胶原基因突变的情况可以对本病进行基因分析。

499. 为什么骨硬化病实验室检查有其特点

答：骨硬化病（osteopetrosis），又称石骨症，小儿又称"大理石宝宝"，它是一种少见的全身性骨结构发育异常的先天性疾病，颅骨为好发部位之一，具有骨密度增加、骨质畸形并累及颅底等特征。钙化的软骨持久存在，引起广泛的骨质硬化，重者表现为贫血、出血、肝脾增大，这是因为全身性骨髓腔缩小或闭塞引起造血障碍所致。本病常为家族

性，绝大多数病例为常染色体隐性遗传。实验室检查方面本病血清钙、磷水平一般均在正常范围，部分合并肾小管性酸中毒的患儿血钙升高。血清碱性磷酸酶和尿羟脯氨酸水平均属正常，部分患儿血清抗酒石酸酸性磷酸酶（tartrate resistant acid phosphatase，TRAP）和肌酸激酶脑型同工酶（CK-BB）水平明显增高，血清降钙素、甲状旁腺激素水平正常，对外源性甲状旁腺激素激发试验（Ellsworth-Howard 试验）的反应基本正常。50% 以上的患儿可表现有轻至中度贫血，10%~25% 为重度贫血，仅少数患儿的血红蛋白在正常范围内。

500. 为什么各种类型先天性肌营养不良有基因表现特点和实验室特点

答：部分先天性肌营养不良的基因表现及实验室检查特征见表 10-1：

表 10-1　部分先天性肌营养不良的基因表现及实验室检查特征

疾病名称	基因及其产物	实验室检查
CMD 伴 laminin-α2（merosin）完全缺陷（MDC1A）	6q22-q23，laminin-α2	IH/WR 可见大部分，laminin-α2 完全缺陷，integrin α7 继发性减低
CMD 伴 merosin 部分缺陷（MDC1B）	1q42，未知	IH/WR 可见 laminin-α2 部分缺陷，α-DG 显著减少
Fukutin 相关蛋白病（MDC1C）	19q13.3，Fukutin 相关蛋白质	WB 见 α-DG 的相对分子质量减小，α-DG 减少，继发性 laminin-α2 减少
LARGE 相关 CMD（MDC1D）	22q12.3，LARGE	IH/WB 检查结果与 MDC1C 相同
Ullrich CMD（UCMD）	21q22.3 和 2q37，α1/2 和 α3 Ⅵ型胶原	IH 可见 Ⅵ型胶原重度到轻度缺陷
CMD 伴早期脊柱强直（RSMD）	1p36-p35，硒蛋白 N（seleno-protein N）	laminin-α2 表达正常
Fukuyama CMD（FCMD）	9q31，Fukutin	IH/WB 检查结果同 MDC1C
肌-眼-脑病（MEB）	1q32-q34，蛋白-O-连接甘露糖，1，2-N-乙酰葡糖氨基转移酶 1	IH/WB 同 MDC1C
Walker-Warburg 综合征（WWS）	9q34.1，O-甘露糖基转移酶 1	同 MDC1C
Integrin α7 CMD	12q13，Integrin α7	IH 可见 integrin α7 缺失
CMD 伴小头、腓肠肌肥大	未知	IH 可见 laminin-α2 轻度至中度部分缺乏
CMD 伴拇指内收	未知	IH 见 laminin-α2 和 α-DG 表达正常
CMD 伴智力低下、小头畸形	未知	Laminin-α2 表达正常
CMD 伴小脑萎缩		laminin-α2 表达正常

注：CMD：先天性肌营养不良；IH：免疫组织化学；WB：蛋白印迹法；CNS：中枢神经系统；DG：（肌）营养不良（蛋白）聚糖；MRI：磁共振成像；CK：肌酸激酶

501. 为什么原发性纤毛运动障碍患儿可行鼻腔呼出气一氧化氮无创检测

答：原发性纤毛运动障碍（primary ciliary dyskinesia，PCD）是一种常染色体隐性遗传病，特征是纤毛结构和功能障碍，导致自幼反复发生的慢性鼻-鼻窦炎、分泌性中耳炎、慢性支气管炎和慢性肺炎等。PCD 患儿临床上少见，个体表现差异大，临床诊断困难。电镜下发现至少有 30% 的 PCD 患儿纤毛超微结构正常，所以纤毛超微结构正常并不能排除 PCD。因此 PCD 患儿鼻腔呼出气一氧化氮（NNO）检测和基因遗传学研究越来越受到重视。在欧洲 26 个国家 194 个中心，已经有 46% 把 NNO 检测作为 PCD 的一线筛查试验，其特异性和灵敏度都非常高，可以早期发现 PCD 患儿。如果 NNO 大于 250ppb，可以排除 95% 的 PCD，当 NNO<200 ppb 时应该高度警惕 PCD。PCD 患儿的 NNO 比健康对照组低，主要原因是 NO 合成减少，而上呼吸道低浓度的 NO 又会导致纤毛功能受损，摆动频率降低。因此 NNO 检测对于 PCD 的早期发现及临床诊断有意义。

502. 为什么要研究原发性纤毛运动障碍的致病基因

答：因为原发性纤毛运动障碍临床表现多样，病程迁延不愈，且目前没有好的治疗办法，因此越来越多的学者开始关注其致病基因，并希望通过基因治疗来彻底治愈该病。近年来，大量的关于致病基因的研究已经开展起来，并取得令人欣喜的成果。目前有研究通过将携带有正常 *DNAI1* 基因的病毒片段导入因 *DNAI1* 基因突变而出现纤毛功能缺陷的动物模型中，使纤毛恢复节律运动。基因中，研究得比较热门的有 *DNAI1*、*DNAI2*、*DNAH5*。虽然基因治疗并未在临床工作中开展起来，但随着技术的进步、医疗水平的改善，基因治疗并不遥远。

503. 为什么原发性纤毛运动障碍患儿应进行精子检查

答：因为原发性纤毛运动障碍同样也会影响到精子的生长发育，造成精子数正常性不育，这是由于精子先天性缺乏了动力蛋白臂所引起的。精子尾部的轴丝不能活动或活动差，精子不能作前进运动而导致男性不育。此种男性不育患儿的精子计数和睾丸活检组织的光镜检查均正常，在电镜下可查见精子尾部中央的轴丝超微结构有以下缺损：①部分或全部动力蛋白臂缺失；②外动力蛋白臂缺失，仅有内动力蛋白臂；③轴丝结构错乱并有内动力蛋白臂的缺失；④辐条过短并缺少中央鞘。由此可见，原发性纤毛运动障碍患儿检查精子很有必要。

504. 为什么囊性纤维化致病基因的检测相当重要

答：囊性纤维化（cystic fibrosis，CF）属于常染色体隐性遗传，多见于欧洲及白种人。引起 CF 的基因位于第七号染色体长臂上，有 1 900 700 多种突变类型，分为六类。*CF* 基因编码一个 1480 个氨基酸序列的囊性纤维化跨膜调节因子（cystic fibrosis transmembrane conductance regulator，CFTR），CFTR 主要在气道上皮、消化道、汗腺以及泌尿生殖道等处表达。CTFR 具有离子通道和调节功能，不同的基因突变类型，引起不同的功能紊乱。最常见的突变类型在第 508 氨基酸处有一苯丙氨酸残基的缺失（△F508）。这种突变类型在北欧国家的 CF 患儿中发生率较高，而在南欧和以色列等地区则出现频率相对较低。研究显示，白种人的 CF 患儿中 66% 为△F508 纯合子，其他的突变类型还有 G542X、G551D、

N1303K、W1282X 等；而患 CF 的北欧犹太人 60％有 W1282X 的突变。东方黄色人种 CF 少见，印度和日本曾有个例报告，国内也有少量发现。

505. 为什么囊性纤维化患儿可测定汗液氯离子浓度

答：20 世纪 80 年代研究证实 CF 患儿的呼吸道上皮内外的负电位差比正常人大，同样的现象也见于汗腺导管上皮。随后的研究发现 CFTR 功能是在环磷酸腺苷的刺激下，转运分泌氯离子，而 CF 患儿缺乏这种功能。由于汗腺导管的功能是吸收氯离子，而不分泌氯离子，所以汗液分泌到皮肤表面后，盐分不能从等渗的汗液中被回吸收，因而皮肤表面的氯和钠的浓度升高。由于皮肤中大量丢失盐，可造成盐缺乏，特别是存在胃肠炎的患儿或是在夏季。这些患儿可出现低氯性碱中毒。经常患儿皮肤上出现"盐霜"，或皮肤有咸味。汗液氯值<40mmol/L 为正常；50~60mmol/L 为可疑；60mmol/L 或以上时可诊断此病。

506. 为什么囊性纤维化还可有其他实验室检查特点

答：CF 其他的实验室特点还有：①胰腺功能异常：十二指肠液量减少，pH 降低，碳酸氢根离子低下，胰蛋白酶缺乏或仅少量，胰蛋白酶试验阴性，糜蛋白酶、胰脂酶及淀粉酶均低下。②脂肪吸收不良：口服碘油后如尿内未含碘说明脂肪吸收不良；血清胆固醇含量如果低于一般普通人，也能说明脂肪吸收不良。③其他检查：可对下呼吸道分泌物进行细菌培养分离；基因突变检测可用于产前的检测及对新生儿期的筛查检测。

507. 为什么要检测血清 α1-抗胰蛋白酶水平

答：α1-抗胰蛋白酶缺乏症（α1-antitrypsin deficiency，AATD）是一种严重的基因紊乱性疾病，主要是由于编码 α1-抗胰蛋白酶的基因突变引起血浆中蛋白酶抑制剂 α1-抗胰蛋白酶（α1-antitrypsin，AAT）的缺乏，从而使中性粒细胞弹性蛋白酶与蛋白酶抑制剂之间的平衡遭到破坏，中性粒细胞释放的弹性蛋白酶、组蛋白酶不断积累并降解肺组织的弹性蛋白，损伤肺泡的弹性纤维，破坏肺泡间隔，从而导致肺气肿。正常血清 AAT 水平大约在 20~53mmol/L。AAT 检测用于最初的筛选，方法简便低廉但不能用来排除 AATD，因为它的敏感度和特异性均较低。血清 AAT 的检测通常采用血清蛋白电泳、免疫电泳和免疫比浊测定法。检测血清 AAT 浓度方法必须可靠，水平不正常或在临界值附近时提示需要做蛋白表型和基因检测。血清 AAT 水平若不到正常值的 50％可以确定 AATD 的诊断。然而因为 AAT 是一种急性时相反应蛋白，系统性炎症反应时其合成和分泌增加，因此即使其血清水平正常也不能排除 AATD 的诊断。

508. 为什么 α1-抗胰蛋白酶缺乏症要检测 α1-抗胰蛋白酶突变基因

答：①表型测定：对定量检测 AAT 水平异常的患儿可进行表型检测，根据各种突变蛋白的等电点不同，用等电聚焦法检测。根据各种突变蛋白在 pH 梯度下的电泳迁移率不同，将它们分成不同的类型。由于患儿体内 AAT 含量比较低，其表型可能测定不出来，结果还需要用特异性等位基因杂交技术检测。比如，无效突变血中没有 AAT，所以不能用等电聚焦法检测表型，只能分析基因序列来确定。尽管该技术有一定的缺陷，但它仍然为筛查和诊断提供了有用的信息。②基因型测定：基因分子水平的检测是从全血细胞中提取 DNA，用实时定量 PCR 技术的等位基因特异性扩增来分析已知突变类型。一般利用熔解曲线来检测突变基因。有研究者用双探针法来检测正常和突变基因。最常检测的基因类型是 MM、MZ、SS、SZ 和 ZZ 型，不能检测无效突变类型。如果其他未知的突变类型需要鉴定，可以采用直接测序法或变性梯度凝胶电泳法。因该疾病的临床症状不典型，常存在并发疾病，许多医院并未常规开设 AAT 含量测定，这导致漏诊而延误治疗。对无症状患儿的早期诊断可以帮助患儿改善生活习惯来减少肺气肿的发生，特别是对于儿童，该疾病的预防很重要。因此，加强对该疾病的诊断力度，增强对该疾病的防范，以遏制其进一步发展和恶化。

509. 为什么常染色体隐性遗传性多囊肾病可进行 *PKHD1* 基因检测

答：多囊肾按遗传方式不同可分为常染色体显性遗传多囊肾病（autosomal dominant polycystic kidney disease，ADPKD）和常染色体隐性遗传多囊肾病（autosomal recessive polycystic kidney disease，ARPKD）。其中，ARPKD 是儿童期最常见的遗传性囊性肾病，该病发病率高，存活儿的发病率为 1/20 000。ARPKD 的主要特点为肾脏集合管纺锤形扩张和先天性肝纤维化。尽管 ARPKD 的表现形式多种多样，但目前研究表明 ARPKD 的所有表型均由 *PKHD1*（polycystic kidney and hepatic 1）基因突变所致。*PKHD1* 基因存在三大特点：基因大、存在不同的转录本、突变杂合子多。*PKHD1* 基因至少有 470kb，包括 86 个外显子，最长开放阅读框有 12 222 bp。目前已报道的 *PKHD1* 突变有 300 多种，这些突变分布于整个基因，而且没有突变热点。自从 2004 年以来，基于 *PKHD1* 基因的 ARPKD 产前诊断已获成功。近年，*PKHD1* 基因检测甚至被应用于植入前基因诊断和体外受精技术。2010 年已经成功制定了 *PKHD1* 基因可行的植入前基因诊断方案并应用于临床。目前对于临床尚不能确诊的家庭，通过 *PKHD1* 基因测序查找突变是仅有的用于遗传咨询和产前诊断的方法。但是由于 ARPKD 存在大量的突变，进行 *PKHD1* 基因的产前诊断是非常昂贵且耗时的，需要大量的人力、物力投入。迄今为止，尽管已发现一些 *PKHD1* 基因特定位点的突变，但是目前还不能有效评估这些突变的致病性，因此对于那些仅从影像学检查就能得到确诊的 ARPKD 患儿，并不推荐进行 *PKHD1* 基因突变检测。

510. 为什么建议对常染色体显性遗传多囊肾病进行产前基因诊断

答：常染色体显性遗传多囊肾病（ADPKD）是一种常见的遗传性肾病，发病率约 1/1000~1/400，有明显的家族发病特征。ADPKD 是一种涉及多系统、多脏器的全身性疾病，主要表现为肾脏多个液性囊肿进行性增大而导致肾脏结构和功能不同程度的损害，还引起肝、胰、脾囊肿、颅内动脉瘤、心脏瓣膜异常、高血压等肾外疾病。目前已知引起 ADPKD 的 3 种基因有 *PKD1*、*PKD2* 和 *PKD3*。其中 *PKD1* 是最常见的致病基因，约 80%~85% 的患儿是由 *PKD1* 基因突变引起的，约 10%~15% 的患儿是由 *PKD2* 基因突变引起的，*PKD3* 仅有散见的病例报道。*PKD1* 基因与 *PKD2* 基因突变引发的 ADPKD 相比，*PKD1* 基因的临床症状比较严重且发病年龄相对早。仅依靠临床证据难以鉴别，只有通过分子生物学的方法才能真正区分。*PKD1* 基因定位于染色体 16p13.3，基因长度为 47kb，含有 46 个外显子，转录的 mRNA 约 14.1 kb，编码的蛋白质产物称为多囊蛋白 1，介导细胞间相互作用。*PKD2* 基因定位于染色体 4q21-23，基因长度为 70kb，含有 15 个外显子，转录的 mRNA 约为 5.1kb，编码的蛋白质产物称为多囊蛋白 2，是一种通道蛋白。*PKD3* 发病率极低，所获家系有限，目前尚未定位克隆。ADPKD 是一种危害性较大的遗传病，早期诊断、早期预防、早期治疗是控制和延缓该病发生发展的有效措施。对于有高危风险的胎儿（有阳性家族史，父母有生育过或发现过 ADPKD 的患儿即先证同胞者），在其生育时行产前诊断，能有效地阻断突变基因传给下一代。产前诊断可以在孕期进行，早孕期（6~9 周）可以通过绒毛检测，中孕期（16~22 周）可以通过抽取羊水或（22~25 周）脐带血，运用基因诊断的方法，对胎儿进行基因检测。对携带有致病基因的胎儿建议终止妊娠，这样有利于降低发病率，对于优生优育、提高我国人口质量具有重要意义。

511. 为什么 Alport 综合征致病基因的检测非常重要

答：Alport 综合征（又称家族性出血性肾炎）是一种遗传性疾病，Samuelson 于 1874 年及 Dickinson 于 1875 年首先报道，1927 年 Alport 进一步报告了一个伴神经性耳聋的家系后才受到普遍重视，国内从 1978 年起开始有报道。本病临床主要表现为血尿、神经性耳聋、眼疾和慢性肾功能不全。Alport 综合征是单基因遗传病，患儿是杂合子，共有 3 种遗传方式，即 X 连锁显性遗传、常染色体显性遗传及常染色体隐性遗传。检测 Alport 综合征致病基因是确诊、确定遗传性、携带者的有利手段，更是产前基因诊断的必备检查。X 连锁遗传性 Alport 综合征因 COL4A5 基因突变或 COL4A5 和 COL4A6 两个基因突变所致。常染色体隐性遗传性 Alport 综合征因 COL4A3 或 COL4A4 基因突变所致。常染色体显性遗传性 Alport 综合征非常少见，目前研究提示该型 Alport 综合征存在 COL4A3 或 COL4A4 基因的突变。分析外周血基因组 DNA 确定 COL4A5 突变的经典方法应用最多、应用时间最长。但外周血基因组 DNA 的 COL4A5 突变检测技术花费较大，而且突变检测率较低，而国内已经成功地应用从皮肤成纤维细胞或外周血淋巴细胞中提取的 RNA 及 RT-PCR 技术，对 X 连锁遗传性 Alport 综合征患儿进行基因诊断，而且与以前的方法相比，具有突变检测率较高、稳定可信、简便省力，有更大的可行性和实用性。

（周鑫昀）

第四节　儿童免疫缺陷病的特殊检验

512. 为什么原发性免疫缺陷病（B 细胞缺陷）的检查分三层次进行

答：反复不明原因的感染发作和阳性家族史提示原发性免疫缺陷病的可能性，但确诊该病必须有相应的实验室检查依据，测定全部免疫功能几乎是不可能的，因此建议可以将该病的实验室检查分为 3 个层次：①初筛试验；②进一步检查；③特殊或研究性实验。见表 10-2：

表 10-2　免疫缺陷病（B 细胞缺陷）的实验室检查

初筛试验	进一步检查	特殊或研究性试验
IgG、M、A 水平	B 细胞计数（CD19 或 CD20）	进一步 B 细胞表型分析
D 同族凝集素	IgG 亚类水平	淋巴结活检
嗜异凝集素	IgE 水平	抗体反应（KLH）
抗链球菌溶血素 O 抗体	抗体反应（破伤风、白喉、风疹、流感杆菌疫苗接种后反应）	体内 Ig 半衰期

初筛试验	进一步检查	特殊或研究性试验
分泌型 IgA 水平	抗体反应（伤寒、肺炎球菌疫苗接种后反应）	体外 Ig 合成
	侧位 X 线片咽部腺样体影	B 细胞活化增殖功能
		基因突变分析

注：KLH：钥孔虫戚血蓝素

513. 原发性免疫缺陷病（T 细胞缺陷）的检查分哪三层次进行

答：见表 10-3。

表 10-3　免疫缺陷病（T 细胞缺陷）的实验室检查

初筛试验	进一步检查	特殊或研究性试验
外周淋巴细胞计数及形态	T 细胞亚群计数（CD3、CD4、CD8）	进一步 T 细胞表型分析
胸部 X 片胸腺影	丝裂原增殖反应或混合淋巴细胞培养，HLA 配型	细胞因子及其受体测定（如 IL-2、IFN-γ、TNF-α）
迟发皮肤过敏试验（腮腺炎、念珠菌、破伤风类毒素、毛霉菌素、结核菌素或纯衍生物）	染色体分析	细胞毒细胞功能（NK、CTL、ADCC）
		酶测定：ADA、PNP
		胸腺素测定，细胞活化增殖功能，皮肤、胸腺活检，基因突变分析

注：ADA：腺苷脱氨酶；ADCC：抗体依赖性杀伤细胞；CTL：细胞毒性 T 细胞；NK：自然杀伤细胞；PNP：嘌呤核苷磷酸酶

514. 原发性免疫缺陷病（吞噬细胞缺陷）的检查分哪三层次进行

答：见表 10-4。

表 10-4　免疫缺陷病（吞噬细胞缺陷）的实验室检查

初筛试验	进一步检查	特殊或研究性试验
WBC 计数及形态学	白细胞动力观察白细胞移动和趋化性	黏附分子测定（CD11b/CD18，选择素配体）
NBT 试验	吞噬功能测定	变形性、黏附和凝集功能测定
		氧化代谢功能测定
IgE 水平	杀菌功能测定	酶测定（MPO、G6PD、NADPH 氧化酶）
		基因突变分析

注：G6PD：葡萄糖 6 磷酸脱氧酶；MPO：髓过氧化物酶；NADPH：烟酰胺腺苷二核苷酸；NBT：四唑氮蓝

515. 原发性免疫缺陷病（补体缺陷）的检查分哪三层次进行

答：见表 10-5。

表 10-5　免疫缺陷病（吞噬细胞缺陷）的实验室检查

初筛试验	进一步检查	特殊或研究性试验
CH50 活性 C3 水平 C4 水平	调理素测定 各补体成分测定 补体活化成分测定（C3a、C4a、C4d、C5a）	补体旁路测定 补体功能测定（趋化因子、免疫黏附） 同种异体分析 补体体内存活时间

516. 为什么 X-连锁重症联合免疫缺陷病可检测 IL-2 受体共同 γ 链基因突变

答：X-连锁重症联合免疫缺陷病（X-linked severe combined immunodeficiency，XSCID）是一种外周血 T 细胞和 NK 细胞缺失，虽有 B 细胞，但仍有抗体合成障碍的疾病。本病为 X 连锁隐性遗传，致病基因为 IL-2 受体共同 γ 链（γc），位于 X 染色体长臂。XSCID 约占所有 SCID 的 50%，患病率约，1/200 000～1/150 000 活产婴。XSCID 是由于构成 IL-2、IL-4、IL-7、IL-9、IL-15 和 IL-21 等细胞因子受体的组分 γc 基因突变所致，属于造血细胞因子受体家族，编码基因位于 Xq12-13.1。γc 持续表达于 T、B、NK、髓红系祖细胞表面，与 IL-2 受体的 α 链和 β 链形成高亲和力的 IL-2 受体，与下游 Jak3 结合，传导 IL-2 信号。同时 γc 也是其他多种细胞因子受体的组分，其缺陷不仅导致 T 细胞缺陷，也引起 NK 细胞发育障碍。实验室检查方面，绝大部分患儿外周血淋巴细胞减少，绝对计数可 $<2.5\times10^9/L$。甚至 $<1.5\times10^9/L$。通过流式细胞术可发现患儿外周血 T 细胞和 NK 细胞显著减少，B 细胞相对数增高，绝对值正常，免疫球蛋白水平全面下降。采用流式细胞术可分析 T 细胞表达 γc 的水平，如明显下降可协助诊断，发现 γc 基因突变可确诊。

517. 为什么 Jak-3 缺陷会引起严重联合免疫缺陷病

答：Jak3 缺陷由 *Jak3* 基因突变所致。*Jak3* 基因位于 19 号染色体 p12～13.1，其开放读码框有 3372 个碱基，共 24 个外显子，编码 1124 个氨基酸。截至 2007 年，全球共有 30 种 Jak3 缺陷的致病突变，共 35 例 Jak3 缺陷患儿在 JAK3base 注册，以错义突变为主。Jak3 是一种非受体酪氨酸激酶，主要表达于造血干细胞，与 IL-2、IL-4、IL-7、IL-9、IL-15 的共同受体 γ 链（γc）相结合，对信号从 γc 至转录激活家族的传导尤为重要，其异常影响免疫细胞发育与活性。*Jak3* 基因突变所致常染色体隐性遗传的严重联合免疫缺陷病患儿缺乏 T 细胞及 NK 细胞，B 细胞数量正常，但存在功能障碍。因 B 细胞功能障碍，所以血清免疫球蛋白水平明显降低。

518. 为什么腺苷脱氨酶缺陷会引起严重联合免疫缺陷病

答：腺苷脱氨酶（adenosine deaminase，ADA）是一种氨基水解酶，参与嘌呤代谢过程。ADA 催化腺嘌呤核苷酸脱氨基变为次黄嘌呤核苷，后者在嘌呤核苷磷酸化酶（purine nucleoside phosphorylase，PNP）催化下转化为次黄嘌呤，次黄嘌呤在次黄嘌呤鸟嘌呤磷酸核糖转化酶作用下变为一磷酸次黄嘌呤核苷或尿酸排出体外。由于位于第 20 号染色体长

臂的 *ADA* 基因发生突变，可导致 ADA 酶活性完全消失，导致淋巴细胞生存周期缩短，出现 T、B 淋巴细胞缺失的严重联合免疫缺陷病。ADA 或 PNP 缺陷尚可导致淋巴细胞增殖功能受限，过快凋亡及其他一些病理生理改变。

519. 为什么 Wiskott-Aldrich 综合征需要检测 *WAS* 基因突变

答：Wiskott-Aldrich 综合征（Wiskott-Aldrich syndrome，WAS）是一种罕见 X 连锁隐性遗传性免疫缺陷病。多起病于 6 个月龄内婴儿，成人罕见。WAS 临床主要表现为：湿疹、血小板减少、免疫功能缺陷以及继发各种恶性肿瘤和自身免疫性疾病。随着年龄的增长可死于颅内出血、严重感染以及所继发的恶性肿瘤。机体对多糖抗原不能产生抗体，所以容易感染有荚膜的细菌如肺炎链球菌、流感嗜血杆菌，患儿的感染表现多样，可有轻度或反复严重感染。1994 年鉴定出 WAS 的致病基因，命名为 *WAS* 基因，定位于 X 染色体（Xp11.22-11.23）。该基因包括 12 个外显子，基因组 DNA 长约 9kb，cDNA 序列由 1821 个碱基组成，编码含 502 个氨基酸的 WAS 蛋白（WASp）。在非活化状态下，WASp 呈发夹状结构。多种信号可以活化 WASp，打开发夹结构，促进肌动蛋白的多聚化和细胞骨架重塑。WASp 是一种造血系统特异表达的细胞内信号传导分子，调节肌动蛋白多聚化，影响细胞骨架及免疫突触的形成。错义突变是最常见的突变类型，其余依次为拼接位点突变、缺失突变、无义突变、插入突变和复合突变。大多数错义突变位于第 1~4 外显子，拼接位点突变多位于 6~10 内含子，无义突变和插入/缺失、复合突变分布于整个 *WAS* 基因。

520. 为什么无胸腺症强调产前诊断

答：无胸腺症，又称 DiGeorge 综合征，为典型的 T 细胞缺陷性疾病，并伴有甲状腺功能低下。发病机制是由于妊娠早期胚胎第三、第四咽囊分化发育障碍，导致起源于该部位的器官如胸腺、甲状旁腺、主动脉弓、唇和耳等发育不全。患儿 T 细胞功能缺陷，外周血 T 细胞数减少或正常。主要临床特征有心脏和大血管畸形，反复感染和新生儿 24 小时内出现手足抽搐。产前诊断可以明确疾病的携带者，DiGeorge 综合征患儿将疾病传给子代的几率为 50%，羊水细胞或绒毛膜细胞染色体 FISH 分析发现 22q11 缺失可做出产前诊断。父母患先天性心脏病或已确诊为 22q11 缺失者，是产前检查的重点对象。产前超声检查可发现心脏畸形。虽然第一胎为 DiGeorge 综合征患儿，很少见到第二胎也发病的，但仍应进行产前检查。

521. 为什么常染色体显性遗传性高 IgE 综合征依赖于实验诊断

答：该病血清 IgE 水平和嗜酸性粒细胞增高是突出的实验室检查异常。患儿幼年就有血清 IgE 异常增高，往往高于 2000IU/ml，婴儿 IgE 可能不到 2000IU/ml 的诊断水平，依靠 IgE 水平早期发现该类患儿并不可靠，但 IgE 值高于正常同龄儿 10 倍水平的应该引起注意。血清 IgE 水平不是静止的，其浓度随着时间大幅度波动，有的患儿在确诊后几年内 IgE 水平还会降至正常范围内。其他免疫球蛋白水平基本正常，有些患儿有 IgA 低下，也有少数患儿 IgG 稍低于正常。嗜酸性粒细胞增多在 90% 以上的患儿中有发现。嗜酸性粒细胞至少比正常高出两个标准差，常常大于 700 个细胞/ml。嗜酸性粒细胞增多与 IgE 和临床表现没有关联。淋巴细胞分类和四氮唑蓝（nitrotetrazolium blue chloride，NBT）还原试验正常。

522. 为什么 X 连锁无丙种球蛋白血症需要检测 *Btk* 基因突变

答：X 连锁无丙种球蛋白血症（X-linked agammaglobulinemia，XLA）是由于人类 *Btk* 基因突变，使 B 细胞系列发育障碍引起的原发性免疫缺陷病，为原发性 B 细胞缺陷的典型代表，1952 年 Bruton 首先报道本病，所以又称为 Bruton 病。其临床特点为自幼发现反复严重的细菌感染和血清免疫球蛋白显著减少或测不出。*Btk* 基因位于 Xq21.3-22，长度为 37kb，包括 19 个外显子，编码的蛋白产物属于胞浆酪氨酸激酶家族（Btk）。XLA 患儿的 *Btk* 基因突变形式为错义、无义点突变、移码缺失、拼接部位移码、插入移码、完全缺失、框架缺失、框架内拼接部位和拼接部位移码。BTK 蛋白是 B 细胞发育成熟过程中重要的信号蛋白，因此 XLA 患儿有必要进行 *Btk* 基因突变的检测。

523. 为什么慢性肉芽肿病需要检测吞噬细胞呼吸爆发

答：慢性肉芽肿病（chronic granulomatous disease，CGD）是少见的原发性吞噬细胞免疫缺陷病，由于 NADPH 氧化酶缺陷，患儿于儿童早期发生反复致命的细菌和真菌感染，在慢性炎症部位形成肉芽肿。此病的实验室检查很重要的一项就是吞噬细胞呼吸爆发检测，该检测最经典的筛查方法为四氮唑蓝（NBT）还原试验。NBT 是一种黄白色染料，可被超氧阴离子还原为蓝色、不溶于水的化合物。当低水平的氧化物产生时，随时间的推移，试验也可能变为阳性，因此 NBT 试验阳性不能除外 CGD。过氧化物产生的定量方法包括高铁细胞色素 C 还原方法和化学发光或荧光探针方法，前者检测细胞外的过氧化物，不能区分 X 连锁隐性 CGD（X-CGD）与常染色体隐性遗传 CGD（AR-CGD）。二氢罗丹明（DHR）123 流式细胞分析方法较 NBT 还原方法更精确，DHR123 被过氧化氢氧化时增强了荧光，因此检测细胞内氧化剂的产生。大部分 X-CGD 无 DHR 移位。P47phox-AR-CGD 中度 DHR 移位，直方图基底宽。若母亲有明显的双峰，可考虑 X-CGD 的诊断。

524. 为什么 WHIM 综合征需要检测趋化因子受体 4 基因突变

答：WHIM 综合征是一种先天性免疫缺陷病，表现为疣（warts）、低丙种球蛋白血症（hypogammaglobulinemia）、感染（infection）以及无效生成慢性粒细胞缺乏（myelokathexis）的四联症，是一种常染色体显性遗传病，最常见的基因突变为趋化因子受体 4（CXCR4）蛋白羧基末端杂合子突变。*CXCR4* 基因位于 2q21，CXCR4 蛋白是 G 蛋白偶联受体超家族的成员，其特异性配体为基质细胞衍生因子 1（SDF-1）。皮肤或纤维细胞和角蛋白细胞分别存在 SDF-1 和 CXCR4，推测人乳头瘤病毒感染使 SDF-1 或 CXCR4 的表达和功能失衡，导致角蛋白细胞增殖和上皮细胞转化。CXCR4 与 SDF-1 绑定，不仅参与调控胚胎发育和出生后造血干细胞归巢，而且在组织器官损伤修复中有重要作用。WHIM 患儿骨髓活检显示增生活跃及粒细胞生成增加，与外周血粒细胞缺乏的状态不一致，提示中性粒细胞无效生成，这可能是由趋化因子 CXCR4 介导的细胞运输和归巢异常导致。绝大多数 WHIM 综合征是由于 CXCR4 突变导致对其依赖的信号增强所致，CXCR4 活性增强使成熟中性粒细胞从骨髓释放延迟，导致外周血粒细胞减少和成熟粒细胞存留在骨髓而凋亡。

（周鑫昀）

第五节　小儿普外科疾病的特殊检验

525. 为什么先天性肠闭锁需要进行致病基因的研究

答：先天性小肠闭锁是新生儿肠梗阻的主要病因之一，约 1/3 的新生儿肠梗阻由肠闭锁引起，其中 32% 为多发性肠闭锁（multiple intestinal atresia，MIA），近年来其发病率有增加趋势。至于引起肠闭锁的确切致病基因，目前尚无统一定论。Imaizumi 等报道了 1 例 Ⅲ 型肠闭锁的女孩，该患儿 2 号和 3 号染色体相互易位，其易位点成为引起 Ⅲ 型肠闭锁的假定致病基因的候选区域。他们推测易位点中的 *ITGAV*、*PMS1*、*2q31-Q32* 基因是关键所在。Van Bever 等报道了 1 例 Ⅲ 型肠闭锁合并小头畸形的患儿，并进行了基因检测，发现 *PAX6*、*FOXC1*、*PITX2* 和 *MYCN* 等基因并无变异，从而排除了以上基因致病的可能性，并认为常染色体隐性遗传是其家族性复发的原因。也有研究发现基因 15q24 和 16q22 的重排与肠闭锁、心血管畸形等有关。对人体和动物实验分析认为：① *Fgfr2* Ⅲ *b* 或 *FGF10* 的突变都可以导致结肠和十二指肠闭锁，表明两种闭锁的形成机制是一致的。*Fgfr2* Ⅲ *b* 基因编码一种膜结合的酪氨酸激酶受体，此受体只存在于内胚层，*Fgfr2* Ⅲ *b* 或 *FGF10* 的突变使此受体缺失而导致肠闭锁形成；② *Hedgehog* 基因指导内胚层合成蛋白质并分泌到中胚层中，*Hedgehog* 基因突变的纯合子小鼠患有十二指肠狭窄和肛门闭锁，此发现反驳了血管学说；③ 在人体试验中已发现 *FGFR2* 基因突变与十二指肠狭窄有关，而在动物实验中发现 Hedgehog 信号通路基因突变（*GLI-1*、*GLI-2*、*GLI-3*、*IHH* 和 *Foxf1*）不会导致肠闭锁，但可能会发生肛门闭锁，这表明，除了 Hedgehog 信号通路，肠闭锁的形成可能需要其他信号通路发生中断。总体而言，MIA 的发生与基因存在必然的联系，目前较统一的认识是，常染色体隐性遗传是其主要遗传方式，而 *ITGAV*、*PMS1*、*2q31-Q32*、*Fgfr2* Ⅲ *b*、*FGF10* 等基因突变和染色体易位都有可能导致多发性肠闭锁的发生，可利用基因芯片技术对 MIA 进行确切的基因学研究。

526. 为什么小儿梅克尔憩室易感染幽门螺杆菌

答：梅克尔憩室（Meckel diverticulum，MD）是胚胎期卵黄管退化不完全所形成的一种常见小肠发育畸形，是儿童下消化道出血常见原因之一。临床主要表现为出血、感染和（或）肠扭转、肠梗阻。幽门螺杆菌（*Helicobacter pylori*，Hp）是一种螺旋状、微需氧、主要定植于人胃黏膜的革兰阴性菌，而部分 MD 黏膜存在异位胃黏膜，为 Hp 定植、感染提供了可能性。MD 组织中异位胃黏膜的存在为 Hp 感染提供了基础，MD 中 Hp 可能来自胃组织，Hp 在 MD 并发出血患儿组织中有较高的检出率，Hp 感染在 MD 并发出血患儿的出血过程中可能起一定作用。

527. 为什么小儿急性肠套叠可进行细菌移位的检测

答：肠套叠是婴儿期最常见的急腹症之一，延误治疗常引起肠坏死、腹膜炎，出现全身炎症反应综合征，甚至危及生命，发病原因可能与细菌移位有关。小儿急性肠套叠随缺血病变的加重肠黏膜屏障受损，早期发生细菌移位，通过外周血检测大肠杆菌特异性 β 半乳糖苷酶基因的 *BG1*、*BG4* 基因片段，可作出小儿急性肠套叠细菌移位的早期诊断，该结果与腹腔淋巴结细菌培养基本一致；而临床上体温、外周血白细胞升高也有助于细菌移位的早期诊断。急性肠套叠发生细菌移位，PCR 检测全血细菌 DNA 较传统血培养更敏感、快捷、准确，有助于细菌移位的早期诊断；肠套叠细菌移位可能与肠缺血再灌注条件下细胞凋亡引发肠道黏膜屏障损伤有关，研究 Bcl-2、Bax 蛋白表达对缺血再灌注诱发细胞凋亡的诊治、预后判断有一定的临床意义。

528. 为什么引起肠套叠的 Peutz-Jeghers 综合征可以检测 *STK11* 致病基因突变

答：Peutz-Jeghers 综合征（Peutz-Jeghers sydrome，PJS）又称色素沉着息肉综合征，是以口周皮肤、唇颊黏膜和指（趾）端的色素斑点以及胃肠道多发性息肉为临床特征的一种肿瘤易感综合征。该病为一种少见的常染色体显性遗传性疾病，发病率约为 1/25 000。大部分患儿有家族史，一部分为无家族史的散发病例。定位于 19p13.3 区带的 *STK11* 基因为大多数 PJS 致病基因，基因跨度为 23 kb，包括 9 个编码外显子，1 个非编码外显子和 11 个内含子，编码了一种由 433 个氨基酸组成的丝氨酸/苏氨酸蛋白激酶（serine/threonine kinase 11，STK11），*STK11* 基因在 p53 诱导的细胞凋亡、血管内皮生长因子信号通路、细胞分化和细胞能量代谢等方面发挥作用。因此，PJS 能检测 *STK11* 基因突变。

529. 为什么先天性巨结肠可以进行血清微小 RNA 表达谱筛选和分析

答：先天性巨结肠（Hirschsprung discase，HD）是一种多基因遗传病，基因表达异常与疾病发生密切相关，而微小 RNA（microRNA，miRNA）与基因表达关系密切。运用 miRNA TLDA（TaqMan low density array，TaqMan 微流体芯片）技术，筛查和检测出 HD 无神经节细胞肠管组织和患儿血清中显著差异表达的 miRNA，发现 2 条组织和血清一致性高表达的 miR-218-1 和 miR-885-5p 及其与巨结肠发生密切相关的共同靶基因为 *RET*、*PLAG1* 和 *NeuroD1*。对于 HD 的病因学研究多集中在遗传学层面，但在表观遗传学层面，HD 发病机制的研究仍较少。已报道多个 miRNA 如 miR-206、miR-192/215 和 miR-200a/141 等表达异常在 HD 发生中起重要作用。

530. 为什么先天性胆总管囊肿患儿会发生胆汁酸代谢异常

答：先天性胆总管囊肿（congenital choledochal cyst，CCC）有诸多严重的并发症，如结石、恶变等。CCC 患儿发生胆结石的危险性较正常小儿明显高，诸如吻合口狭窄、梗阻及胆道感染等，且 CCC 患儿术中或术后均可发现胆道结石。CCC 患儿胆汁成分存在明显异常，尤其是胆汁酸的代谢异常，胆汁酸的组分比发生改变，这可能是 CCC 患儿易发生结石的主要原因之一。CCC 患儿胆囊、囊肿及术后肝胆汁中胆汁酸浓度均明显降低，尤其是肝胆汁中胆汁酸含量下降，说明该患儿肝脏分泌了异常的胆汁。CCC 患儿胆汁中胆汁酸含量减低，引起胆汁中其他成分如胆固醇、磷脂、胆红素、钙及水分等发生变化，并对胆汁分泌，胆汁淤积也有影响。胆汁酸减少是 CCC 患儿易形成结石的重要原因之一。

531. 为什么胆汁中胆汁酸组分比改变对先天性胆总管囊肿患儿有影响

答：测定 CCC 患儿肝、胆囊、囊肿三种胆汁中四种初级结合型胆汁酸的含量，计算出甘氨胆酸/牛磺胆酸（G/T），胆酸/鹅脱氧胆酸（CA/CDCA）的比值，发现三种胆汁中四种初级结合胆汁酸及两种比值下降，因此认为，这种胆汁酸组分比的变化，也是 CCC 患儿易产生结石的原因之一。胆汁中初级结合胆汁酸减少，间接表明次级胆汁酸增多，胆汁中脱氧胆酸浓度增高，黏蛋白增加，使成核时间缩短，有利于胆石形成。CCC 患儿肝胆汁、胆囊胆汁及囊肿胆汁比较，四种初级结合胆汁酸含量差异无显著性意义，而 G/T，CA/CDCA 却明显不同，在胆囊中二种比值下降最为明显。此外脱氧胆酸与甲基胆蒽有着相似的结构，甲基胆蒽为强烈的致癌物质，可以认为 CCC 患儿由于次级胆汁酸增多，加上胆汁在囊肿内长期滞留、淤积，胆汁中过多脱氧胆酸长期刺激囊肿壁，可能会导致恶变。因此，胆汁酸组分比的改变，可能是囊肿壁易发生癌变的原因之一。

532. 为什么小儿先天性胆总管囊肿应进行胆汁细菌培养和药敏分析

答：先天性胆总管囊肿是临床上常见的一种先天性胆道畸形，其病因尚不清楚，目前有胰胆合流异常学说、胃肠道神经内分泌学说、胆管发育异常学说及感染等。由于胆总管发育异常，胆管远端梗阻，导致胆汁排泄不畅，易在囊肿内淤积，胆汁内细菌便可生长繁殖，引起感染。胆道与胃肠道相连，胆道细菌大多数直接从肠道经 Oddi's 括约肌反流入胆道，故致病菌与肠道菌丛基本一致，以大肠埃希菌为主，其次为假单胞菌属、肠球菌属，且常为两种以上的混合感染。先天性胆总管囊肿在过去常用的抗菌药物为青霉素类、第一、二代头孢菌素类抗菌药物。但近年来由于广谱抗菌药物的大量应用，引起胆汁检出细菌的耐药性明显增加及胆汁中细菌菌群的改变，因此对先天性胆总管囊肿的围手术期及术后抗菌药物治疗可选用第三代头孢菌素类，第三代头孢菌素类在胆汁中浓度和胆汁中排泄率均较高。手术中应常规留取胆汁及时送去做细菌培养及药敏分析，一旦胆汁细菌培养和药敏试验有结果，术后应根据药敏结果调整用药。

533. 为什么可以应用大便比色卡来早期筛查胆道闭锁

答：胆道闭锁（biliary atresia，BA）是一种原因不明的新生儿期渐进性胆道疾病，以肝内外胆管阻塞为特征，治疗不及时可导致淤胆性肝硬化而最终发生肝衰竭和死亡，是儿科重要的消化系统疾病之一。BA 在亚洲发病率较高，每 7000 至 10 000 名活产婴儿中会有 1 例患病。25％患儿生后 2 周内发病，多数患儿在 2 个月内发病，少数在生后 2~5 个月发病。1994 年日本 Matsui Akira 医生首先提出通过大便颜色早期筛查 BA，让母亲每日观察婴儿大便颜色为诊断 BA 提供有效线索，日本从 2012 年 4 月起将大便比色卡纳入免费法定发放的母子保健手册内，在日本全国范围内推广。2004 年我国台湾推广大便比色卡的普遍筛查，BA 患儿在 60 天内进行葛西手术的比例从 68.8％提高到 73.6％，提高了自体肝的 5 年生存率。应用大便比色卡筛查 BA 主要依靠家长每天对大便的观察，提高家长对 BA 的认识，加强随访是筛查成功的关键。

534. 为什么血清半乳糖凝集素-3 水平可用于胆道闭锁术后的预后判断

答：半乳糖凝集素-3（galectin-3，Gal-3）也称半乳糖结合蛋白-3，相对分子质量为 31 000，是半乳糖凝集素家族的重要成员之一，其有参与炎症反应、调节细胞生长、抗凋亡和介导细胞黏附等多种生物学功能。BA 术后患儿血清 Gal-3 升高及肝损害可能与下列因素相关：①肝脏清除 Gal-3 能力下降，Gal-3 可被正常肝细胞清除，但不能被肝硬化等受损肝细胞清除，导致其在血清内水平升高；② BA 术后黄疸患儿常伴有内毒素血症，内毒素产生毒性作用的成分是脂多糖（lipopolysaccharides，LPS），LPS 刺激巨噬细胞分泌 Gal-3，但 Gal-3 能够刺激中性粒细胞超氧化物的产生，促进单核细胞的趋化，介导 LPS 诱导的炎性反应；③晚期糖基化终产物（advanced glycationend products，AGEs）通过与 Gal-3 结合而在肝脏代谢，黄疸患儿肝功能受损可能会导致 AGEs 水平增高，Gal-3 作为 AGEs 的一种重要受体，二者形成 AGE-受体复合体具有细胞保护作用，AGEs 升高可诱导性导致 Gal-3 升高，Gal-3 缺陷能致脂质和葡萄糖代谢紊乱、炎症或细胞存活率的失衡；④升高的 Gal-3 激活肝脏 T 淋巴细胞、NK 细胞和树突状细胞活性，刺激单核细胞、巨噬细胞分泌炎性介质和细胞因子，如 TNF-α、IFN-γ、IL-17 和 IL-4 等，均加重肝损害。总之，血清 Gal-3 水平与 BA 术后患儿肝损害和肝纤维化密切相关，可作为 BA 术后判断患儿肝损害轻重和肝纤维化程度的生化指标。

535. 为什么胆道闭锁患儿早期监测血清胆红素浓度的变化有意义

答：部分胆道闭锁患儿出生后数天内胆红素浓度迅速升高，其总胆红素水平在新生儿期逐渐下降，1 个月后再缓慢升高；且并不是一开始就表现为直接胆红素升高为主的高胆红素血症，出生后 20 天内表现与婴儿肝炎综合征相似，均表现为以间接胆红素升高为主的黄疸。年龄小于 2 个月龄的婴儿，直接胆红素占总胆红素水平超过 70% 可以作为诊断胆道闭锁的线索。根据出生 10 天内测量血清直接胆红素是否升高，来诊断胆道闭锁并不可靠；而在出生 20 天后测量血清胆红素，观察是否以直接胆红素升高为主，对诊断胆道闭锁有帮助。

536. 为什么男性先天性尿道下裂要研究易感基因

答：尿道下裂（hypospadia）是一种多基因遗传性疾病。近年随着分子生物学理论和技术的革新，国内外学者试图从分子生物学水平揭示尿道下裂的发生机制。通过对易感基因，尤其选择起核心调节作用基因的研究，对于在尿道下裂患儿中进行变异筛查及阐明尿道下裂发生的遗传学基础具有重要的意义。以往尿道下裂易感基因的研究热点，主要集中在男性性别分化基因及雄激素受体相关基因两个方向。由于临床上发现尿道下裂常伴发于性别分化异常，因此认为尿道下裂是性别发育畸形中一种不同程度的表现，推测性别分化与尿道下裂的发生有一定关系。目前研究与男性性别分化关系的基因中，较肯定的有 *SRY* 基因、*SOX9* 基因、*WT1* 基因等。而另一方面，正常的性别分化以及男性胎儿生殖系统的发育依赖于睾酮和双氢睾酮以及相对应的雄激素受体存在，*AR* 基因、*SRD5A2* 基因以及 17β-羟类固醇脱氢酶 3 型基因作为雄激素活性形式产生及生物学效应发挥的主要因素也是以往的研究热点。

（周鑫昀）

第六节 小儿神经系统疾病的特殊检验

537. 为什么神经母细胞瘤的实验诊断有多项检测

答：神经母细胞瘤（neuroblastoma，NB）是一种交感神经或副交感神经在某些毒害因子的诱导下而激发使其演变成肿瘤细胞的恶性疾病，是儿童最常见的颅外肿瘤，是婴幼儿最常见的肿瘤。有价值的实验室检查有：①收集 24 小时尿液，检测尿液中儿茶酚胺以及化合物的含量，NB 患儿的尿中儿茶酚胺类化合物、肾上腺素以及去甲肾上腺素等代谢产物的含量都明显增高。测定尿中儿茶酚胺代谢产物对 NB 的诊断、治疗、复发监测都有重要意义；②血清神经元特异性酯酶、血清铁蛋白、血清乳酸脱氢酶肿瘤标志物检测可以作为晚期 NB 患儿化疗前判断肿瘤负荷的辅助指标，血清铁蛋白的监测可以作为化疗过程中判断是否有肿瘤复发的辅助指标；③血液检查：随着肿瘤的发展及化疗都可能造成血细胞的异常改变，治疗期间须进行血液监测以观察血细胞种类的变化，以及白细胞、红细胞及血小板的数量；④细胞遗传学检查：现已开展 Shimada 组织分型、N-myc 基因检测和 INSS 分期，应用荧光原位杂交法检测肿瘤细胞 N-myc 的扩增情况，提示预后不良的细胞遗传学检查可发现 1 号染色体短臂杂合性缺失（1PLOH）或 N-myc 扩增>10 倍。染色体检查发现有 1PLOH 缺失或 N-myc 扩增支持 NB 诊断；⑤流式细胞免疫分型：流式细胞免疫分型及早发现免疫标志物对 NB 的诊断有重要意义，其具有快速、灵敏、准确、定量等优点。CD2 是神经母细胞瘤的特异性标记，其特异性高于 CD45、CD81、CD56，现应用较多，当有骨转移时灵敏度和特异性均很高，CD44 的表达与 N-myc 倍增呈负相关。

538. 小儿单基因遗传性癫痫的致病基因有哪些

答：见表 10-6。

表 10-6　部分已知的小儿单基因遗传性癫痫的致病基因

癫痫类型	致病基因	基因产物
良性家族性新生儿癫痫	$KCNQ2$，$KCNQ3$	M 型钾通道 Q2、Q3 亚单位
良性家族性新生儿婴儿癫痫	$SCN2A$	Ⅱ型钠通道 α 亚单位
全面性癫痫伴热性惊厥附加症	$SCN1B$，$SCN1A$，$SCN2A$，$GABAG2$	钠通道 β 亚单位，Ⅰ、Ⅱ型 α 亚单位，GABA$_A$ 受体亚单位
婴儿重症肌阵挛癫痫	$SCN1A$	Ⅰ型钠通道 α 亚单位
常染色体显性遗传性夜发性额叶癫痫	$CHRNA4$，$CHRNB2$	烟碱型乙酰胆碱受体 α$_4$、β$_2$ 亚单位
青少年肌阵挛性癫痫	$GABRA1$	GABA$_\alpha$ 亚单位
常染色体遗传性伴听觉特征的部分性癫痫	$LGI1$	富亮氨酸胶质瘤失活蛋白

539. 小儿多基因遗传性癫痫的致病基因有哪些

答：见表 10-7。

表 10-7　部分已知的小儿单基因遗传性癫痫的致病基因

癫痫类型	致病基因	基因产物
特发性全面性癫痫	CLCN2	氯离子通道
	GABRD	GABA$_\delta$ 亚单位
儿童失神性癫痫	CACNA1H	T 型钙通道
青少年肌阵挛性癫痫	BRD2	转录调节因子
	EFHC1，EFHC2	钙感受器等

540. 为什么吡哆醇依赖性癫痫患儿应检测尿液哌啶酸浓度

答：吡哆醇依赖性癫痫（pyridoxine dependent epilepsy，PDE）由 Hunt 等在 1954 年首次报道，是一种少见的常染色体隐性遗传病，特征为新生儿期或婴儿早期出现难以控制的癫痫发作，且抗癫痫药无显著疗效，大剂量吡哆醇可完全控制发作。2006 年，*ALDH7A1* 基因被确定为 PDE 的致病基因，该基因编码 α-氨基己二酸半醛（α-aminoadipic acid semi-aldehyde，α-AASA）脱氢酶，参与体内赖氨酸的分解代谢，该基因突变会引起 α-AASA 累积，后者在体内与 Δ1-四氢吡啶-6-羧酸（P6C）处于自发平衡状态，导致 P6C 继发性累积，并进一步引起体内哌啶酸累积。因此，PDE 患者体内 α-AASA、P6C 及哌啶酸浓度升高。目前 PDE 的诊断首先依靠临床疑诊，有条件的实验室可检测生化标志物进一步提示诊断，最后基因检测确诊。*ALDH7A1* 基因突变可导致血液、尿液、脑脊液中的 α-AASA、P6C 和哌啶酸浓度升高，三者均可作为诊断 PDE 的生化标志物。其中，α-AASA 是 α-AASA脱氢酶的直接底物，在基因突变后最先被影响，并与 P6C 处于自发平衡状态，故 PDE 患者 α-AASA 和 P6C 浓度远高于哌啶酸。由于 α-AASA 和 P6C 稳定性差，在室温下极易降解，检测困难且难以精确定量，较难应用于临床。因此，尽管哌啶酸的特异性相对较低，但其稳定性好、灵敏度高，易于临床普及应用。国际上已有美国、荷兰、奥地利等少数国家开展了 PDE 生化标志物的检测。考虑到尿液相对易于获得且无创，可以通过气相色谱-质谱（GC-MS）的方法来检测尿液中哌啶酸的浓度。

541. 为什么说胆红素脑病是造成脑性瘫痪的重要原因

答：胆红素脑病，又称核黄疸，是造成脑性瘫痪的重要原因之一。各种原因，如血型不合、溶血、感染等导致的高胆红素血症都有可能形成胆红素脑病。未结合胆红素可通过血脑屏障，使中枢神经系统被胆红素浸润。尤其是脑基底核，呈鲜亮黄色或深黄色，其他部位神经核也是黄色。胆红素沉着于细胞核和线粒体的生物膜上，阻碍细胞的氧化磷酸化，导致细胞变性坏死。低体重儿或呼吸窘迫综合征、缺氧、酸中毒及感染时，血管和内皮细胞受损，破坏血脑屏障，以致与蛋白结合的胆红素也可进入脑组织引起核黄疸，从而易于引起脑性瘫痪。

542. 为什么宫内感染和炎症是脑性瘫痪的主要病因之一

答：脑瘫的病因中感染问题一直伴随着整个妊娠期，只不过在不同的妊娠时期，感染的病原和对胎儿造成的脑损伤不同。宫内感染除了最常见的 TORCH（风疹病毒、巨细胞病毒、单纯疱疹病毒、弓形虫）外，还有另外一些病毒，包括 EB 病毒、水痘-带状疱疹病毒、人类疱疹病毒-6、7、8 型、肠道病毒、微小病毒 B_{19} 等。这些病原体被认为是嗜神经性的。细菌包括大肠埃希菌、肺炎链球菌、金黄色葡萄球菌以及解脲脲原体感染均可能与早产儿脑室周围白质软化（periventricular leukomalacia，PVL）有关。病原微生物感染母体后，可经血液途径，也可经上行性生殖道途径感染胎儿；病原微生物既可通过胎盘屏障直接侵犯胎儿，也可由感染产生的细胞因子、炎性介质透过血脑屏障、胎盘屏障造成胎儿脑损伤。目前 TORCH 感染导致的 TORCH 综合征是脑瘫的主要病因之一，主要发生在妊娠早、中期。宫内感染后产生的细胞因子、炎性介质，以及微血栓形成更是围产期胎儿脑损伤的主要原因。宫内感染在脑白质损伤、脑瘫发病中的作用和地位是目前研究的重点。宫内感染包括羊膜腔感染、绒毛膜羊膜炎、脐带炎、胎儿感染等。研究证实，围产期宫内感染，主要是绒毛膜羊膜炎，与 PVL、脑瘫具有强烈的相关性。

543. 为什么脑性瘫痪与遗传因素有关

答：脑性瘫痪是指胎儿及婴幼儿发育中脑的非进行性损害及缺陷所致的运动障碍及姿势异常。其病因多样，按性质分为遗传、物理（如创伤、放射线）、生物（如各种感染）、化学（如缺血、毒素）因素；按脑损伤时期分为产前因素、产时因素、产后因素。遗传因素方面，生育过脑瘫患儿的妇女，随后所生的子女再发脑瘫风险增加；单卵双生子发生脑瘫的几率高于双卵双生子；这些现象提示遗传因素在脑瘫发生中的作用。因子 V 雷登（factor V Leiden，FVL）突变是家族性血栓形成的最常见病因，FVL 突变者有血栓形成倾向，造成胎盘梗死、胎儿或新生儿脑卒中，从而导致偏瘫型脑瘫。在新生儿脐血中，启动子区具有 CC 基因型的白细胞介素-6（IL-6）的浓度比具有 GG 基因型的 IL-6 浓度高，提示遗传因素可能修饰炎症或感染的程度。目前认为 50% 的共济失调型脑瘫与常染色体隐性遗传有关。

544. 为什么婴幼儿会发生急性中毒性脑病

答：急性中毒性脑病是婴幼儿时期比较常见的一种中枢神经系统病变，主要的临床表现是在原发病的过程中，突然出现中枢神经系统症状。在小儿时期，很多感染性疾病都会伴有与脑炎相似的症状，其中肺炎、痢疾、脓毒败血症较为常见。中毒性脑病的产生，主要是由于不同病原体引起不同脏器的疾病所产生的不同毒素对中枢神经系统的作用，而不是病原体直接侵入。如肺部疾病影响肺功能，使氧浓度减低、二氧化碳蓄积，单纯低氧血症比二氧化碳蓄积更重，可导致颅内压升高，伴有严重的脑循环及脑代谢障碍。影响肝功能的疾病所产生的氨、短链脂肪酸、硫醇、单胺、去甲肾上腺素及神经介质、胺等物质在血与脑内浓度变动很大时对中枢神经系统有明显的影响，其中主要是氨基酸代谢异常起主导作用引起脑病。肾脏疾病引起脑病主要是有机酸蓄积，阻滞脉络丛与神经胶质细胞的运载体系，妨碍清除神经传递介质的代谢产物，并由于脑组织的膜通透性亢进，使毒素大量涌入脑内，从而导致大脑皮层功能障碍。还有病原体所产生的毒素对中枢神经系统的反应，引起脑血管微循环障碍等。以上原因均可导致脑缺血和缺氧，从而诱发中毒性脑病。

545. 为什么病毒感染在急性小脑性共济失调中起重要作用

答：急性小脑性共济失调是小儿特有的综合征，较为常见，多发生于急性病毒性感染或细菌性感染之后。本病起病急，多以躯干和四肢共济失调开始，很快发展到症状的高峰，表现为站立不稳，步态蹒跚，易于跌倒。严重者不能站立，完全不能行走，甚至不能独坐、不能竖头。约50%的患儿在发病以前有病毒感染，最常见的前驱感染是水痘，也可以是肠道病毒感染（如埃可病毒、柯萨奇病毒、脊髓灰质炎病毒），或为麻疹、风疹、流行性腮腺炎、EB病毒、流感病毒、腺病毒、单纯疱疹病毒等感染。有报道在流感病毒疫苗接种后和水痘疫苗接种后发生小脑性共济失调的病例。

546. 为什么实验室检查在急性小脑性共济失调中起重要作用

答：急性小脑性共济失调是小儿特有的综合征，较为常见，多发生于急性病毒性感染或细菌性感染之后。症状和体征通常只限于小脑功能障碍，严重病例也可有神经系统较广泛的受累。脑脊液检查多为正常，少数病例急性期有轻度蛋白增高和白细胞增多。病原体直接感染脑组织的病例，脑脊液可有明显的炎性反应，可检测出病原体或相应抗体。PCR技术可帮助发现特异性病原体。某些特异性感染，如脑炎、脑膜炎等，脑脊液病原学检查可予以诊断和鉴别诊断。需与抗惊厥药过量鉴别，特别是苯妥英钠过量，当血药浓度 > 30μm/L 可引起类似症状，根据病史和测定血中药物浓度可协助诊断，且停用该药后症状消失。可见实验室检查在诊断和鉴别诊断急性小脑性共济失调上作用很大。

547. 为什么瑞氏综合征患儿需进行血氨测定

答：瑞氏综合征（Reye syndrome）又称脑病合并内脏脂肪变性，是急性进行性脑病。病理特点是急性脑水肿和肝、肾、胰、心肌等器官的脂肪变性。主要的超微结构改变是线粒体异常，所以瑞氏综合征也是全身性线粒体功能障碍性疾病。线粒体对氨基酸代谢、脂肪代谢、有机酸代谢和糖代谢均有着重要影响，线粒体内有尿素循环所需的酶系统；当线粒体功能受损时，该酶系统发生缺陷，不能将体内的氨变成尿素，大量的氨积聚在体内，形成高氨血症，引起机体的氨中毒，而高氨血症是脑功能障碍的一个重要原因。血氨在早期可升高，达 176μmol/L 以上，数日内降至正常。而且血氨浓度还与患儿的预后有关，凡有早期昏迷、去大脑强直、反复惊厥、血氨在 176μmol/L 以上、高血钾、空腹血糖在 2.2mmol/L 以下者，预后不良。因此瑞氏综合征患儿测定血氨非常重要。

548. 为什么头小畸形患儿也应进行染色体和基因检查

答：头围较正常小儿低于两个标准差以上时，才能诊断为头小畸形。引起头小畸形的原因很多，母体妊娠时的各种有害因素，如感染、营养不良、放射线、中毒等，均有可能影响胎儿颅脑的发育。此外，代谢异常、染色体畸变（如21三体综合征、13三体综合征和18三体综合征）也常合并头小畸形。出生时或出生后各种原因（缺氧、感染、外伤）也可引起脑损伤和脑萎缩，头围变小，称之为继发性头小畸形。基因突变导致的小头畸形，几乎均与细胞有丝分裂有关，如 ASPM、MCPH1、CDK5RAP2 等。由基因突变引起的小头畸形多为常染色体隐性遗传，但也存在常染色体显性遗传的方式。所以头小畸形患儿有必要进行染色体和基因检查。

549. 为什么 *L1CAM* 基因突变在 X 连锁遗传性脑积水的检查中有作用

答：X 连锁脑积水属于 X 连锁隐性遗传性脑病的一种。X 连锁隐性遗传性脑病是一组高度关联的神经系统综合征，包含 4 种临床类型：①X 连锁脑积水；②MASA 综合征；③X 连锁隐性痉挛性截瘫 1 型；④X 连锁胼胝体发育不全症。由于这组疾病都是由 *L1CAM* 基因突变所致，因此合称为 L1 病，根据其临床表现又被称为 CRASH 综合征（包括胼胝体发育不良、智力障碍、拇指内收、痉挛性截瘫和脑积水）。L1 病的表型在家系内或家系间均多变，最一致的临床表现为智力障碍（IQ 20~50），其他临床表现程度不一，严重者可表现为脑积水并导致胎儿或新生儿死亡，轻度者仅表现为轻微智力障碍而无其他异常发现。*L1CAM* 基因突变是 X 连锁隐性遗传性脑病的分子遗传性基础，也是迄今唯一确定的人类先天性脑积水的致病基因，由 Rosenthal 等于 1992 年首次发现。*L1CAM* 基因定位于 Xq28 区，由 28 个外显子组成，cDNA 全长 3774 bp，翻译 1257 个氨基酸的 L1CAM 蛋白，该蛋白是一种神经黏附蛋白，在神经系统发育中发挥重要的作用。已经报道的 *L1CAM* 基因突变种类多达 200 多种，包含错义突变、缺失突变、插入突变等，突变分布在不同的外显子中，没有高发突变位点。突变类型与疾病的严重程度有一定的相关性，如缺失型突变者病情重的比例要明显高于错义突变者，但错义突变的类型和所改变的氨基酸位置与疾病的严重性无明确相关性。

550. 为什么要监测脑积水患儿手术前后脑脊液中谷氨酸和一氧化氮浓度

答：脑积水为神经外科常见疾病，其病理生理机制主要为脑组织因脑室扩张受压而缺血、缺氧；谷氨酸（glutamate，Glu）和一氧化氮（NO）作为颅内两种重要的神经递质，在脑血管性疾病所致的脑缺血缺氧性损伤过程中参与重要作用。中枢神经系统中，脑与脑脊液之间存在广泛的物质交换和信息交换，脑脊液中某些物质水平的变化能提示脑内的病理改变。急慢性脑积水患儿手术前 Glu 浓度和 NO 浓度均明显高于对照组，手术后 Glu 和 NO 浓度均有不同程度下降，而且其下降程度与患儿的手术疗效呈正相关，因此脑脊液中高水平的 Glu 和 NO 可能参与了脑积水患儿的病理损害过程，手术前后动态测定脑脊液中 Glu 和 NO 浓度有助于判断患儿的手术疗效和预后。

551. 为什么亚急性硬化性全脑炎患儿可检测血清和脑脊液中麻疹病毒抗体

答：亚急性硬化性全脑炎（subacute sclerosing panencephalitis，SSPE）是由麻疹病毒引起的一种神经系统慢性病变疾病，其主要发病人群为儿童与青年，患儿病死率较高。目前，临床上对 SSPE 的发病机制尚无明确定论，有研究认为 SSPE 的致病病毒株存在基因缺陷，这种缺陷导致患儿体内含有变异麻疹病毒抗体，因此可以利用麻疹病毒特异性 IgM 进行临床诊断。在 SSPE 患儿的血清与脑脊液中伴有高水平的麻疹抗体，利用实时荧光定量 PCR 技术可检测发现患儿脑内含有麻疹抗原。一般而言，人感染麻疹后短期内会有麻疹特异性 IgM 抗体出现，但是大约 2 个月后便会消失，而麻疹特异性 IgG 抗体则会较长时间内存在于麻疹患儿体内。在 SSPE 患儿血清与脑脊液均能发现麻疹特异性 IgM 抗体，说明患儿体内存在麻疹慢性感染现象，持续的麻疹感染对患儿脑灰质产生一定影响。而健康者血清与脑脊液中无麻疹特异性 IgM 抗体，因此对 SSPE 患儿进行血清与脑脊液麻疹特异性 IgM 检测可用于对 SSPE 的临床诊断。

552. 为什么视神经脊髓炎患儿可检测血清水通道蛋白 4 抗体

答：视神经脊髓炎（neuromyelitis optica，NMO）又称 Devic 病，是视神经和脊髓同时或相继受累后出现的急性或亚急性原发性中枢神经系统炎性脱髓鞘疾病。2004 年美国学者 Lennon 在 NMO 患儿血清中发现了一种特异性自身抗体，并定义为 NMO-IgG。随后用双标免疫荧光技术进一步证实了 NMO-IgG 的特异性靶抗原就是水通道蛋白 4（aquaporin-4，AQP4）。目前 NMO-IgG/AQP4 抗体已被证实是 NMO 患儿血清中一种特异性抗体，该抗体对 NMO 的诊断具有高度的特异性和敏感度，并且纳入了 NMO 的诊断标准。除此之外，NMO-IgG 对 NMO 的早期治疗及判断预后也具有至关重要的作用。在 NMO 的临床早期，即可检测到患儿血清中的抗 AQP4 抗体；其次，NMO-IgG 可预测患儿脊髓与视神经损伤的转归情况，并且在 NMO-IgG 阳性的重症 NMO 患儿中，其视力预后明显较阴性者差，复发率较高，且血清 NMO-IgG 滴度与 NMO 的严重程度及复发呈正相关。

（周鑫昀）

第七节　小儿其他疾病的特殊检验

553. 为什么肺含铁血黄素沉着症应进行含铁血黄素巨噬细胞的检测

答：特发性肺含铁血黄素沉着症（idiopathic pulmonary hemosiderosis，IPH）患儿的痰涂片、胃液或支气管肺泡灌洗液（bronchoalveolar lavage fliud，BALF）经铁染色后可见到大量的巨噬细胞中充满含铁血黄素颗粒，称为含铁血黄素细胞（hemosiderin-laden macrophage，HLM）。即使没有咯血的患儿也可出现，具有很重要的诊断意义。文献报道 HLM 检查的阳性率约 60%，部分患儿反复多次在痰涂片或胃液中查不到 HLM，但在 BALF 中可以发现，BALF 中检查 HLM 的阳性率可达 92%，提示纤维支气管镜检查可以提高 HLM 的阳性率。动物实验发现肺出血 3 天后 BALF 中可以查到 HLM，7~10 天达高峰，阳性率为 60%，2 个月后仍可发现，阳性率为 10%。

554. 为什么肺含铁血黄素沉着症患儿还可有其他实验室检查异常

答：特发性肺含铁血黄素沉着症患儿急性期有不同程度的小细胞低色素性贫血。末梢血片中网织红细胞增加，最高可达 23%，超过 3% 的占 70%。嗜酸性粒细胞在部分病例中可见增加，超过 3% 者约占 1/3。血小板正常，血沉增快，急性发作期还可见血清胆红素增加。直接 Coombs 试验、冷凝集试验、嗜异性凝集试验偶有阳性。粪便潜血多为阳性。肺内虽堆积大量铁质，但由于禁锢于巨噬细胞中，不能利用于造血，所以血清铁浓度仍呈低水平。

555. 为什么肺含铁血黄素沉着症还需做血清学检查

答：特发性肺含铁血黄素沉着症患儿在确立了肺泡出血后，还需要排除其他弥漫性肺泡出血性疾病，如自身免疫性疾病、血管炎等。此时可采用血清学试验，如：抗核抗体、抗双链 DNA 抗体以及抗中性粒细胞胞浆抗体、抗基底膜抗体。部分病例需要做肺活检，特发性肺含铁血黄素沉着症的肺组织无肉芽肿、血管炎/毛细血管炎，也无其他器质性肺疾病。除了 HE 染色，还需要做免疫荧光或免疫组化来排除免疫球蛋白或免疫复合物的沉着。

556. 为什么轮状病毒腹泻患儿有多种方法检测病原体

答：轮状病毒（rotavirus，RV）腹泻与其他感染引起的婴幼儿腹泻单凭临床表现不易鉴别，须依靠实验室检查才能确诊。一般轮状病毒患儿病毒排出的高峰为病后 3~5 天，以后会逐渐下降。第 1~4 天是收集标本检测轮状病毒最理想的时间，此时 RV 检出率最高，并以水样便或蛋花汤样便检出率最高。RV 的实验室诊断方法包括：①直接电镜法、免疫电镜法：将粪便标本低速离心 30 分钟，取上清液滴一滴于石蜡板上，用磷钨酸染色并直接在电镜下观察标本。或用轮状病毒特异的免疫血清，进行免疫电镜诊断，轮状病毒颗粒可在免疫血清的作用下发生凝集，在电镜下清晰可见，并可据此判断轮状病毒的组或血清型，比直接电镜技术具有更高的灵敏度和特异性。②酶联免疫吸附法：既可检测抗原，又可检测 IgM 或 IgG 抗体，检测抗原的方法操作简便，敏感性、特异性较强。③乳胶凝集试验检测抗原：该试验易于操作，实验时间只需 2~3 分钟，但若标本中含有油脂或其他悬浮物，无法离心干净，形成非特异性凝集，会干扰结果，影响结果的可靠性。④轮状病毒基因检测：有聚丙烯酰胺凝胶电泳法和 RT-PCR 技术，前者检测的是 RV 独特的微量RNA 片段，并且硝酸银染色法对 RNA 十分敏感，故不易出现假阳性和假阴性结果。RT-PCR可根据检测不同基因片段的需要设计引物，从患儿粪便标本中直接扩增病毒的基因片段，来区分病毒不同的血清型；⑤细胞培养技术：用分离培养技术检测 RV 的灵敏度较低，需要特殊的培养条件，且目前只有 A 组 RV 可以培养，所以对 RV 的临床诊断价值有限。

557. 为什么肠出血性大肠埃希菌肠炎的患儿粪便培养有其特点

答：致病性大肠埃希菌约有 60 个血清型，按其致病机制又可分为 6 类：肠产毒素性大肠埃希菌（enterotoxigenic *E. coli*，ETEC）、肠侵袭性大肠埃希菌（enteroinvasive *E. coli*，EIEC）、肠致病性大肠埃希菌（enteropathogenic *E. coli*，EPEC）、肠出血性大肠埃希菌（enterohemorrhage *E. Coli*，EHEC）、肠集聚性黏附大肠埃希菌（enteroaggregative *E. coli*，EAEC）和肠产志贺样毒素且具侵袭力大肠埃希菌（enteric Shiga-like-toxin-producing *E. coli*，ESIEC）。实验室对所有粪便标本都应进行 O_{157} 血清型 EHEC 的分离培养，大多数O_{157} 血清 EHEC 在山梨醇麦康凯培养基（SMAC）培养过夜后不发酵 D-山梨醇，菌落呈无色，而 80% 的其他大肠杆菌快速发酵 D-山梨醇，菌落呈粉红色，根据这一原理，可筛选出 O_{157} 可疑菌落。选择在 SMAC 上的无色菌落，进行血清凝集试验或乳胶凝集试验。对其他菌种将选择的菌落接种在非选择性琼脂斜面上，进行生化反应鉴定和毒力相关因子的检测。

558. 为什么粪便空肠弯曲菌培养需微需氧环境

答：空肠弯曲菌引起的空肠弯曲菌肠炎是急性肠道传染病。临床以发热、腹痛、血性便、粪便中有较多中性粒细胞和红细胞为特征。弯曲菌最早于 1909 年自流产的牛、羊体内分离出，1947 年从人体首次分离到该菌。空肠弯曲菌培养基主要有两类，其一为有血培养基 Butzler 氏培养基、Skirrow 氏培养基、Campy-BAP 培养基及其改进配方等。其二为无血培养基 CFP 琼脂培养基、CCD 琼脂培养基、卵黄培养基、微量铁盐培养基及其改良配方等。培养方法及条件必须采用微需氧环境培养，例如用厌氧培养箱用抽气换气法制备$5\%O_2$，$10\%CO_2$，$85\%N_2$ 混合气体，在 42.5℃ 条件下培养。鉴定：Butzler 氏培养基培养48 小时后，空肠弯曲菌菌落呈扁平、灰白湿润、呈水滴状、边缘不规则、常沿接种线弥漫生长。革兰染色呈红色，弧状、螺旋状、S状、弯曲状、逗点状、杆状，系革兰阴性菌。生化鉴定为：触酶试验/过氧化氢试验阳性，3.5%氯化钠培养基无细菌生长，1%甘氨酸培养基细菌生长，阳性。硫化氢试验阳性，25℃改良布氏肉汤培养基无细菌生长，37℃改良布氏肉汤培养基无细菌生长，42~43℃改良布氏肉汤培养基细菌生长。对于培养形态、染色及生化鉴定均符合以上情况的细菌，可鉴定为空肠弯曲菌。

559. 为什么肾病综合征患儿的实验室检查很重要

答：肾病综合征是由于肾小球滤过膜对血浆蛋白通透性增高，大量血浆蛋白自尿中丢失，并引起一系列病理生理改变的临床综合征。具有以下四大特点：①大量蛋白尿，定性检查（+++），定量每天超过50mg/kg；②低蛋白血症，血清白蛋白<25g/L；③高胆固醇血症，血清胆固醇超过5.72mmol/L；④水肿。其中前两项为诊断的必备条件。实验室检查特点基本遵循上述临床特点，尿常规中可见尿蛋白明显增多，24小时尿蛋白定量超过50mg/kg，或随机或晨尿尿蛋白/肌酐比值大于2.0，国际小儿肾脏病研究组织也以>40mg/（h·m²）为大量蛋白尿的标准。血浆总蛋白低于正常，白蛋白下降更明显，常<25g/L，有时低于10g/L，并有白蛋白、球蛋白比例倒置。球蛋白中α2、β球蛋白和纤维蛋白原增高，γ球蛋白下降。IgG和IgA水平降低，IgE和IgM有时升高。血沉增快。血清胆固醇多明显升高，其他脂类如三酰甘油、磷脂等也可增高。由于脂类增高血清可呈乳白色。肾功能检查一般正常，单纯性者尿量极少时可有暂时性氮质血症，少数肾炎者可伴有氮质血症和低补体血症。由此可见，肾病综合征的实验室检查在诊断肾病综合征中是不可或缺的。

560. 为什么肾病综合征会出现大量蛋白尿

答：大量蛋白尿是肾病综合征最为根本的病理生理改变，也是导致其他三大特点的根本原因。由于肾小球滤过膜受免疫或其他原因的损伤，电荷屏障或分子筛的屏障作用减弱，血浆蛋白大量漏入尿中。在微小病变肾病，主要是电荷屏障减弱或消失，使带阴电荷的白蛋白大量漏入肾小囊，形成选择性蛋白尿；而非微小病变肾病，分子筛也常受损，故不同分子量的血浆蛋白都可以漏出，从而导致非选择性蛋白尿。最近的研究还注意到还有其他蛋白成分丢失，可能会造成相应的后果，如多种微量元素的载体蛋白（如转铁蛋白丢失导致小细胞低色素性贫血，锌结合蛋白丢失导致体内锌不足），多种激素结合蛋白（如25-羟胆骨化醇结合蛋白由尿中丢失导致钙代谢紊乱），免疫球蛋白（IgG、IgA的丢失导致机体抗感染力下降），抗凝血酶Ⅲ（易导致高凝状态及血栓形成）等。

561. 为什么肾病综合征会出现低蛋白血症和高胆固醇血症

答：大量血浆蛋白自尿中丢失是低蛋白血症的主要原因，蛋白质分解代谢的增加为次要原因。低蛋白血症是病理生理改变中的关键环节，对机体内环境，尤其是渗透压和血容量的稳定和多种物质代谢可产生多方面的影响。当血白蛋白低于25g/L时可出现水肿；同时因血容量缩小，在并发大量体液丢失时极易诱发低血容量休克。此外，低白蛋白血症还可影响脂类代谢。高胆固醇血症的出现可能是由于低蛋白血症致肝脏代偿性白蛋白合成增加，有些脂蛋白与白蛋白经共同途径而合成增加，再加以脂蛋白脂酶活力下降等因素而出现高脂血症。一般血浆白蛋白<30g/L，即出现血胆固醇增高，如白蛋白进一步降低，则三酰甘油也增高。

562. 为什么肾病综合征会出现高凝状态和钙、维生素 D 代谢紊乱

答：肾病时体内凝血和纤溶系统会有以下变化：①纤维蛋白原增高；②血浆中第 V、Ⅷ凝血因子增加；③抗凝血酶Ⅲ下降；④血浆纤溶酶原活性下降；⑤血小板数量可增加，其黏附性和聚集力增高。其结果可导致高凝状态，并可发生血栓栓塞并发症，其中以肾静脉血栓形成最为临床重视。急性者表现为骤然发作的肉眼血尿和腹痛，检查有脊肋角压痛和肾区肿块，双侧者有急性肾功能减退。此外，其他部位的静脉或动脉也可发生此类并发症，如股静脉、股动脉、肺动脉、肠系膜动脉、冠状动脉和颅内动脉等，并引起相应症状。肾病时血中维生素 D 结合蛋白由尿中丢失，体内维生素 D 不足，影响肠钙吸收，并反馈导致甲状旁腺功能亢进。临床表现为低钙血症、循环中维生素 D 不足、骨钙化不良。这些变化在生长期的小儿尤为突出。

563. 为什么肠出血性大肠埃希菌感染容易诱发溶血尿毒综合征

答：溶血尿毒综合征（hemolytic uremic syndrome，HUS）可分为两大类：一类是典型 HUS，也称腹泻相关型溶血尿毒综合征（diarrhea related HUS，D+HUS），约占 HUS 的 90%，多发生在儿童，急性起病，有胃肠道前驱症状，由感染因素、环境和药物等诱发，感染源多见于产志贺毒素的大肠埃希菌，如报道较多的 O_{157}：H_7 血清型；另一类为无腹泻的溶血尿毒综合征（diarrhea negative HUS，D-HUS），也称不典型溶血尿毒综合征（atypical HUS，aHUS），占 HUS 的 5%~10%。无论是 D+HUS 还是 D-HUS，各种病原体与 HUS 的发生密切相关，其中以产志贺毒素的大肠埃希菌引致 HUS 最为常见。志贺毒素分为两种，即 Shiga toxins 1（Stx1）（以 O_{157}：H_7 为主）和 Shiga toxins 2（Stx2）。一旦毒素自肠道释放入血，尤其是 Stx2，可以迅速与血液循环中的中性粒细胞结合，这样毒素就可以从肠道转移到肾脏等其他脏器，由于毒素与脏器微血管内皮细胞上的相关受体的亲和力较其与中性粒细胞上受体的亲和力更高，因此一旦在脏器结合往往比较牢固，对脏器的损伤也较为严重。志贺毒素由 1 个 A 亚单位以及 5 个 B 亚单位组成。亚单位 A 与细胞毒作用相关，其解离后从高尔基体转移到内质网并被剪切为亚单位 A1 和 A2。亚单位 A1 通过与 60s 的核糖体亚单位结合而抑制蛋白质合成从而发挥其细胞毒效应。亚单位 B 可以与细胞膜上特异的 N-脂酰鞘氨醇三己糖苷（Gb3）糖脂受体相结合。该毒素与细胞膜受体结合后可以进入细胞内，使细胞表达各种炎性因子，如 IL-1 和 TNF-α。这些因子可以上调内皮细胞的 Gb3 受体，从而使内皮细胞更易与志贺毒素结合。随后发生的不同靶器官的微血管损伤则引起不同的临床表现：与肠道黏膜血管网内皮细胞结合则引起出血性结肠炎，与循环血管内皮结合则引起溶血及血小板减少，与肾脏微血管内皮细胞结合则引起急性肾损伤等。EHEC 产生的内毒素可增强志贺毒素引起肾脏产生 TNF-α 的能力，而大量的 TNF-α 可以使中性粒细胞更加易于黏附在血管内皮并释放炎性介质，因此认为这可能是 EHEC 相关的 HUS 经常累及肾脏的原因之一。

564. 为什么溶血尿毒综合征的实验诊断有很多特点

答：由于急性溶血使血红蛋白迅速下降至 70~90g/L，严重者达 30~50g/L，末梢血片中可见形态异常的破碎红细胞，呈三角形、盔甲型、芒刺状等，网织红细胞增高，结合珠蛋白阴性，Coombs 试验阴性；90% 病例血小板减少，可低至 $10×10^9$/L，通常在 1~2 周内

恢复正常，部分患儿血小板无减低，被称为不完全型 HUS；白细胞升高可达 $20×10^9/L$ 以上，以中性粒细胞为主，和预后有一定关系。凝血酶原时间、部分凝血活酶时间正常，纤维蛋白降解产物升高，纤维蛋白原在正常范围。乳酸脱氢酶、转氨酶、淀粉酶及胆红素升高，也可见补体 C3 下降。患儿几乎都有血尿及轻重不等的蛋白尿、氮质血症、高钾血症、低钙血症及代谢性酸中毒等，且随着少尿加重而加重。粪便分离 O_{157}：H_7 阳性率达 51%～68%，细菌特异性脂多糖抗体阳性率达 91%。粪便 Stx 检测有报告阳性率达 100%。

565. 为什么溶血尿毒综合征需检测肺炎链球菌

答：1971 年 Fischer 首次描述了肺炎链球菌相关的溶血尿毒综合征（SpHUS），占全部 HUS 的 3%～5%。SpHUS 机制尚不明确，Thomsen-Friedenreich（TF）抗原可能起关键作用。链球菌产生一种链球菌毒素 N-乙酰神经氨酸酶，也叫唾液酸酶，是一种裂解红细胞、血小板及内皮细胞上的糖蛋白和糖脂的 N-乙酰神经氨酸，使细胞膜表面暴露 TF 隐蔽抗原。该抗原特异性地被花生植物血凝素识别，引起 RBC 聚集，导致溶血，与其相应的 IgM 抗体发生反应，导致内皮细胞损伤继而出现血管内凝血，最终发生 HUS。SpHUS 常见于婴幼儿，发病高峰为 1 岁左右，前期感染绝大多数为肺炎，20%～30% 并发脑膜炎。感染后发生 SpHUS 者为 0.4%～0.6%，感染至出现 HUS 的时间为 1 天～2 周，通常在 1 周内。由于 SpHUS 的诊断标准中需要确定是否有侵袭性肺炎链球菌感染，如采用体液（血液或尿液）细菌培养、PCR 技术确定病原体并结合影像学检查等，可以为 SpHUS 提供较充分的诊断依据。

566. 为什么幼年特发性关节炎患儿可检测血清白细胞介素-6

答：幼年特发性关节炎（JIA）是儿童时期较常见的炎症性风湿病，分型复杂且有异质性。全身型 JIA（systemic onset JIA，sJIA）除关节炎表现外，以累及全身多器官为特征，细胞因子在介导炎症反应和免疫调控过程中起到了重要作用，白细胞介素-6（IL-6）在 sJIA 发病及发展过程中起关键性作用。血清中 IL-6 为主导的 sJIA 患儿关节炎症状更严重，而以 IL-18 为主导者，更易伴发巨噬细胞活化综合征（macrophage activation syndrome，MAS）。因此血清 IL-6 水平可作为 sJIA，尤其是疑诊 sJIA 患儿关节炎症出现的预警指标。而且 IL-6 作为 sJIA 患儿病程中关键致炎因子，其血清水平与临床炎症指标 CRP、ESR 呈正相关；与关节评估指数 DAS28 也呈显著正相关。此外，sJIA 患儿血清 IL-6 表达水平与其他临床活动指标也有关，如血小板的增高、贫血、生长迟滞等。因此，IL-6 可能是 sJIA 疾病活动的重要标志，提示应用 IL-6 抗体可能有效减轻患儿全身及关节局部炎症反应。

567. 为什么川崎病患儿需要进行 T 淋巴细胞亚群检测

答：小儿皮肤黏膜淋巴结综合征（mucocutaneous lymph node syndrome，MCLS），又称川崎病，是一种以全身非特异血管炎为主要病理改变的急性热性出疹性疾病。系 1967 年日本学者川崎富首先报道，是一种儿童常见的急性血管炎综合征，主要侵害中小动脉尤其是冠状动脉，是一种自限性疾病。目前川崎病的诊断标准是参照日本 2002 年修订的第 5 版诊断标准，即：①发热>5 天；②双侧结膜充血（无渗出物）；③唇及口腔所见：口唇绛红、皲裂、杨梅舌；④皮肤改变：多形性红斑、皮疹；⑤肢体改变；急性期手掌、足底及指端潮红、硬肿，恢复期指趾端甲床及皮肤移形处膜样蜕皮；⑥非化脓性淋巴结肿大，常为单侧。上述主征 5 项以上可诊断，4 项加冠状动脉瘤或扩张并除外其他疾病也可诊断。现认为本病与感染介导的免疫系统高度活化密切相关，川崎病急性期存在细胞及体液免疫功能的紊乱，其中 T 细胞异常活化常常是患儿免疫系统激活导致血管炎性损伤的始动环节和关键步骤，与病情严重程度密切相关，淋巴细胞及其亚群的检测是判断机体细胞免疫水平的重要指标，故需对临床上疑似川崎病或确诊川崎病病例进行 T 淋巴细胞亚群检测。

568. 为什么基质金属酶-9 和抗内皮细胞抗体的检测对川崎病有诊断意义

答：基质金属酶-9（matrix metalloproteinases，MMP-9）是由内皮细胞、单核/巨噬细胞、中性粒细胞合成分泌的具有降解细胞外基质作用的蛋白酶，MMP-9 能够降解胶原酶和弹性蛋白酶，破坏血管内膜的内皮下层，有利于中性粒细胞、单核/巨噬细胞等向血管深层浸润，导致血管壁的破坏，血清 MMP-9 蛋白水平与冠脉损害严重程度呈正相关。故检测外周血 MMP-9 蛋白水平可以了解血管基底膜降解情况。由于内皮细胞功能异常是导致川崎病血管炎及并发冠状动脉损坏的重要环节，而抗内皮细胞抗体（anti-endothelial cell antibody，AECA）是 B 淋巴细胞产生的非特异性自身抗体，与内皮细胞结合后可以通过多种途径介导血管内皮的损伤及功能障碍，而 AECA 介导的血管内皮的损伤及功能障碍正是川崎病冠脉损害的因素之一，故检测 AECA 有助于预测冠状动脉损害情况。川崎病最严重的并发症是冠状动脉的损害，故早期检测血清中 MMP-9、AECA 蛋白浓度可以及时预测并评估冠状动脉损害，对川崎病预后有着重要的意义。

569. 为什么 21-羟化酶缺陷症宜采用基因诊断方法

答：先天性肾上腺皮质增生症（congenital adrenal hyperplasia，CAH）是一组因肾上腺皮质激素合成途径中酶缺陷引起的疾病，属常染色体隐性遗传病。常见的酶缺陷包括 21-羟化酶、11β-羟化酶、3β-类固醇脱氢酶、17α-羟化酶缺陷等，其中 21-羟化酶缺陷（21-hydroxylase deficiency，21-OHD）最为常见，90%～95% 的患儿为该酶缺乏所引起。21-OHD临床轻重不等，分为经典型（严重型）和非经典型（轻型）。经典型包括完全缺乏 21-羟化酶功能者（失盐型）和部分缺失 21-羟化酶功能者（单纯男性化）。可通过临床症状和生化检测来诊断不同类型的 21-OHD，但均可能发生误诊或漏诊。而对患儿进行基因型分析，可以做到早期诊断和类型鉴别，具有重要的诊断价值，是一种基于病因检测的确诊手段。在遗传咨询和产前诊断中，21-OHD 的基因诊断是唯一可靠的方法。21-OHD 为常染色体隐性遗传疾病，21-羟化酶由真基因 CYP21A2 编码，该基因位于染色体 6p21.3 上，与假基因 CYP21A1P 相邻，间隔 30 kb，21-羟化酶编码基因 CYP21A2 和其假基因 CYP21A1P 均含有 10 个外显子，在外显子区 98% 的序列相同，在内含子区 96% 的序列相同，由于真假基因高度同源，临床基因诊断必须排除假基因的干扰。CYP21A2 位于基因组重组活性很高的人类白细胞抗原编码区域，在减数分裂时容易发生不平等交换和基因转换，从而导致 CYP21A2 的缺失或转换。因此联合测序分析、多重连接依赖探针扩增（multiplex ligation dependent probe amplification，MLPA）分析和位点特异性 PCR 酶切多态分析的基因诊断策略，针对 CYP21A2 基因点突变采用直接测序法检测，针对大片段的基因缺失或转换突变采用 MLPA 和位点特异性 PCR 酶切多态分析检测，可用于 21-OHD 的基因诊断。

570. 为什么小儿特应性皮炎依赖于过敏原的检测

答：小儿特应性皮炎是一种慢性和复发性炎症性皮肤病，主要是皮肤屏障功能障碍、免疫应答异样和环境因素刺激共同的结果。遗传学研究证实，皮肤屏障功能相关基因和免疫应答及其调控基因参与特应性皮炎的发病，皮肤屏障功能障碍是激发和维持特应性皮炎炎症的重要原因。由于特应性皮炎常常是儿童过敏性进程的起点，若不早期干预，有可能发展为支气管哮喘和过敏性鼻炎。特应性皮炎的实验室检查包括过敏原检测、炎症指标和皮肤功能的检查三类。而检查主要依赖于过敏原检测，常用的是皮肤点刺、特应性斑贴试验和特应性 IgE 检测，其结果可为特应性皮炎治疗提供依据，同时也可作为特应性皮炎治疗的观察指标，指导治疗。

571. 为什么小儿支气管哮喘要检测 IgE 和嗜酸性阳离子结合蛋白

答：支气管哮喘是一种以呼吸道高反应性和慢性气道炎症为主要特征，并反复发作的呼吸道常见疾病。Th 细胞在支气管哮喘中发挥着重要的免疫调节作用，Th2 细胞过度活化、Th2 类细胞因子表达增强，进而导致 IgE 合成增加和嗜酸性粒细胞激活。哮喘发病多数与 IgE 介导 I 型变态反应有关。在过敏性疾病中，血清 IgE 的水平增高，在支气管哮喘发病机制中，IgE 起着很重要的作用，嗜酸性粒细胞是支气管哮喘发病机制中一个非常重要的炎性细胞，其活化后所释放的嗜酸性阳离子蛋白（eosinophil cationic protein，ECP）可能引起支气管上皮细胞损伤、脱落，上皮的损伤脱落可以导致失去保护屏障并且改变气道液体的成分。最终的结果之一是在上皮下形成透明带，使病情逐渐加重，气道发生慢性、不可逆的改变。研究着重观察了哮喘患儿的血清 ECP 水平和疾病严重程度及预后关系。这些研究的结果均表明血清 ECP 与各种形式表现的哮喘患儿病情的严重程度密切相关，并且随着患儿炎症的缓解而下降，故小儿支气管哮喘要检测 IgE 和 ECP 以评估病情及预后。

572. 为什么脓毒症患儿可检测血浆正五聚体蛋白 3 浓度

答：正五聚体蛋白 3（pentraxin 3，PTX3）是一种近年来发现的一个炎症因子，是人类发现的第一个长五聚体，与经典的短五聚体 CRP 属同一个超家族。由于它在基因结构、分布部位、配体识别、来源及诱导信号与 CRP 不同，所以有不同的生物学特性，PTX3 的产生和释放来源于许多不同类型的细胞，主要是损伤的心肌细胞、活化的内皮细胞和中性粒细胞，是一种可以反映心血管局部炎症和损伤的反应因子。正常状态下血 PTX3 水平很低（<2μg/L）。PTX3 在炎症反应中，出现晚于 CRP，但存在时间更为持久，可作为炎症反应持续存在的标志物。PTX3 水平在严重脓毒症中明显高于一般脓毒症及非脓毒症，随着病情的好转浓度可逐渐下降，不过在严重脓毒症患儿中下降速度较慢，说明 PTX3 与脓毒症的严重程度相关连，且 PTX3 升高后持续不降常常提示预后不良。PTX3 的升高不但可以定量评价感染的严重程度，作为判断患者危重程度的指标，同时还可以用于监测病情的疗效，指导抗生素的使用和预测住院时间。此外 PTX3 也是一种预测心源性事件发生的独立的血管炎性细胞因子，在脓毒症心血管功能损害方面有一定的临床意义，PTX3 随心肌酶的升高而升高，不同感染程度患儿中心力衰竭患儿 PTX3 明显高于非心力衰竭患儿。由此可见，监测 PTX3 水平不但能快速客观的判定脓毒症患儿的严重程度及预后，而且在严重感染引起的心血管功能损害方面具有重要的意义。

（周鑫昀）

第十一章 遗传性疾病特殊检验和临床应用

第一节 概 述

573. 为什么大多数生物体内的主要遗传物质是脱氧核糖核酸

答：遗传物质是亲代与子代之间传递遗传信息的物质。需要满足以下几个条件：①在细胞的生长和繁殖过程中能够精确的复制自己；②能储存巨大的遗传信息；③能指导蛋白质的合成，从而控制新陈代谢和生物的性状；④能在后代之间传递遗传信息；⑤结构稳定，并能产生可遗传的变异。除一部分病毒的遗传物质是 RNA，朊病毒的遗传物质是蛋白质外，其余的病毒以及全部具有典型细胞结构的生物的遗传物质都是 DNA。这种物质是染色体的主要成分。它还存在于细胞核外的质体，线粒体等细胞器中。具有相对的稳定性，能自我复制，前后代保持一定的连续性并能产生可遗传的变异。所以说 DNA 是绝大多数生物的遗传物质。

574. 为什么染色体是遗传物质的载体

答：染色质（chromatin）和染色体（chromosome）是同一物质在不同细胞周期执行不同生理功能时不同的存在形式。在细胞从间期到分裂期过程中，染色质通过螺旋化凝缩成为染色体，而在细胞从分裂期到间期过程中，染色体又解螺旋舒展成为染色质。染色体由 DNA 和蛋白质等构成，具有储存和传递遗传信息的作用。真核生物的基因绝大部分存在于细胞核内的染色体上，通过细胞分裂、基因随着染色体的传递而传递，从母细胞传给子细胞、从亲代传给子代。在人类的体细胞中有 23 对染色体，其中 22 对染色体与性别无直接关系，称为常染色体（autosome），而另外一对与性别有明显而直接关系的染色体称为性染色体（sexchromosome），包括 X 染色体和 Y 染色体。

575. 为什么人体内会存在嵌合体的情况

答：一个个体含有两种或两种以上不同核型细胞系的个体称为嵌合体。例如 46，XY/47，XXY 和 45，X/46，XX 等都是嵌合体。嵌合体是染色体异常类型之一，来自不同合子的细胞系所组成的个体，又称异源性嵌合体。起源于同一合子发育成不同核型的细胞系所形成的个体则称同源性嵌合体（mosaic）。产生原因是由于受精卵在第一次卵裂或前几次卵裂时染色体发生了不分离。嵌合体各细胞系所占比例大小与染色体发生不分离的时间有关。如发生在第一次卵裂，则两种细胞系数目相等；如发生在卵裂后期，则正常细胞所占比例大些。产生嵌合体的另一原因是染色体遗失。在细胞有丝分裂的中、后期，某一条染色体由于偶然的行动迟缓而未能进入任何一个子细胞核，使子细胞核内的染色体少了一条，也叫染色体后期迟缓（anaphase lag）。未能进入细胞核内的染色体遗留在细胞质中，逐渐消失，结果该细胞因丢失一条染色体而成为亚二倍体。嵌合体患者的临床症状往往不够典型。

576. 为什么辐射对人类遗传会产生危害

答：DNA 存储着生物体赖以生存和繁衍的遗传信息，因此维护 DNA 分子的完整性对细胞至关紧要。外界环境和生物体内部的因素都经常会导致 DNA 分子的损伤或改变。与 RNA 及蛋白质可以在细胞内大量合成不同，一般在一个原核细胞中只有一份 DNA，在真核二倍体细胞中相同的 DNA 也只有一对，如果 DNA 的损伤或遗传信息的改变不能更正，对体细胞就可能影响其功能或生存，对生殖细胞则可能影响到后代。电离辐射损伤 DNA 有直接和间接的效应，直接效应是 DNA 直接吸收射线能量而遭损伤，间接效应是指 DNA 周围其他分子（主要是水分子）吸收射线能量产生具有很高反应活性的自由基进而损伤 DNA。电离辐射可导致 DNA 分子的多种变化，包括以下几种：碱基变化、脱氧核糖变化、DNA 链断裂、交联。

577. 为什么会发生基因突变

答：基因突变（gene mutation）是指基因内一个或几个核苷酸对的增加、缺失或置换所造成的结构改变。基因突变是生物界存在的遗传事件之一，它不仅发生于生殖细胞，也可发生于体细胞。基因突变是新基因产生的方式，基因突变后在原座位上出现的基因称为突变基因（mutation gene），而未发生突变的基因称为野生型（wipe type）基因。基因突变具有可逆性、稀有性、多向性、有害性和有利性。基因突变包括自发突变和诱发突变。在自然条件下发生的突变称为自发突变或自然突变，由于物理、化学或生物因素所导致的基因突变叫诱发突变。突变的机制有多种，人类基因组中常见的有碱基置换、碱基插入与缺失、动态突变等。基因突变不仅可以发生在编码区，也可以发生在非编码区。发生在不同时期的基因突变对个体产生的生物学效应不同。人类的突变率约为百万分之一，大多数会自发进行 DNA 复制和修复。基因突变既是遗传变异的主要来源，也是进化过程中选择的对象，突变是进化的动力。

578. 为什么会发生染色体畸变

答：染色体畸变（chromosomal aberration）是指生物细胞中染色体在数目和结构上发生的变化。每种生物的染色体数目与结构是相对恒定的，但在自然条件或人工因素的影响下，染色体可能发生数目与结构的变化，从而导致生物的变异。染色体畸变包括染色体数目变异和染色体结构变异。染色体畸变可以自发地产生，称为自发突变；也可以通过物理的、化学的和生物的诱变作用而产生，称为诱发突变；还可以由亲代遗传所致。常见的染色体畸变诱发因素有：辐射（如 γ 射线、紫外线等）、病毒（如风疹病毒、巨细胞病毒、肝炎病毒、艾滋病病毒等）及化学物质（如某些杀虫剂、抗生素、食品添加剂及铅、汞、苯、镉等）。此外，孕妇高龄也是形成 21 三体及其他三体性染色体畸形儿的原因之一。

579. 为什么损伤修复障碍与疾病发生密切相关

答：各种原因引起的 DNA 损伤可以通过各种方式修复。如果修复功能有缺陷，DNA 损伤就可能造成两种结果：一是细胞死亡；二是发生基因突变，或进而恶性转化为肿瘤细胞。先天性 DNA 修复缺陷疾病患者容易发生各种恶性肿瘤，例如人类的着色性干皮病患者的皮肤对阳光过度敏感，照射后出现红斑、水肿，继而出现色素沉着、干燥、角化过度，结果可导致黑色素瘤、基底细胞癌、鳞状上皮癌及棘状上皮瘤的发生。人的 DNA 修复功能也很强，但到一定年龄后逐渐减弱，同时突变细胞数也相应增加，所以老年人癌的发病率也比较高。DNA 修复功能先天缺陷的患者的免疫系统也常是有缺陷的，主要是 T 淋巴细胞功能的缺陷。随着年龄的增长，细胞中的 DNA 修复功能逐渐衰退，如果同时发生免疫监视机能的障碍，便不能及时清除癌变的突变细胞，从而导致发生肿瘤。所以，衰老、DNA 修复、免疫和肿瘤四者是紧密关联的。

580. 为什么遗传病的种类繁多

答：遗传病（genetic disorders）是指细胞内遗传物质在数量、结构或功能上发生突变所导致的疾病。人类遗传病的种类繁多，根据所涉及遗传物质的改变不同，可将遗传病分为五大类型。①单基因遗传病：是主要涉及一对基因异常的疾病，该对基因称为主基因，单基因病起因于基因突变，一对同源染色体可能一条带有突变基因，也可能两条都带有突变基因，通常呈特征性的家系传递模式；②多基因病：这类疾病涉及多个基因起作用，与单基因病不同的是这些基因没有显性和隐性的关系，每个基因只有微效累加的作用，因此同样的病不同的人由于可能涉及的致病基因数目上的不同，其病情严重程度、复发风险均可有明显的不同，且表现出家族聚集现象。多基因病除与遗传有关外，环境因素影响也相当大，故又称多因子病；③染色体病：遗传物质的改变在染色体水平上可见，表现为数目或结构上的改变。由于染色体病累及的基因数目较多，故症状通常很严重，累及多器官、多系统的畸变和功能改变；④体细胞遗传病：是体细胞内的基因发生突变，由于该突变的累加效应导致疾病发生。体细胞突变一般不会向下一代传递；⑤线粒体遗传病：线粒体基因组是独立于细胞核基因之外的第二套遗传系统，表现为特殊的母系遗传。

581. 为什么临床上主要通过核型分析确诊染色体病

答：真核细胞间期细胞核内，DNA 与蛋白质结合成染色质，在细胞分裂过程中，染色质高度螺旋压缩成染色体，染色体是遗传信息的载体。有丝分裂中期染色体的数目、大小和形态特征的总汇称为核型。按照 Denver 体制对细胞内的全部染色体进行配对、分组、排列并进行形态分析的过程叫核型分析。核型分析是确诊染色体病的主要方法。目前随着显带技术的应用以及高分辨率染色体显带技术的出现和改进，能更准确地判断和发现更多的染色体数目和结构异常综合征，还可以发现新的微畸变综合征。染色体检查标本的来源，主要取自外周血、绒毛、羊水中胎儿脱落细胞和脐血、皮肤等各种组织。染色体检查的指征：①有明显的智力发育不全、生长迟缓或伴有其他先天畸形者；②夫妇之一有染色体异常，如平衡结构重排、嵌合体等；③家族中已有染色体或先天畸形的个体；④多发性流产妇女及其丈夫；⑤原发性闭经和女性不孕症；⑥无精子症男子和男性不育症；⑦两性内外生殖器畸形者；⑧疑为唐氏综合征的患儿及其父母；⑨原因不明的智力低下伴有大耳、大睾丸和（或）多动症者；⑩35 岁以上的高龄孕妇。

582. 为什么可以通过间期细胞核做性染色质的检查

答：性染色质检测为染色体检查前的一粗筛方法。性染色质（sex chromatin）又称"X 小体"、"X 染色质"、"性染色质或巴氏小体"。女性间期细胞核中的两条 X 染色体，只有一条有转录活性，另一条则失去转录活性，并形成固缩状态，染色很深，紧贴在核膜内侧缘，大小约 1μm，其形态为平凸形、馒头形或三角形等，称为性染色质。而正常男性中却无。在人类中主要用口腔黏膜上皮细胞观察，用来判断性别或性染色体异常。在正常女性中可观察到 1 个性染色质，在具有 3 条 X 染色体的个体中能观察到 2 个性染色质。在正常男性或者只有 1 条 X 染色体的卵巢发育不全综合征患者中看不到性染色质。

583. 为什么染色体细胞培养时需要添加特殊物质

答：植物血细胞凝集素（hemagglutinin，PHA）是人类淋巴细胞有丝分裂的刺激剂，在 PHA 作用下，原处于 G0 期的淋巴细胞转化为淋巴母细胞，进而进行有丝分裂。利用 PHA 这一特性，淋巴细胞经过含有 PHA 培养液培养在体外便可获得丰富的含有丝分裂的生长活跃的细胞群体。染色体的形态在细胞分裂中期时最典型，所以在培养过程中还需用秋水仙素类药物，这种药物可以破坏细胞分裂过程中纺锤丝的形成，使细胞分裂停止于中期，由于秋水仙素的作用破坏了纺锤丝的形成，造成了染色体着丝粒不能分开，但染色体的两臂却在 S 期时已复制了，这就构成了染色体的形态为"X"形或"∧"形。再经过低渗和固定，就可获得大量的中期有丝分裂细胞。最后经空气干燥法制片，便可得到质量较好的染色体标本。

584. 为什么胰酶的处理与染色体显带质量相关

答：染色体 G 显带（G banding），是将处于分裂中期的染色体标本用碱、胰蛋白酶或其他盐溶液处理后，再经吉姆萨染料染色后所呈现的区带，是目前被广泛应用的一种带型。其特性是显带方法简单恒定，带型稳定，保存时间长。染色体上富含 A-T 碱基对的区段，与蛋白质结合比较紧密，较耐受胰酶处理，从而被吉姆萨深染，而富含 G-C 碱基对的区段，与蛋白质结合疏松，在经胰酶处理后，蛋白质受到破坏，而不被吉姆萨染色，显示为淡染的明区。在胰酶处理适当的片子上，染色体呈现出深浅相间的横纹。横纹的数目越多，深浅带纹间反差越强，显带效果越理想。若整条染色体全部深染，即与未显带标本相似，原因是胰酶处理不够。胰酶处理过度时，染色体呈空泡状，即只显现染色体的轮廓。处理严重过度时，甚至会看不到染色体及间期核。胰酶处理为关键一步，又是很难掌握的一步，片龄的长短，胰酶的活性，室温的高低，标本上细胞密度的大小等都会影响胰酶的处理强度，从而影响染色体显带效果。

585. 为什么要用不同显带技术分析染色体

答：用物理、化学因素处理后，再用染料对染色体进行染色，使每条染色体上出现明暗相间，或深浅不同带纹的技术称为显带技术（banding technique）。染色带的数目、部位、宽窄和着色深浅均具有相对稳定性，所以每一条染色体都有固定的分带模式，即称带型。染色体显带技术（chromosome banding technique），就是通过显带染色等处理，分辨出染色体更微细的特征，如带的位置、宽度和深浅等的技术。染色体有不同的染色方法，G、C、负染、银染等，目的是区别不同的染色体以及染色体的区间，对基因定位、染色体结构变异有作用。染色体带型是鉴别染色体的重要依据，在疾病诊断中有重要作用。

586. 为什么高分辨显带技术能使染色体畸变定位更准确

答：一般常作的 G 带技术在人类染色体的单倍体中仅能观察到 320 条带纹，这对于一些染色体细微结构异常的识别是不够的。近年来，另加某些药物如胸腺嘧啶核苷、5-溴脱氧尿嘧啶核苷（BrdU）等阻止染色体收缩，并用有丝分裂抑制剂秋水仙素或秋水仙酰胺低浓度短时间处理，结果就能得到大量晚前期、前中期和早中期的有丝分裂图像。这样在人类染色体的单倍体带纹数可增加到 400 条、550 条和 850 条，甚至可达 1200~2000 条之多。即在中期染色体原有的带纹上分出更多更细的带称为亚带，这种染色体称为高分辨显带染色体（high resolution banding chromosome，HRBC）。染色体高分辨显带能为染色体及其所发生的畸变提供更多细节，有助于发现更多、更细微的染色体结构异常，使染色体发生畸变的断裂点定位更加准确。

（谭美玉）

第二节　遗传咨询

587. 为什么要进行遗传咨询

答：遗传咨询（genetic counseling）是临床医生或遗传学工作者就遗传病患者及家属提出的某病的病因、遗传方式、诊断、治疗、预后和复发风险等问题给予科学的答复，并提出建议或指导性意见，以供询问者参考。遗传咨询是预防遗传病和提倡优生的重要措施之一。遗传咨询能够减轻患者身体和精神上的痛苦，减轻患者及其亲属的心理压力，帮助他们正确对待遗传病，了解发病概率，采取正确的预防、治疗措施，降低人群遗传病的发生率，降低有害基因的频率及减少传递机会。

588. 为什么遗传检查不等同于遗传咨询

答：遗传咨询是由临床医生和遗传学工作者解答遗传病患者及其家属提出有关遗传性疾病的病因、遗传方式、诊断、治疗及预防等问题，估计患者的子女再患某病的概率，并提出建议及指导，以供患者及其家属参考。遗传咨询的程序包括进行有关疾病的遗传、实验室检测，治疗处理及预防的教育，而遗传检查包括分子遗传学检查和细胞遗传学检查。按进行的时间顺序又可分为产前检查、患者的诊断性检查和预测性检查，按检查的目的又可分为诊断性检查和科研性检查。

589. 为什么遗传咨询需记录患者的详细信息

答：遗传咨询是一个帮助人们理解和接受遗传因素对疾病的作用及其对医学、心理和家庭影响的程序，这一程序包括：通过对家族史的解释来评估疾病的发生或再发风险率。遗传咨询的一个重要步骤就是填写详细的遗传咨询病历，并妥善保存，以备后续咨询用。

遗传咨询登记的内容包括个人病史、发育史、婚育史、生育次数、亲属病情、系谱绘制、风险个体、近亲婚配等内容。根据患者的症状和体征，要对患者做必要的体检，做出诊断，有时这类检查还需扩展到其一级亲属。因此，遗传咨询登记的内容要尽可能全面、真实、详细。在后期随访中，如果家系中有高风险成员婚配，可以及时进行婚姻和生育指导；如果有新的诊疗措施问世，也可及时提供给家系成员。

590. 为什么遗传咨询需要相关基因检测

答：基因检测可以诊断疾病，也可以用于疾病风险的预测。目前应用最广泛的基因检测是新生儿遗传性疾病的检测、遗传疾病的诊断和某些常见病的辅助诊断。目前有1000多种遗传性疾病可以通过基因检测技术做出诊断。与遗传有关的疾病通过父亲或母亲的基因遗传获得。基因检测是通过血液、其他体液或细胞对DNA进行检测的技术，通过取被检测者脱落的口腔黏膜细胞或其他组织细胞，扩增其基因信息后，通过特定设备对被检测者细胞中的DNA分子信息作检测，预知身体患疾病的风险，分析它所含有的各种基因情况，避免或延缓疾病的发生。

591. 为什么迟发性遗传病基因检查前需要先进行遗传咨询

答：迟发性遗传病目前尚无有效的根治手段，甚至也无防止受累者临床发病的有效措施。如果把阳性结果告诉检查者，那么，首先会增加检查者的思想负担，使其生活处于阴影之中。其次，迟发遗传病的致病基因携带者常常在发病前已经结婚生育，并有可能已经把致病基因传递给了下一代。如果是这样，那么阳性检查结果可能引起携带者的负罪感和其他家庭问题。再者，如果检查结果外泄，还有可能导致携带者在婚育、升学、就业、医疗保险等方面受到歧视。因此，在进行迟发型遗传病的遗传检查时，首先应通过遗传咨询让受检人充分了解该病是否遗传，能否治疗以及传递的风险等，使之有充分思想准备再接受相关检查。

592. 为什么孕育过染色体病患儿的父母需进行遗传咨询

答：遗传咨询是应用遗传学和临床医学的基本原理和技术，与遗传病患者及其亲属以及有关社会服务人员讨论遗传病的发病原因、遗传方式、诊断、治疗和预后等问题，解答有关遗传学方面的问题，并在权衡对个人、家庭、社会的利弊基础上，给予婚姻、生育、防治、预防等方面的医学指导。再发风险率的估计是遗传咨询的核心内容，也是遗传咨询门诊有别于一般门诊的主要特点。再发风险率又称复发风险率，是曾生育过一个或几个遗传病患儿，再生育该病患儿的概率。若夫妻双方核型均正常，其子女患染色体病的风险就是该病的群体发病率，染色体畸变发生在亲代生殖细胞的形成过程中，从而生出染色体病患儿。若核型正常的夫妻已经生了一个染色体病患儿，其再发风险略高于群体发病率。若夫妻之一为平衡易位携带者或嵌合体，子代的再发风险较高。因此孕育过染色体病患儿的父母必需进行遗传咨询，对其后代患病的危险率进行预测，以便采取有效措施，减少遗传病患儿的出生。

593. 为什么携带者的筛查对遗传病的预防有积极意义

答：遗传携带者指表型正常，但带有致病遗传物质（致病基因或者染色体畸变），能传递给后代使之患病的个体。一般包括：带有隐性致病基因的个体（杂合子）；带有平衡易位染色体的个体；带有显性致病基因而暂时表达正常的顿挫型或迟发型外显者。携带者筛查是指当某种遗传病在某一群体中有高发病率，为了预防该病在群体中的发生，采用经济实用、准确可靠的方法在群体中进行筛查，筛出携带者后则进行婚育指导，即可达到预期目标。人群中许多隐性遗传病的发病率较低，但杂合子的比例却相当高，如遇到两个携带者婚配，及时检出这些隐性基因携带者，进行婚育指导，意义很大。染色体平衡易位者可有较大比例生出死胎或者染色体异常患儿，及时检出有助于对该病的确诊和发病风险的推算，也便于进行遗传咨询和指导。对显性遗传病的携带者，如能及时检出，更可以预先控制发病的诱因或中间环节，防止发病或阻止病情进展，意义更大。

594. 为什么需要正确对待一般个体的基因预测性检查

答：近年来，由于基因组学及相关技术的发展，愈来愈多的基因被克隆，对这些基因功能的研究成果也日新月异。尽管目前许多关于基因和疾病相关性的研究还不够深入，仅仅表明某个基因与某种多基因病或性状有关，但这些只是可能有关的基因已被用于一般人群的复杂疾病、健康状况与寿命、生殖与发育、甚至智能与天赋的预测性检查。抛开支持和提供这类服务者的动机不说，这类基因检查的问题是科学性不足和与之相关的伦理方面的欠缺。科学性不足表现在少数基因与复杂疾病的关联远远不足以构成诊断或预测的基础。这种科学性不足是因为现阶段对各种复杂疾病或性状的遗传基础既不清楚，也无法估计表观遗传和环境因素的影响，仅凭少数基因关联还远远不足以做出某种预测。伦理学问题表现在：①不符合有益无害的原则；②不确定的检查结果或"阳性结果"还可能引起受检者的忧虑和恐慌，故有害无益；③费用高昂；④不符合公平公正的伦理原则。

595. 为什么要对遗传病患者进行随访

答：遗传随访是对已确诊的遗传病患者及其家属作定期的门诊检查或家访，以便动态观察患者及其家属各成员的变化情况，同时给予必要的医疗服务。包括短期随访和长期随访两种。短期随访一般为期3个月，目的是保证患者及其亲属理解咨询过程中医生所提供的信息，理解减少或避免子代再发风险的方法，以及医生在第一次咨询过程中未表明的一些问题。长期随访可持续十年以上，能够及时发现患者及其家属的变动情况，包括地址变更、婚姻状况、生育情况、患者表现型的变化以及新病例的发病情况等；如果家系中有高风险成员婚配，应及时进行婚姻和生育指导；有新的诊疗措施问世，也可及时提供给家系成员；长期随访还可以与患者及其家属保持沟通，为他们提供心理学帮助。

596. 为什么遗传咨询需要体察咨询者心态

答：由于遗传病的难治性和可遗传性，许多咨询者前来咨询时心存顾虑。这种心态源于：①羞耻感。不少家庭对出现遗传病患者就好像出了什么丑事，甚至就像犯了罪一样，想方设法隐瞒。配偶双方有时甚至为此相互指责；②负罪感，尤其是生育了遗传病或先天畸形患儿的父母，他们认为是自己把疾病传给了子女，给他们带来了不幸。此外还有一种对患病情况被宣扬出去的恐惧。因此，咨询医师应该体察这种心情，并设法减轻咨询者的羞耻感、负罪感和恐惧。

597. 为什么遗传咨询需要专业的遗传学医师和临床医师共同合作

答：遗传咨询一般是在遗传医学中心和综合性医院附设的遗传咨询门诊进行。遗传咨询的复杂性，需要有较高素质的医生。遗传咨询医师应该：①对遗传学的基本理论、原理、基本知识有全面的认识与理解；②掌握诊断各种遗传病的基本技术。包括临床诊断、酶学诊断、细胞遗传学诊断和基因诊断等技术；③能熟悉地运用遗传学理论对各种遗传病进行病因分析，确定遗传方式，并能区分出是上代遗传而来还是新产生的突变，能区分出外显不全，表现度不一致和发病年龄不一等问题，对各种遗传病进行再发风险的计算等；④需要掌握某些遗传病的群体资料，包括群体发病率，基因频率、携带者频率和突变率，才能正确估计复发风险；⑤对遗传病患者及其家属在咨询商谈的过程中热情、耐心，具有同情心，进行详细的检查，正确的诊断，尽可能给予必要的诊疗。对患者及其家属耐心地从心理上给予开导，帮助患者减轻痛苦和精神上的压力。由于遗传病的多样性和复杂性，不论是遗传病的诊断、治疗、预后、再发风险的计算，还是对某一对策的选择与执行，都不是某一位临床医师所能承担的。所以，这里所说的遗传咨询医师是指由临床各科医生与医学遗传学专家人员共同组成一支队伍，共同来承担这一工作。

598. 为什么遗传服务须遵循医学伦理学

答：遗传服务应遵循医学伦理学的一般原则。这些原则的核心是尊重，即尊重个人的自主权、知情同意权以及隐私权和保密等。就遗传服务而言，要求和接受何种遗传服务，其后做出何种生育或人工流产的决定，都应由当事人自主决定；而遗传咨询和检查获得的信息和结果是否公开，也应由当事人自主决定。其他应遵循的医学伦理学原则还有：有益原则、无害原则、公益原则。由于遗传服务在对象、方法和后果方面有一系列的特点，因此在遵循医学伦理学一般原则的同时，还应考虑遗传服务的特殊性，尤其是遗传病及其检测不仅涉及个人，还涉及家庭成员，而检测解说和获得的信息对于后代和亲属也可能有重要意义，因而可能引发更多的伦理问题。

（谭美玉）

第三节 特 殊 检 验

599. 为什么临床上需要进行串联质谱检测

答：串联质谱技术是通过检测标本中物质的相对分子质量对物质进行定性和定量分析，可同时检测标本中的氨基酸和酰基肉碱，可对 40 余种氨基酸和有机酸脂肪酸代谢性疾病进行快速的筛查和诊断。遗传代谢性疾病主要是由于遗传代谢途径异常所致，可引起机体代谢物沉积以及重要生理活性物质缺失等，从而诱发多种临床症状，病情呈进行性进展，造成不可逆性损害，是一类重要的遗传性疾病，单一病种的发病率低，但其作为一类疾病的总体发病率甚高。因此，早期筛查遗传代谢性疾病并及时采取有效治疗措施非常必要。应用串联质谱技术测量血液中目标物质含量，除了可用于有机酸代谢紊乱、氨基酸病和脂肪酸氧化缺陷筛查以外，还能够对羊水中的物质进行产前检查，也可以用于类固醇激素等其他代谢物的检测。

600. 为什么部分疾病需要血、尿标本同时进行质谱检测

答：质谱技术的遗传代谢病生化诊断是目前应用广泛且较为成熟的方法。利用质谱进行新生儿筛查及临床疑似患者检测，使相关疾病诊断检出率显著高于传统生化或酶学方法。串联质谱技术能够检测干血滤纸片中的氨基酸谱和酰基肉碱谱，为临床诊断氨基酸、有机酸和脂肪酸代谢性疾病提供了技术支持，结合气相色谱质谱检测尿有机酸，使诊断具有特异性，部分氨基酸代谢病需要这两种技术联合应用才能诊断。对于难以判断的患者，为缩短患者检测等候时间，节省等候期间的住院或其他费用，可同时进行 2 种方法的检测。尿有机酸分析结合血/尿氨基酸定量分析、酰基肉碱和长链脂肪酸分析等即可诊断大多数不同临床表型的遗传性有机酸和氨基酸代谢异常。

601. 为什么生化代谢检测能辅助诊断某些遗传性疾病

答：机体内所有的生化过程都是在遗传控制进行的，这些生化过程可以分解为个别一步步的反应，每个生化反应最终都受控于一个特定的基因，所以特定遗传性疾病的发生也同时伴随着相应的生化代谢的改变。这类遗传性疾病病种繁多、发病机理复杂，而且其临床表现具有多样性和缺乏特异性，临床上多依据临床表现圈定可能的疾病范围，针对性地检测得到可能的特异性异常代谢物质的实验室生化分析结果。例如尿素循环主要涉及 5 种酶，任一种酶的缺乏均会影响尿素循环，使血氨升高，所有的临床表现也都是血氨升高的结果，如惊厥、嗜睡、呕吐等，因此生化代谢检测结果的异常能对相应的遗传性疾病起到提示类别作用，以确定进一步的检查项目。目前的生化代谢检测可以准确、灵敏和特异分析多种代谢物质，特别是质谱分析技术，极大地扩展了可分析的物质范围，提高了分析效率。

602. 为什么临床上需要检测患者的血清酶变化

答：血清酶、同工酶及其亚型在不同器官、组织、细胞内的分布和定位存在明显差异，在细胞内外分布有浓度梯度差，决定了其具有较高的诊断特异性和诊断灵敏性。当细胞出现缺氧、炎症等损伤时，血液中的酶含量会发生明显变化，这种变化可以提示病变的部位和严重程度，有助于做出合理解释。例如病理状态下，肿瘤、细胞增生、药物诱导等可引起酶合成异常，细胞膜渗透性改变可造成细胞内酶释放增加等，都可以导致血清中酶含量发生变化。临床上通过检测酶催化活性来定量酶浓度。检测血清酶变化在疾病诊断、鉴别诊断、疗效评价和预后判断等方面都有重要的价值，也用于研究酶缺陷引起的代谢紊乱疾病的机制或作为遗传学的研究工具。

603. 为什么血清酶在健康个体间有差异

答：不同性别、年龄、饮食习惯、运动量或妊娠状态等的个体之间血清酶水平会有差异。男性因肌肉较多，血清中如肌酸激酶、天门冬氨酸氨基转移酶、乳酸脱氢酶、碱性磷酸酶及 γ-谷氨酰基转移酶等可明显高于女性。小儿处于发育活跃阶段，肌酸激酶在出生

24 小时内可为成年人的 3 倍，至婴儿期降为 2 倍，至青春期与成年人接近。高糖高脂饮食会引起丙氨酸氨基转移酶、天门冬氨酸氨基转移酶、碱性磷酸酶升高。剧烈的肌肉运动可使血清中多种酶如肌酸激酶、乳酸脱氢酶、丙氨酸氨基转移酶、天门冬氨酸氨基转移酶等活性增高，升高幅度与运动量、运动时间、运动频率有关。妊娠时胎盘组织可分泌一些酶进入母体血液如耐热碱性磷酸酶等造成血液中酶浓度升高。因此，解释血清酶检测结果时需考虑到以上个体差异。

604. 为什么检测特定的酶活性能辅助诊断某些遗传性疾病

答：遗传性酶缺乏引起的先天性代谢异常是遗传性疾病。基因主要是通过蛋白质来发挥作用，若是编码相关酶的基因出现变异，则酶也会发生缺陷，从而引起最终代谢产物的缺乏、代谢中间产物的堆积、代谢前身物的堆积及代谢途径转向等四种情况发生，还可能影响代谢的反馈调节及药物反应。例如黏多糖贮积症是一组罕见的遗传代谢病，因溶酶体中糖苷酶或硫酸酯酶缺乏造成酸性黏多糖部分分解产物如硫酸皮肤素及硫酸乙酰肝素在各种细胞、组织或器官中累积而致病，从而引起广泛的功能异常。防止该病危害的最重要的方法即是早期诊断，通过孕妇羊水培养、细胞酶活性测定及基因变异检测为有需要的家庭提供产前诊断，减少该病患者的出生，减轻家庭及社会的负担。

605. 为什么心肌酶谱显著增高并不代表患有心脏方面疾病

答：心肌酶谱主要由乳酸脱氢酶、肌酸激酶、肌酸激酶同工酶、谷草转氨酶、α-羟丁酸脱氢酶组成。临床上心肌酶谱的应用主要是针对有无心肌损伤、心肌梗死等情况。然而，当发生肌肉创伤、感染、惊厥、癫痫等情况时，也可以出现心肌酶谱的明显异常。例如进行性假肥大性肌营养不良即 Duchenne 型肌营养不良（Duchenne muscular dystrophy，DMD）是 DMD 基因变异引起的 X-连锁隐性遗传性疾病。患者血清肌酸激酶及转氨酶升高是早期诊断 DMD 的重要生化指标，出生时常表现为高肌酸激酶血症，随年龄的增长持续上升，甚至高达正常值上限的 150 倍，心肌酶谱 10 岁升高最明显，之后随年龄增加呈下降趋势，这种变化规律可以反映肌纤维坏死速率和病程进展速度。因此，检测到心肌酶谱显著增高要注意有无其他原因所致。

606. 为什么端粒酶可以作为肿瘤基因诊断的新指标

答：端粒酶是由 RNA 和蛋白质构成的具有反转录酶活性的核蛋白反转录酶，可将端粒 DNA 加至真核细胞染色体末端，延长缩短的端粒，从而维持了端粒长度的稳定。在许多正常人体细胞中端粒酶活性被抑制，端粒酶的活性受到相当严密的调控，只有在造血细胞、干细胞和生殖细胞，这些必须不断分裂的细胞之中，才可以侦测到具有活性的端粒酶。当细胞分化成熟后，必须负责身体中各种不同组织的需求，各司其职，而端粒酶的活性则会逐渐消失。几乎所有的人类恶性肿瘤细胞中的端粒酶被重新激活，端粒酶可能参与恶性转化。恶性肿瘤发生的端粒酶理论认为，端粒酶的激活是恶性肿瘤发生的一个共同途径，故端粒酶是各种恶性肿瘤细胞的一个共同的分子标志物。此外，端粒酶活性的高低与肿瘤分化的程度也具相关性，分化差的恶性肿瘤中酶活性明显高于其他肿瘤。因此，把端粒酶作为肿瘤基因诊断的指标和基因治疗的新靶点是可行的。

607. 为什么染色体脆性部位与肿瘤有关

答：染色体脆性部位的研究涉及原癌基因激活、染色体断裂点重排和肿瘤的发生，它是一段非特异性含有胸腺嘧啶的核苷酸 DNA 片段，其结构松散、对各种致癌物、腺苷缺乏以及某些射线极为敏感，并使这一区域的复制受到干扰，不能正常复制，且不能在形成染色体时正常包装，而导致脆性部位的表达。脆性部位至少可在两个方面与肿瘤发生有关：①脆性部位是肿瘤染色体断裂的易感部位；②与癌基因同位或毗邻的脆性部位与癌基因激活有关，而癌基因激活最终可导致恶性肿瘤发生。因此脆性部位可能参与肿瘤的发生并在肿瘤发病中起着重要作用。

608. 为什么临床上需要进行分子生物学检测

答：临床分子生物学检验是分子生物学技术在临床检验诊断应用中发展起来的，以疾病为中心、以生物分子标志物为靶标的新一代临床检验诊断技术，是临床分子生物学的重要组成部分，具有高灵敏度、高特异性、高通量、高自动化的特征。不仅可以对微生物感染做出确诊，还可以对感染性病原体进行分型及耐药监测。对遗传性疾病的检测与传统方法相比具有更准确可靠和早期诊断的优势，有利于在临床上对遗传性疾病进行早期预防、早期诊断和早期治疗。特异性肿瘤基因型标志的检测，对于肿瘤的早期发现和诊断及预防和治疗具有重要意义。基于药物遗传学和药物基因组学的个体化分子生物学检验，可指导患者用药的类型和剂量，使个体化医疗成为可能。

609. 为什么选择高通量测序技术（第二代测序）协助分子诊断

答：第二代测序技术以焦磷酸测序、合成测序和芯片测序三大技术平台为代表，使DNA 测序进入了高通量、大规模、低成本的时代，为测序技术广泛应用于临床奠定了基础。第二代测序技术的基本原理是：先进行文库制备，即将片段化的基因组 DNA 两侧连上通用接头，随后运用聚合酶链式反应（PCR）技术扩增几百万个固定的 DNA 簇，最后进行测序，这些反应能大规模同时进行，然后对每一步反应所产生的信号进行同时的检测，获得测序数据，经过计算机分析，能实现一次对几十万到几百万条 DNA 分子进行序列测定。根据测序目标可分为靶向目标基因测序、全外显子组测序和全基因组测序。对于比较罕见，表型复杂多样，临床难以准确诊断的疾病，使用第二代测序技术可对患者全基因组进行测序，快速精确地找到致病基因，实现对患者的早诊断和早治疗。

610. 为什么选择基因芯片技术协助分子诊断

答：基因芯片技术又称为染色体微阵列分析技术（chromosomal microarray analysis，CMA），该技术以外周血、羊水、绒毛或流产物等组织中提取的 DNA 作为标本，检查全基因组染色体的变化，可以检测常规染色体核型分析难以查出的染色体微缺失、微重复、单亲二倍体和杂合性缺失等基因组失衡现象。2010 年美国医学遗传学与基因组学学会（American College of Medical Genetics and Genomics，ACMG）推荐将染色体芯片代替核型分析作为不明原因智力低下、多发畸形和孤独症疾病的首选诊断手段。染色体微缺失、微重复等基因组失衡是导致胎儿发育迟缓、畸形、流产、死胎和儿童先天性缺陷常见的内在原因，应用基因芯片技术进行产前、产后遗传病诊断是提高染色体疾病检出率，查明病因并指导家庭生育下一胎的有效措施。

611. 为什么染色体拷贝数变异芯片的探针不是均匀分布的

答：染色体基因组芯片分析基于设计原理的不同，主要有两大平台。一种是比较基因组杂交芯片（array-based comparative genomic hybridization，aCGH），其基本原理是将待测标本 DNA 与正常对照标本 DNA 分别用不同的荧光标记，通过与芯片上固定探针进行竞争性杂交获得定量的拷贝数检测结果；另外一种是单核苷酸多态性微阵列芯片（single nucleotide polymorphisms array，SNP array），其基本原理是将探针连接在微珠上，然后将携带探针的微珠随机黏附在芯片上，待测标本 DNA 和探针进行杂交及单碱基延伸，通过对荧光信号扫描，分析待测标本拷贝数变异（copy number variations，CNV）及基因型，该平台在分析患者的基因组时不需要正常对照标本。通过 aCGH 技术能够准确地检出 CNV，而 SNP array 除了能够检出 CNV 外，还能够检测出大多数的单亲二倍体（uniparental disomy，UPD）和一定比例的嵌合体。染色体的着丝粒和端粒部分存在高度重复的序列，针对这些区域设计探针意义不大。考虑到成本问题，染色体拷贝数变异芯片的探针，重点覆盖染色体上存在基因的区域，另外，基因包括外显子和内含子，一般内含子区域要比外显子大，相对来说探针的密度不如外显子高。

612. 为什么多重连接探针扩增技术需要设置对照

答：多重连接探针扩增技术（multiplex ligation-dependent probe amplification，MLPA）是指特异性探针与靶序列 DNA 进行杂交，之后通过连接、PCR 扩增，毛细管电泳分离及软件处理等分析靶序列拷贝数变异。软件处理的结果是患者标本与参考标本的拷贝数的比值，如 0 代表纯合缺失，0.5 代表杂合缺失，1 代表正常拷贝，1.5 代表三拷贝等。MLPA 实验操作的微小差异可影响峰图，每次实验设置对照，可排除其他外界因素的干扰。不含 DNA 的空白对照可确认所用试剂没有被污染。在同一次实验中，多个参考标本可评估每个探针的重复性。试剂供应商一般不提供参考 DNA 标本，其中一个原因是对于 MLPA 反应，参考 DNA 标本应该与患者的组织类型相同，经相同的程序处理，并使用相同的 DNA 提取方法，因此，每个实验室应根据患者标本及实验条件制备参考标本。

613. 为什么脊髓性肌萎缩症通常采用多重连接探针扩增技术检测

答：脊髓性肌萎缩（spinal muscular atrophy，SMA）是一种神经肌肉疾病，其特征在于脊髓前角细胞的退化，导致对称的肌肉无力和萎缩。SMA 是在白种人中，位列囊性纤维化之后，是第二种最常见的致死性常染色体隐性遗传病。SMN 基因是 SMA 的主要致病基因，定位于染色体 5q11.2-q13.3 区域，该基因具有两个高度同源的拷贝 SMN1 和 SMN2，两者仅有 5 个碱基的差异，分别位于第 7、8 外显子和第 6、7 内含子中。95% ~ 98% 的 SMA 患者至少纯合缺失 SMN1 基因的外显子 7。多重连接探针扩增技术（MLPA）由于具有稳定的商品化解决方案，不仅可以简便、快速检测该致病基因的所有外显子的缺失、重复突变，而且还可进行半定量分析，可辨别携带者致病基因杂合缺失情况，是常用的 SMN 基因拷贝数分析方法。

614. 为什么单核苷酸多态性芯片可以检测杂合性缺失

答：大多数二倍体细胞，例如人体细胞，含有两个拷贝的基因组，分别来自父本和母本，每个拷贝含有约 30 亿个碱基。对于基因组中的大多数位置存在的碱基在不同个体之间是一致的，然而少部分可以包含不同的碱基（通常是两个中的一个，例如 A 或 G），并且这些位置称为 "单核苷酸多态性"（single nucleotide polymorphisms，SNPs）。当从每个亲本衍生的基因组拷贝对于这些多态性区域具有不同的碱基时，该区域被认为是杂合的。个体的体细胞内的大多数染色体是配对的，允许 SNPs 位置是潜在杂合的。然而，当一个基因组区域的两个拷贝都来自父本或者母本的其中一条染色单体时，虽其拷贝数不变，但该区域 SNPs 位置不可能是杂合的，因此该区域显示为杂合性缺失（loss of heterozygosity，LOH）。SNP 芯片依靠其强大的 SNP 探针设计，通过基因分型信息可以鉴别中性拷贝数的 LOH。

615. 为什么目前基因芯片技术仍不能完全取代染色体核型分析

答：染色体核型分析是细胞遗传学研究的基本方法，是研究物种演化、分类以及染色体结构、形态与功能之间关系所不可缺少的重要手段。不同物种的染色体都有各自特定的形态结构（包括染色体的数目、长度、着丝点位置、臂比、随体大小等）特征，而且这种形态特征是相对稳定的。通过染色体核型分析，可以根据染色体结构和数目的变异情况来判断生物是否患有某种因染色体片段缺失、重复、易位或倒置等引起的遗传病。基因芯片技术基于原理的不同可分为比较基因组杂交芯片（aCGH）和单核苷酸多态性微阵列芯片（SNP array），两种基因芯片技术都极大的提升了染色体片段缺失和重复检测的灵敏度，但无法检出染色体易位或倒置等拷贝数没有变化的染色体异常。此外，基因芯片技术较染色体核型分析技术检测费用高。因此目前基因芯片技术仍不能完全取代染色体核型分析。

616. 为什么高通量测序技术不能完全取代其他基因检测技术

答：高通量测序技术，又称下一代测序技术（next-generation sequencing，NGS），以能一次并行对几十万到几百万条 DNA 分子进行序列测定和一般读长较短等为标志。高通量测序技术是对传统测序一次革命性的改变，其通量高及越来越低的成本正越来越多的用于临床分子诊断。但其仍不能完全取代其他基因检测技术，主要原因包括：① 因捕获探针基本都设计在外显子区域，内含子区域缺乏有效的探针设计，加之算法不够成熟，导致高通量测序技术在分析较小片段的拷贝数变异（copy number variations，CNVs）时较为困难，因此高通量测序技术无法完全代替基因芯片技术以及多重连接探针扩增技术（MLPA）；② 高通量测序技术操作步骤多，耗时较长且数据分析工作量大，不适用于明确的单基因遗传病，因此高通量测序技术无法完全代替一代测序技术（即 Sanger 测序），更为重要的是 Sanger 测序技术结果是对碱基峰图直观的分析，可最大程度避免高通量测序技术带来的假阳性或者假阴性。

617. 为什么双脱氧链终止法测序被称为基因检测技术的金标准

答：双脱氧链终止法测序（即 Sanger 测序）的本质是边合成边测序，该方法具有高度的准确性和简单、快捷等特点。Sanger 测序是目前所有基因检测的国际金标准，是指包括荧光定量 PCR、Taqman 探针法、芯片法、二代测序法、质谱法等方法的金标准。不仅科研领域发表基因检测相关文章需要有 Sanger 测序验证数据予以支持，临床分子诊断中 Sanger 测序验证更是对二代测序鉴定的变异位点进行确证的必须步骤。Sanger 测序之所以是目前基因检测的国际金标准，其原因包括：①Sanger 测序原理非常科学，过程非常缜密，结果真实可视，准确率非常高；②不需要建库，属于直接测序，直接读取结果，连续读取数据，不需要推导结论，过程明朗且数据支撑充分；③特异引物扩增以及切胶回收都极大减少了标本污染，假性结果极少。

618. 为什么双脱氧链终止法测序不能准确检测出嵌合体比例

答：嵌合体在遗传学上用以指不同遗传性状嵌合或混杂表现的个体，亦指染色体异常类型之一，有时也指生物体同一器官出现不同性状。双脱氧链终止法测序（即 Sanger 测序）的原理是通过使用链终止剂，类似于正常 dNTP 的 2′, 3′-双脱氧核苷三磷酸（ddNTP），将延伸的 DNA 链特异性地终止。其反应体系也包括单链模板、引物、4 种 dNTP 和 DNA 聚合酶。共分四组，每组按一定比例加入一种 ddNTP，它能随机渗入合成的 DNA 链，一旦渗入合成即终止，于是各种不同大小片段的末端核苷酸必定为该种核苷酸，可以从放射自显影带上直接阅读 DNA 的核苷酸序列。随着测序技术的发展，目前已经有多种标记方法。因此，Sanger 测序只能检测出基因突变质的改变，而对于量的改变不能准确检测。因而，Sanger 测序不能准确检测出嵌合体比例。

619. 为什么荧光原位杂交技术可以提供准确的基因定位

答：荧光原位杂交技术（fluorescence in situ hybridization，FISH）是一种非放射性分子遗传学实验技术，其基本原理是将直接与荧光素结合的寡聚核苷酸探针或采用间接法用生物素、地高辛等标记的寡聚核苷酸探针与变性后的染色体、细胞或组织中的核酸按照碱基互补配对原则进行杂交，经变性、退火、复性、洗涤后即可形成靶 DNA 与核酸探针的杂交体，通过免疫荧光系统检测和定位染色体上特定 DNA 序列的存在或不存在。该技术于 20 世纪 70 年代问世，目前已广泛应用于细胞遗传学以及肿瘤学研究，设计的特异序列的荧光探针仅能与具高度序列互补性的染色体部位相结合并释放出荧光，借助荧光显微镜可用于发现荧光探针与染色体结合的位置。因此，荧光原位杂交技术可以提供准确的基因定位。

620. 为什么要有不同类型的核酸分子杂交技术

答：核酸分子杂交技术是基于碱基互补配对原理，用特异性的核酸探针与待测标本的 DNA/RNA 形成杂交分子的过程。只要条件适宜，杂交可以发生在 DNA 分子之间、RNA 分子之间、甚至 DNA 与 RNA 分子之间。核酸分子杂交技术主要有以下几种：Southern 杂交、Northern 杂交、原位杂交、芯片杂交等。Southern 杂交是指探针 DNA 与待检测 DNA 杂交的过程，多用于基因点突变的检测。Northern 印记杂交和 Southern 印记杂交的过程基本相同，区别在于靶核酸是 RNA 而非 DNA，多用来检查基因组中某个特定的基因是否得到转录以及转录的相对水平。原位杂交指用已知序列的探针与细胞组织或切片中的核酸组分进行杂交的方法，其类型包括 DNA-DNA、DNA-RNA 以及 RNA-RNA 杂交。其特点是：

① 能在复杂的组织中进行单一细胞的研究；② 不需从组织或细胞中提取核酸分子，检测灵敏度较高；③ 能准确反映组织细胞的相互关系及功能状态。芯片杂交是指将大量靶基因有序地、高密度地点在玻璃片等载体上，将待测标本用荧光染料标记后与芯片杂交，以达到快速、高效、高通量及平行性生物信息分析的目的。

621. 为什么遗传病的基因诊断更优于传统诊断

答：目前已发现的人类遗传疾病近 7000 种，主要分为两大类：符合孟德尔遗传规律的单基因遗传病和不符合孟德尔遗传规律的多基因遗传病。传统的检测方法以疾病的表型为依据，而表型则易受到外界环境的影响，在一定程度上影响了诊断的准确性和可靠性。而遗传病的基因诊断是通过检测患者的 DNA、RNA 以及染色体来揭示与遗传病相关的基因、基因型、基因的突变、基因的单倍体型和染色体核型等生物学标记，与传统的检测方法相比具有更准确更可靠和早期诊断的优势，有利于在临床上对遗传性疾病进行早期预防、早期诊断和早期治疗，从而达到减少和控制相关遗传病的发作，减轻症状和改善患者预后的目的。另外，遗传的基因诊断为产前咨询及产前诊断提供明确的实验室指导，既达到优生优育的目的同时也减轻社会经济负担。

622. 为什么分子诊断存在漏检率

答：分子诊断近年来发展迅速，应用于遗传性疾病的诊断、感染性病原体检测、肿瘤易感基因检测与分子分型、伴随诊断和预后评估等领域，在疾病的诊断和治疗中发挥越来越重要的作用。目前常用于临床的分子诊断技术主要有 PCR 技术、DNA 测序、染色体核型以及基因芯片技术等。分子诊断存在漏检率主要基于以下原因：①PCR 技术主要用于病毒及病原微生物的定性和定量检测时对临界值范围结果的判定可能造成假阴性；②比例较低的嵌合体变异：包括一代测序（Sanger 测序）、二代测序技术、基因芯片技术以及染色体核型技术在内，在比例极低的嵌合体突变检测中往往难以发挥作用；③测序质量不佳：二代测序需要建库步骤，这会放大测序的出错率，另外基因组本身的高 GC 含量区域往往测序质量较差，这都决定了测序技术的局限性；④变异区域大小：高分辨率的染色体核型显带技术一般也只能观察到 10 兆碱基以上大小的染色体异常，对于较小片段的异常往往漏检；⑤分析软件和数据库限制：二代测序和基因芯片数据的分析主要依赖商业软件以及专业数据库的使用，不同的设计原理及参数设置可能导致漏检。

623. 为什么分子检测发现基因变异并不一定是致病原因

答：随着新一代测序技术的飞速发展，临床分子实验室检测到越来越多的新发变异，一个基因可以影响多种表型，一种表型也可由多个不同基因或同一基因的不同变异所致，这无疑增加了对检测结果解释的复杂性。经过一系列测序方法所获得的疾病候选基因变异，也不一定具有致病性。例如单核苷酸多态性（SNP），即反映了基因组 DNA 个体间的差异，大多数 SNP 对基因结构、表达和功能无显著影响，这也成为了识别错异性变异的一个挑战。因此，美国医学遗传学与基因组学学会（ACMG）在 2015 年公布了对基因变异解读指南，建议采用证据分类对孟德尔遗传疾病中的基因变异进行描述，包括致病（pathogenic）、可能致病（likely pathogenic）、意义不明（uncertain significance）、可能良性

（likely benign）、良性（benign）5 种专业术语。当一个变异被认为是致病，那么临床医生会依据实验室提供的建议进行相应的干预或对非致病基因型携带者不再干预，因此在解读致病基因需谨慎，这也需要临床与实验室及时的合作反馈，以明确基因型与表型之间的联系。

624. 为什么分子诊断的结果仍需要进行临床评估

答：无论根据美国医学遗传学与基因组学学会（ACMG）归类证据致病性多么充分的分子诊断结果，最终都需要回归于临床。遗传性疾病通常有其本身特异性表现，但同时其也有与其他疾病相似的症状和体征，所以，全面的病史采集及临床检查既有助于验证分子诊断的准确性，也可能提供漏诊的或罕见的或地域/种族特异性的表型，增加对这类遗传病的认识。此外，遗传性疾病的复杂性更在于其基因存在的表现度、外显率、遗传异质性、表型异质性、遗传早现、遗传印迹等例外可能，因此，一份分子诊断结果往往需要临床与实验室良好的合作，这样才能更好地理解基因型如何影响临床表型，以解决不同个体之间存在的差异问题，也能更详细地进行遗传咨询、评估遗传模式及再发概率等。

（王　剑　胥雨菲　李　牛）

第四节　常见染色体病

625. 为什么染色体具有多态性

答：染色体多态性（chromosome polymorphism）是指不同个体之间染色体结构和着色强度存在恒定的微小变异，这类变异按照孟德尔方式遗传。染色体多态性主要表现为异染色质的变异，特别是结构异染色质。结构异染色质主要是高度重复序列 DNA，集中分布于着丝粒，端粒，随体，次缢痕和 Y 染色体长臂。染色体多态性常见的部位包括：①Y 染色体的长度变异，这种变异存在着种族差异；②D 组，G 组近端着丝粒染色体的短臂、随体及随体柄部次缢痕（NOR）的变异；③第 1、9 和 16 号染色体的着丝粒异染色质区也可出现多态性的倒位。染色体多态性一般没有明显的表型效应和病理学意义，但某些多态现象与临床症状有关。染色体多态现象是一种较稳定的结构变异，并以一定的遗传方式传给下一代，而且可在显微镜下观察到，因此可作为一种遗传标志，应用于临床研究。

626. 为什么染色体异常的胚胎容易发生流产

答：染色体数目或结构异常引起的疾病称为染色体病。其实质是染色体上的基因或基因群的增减或变位影响了众多基因的表达和作用，破坏了基因的平衡状态，因而妨碍了人体相关器官的分化发育，造成机体形态和功能的异常。严重者在胚胎早期夭折并引起自发流产，在自然流产胎儿中有 20%～50% 是由染色体异常所致，在新生活婴中染色体异常的发生率是 0.5%～1%，故染色体异常易见于自发流产胎儿。

627. 为什么常见染色体病主要为两大类

答：染色体病（chromosome diseases）是染色体遗传病的简称。主要是因细胞中遗传物质的主要载体—染色体的数目或形态、结构异常引起的疾病。由于染色体异常涉及许多基因，患者均有较严重或明显的临床症状，故又称染色体异常综合征。通常分为常染色体病和性染色体病两大类。常染色体病由常染色体异常引起，约占染色体病的2/3，临床表现主要为先天性智力低下、发育滞后及多发畸形等。常见疾病包括唐氏综合征、Patau综合征、Edwards综合征、猫叫综合征等。性染色体病由性染色体异常引起，约占染色体病的1/3，临床表现主要为性发育不全、智力低下、多发畸形等。常见疾病包括Klinefelter综合征、Turner综合征、脆性X综合征等。

628. 为什么唐氏综合征也称21三体综合征

答：唐氏综合征（Down综合征）也称21三体综合征或先天愚型，是发现最早、最常见、也是最重要的染色体病。新生儿中发病率约1/800，该病的临床症状主要表现为生长发育迟缓，不同程度的智力低下和头面部特征（眼距过宽、眼裂狭小、外眼角上倾、内眦赘皮、鼻梁低平、外耳常低位、舌大外伸等）在内的一系列异常体征。1866年英国医生Jone Langdon Down首先对此病做了临床描述，故命名为Down综合征。长久以来不明其病因。但本病具有母亲生育年龄偏大和单卵双生的一致性两个特点很早就引起了一些人类遗传学家的注意。1959年法国细胞遗传学家Lejenue等分析了9例唐氏综合征患儿的成纤维细胞的染色体，首先证实本病的病因是多了一个G组染色体（后来确定为21号），故本病又称为21三体综合征。

629. 为什么表型正常的一方父母也可能生育21三体综合征患儿

答：表型正常的一方父母，通常是染色体平衡易位携带者（balanced translocation carrier）。其核型为45，-D，-21，+t（Dq21q），或者是45，-G，-21，+t（Gq21q）。染色体平衡易位携带者在生殖细胞形成时，理论上经减数分裂可以产生6种类型的配子，但实际上只有4种配子形成，故与正常个体婚配后，将产生4种核型的个体，所生子女中，1/3正常，1/3为易位型唐氏综合征患儿，1/3为平衡易位携带者。因此表型正常的一方父母也可能生育21三体综合征患儿。

630. 为什么嵌合型21三体综合征的患儿表型较不典型

答：根据患者的核型组成不同，可将唐氏综合征分为三种遗传学类型：游离型，易位型，嵌合型。其中嵌合型产生原因一是由于生殖细胞减数分裂不分离，继而因分裂后期染色体行动迟缓引起部分细胞超数的染色体发生丢失而形成含有47，+21/46两个细胞系的嵌合体。二是合子后有丝分裂不分离的结果。导致嵌合体的不分离多半发生在以后的某次有丝分裂，所有的嵌合体内都有正常的细胞系。不分离发生得越晚，正常细胞系所占比例越多，则此患者症状越轻。因本型患者的体细胞中含有正常细胞系，故临床症状多数不如游离型21三体型严重。

631. 为什么可以通过血清学标志物的检测对唐氏综合征进行筛查

答：血清学标志物的检测较为简便，仅需采集少量孕妇静脉血即可，常用的血清学筛查标志物包括甲胎蛋白（AFP）、人绒毛膜促性腺激素（HCG）、游离雌三醇（unconjugated estriol3，uE3）、抑制素-A（inhibin-A，InhA）、妊娠相关血浆蛋白-A（pregnant associated plasma protein A，PAPP-A）。为了消除所处孕周不同的影响，对每个标志物在每一孕周正常妊娠人群中该指标浓度水平数据按大小顺序排列，选取中位数（即50%位点）作为该孕周的最正常水平。将每个血清标志物的检测结果除以相应的中位数后，就得到了中位数倍数（multiples of median，MoM）。MoM是血清学筛查中一个非常重要的概念，所有实际测定值都必须先转化为MoM值再进行唐氏综合征风险计算。怀有唐氏综合征的孕妇在孕中期时其血清AFP水平偏低，hCG呈现上升趋势，为正常孕妇的1.8~2.3MoM，uE3较正常孕妇偏低，一般为<0.7MoM。血清学筛查通过选择合适的筛查模式，结合孕妇的年龄、体重、孕周、病史等进行综合风险评估，可以得出胎儿患唐氏综合征的风险度，以便对其进行进一步确诊，可以有效减少异常患儿的出生。

632. 为什么可以通过孕妇外周游离DNA来筛查21三体综合征

答：1997年，Lo等利用实时定量PCR的方法从孕妇血浆的总游离DNA中成功扩增出男性胎儿的Y染色体特异性序列（*SRY*基因序列），首次证实胎儿DNA可以进入母体外周血液循环，并以游离DNA的形式稳定存在。孕妇外周血中胎儿游离DNA的发现为无创产前诊断带来了新的希望。妊娠期少量胎儿细胞可以通过胎盘进入母体血液中，采用流式细胞仪分离、磁激活细胞分选、免疫磁珠法、显微镜操作分选法以及分子细胞遗传学技术等，分离和分析胎儿有核细胞以及血清中游离的胎儿DNA或RNA，从而进行无创产前诊断。胎儿游离DNA含量相对高，提取及分析过程也相对简单，另外胎儿DNA在孕早期就可检测到，且分娩后很快被清除，不会受前次妊娠的影响，因此是非常好的筛查胎儿非整倍体（13、18、21三体）染色体病的一种有效手段。

633. 为什么要对唐氏筛查结果高危的孕妇进行产前诊断

答：产前诊断（prenatal diagnosis）是指在出生前对胚胎或胎儿的发育状态、是否患有疾病等方面进行检测诊断，从而掌握先机，对可治性疾病，选择适当时机进行宫内治疗；对于不可治疗性疾病，能够做到知情选择。血清学筛查只能帮助判断胎儿患有唐氏综合征的机会有多大，但不能明确胎儿是否患上唐氏综合征。也就是说筛查提示结果高风险，只是表明了胎儿发生该种先天异常的可能性较大，但并不代表胎儿一定有问题。如同35岁以上的高龄孕妇怀有"唐氏儿"的机会较高，但不代表她们的胎儿一定有问题。另一方面，即使筛查结果提示低风险，也不能保证胎儿肯定不会患病。因为产前血清学筛查风险率的计算涉及的参数较多，如孕妇血清学标志物检测值、年龄、孕周、人种、病史等，其中只要有一个参数提供得不够准确，就有可能对风险率的计算造成极大影响。血清学筛查提示高风险的孕妇应当进一步进行产前诊断，现有的产前诊断通常需要通过侵入性操作（如羊膜腔穿刺、绒毛穿刺）进行胎儿样本的取材，进行染色体、生化或分子分析，才可以最大限度的排除唐氏综合征的可能。

634. 为什么唐氏血清学筛查能提示胎儿患神经管缺陷的风险

答：常规产前血清学筛查方法是检测母体血清中AFP、HCG、uE3的浓度，并结合孕妇预产期、体重、年龄和采血时的孕周等，计算生出先天缺陷胎儿的危险系数的检测方法。AFP是胎儿的一种特异性球蛋白，母血AFP来源于羊水和胎血，妊娠早期，母血

AFP 浓度最低，随妊娠进展而逐渐升高，妊娠 28~32 周时达高峰，以后又下降。存在某些胎儿畸形（尤其是神经管缺陷）时，羊水与母体血液中 AFP 水平增高。AFP 一般范围为 0.7~2.5MoM，开放性神经管缺陷如无脑儿、显性脊柱裂等其血清 AFP 的 MoM 值异常增高。

635. 为什么唐氏血清学筛查能提示胎儿患 Patau 综合征的风险率

答：1960 年 Patau 首先描述了具有一条额外 D 组染色体的患儿，故称为 Patau 综合征，后来通过显带技术确定了多余的染色体为 13 号染色体，故亦称为 13 三体综合征。新生儿中发病率为 1/25 000，女性明显多于男性。发病率与母亲年龄增大有关，患者的畸形比 21 三体和 18 三体综合征严重。99% 以上胎儿流产，出生后 45% 患儿在一个月内死亡，90% 在 6 个月内死亡。80% 的病例为游离型 13 三体，额外的 13 号染色体大多来自母方第一次减数分裂不分离。可通过检测母体血清中 AFP、HCG 和 uE3 的浓度，再结合孕妇的年龄，体重，采血时孕周，计算出相应的 13 三体综合征风险率，为临床遗传咨询提供信息，以减少遗传病患儿的出生。

636. 为什么唐氏血清学筛查能提示胎儿患爱德华综合征的风险率

答：18 三体综合征由 Edward 等于 1960 年首先报告，故又称为 Edwards 综合征。是仅次于唐氏综合征的第二种常见染色体三体征。患者宫内生长迟缓，小胎盘及单一脐动脉，胎动少，羊水过多，出生时体重低，发育如早产儿，因严重畸形，出生后不久死亡。出生后 1/3 在 1 个月内死亡，50% 在 2 个月内死亡，90% 以上 1 岁内死亡，只有极个别患者活到儿童期。80% 患者为 47，XX（XY），+18，是由于减数分裂时染色体不分离所致，发生与母亲年龄增大有关。常规产前筛查通过抽取孕妇血清，检测母体血清中 AFP、HCG 和 uE3 的浓度，再结合孕妇的年龄，体重，采血时孕周，计算出相应的 18 三体综合征风险率，为临床遗传咨询提供信息，以减少遗传病患儿的出生。

637. 为什么核型正常的父母会生育爱德华综合征患儿

答：18 三体综合征又称爱德华（Edwards）综合征，发生率为活产新生儿的 1/8000~1/4000。患儿寿命很短，多于生后不久死亡，存活者有严重智力障碍。18 号染色体三体，是由于减数分裂时染色体不分离所致。绝大多数病例为全部细胞整条 18 号染色体三体型，少数为嵌合型和染色体断裂异位型造成的 18 号染色体的部分三体。三体型的产生多由母亲卵母细胞减数分裂时发生不分离所致，多来自高龄母亲；易位型可起自新突变，也可由平衡易位携带者的父母遗传而来。故核型正常的父母也会生育 18 三体综合征患儿。

638. 为什么三体综合征与孕妇年龄相关

答：13、18、21 三体综合征都是染色体数目发生了畸变。染色体不分离，这是染色体数目畸变的主要原因。女性初级卵母细胞长期处于减数分裂 I 的前期，在遗传学上可产生不良后果。当母亲年龄大于 35 岁时，发生率明显增高。这是由于产妇年龄越大，人体包括卵巢所承受的各种有害物质的影响也就越多，这些因素都会导致卵细胞异常，导致染色体在细胞分裂过程中出现不分离现象。因而形成异常配子，出生异常患儿的可能性增高。

此即母亲年龄效应。

639. 为什么猫叫综合征是 5 号染色体出现异常

答：1963 年由 Lejenue 等首先报道，因患儿具特有的猫叫样哭声，故又称为猫叫综合征。1964 年证实本病是由于 5 号染色体短臂部分缺失所引起的一种染色体病，故也称 5p-综合征（5p syndrome）。本病其他症状有生长、智力发育迟缓、小头、满月脸等，50% 有先天性心脏病，多数患者可活至儿童期，少数活至成年，均伴有严重智力低下。在智商低于 35 的群体中约占 1%。患者 5 号染色体断臂缺失的片段大小不一，经多个 DNA 探针检测，证实缺失片段为 5p15，即本病是 5p15 缺失引起。80% 的病例为染色体片段的单纯缺失（包括中间缺失），10% 为不平衡易位引起，环状染色体或者嵌合体则比较少见。染色体 G 显带检查能检出猫叫综合征。

640. 为什么先天性睾丸发育不全综合征患者性染色体数目异常

答：1942 年 Klinefelter 等首先报道了该综合征，故称为 Klinefelter 综合征（Klinefelter syndrome），也称为先天性睾丸发育不全或原发性小睾丸症。以睾丸发育障碍和不育为主要特征，第二性征发育不良，睾丸小或者隐睾，精曲小管萎缩并呈毛玻璃样变性，不能产生精子，因而不育。其核型为 47，XXY，即较正常男性多出一条 X 染色体，因此又称为 47，XXY 综合征。在男性新生儿中发病率为 1/1000~2/1000。在不育男性中占 3%，在少精或无精男性中占 5%~10%。患者的主要核型 47，XXY，约占 80%，另外还可见核型如 48，XXXY，48，XXYY，49，XXXXY 等，一般来讲核型中 X 染色体数量越多，表现的症状越严重，本症中额外的 X 染色体产生于减数分裂时 X 染色体的不分离，不分离发生在父方和母方的几率均等。

641. 为什么特纳综合征可通过染色体检查来确诊

答：1938 年 Turner 首先描述该综合征，故命名为 Turner 综合征（Turner syndrome），随后发现患者体内有条索状卵巢，无卵泡发生，因此也称为性腺发育不全或者先天性卵巢发育不全。在新生女婴中该病发病率约为 1/5000，但在自发流产胎儿中可高达 18%~20%。新生儿期有出生体重低，脚背淋巴样肿，身材发育缓慢尤其缺乏青春期发育，后发际低等，50% 个体出现蹼颈。1959 年 Ford 等证实患者的核型为 45，X。通过染色体核型分析，55% 的病例核型为 45，X。还有各种嵌合型和结构异常的核型。最常见的嵌合型为 45，X/46，XX。结构异常有 X 等臂染色体。

642. 为什么快乐木偶综合征是一种染色体病

答：快乐木偶综合征，又称安格尔曼综合征，是由基因缺陷引起，是 15 号染色体 q11~q13 缺失所致。本病由母系单基因遗传缺陷所致。该综合征是一种神经发育性疾病，在白种人中发病率为 1/4000~1/1000。其临床特点为严重运动障碍、智力低下，共济失调，肌张力低下，癫痫，语言障碍和以巨大下颌及张口露舌以及一逗就哭为特征的特殊面容。所有患者表现有大笑、枕骨沟、伸舌不正常（延伸的舌）、及特征性脑电图放电，部分患者运动震颤、行走困难，癫痫大发作，同期出现频繁屈肘的上肢上下扑翼样运动。全身发育迟缓，生后小脑畸形，惊厥，肌张力低下，反射亢进，多动症。临床上可应用高分辨染色体显带、荧光原位杂交技术、比较基因组杂交（comparative genomic hybridization）等技术进行检测。

643. 为什么染色体的微缺失会导致各类染色体综合征

答：染色体微缺失是由于基因组上染色体片段的缺失或重复引起的一系列复杂多样的临床症状。Prader-Willi 综合征（Prader-Willi syndrome，PWS）是染色体微缺失引起的一种综合征，其主要特征是肥胖症，肌张力减退，智力低下，身材矮小，四肢短小和促性腺激素功能减退症，人群中发病率约为 1/25 000。PWS 主要由于父源性的 15qll. 2-q12 微缺失，目前在 PWS 关键区 15q12（大小约 320kb）定位了 *SNRNP* 基因，该基因在脑和中枢神经元有表达，15qll. 2 ~ q12 微缺失导致 *SNRNP* 基因的缺失和其他未知基因的缺失。Smith-Magenis syndrome 综合征（Smith-Magenis syndrome，SMS）是一种小儿神经性临近基因综合征，其主要特征为严重的睡眠障碍、昼夜生物钟紊乱、精神行为异常、身体发育迟缓、智力发育迟缓等。发病率约为 1/25 000，是一种罕见的基因疾病，多为散发病例，约 70% 由于染色体 17p11. 2 杂合性微缺失所导致。缺失区间约为 3.5Mb。患者常见的特征为方脸、眼睛深陷、下颚偏大、鼻梁塌陷。新生儿满 18 个月龄后，夜晚大脑松果体会停止分泌褪黑激素（N-乙酰-5-甲氧基色胺），相反，大脑会在早上分泌这种物质，造成睡"倒瞌睡"的现象。目前已报道的染色体微缺失综合征有 20 余种。

644. 为什么脆性 X 染色体对患者智力有影响

答：脆性 X 染色体是指在 Xq27. 3 处有脆性部位的 X 染色体，而它所导致的疾病称为脆性 X 染色体综合征。1969 年 Lubs 首先在男性智力低下患者及其女性亲属中发现了长臂具有"随体和呈细丝状次缢痕"的 X 染色体。本病在男性中的发病率为 1/1500 ~ 1/1000，仅次于唐氏综合征。在所有男性智力低下患者约 10%-20% 为本病所引起。主要表现为中度到重度的智力低下，其他常见的特征尚有身长和体重超过正常儿，发育快，前额突出，面中部发育不全，下颌大而前突，大耳，唇厚，下唇突出，另一个重要的表现是大睾丸症。一些患者还有多动症，攻击性行为或孤僻症，语言行为障碍。20% 患者有癫痫发作。女性杂合子中约 1/3 可有轻度智力低下。与脆性 X 染色体智力低下有关的基因已被克隆，并被命名为脆性 X 智力低下 1 号基因（Fragile X mental retardation 1，FMR1）。该基因位于 Xq27. 3，长 38kb，包含 17 个外显子，其表达最高的组织包括脑、睾丸及卵巢。

645. 为什么可以通过分子诊断技术来检测脆性 X 染色体综合征

答：脆性 X 染色体智力低下有关的基因是 *FMR1*，该基因 5′末端有一三聚核苷酸重复序列（CGG）n，CGG 重复序列的长短在人群中具有多态性，正常人可具有 6 ~ 50 个 CGG 重复序列。脆性 X 染色体智力低下患者具有 200 ~ 1000 个 CGG 重复序列。当重复次数达到 200 次后，*FMR1* 基因的 5′末端发生异常甲基化，导致基因转录失活而发病。CGG 串联重复次数的增加和相邻区域的高度甲基化也造成了脆性 X 染色体脆性部位的显示。对产前或出生后个体的血液或组织样品提取 DNA，用两种限制性内切酶处理，其中一种不能切割甲基化的 DNA，这样就可对 DNA 进行甲基化分析并估计 CGG 串联重复的长短。另一种方法是运用 PCR 技术判断 CGG 串联重复的次数。

（谭美玉）

第五节　单基因遗传病

646. 为什么研究单基因遗传病时经常需要绘制家系图

答：在进行单基因遗传病研究时，常用家系图来判断疾病的遗传方式。系谱是指在一个家系中，某种遗传病发病情况的一个图解。要进行正确的系谱分析，首先必须对系谱作回顾性分析，在家系调查时，以先证者为线索，追踪家系中各个家庭成员的发病情况，绘制成系谱图。家系图应包括尽可能多的亲属，正常者和受累者同等重要，详细记录先证者同胞和父母的健康状况，母亲历次的怀孕史，母亲的同胞及其孩子的健康状况。对先证者父亲也需要作同样调查，并且要确认是否近亲婚配。然后将获得的信息以符号的形式绘制成家系图，以便据此进行系谱分析，可对其遗传方式得出初步认识。最后以同一婚配类型的多个系谱，加以综合分析，才能得出遗传方式的结论。

647. 为什么连锁互换规律可用来判断两种单基因遗传病的传递规律

答：基因的连锁与互换规律是指：生殖细胞形成过程中，位于同一染色体上的基因是连锁在一起，作为一个单位进行传递，称为连锁律。在生殖细胞形成时，一对同源染色体上的不同对等位基因之间可以发生交换，称为交换律或互换律。连锁和互换是生物界的普遍现象。一般而言，同源染色体上的两对等位基因之间的交换与连锁基因间的距离有关，相距越远，发生交换的机会越大。例如，常染色体显性遗传病指甲髌骨综合征的致病基因（NP）与 ABO 血型的基因（I^A、I^B 或 i）位于 9 号染色体上。在患者家系中，NP 基因往往与 I^A 基因连锁，而 NP 的正常等位基因 np 与 I^B 基因或 i 基因连锁，由此可以推测出，A 型或 AB 型血型（含 I^A 基因）的个体，往往患有指甲髌骨综合征。

648. 为什么患有常染色体显性遗传病的父母仍可能孕育正常的孩子

答：常染色体显性遗传病是指致病基因为显性的 A 基因，基因型为 AA 的个体由于纯合的致病基因作用患病，基因型为 Aa 的杂合子中，致病基因 A 的作用得以表现，也是患者，基因型为 aa 的个体由于纯合的正常基因作用，不患病。对于常染色体显性遗传病来说，很少见到 AA 纯合子患者，且纯合子病情状态严重，甚至导致死胎或婴儿早期死亡，所以患者大多为致病显性基因杂合子 Aa。假设患有常染色体显性遗传病的父母双方的基因型分别表示为 Aa 和 Aa，那么根据孟德尔分离定律，后代可能的基因型为 AA：Aa：aa = 1：2：1，其中 AA 和 Aa 患病，aa 不患病，因此孕育正常孩子 aa 的概率为 1/4。

649. 为什么亨廷顿病在 20 岁后发病率逐渐增高

答：亨廷顿病（Huntington disease，HD）是一种进行性神经退行性疾病，呈常染色体显性遗传。临床表现为进行性加重的舞蹈样不自主运动，肌张力障碍，共济失调和认知衰退等。患者的大脑基底神经节变性可导致广泛的脑萎缩，病变部位主要在尾状核和豆状核。该病的致病基因为位于 4 号染色体的编码 huntingtin 蛋白的 HTT 基因，HTT 基因的 5'

端存在（CAG）n 重复序列，正常人的（CAG）n 重复次数在 9~34 次，亨廷顿病患者大于 36 次，发生了突变的 huntingtin 蛋白的羧基端串联重复的谷氨酰胺数量增加，使其在进入细胞核之后不能正常发挥作用，而是聚集形成核内包涵体，最终导致神经元变性死亡。由于本病是进行性疾病，在大于 20 岁的人群中，随着年龄增加亨廷顿病的发病率也逐渐增高，常于 30~45 岁时缓慢起病。

650. 为什么多指（趾）症患者可表现出携带相同显性基因却性状不同的情况

答：携带相同显性基因却不表现出相应的性状，这与遗传病的外显率和表现度有关。外显率是一个具有某种显性基因（在杂合状态下）或纯合隐性基因的人群中，出现相应病理表现型的人数所占的百分率。外显率是一个全或无的概念，如果一群具有致病基因的个体 100%发生相应的遗传病，就是完全外显；如果具有致病基因的个体中只有一部分人发生相应的遗传病，就是不完全外显。有致病基因而不患病者称为不外显者。表现度是指基因表达的程度，大致相当于临床严重程度，如轻度、中度和重度。由于导致多指（趾）症的致病基因的不完全外显，再加上多指（趾）症的表现度多变，一些极轻微的畸形有可能会被忽视，因此携带相同多指（趾）症显性基因的个体不表现出该性状。

651. 为什么某些常染色体显性遗传病如"谢顶"会出现性别差异

答：从性遗传是指由常染色体上的基因控制的性状，在表现型上受个体性别影响，导致表达程度和频率均有不同的现象。如人类头发的早秃这一性状就属于从性显性遗传。带有这个基因的杂合体只在男性中出现早秃的表型，在女性中表型正常，只有当基因纯合时，女性才出现早秃，这个概率比带有单个基因的概率小很多，所以很少女性是早秃的。系谱分析表明，本病为常染色体显性遗传病（连续数代表现，男女均可患病，并且可以男传男）。这种性别差异可能是由于性激素等的影响，使得女性杂合子不易表现，而女性纯合子才得以表现，即女性外显率低于男性，故男女性发病比例表现为男多于女。

652. 为什么近亲婚配的父母孕育遗传病患儿的概率大

答：近亲婚配是指两个人在几代之内曾有共同祖先，根据中华人民共和国婚姻法一般追溯三代，即规定直系血亲和三代以内的旁系血亲禁止结婚。由于这两个近亲配偶可能从共同祖先遗传到相同的致病基因，所以当其中一个是某种致病基因的携带者时，另一个很可能也是携带者。正常人群中每个人可能携带有若干个隐性致病基因，当随机婚配时，由于两个人无血缘关系，他们所携带的隐性致病基因相同的可能性很小，不易产生隐性纯合患病的后代。而在近亲婚配时，配偶两人携带相同的隐性致病基因的可能性大，导致这些隐性致病基因有更多的相遇机会，因此他们婚配生育时，两个相同隐性基因相遇而产生患儿的机会，必然要比随机婚配时高。

653. 为什么携带常染色体隐性致病基因的杂合子父母有 1/4 概率孕育患儿

答：常染色体隐性遗传病致病突变基因为隐性，其特点是在杂合子 Aa 状态时，由于显性基因 A 的存在，隐性基因 a 不能表达出相应性状。而只有隐性基因纯合状态时才能表现出相应的性状。因此常染色体隐性遗传病患者为致病基因纯合子，即在某一特定遗传位点上两个等位基因均为突变致病基因才得病。正常显性基因纯合子 AA 和杂合子 Aa 表现型均正常，没有临床表现症状的杂合子称为携带者，致病基因纯合子 aa 为患者。携带常染色体隐性遗传病基因的杂合子父母基因型分别为 Aa 和 Aa，每胎孩子的基因型比率为 AA：Aa：aa＝1：2：1，其中 AA 和 Aa 不患病，孕育纯合子患儿的概率为 1/4。

654. 为什么 X 连锁显性遗传病的发病率女高于男，但病情男重于女

答：X 伴性显性遗传的致病显性突变基因在 X 染色体上，只要一条染色体上有此突变基因即可致病，如女性纯合子 X^HX^H、杂合子 X^HX^h 或男性半合子 X^HY 为患者，而基因型为 X^hX^h 的女性和 X^hY 男性是正常人。由此可见女性中 2/3 为患者，男性中 1/2 为患者，女性患者要多于男性。在患者中，女性有两条 X 染色体，男性有一条，病情男重于女可能是女性患者多为杂合子，其中正常 X 染色体的基因还发挥一定的作用，起到了功能补偿作用。

655. 为什么 X 连锁隐性遗传病基因的女性携带者症状或轻或重

答：X 连锁隐性遗传病基因的女性携带者症状或轻或重，这种现象可用 Lyon 假说的 X 染色体随机失活解释。Lyon 假说主要内容是在间期细胞核中，女性的两条 X 染色体只有 1 条具有转录活性，另一条 X 染色体无转录活性，而是螺旋化呈异固缩状；失活是随机发生的，异固缩的 X 染色体可以是来自父亲的，也可以是来自母亲的；在胚胎发育的第 16 天，即出现异固缩状，并在分裂后形成的细胞中持续存在。因此女性的两条 X 染色体存在嵌合现象。X 连锁隐性遗传病基因的女性携带者症状或轻或重是因为女性 X 染色体有随机失活现象，如果机遇使她大部分细胞中带有正常基因的 X 染色体失活，而带有隐性致病基因的 X 染色体恰好有活性，那么该女性携带者症状就比较重；反之，如果她大部分细胞中带有正常基因的 X 染色体有活性，而带有隐性致病基因的 X 染色体恰好失活，那么该女性携带者症状就比较轻。

656. 为什么进行性假肥大性肌营养不良男孩的同胞姐妹有 1/2 概率为携带者

答：进行性假肥大性肌营养不良是由于肌膜透过性增强，肌肉中的一些酶漏出至血液中，因此引起肌肉变性。本病相关基因 *DMD* 指导合成的蛋白质为抗肌营养不良蛋白，基因突变（多为一个或多个外显子的缺失）使得机体不能正常合成抗肌营养不良蛋白最终导致疾病的发生，为 X 连锁隐性遗传。对于 X 连锁隐性遗传疾病来说，致病基因位于 X 染色体上，杂合女性（X^HX^h）不致病，为携带者，只有纯合子（X^hX^h）时才致病，而半合子男性（X^hY）即可致病。患有进行性假肥大性肌营养不良的男孩基因型为 X^hY，则可推测出其父母基因型分别为 X^HY 和 X^HX^h，那么他们生出的女孩中基因型及概率比为 X^HX^H：X^HX^h＝1：1，因此男孩患者的同胞姐妹为正常人和携带者的概率相等，所以男孩患者的同胞姐妹有 1/2 概率为携带者。

657. 为什么患有抗维生素 D 佝偻病男性的女儿 100% 患病，儿子正常

答：抗维生素 D 佝偻病又称低磷酸盐血症。本症是一种以低磷酸盐血症导致骨发育障碍为特征的遗传性骨病，患儿多于 1 周岁左右发病，症状为 O 型腿，严重的有进行性骨骼

发育畸形、多发性骨折、骨疼、不能行走、生长发育缓慢等症状，主要是由于 X 染色体上的基因 *PHEX* 突变所致，为 X 连锁显性遗传。X 连锁显性遗传的致病基因位于 X 染色体上，只要一条染色体上有此突变基因即可致病，如女性纯合子 X^H X^H、杂合子 X^H X^h 或男性半合子 X^H Y 为患者，而基因型为 X^h X^h 的女性和 X^h Y 男性是正常人。患有抗维生素 D 佝偻病的男性基因型为 X^H Y，那么他与基因型为 X^h X^h 的正常女性婚配，后代中女儿的基因型均为 X^H X^h，因此 100% 患病，儿子的基因型均为 X^h Y，都是正常的。

658. 为什么外耳道多毛症家系中全部男性均患病，而女性不患病

答：外耳道多毛症所有受累者均为男性，初生时外耳道即有绒毛状褐色霭毛，5、6 岁后色泽转黑；青春期外耳道部位出现 2~3cm 的成丛的黑色硬毛，伸出耳孔之外。外耳道多毛基因位于 Y 染色体，如果决定某种性状或疾病的基因位于 Y 染色体，那么这种性状（基因）的传递方式称为 Y 连锁遗传。Y 连锁遗传的传递规律为：具有 Y 连锁基因者均为男性，这些基因将随 Y 染色体进行传递，父传子，子传孙，因此称为全男性遗传。因此外耳道多毛症家系中全部男性均患病，而女性不患病。

659. 为什么表现型一致的患病个体，其致病基因不同

答：遗传异质性是指临床症状相似的疾病，可以由不同的基因或同一基因的不同突变控制，前者为基因座异质性，后者为等位基因异质性。由于遗传基础的不同，其遗传方式、发病年龄、病情进展、严重程度、受损部位、预后以及复发率都可能是不同的。例如几种临床症状相似的肌营养不良疾病：Duchenne 型肌营养不良症（DMD）和 Becker 型肌营养不良（BMD）的致病基因 *DMD* 位于 X 染色体，为 X 连锁隐性遗传；肢带型肌营养不良（limb-girdle muscular dystrophy，LGMD）的 LGMD1 型为常染色体显性遗传，LGMD2 型为常染色体隐性遗传；面肩肱型肌营养不良的致病因素 *D4Z4* 微卫星重复序列位于 4 号染色体，为常染色体显性遗传。

660. 为什么一些单基因遗传病的表现度和外显率受突变基因亲代来源影响

答：一个个体的同源染色体因分别来自父方和母方，而表现出功能上的差异，因此当他们其一发生改变时，所形成的表型也有不同，这种现象称为遗传印迹或亲代印迹。这与基因在男女生殖细胞形成过程中受到不同的暂时修饰有关。由于印迹效应，一些单基因遗传病的表现度和外显率也受到突变基因亲代来源的影响。例如亨廷顿病的基因如果经母亲遗传，则其子女的发病年龄与母亲的发病年龄一样，如果经父亲传递，则其子女的发病年龄比父亲的发病年龄有所提前，但这种发病年龄提前的父源效应经过一代传递即消失。

661. 为什么临床上要进行单基因检测

答：存在于生殖细胞或受精卵中的突变基因，按一定方式在上下代之间进行传递，其所携带的突变的遗传信息经过表达则可形成具有一定异常性状的疾病，这类疾病称为单基因遗传病。突变基因可在常染色体或性染色体上，呈显性或隐性，依照突变基因所在的染色体和基因显、隐性质的不同，表现出不同的遗传方式。在疾病的诊治中，首先对患者临床症状进行评估，并做家系调查，做出初步判断，经过单基因检测，可做出确诊，尤其对

一些临床表现相似的疾病，可明确致病因素，进而采取相应治疗措施。

（王 剑 李国强）

第六节　多基因遗传病

662. 为什么部分遗传病不遵循孟德尔遗传规律

答：孟德尔的遗传定律有两个关键：一个是同源染色体相互分离，另一个是非同源染色体自由组合。杂合体中决定某一性状的成对遗传因子，在减数分裂过程中，彼此分离，互不干扰，使得配子中只具有成对遗传因子的其中之一，从而产生数目相等的两种类型的配子，且独立地遗传给后代，这就是孟德尔的分离规律。具有两对（或更多对）相对性状的亲本进行杂交产生配子时，在等位基因分离的同时，非同源染色体上的非等位基因表现为自由组合，这就是自由组合规律的实质。也就是说，一对等位基因与另一对等位基因的分离与组合互不干扰，各自独立地分配到配子中。而多基因遗传病是由多对等位基因共同控制的性状，基因之间存在复杂的互相作用效应，同时多基因之间可能存在着连锁互换。除此之外，多基因遗传病还受环境等多种复杂因素的影响，故表型不遵循孟德尔遗传规律。

663. 为什么要计算遗传度

答：在多基因遗传病中，遗传度是指多基因累加效应对疾病易患性的贡献大小。遗传度越大，表明遗传因素的贡献越大。许多多基因遗传病遗传度的高低在临床实践上有重要意义，可以通过 Falconer 公式和 Holzinger 公式进行计算。通过对遗传度的计算，科学家可以量化环境和遗传对于性状的影响程度，从而可以了解环境变化对于性状改善的程度范围。在遗传病防治领域，遗传度可以提供疾病被遗传的概率，可以指导新生儿或者产前的筛查；在儿童养育方面，通过遗传度的研究，可以知道后天环境对于孩子成长的影响程度，从而更加科学地培养孩子。在生命科学领域，遗传度还可以帮助科学家更好地研究基因药物和基因调控的方法，从而从根本上提高生命的质量。

664. 为什么多基因病在群体中的发病率较高

答：多基因病指某种疾病的发生受两对以上等位基因的控制。它们除了决定于遗传因素之外，还受着环境等多种复杂因素的影响，故也称多因子病。多基因遗传病（每种病由多对基因和环境因素共同作用），病种虽不多，但发病率高，多为常见病和多发病，如原发性高血压、支气管哮喘、冠心病、糖尿病、类风湿性关节炎、精神分裂症、癫痫、先天性心脏病、消化性溃疡、下肢静脉曲张、青光眼、肾结石、脊柱裂、无脑儿、唇腭裂等。多基因遗传病发病率一般在千分之一以上。多基因病由一个主基因和其他微效基因加上环境因子共同作用所引起。其遗传方式复杂，很难在一个家族中确定正常个体和患病个体。只有通过对大量患者进行研究后，方能确定遗传因子在多基因病发生中的作用。由于每个致病基因都有一定的致病作用（虽然很微弱），所以在群体中发病率较高（疾病严重程度由于患者所携带的致病基因数量多少而有所不同）。

665. 为什么多基因遗传病有家族聚集现象，但患者同胞的发病率却较低

答：多基因遗传病指某种疾病的发生受两对以上等位基因的控制，多基因遗传病除了决定于遗传因素之外，还受着环境等多种复杂因素的影响，故也称多因子病。这类病有家族聚集现象，但患者同胞中的发病率远低于 1/2~1/4，且患者的双亲和子代的发病率与同胞相同。因此，不符合常染色体显、隐性遗传。对于遗传度在 60% 以上的多基因病中，患者的第一级亲属（指有 1/2 的基因相同的亲属，如双亲与子女以及兄弟姐妹之间，即为一级亲属）的发病率接近于群体发病率的平方根。例如唇裂，人群发病率为 1.7/1000，其遗传度 76%，患者一级亲属发病率 4%，近于 0.0017 的平方根。随着亲属级别的降低，患者亲属发病风险率明显下降。亲属发病率与家族中已有的患者人数和患者病变的程度有关，家族病例数越多，病变越严重，亲属发病率就越高。

666. 为什么 1 型糖尿病与 2 型糖尿病的遗传概率不同

答：1 型糖尿病，原名胰岛素依赖型糖尿病，多发生在儿童和青少年，也可发生于各种年龄。起病比较急剧，体内胰岛素绝对不足，容易发生酮症酸中毒，必须用胰岛素治疗才能获得满意疗效，否则将危及生命。2 型糖尿病原名叫成人发病型糖尿病，多在 35~40 岁之后发病，占糖尿病患者 90% 以上。2 型糖尿病患者体内产生胰岛素的能力并非完全丧失，有的患者体内胰岛素甚至产生过多，但胰岛素的作用效果较差，因此患者体内的胰岛素相对缺乏，可以通过口服药物刺激体内胰岛素的分泌。但到后期仍有一些患者需要使用胰岛素治疗。据统计，有糖尿病家族史者比没有家族史者的发病率高出 3~40 倍。在正常人群中，糖尿病的患病率为 1%~5%，但对于双亲均患糖尿病的人来讲，其子女患糖尿病的几率超过 50%。在我国，糖尿病的遗传度为 51.2%~73.8%，一般高于 60%。不过 1 型糖尿病的遗传度要低于 60%，由此可见，2 型糖尿病比 1 型糖尿病的遗传度更强一些。

667. 为什么说哮喘是一种多基因遗传病

答：哮喘又名支气管哮喘。支气管哮喘是由多种细胞及细胞组分参与的慢性气道炎症，此种炎症常伴随引起气道反应性增高，导致反复发作的喘息、气促、胸闷和（或）咳嗽等症状，多在夜间和（或）凌晨发生，此类症状常伴有广泛而多变的气流阻塞，可以自行或通过治疗而逆转。哮喘是一种具有多基因遗传倾向的性状复杂的疾病。其特征为：①外显不全；②遗传异质化；③多基因遗传；④协同作用。目前多数学者认为，哮喘发病的遗传因素大于环境因素。如果父母都有哮喘，其子女患哮喘的几率可高达 60%；如果父母中有一人患有哮喘，子女患哮喘的可能性为 20%；如果父母都没有哮喘，子女患哮喘的可能性只有 6% 左右。此外，如果家庭成员及其亲属患有过敏性疾病如过敏性鼻炎、皮肤过敏或食物、药物过敏等，也会增加后代患哮喘的可能性。

668. 为什么评估多基因遗传病再发风险需要评估多种因素

答：由于多基因遗传病的发病受遗传基础和环境因素的双重影响，遗传因素所起作用的大小称为遗传率，遗传率一般用百分率（%）来表示。一种疾病的发病如果完全由遗传基础所决定，其遗传率就是 100%，在多基因遗传病中，遗传率高者可达 70%~80%，这表明遗传基础在决定一个个体是否易于患病上有重要作用，环境因素作用较小。相反，遗传率低者可低于 30%~40%，这表明遗传基础在决定个体是否易于患病上作用较小，环境因素可能更为重要。所以多基因遗传病的再发风险的估计就取决于遗传基础和环境双重因素。一般来说，多基因遗传病再发风险与亲属级别、亲属中受累人数、亲属畸形或严重程度以及性别有关。

669. 为什么要研究多基因遗传病的遗传基础

答：多基因遗传病是遗传信息通过两对以上致病基因的累积效应所致的遗传病，其遗传效应较多地受环境因素的影响。与单基因遗传病相比，多基因遗传病不是只由遗传因素决定，而是遗传因素与环境因素共同起作用。多基因遗传病病种虽不多，但发病率高，多为常见病和多发病，如原发性高血压、支气管哮喘、冠心病、糖尿病、类风湿性关节炎、精神分裂症、癫痫、先天性心脏病、消化性溃疡、下肢静脉曲张、青光眼、肾结石、脊柱裂、无脑儿、唇腭裂等。多基因遗传病发病率一般在千分之一以上。多基因病由一个主效基因以及相当多的微效基因共同参与，加上环境因子所引起。其遗传方式复杂，深入开展对多基因遗传病的研究是改善人口质量和健康水平的重要环节。

（王 剑 胡旭昀）

第七节 线粒体与疾病

670. 为什么线粒体脱氧核糖核酸是母系遗传

答：在人的细胞中，除储存在细胞核内基因组脱氧核糖核酸（DNA）以外，细胞的线粒体内还存在多拷贝环状或线状裸露的双链 DNA 分子。这些 DNA 是承载线粒体遗传密码的物质。人是由精细胞和卵细胞结合而成的受精卵发育而来。受精卵的线粒体几乎全部来自卵细胞，而精细胞则很少提供线粒体给受精卵，线粒体的这种传递方式称为母系遗传。有几种假说可以解释这种现象：①稀释原理，即一个卵细胞含有约 200 000 个线粒体 DNA 分子，而一个精细胞所含线粒体 DNA 分子数目约为 5 个；②精细胞中的线粒体 DNA 降解，即精细胞中的线粒体 DNA 可能在男性生殖道或者受精后的卵细胞中发生降解；③精细胞中的线粒体 DNA 无法进入卵细胞。不论是哪种机制，线粒体的单亲母系遗传模式在动物，植物，甚至真菌中都很常见。

671. 为什么说线粒体基因组不同于核基因组

答：线粒体基因组和核基因组都是生物机体储存遗传密码的物质，两者的不同主要表现在以下方面：①两者存在部位不同，线粒体基因组存在于细胞质线粒体中，核基因组存在于细胞核内；②两者形态不同，除少数低等真核生物的线粒体基因组是线性 DNA 分子外，线粒体基因组主要是环状裸露的双链 DNA 分子，核基因组是由多条线性的染色体构成，每条染色体则是由一条线性 DNA 分子和组蛋白紧密结合构成；③两者所含碱基数不同，人类线粒体基因组大小为 16 569bp，人类核基因组大小为 3Gb；④基因组结构和编码基因数，目前已知人类线粒体基因组含有 37 个基因，没有内含子，几乎每一对碱基都参与一个基因的编码，且许多基因的序列是重叠的，人类核基因组大约有 2.5 万基因；⑤线粒体基因组 DNA 的突变率高，是核基因组 DNA 突变率的 10 倍左右；⑥线粒体基因组

DNA 的遗传遵循母系遗传，且不发生 DNA 重组，核基因组的 DNA 遗传遵循孟德尔遗传。

672. 为什么会导致线粒体病

答：线粒体基因病是线粒体基因组 DNA 发生突变所导致的一类疾病，其传递和表达完全不同于核基因突变引起的疾病，是一组独特的遗传病，称为线粒体病。就目前所知，线粒体基因病是由于线粒体 DNA 发生了重复、缺失或点突变，呈母系遗传。若突变型线粒体和野生型线粒体共存于一种细胞或组织，则称之为杂质。同样，一种细胞或组织只含有野生型线粒体或突变型线粒体，这种现象称之为纯质。线粒体病表型的出现与否及严重程度与突变型线粒体与野生型线粒体的比值和组织器官对代谢能量的需求大小有关。突变基因纯质状态发生在高能量需求的组织器官时，能量代谢障碍将导致严重疾病表型的出现。突变基因杂质状态时，突变线粒体所占比例越高，所在组织对能量需求越大，疾病表型越明显。

673. 为什么线粒体脱氧核糖核酸有遗传瓶颈现象

答：线粒体 DNA 在有丝分裂和减数分裂期间都要经过复制分离。在人类的卵母细胞中约含有 10 万个线粒体，随着卵母细胞的成熟，线粒体数量呈急剧下降。卵母细胞中的线粒体数量由 10 万个减至不足 100 个的现象称之为遗传瓶颈。瓶颈效应限制了传递给子代的线粒体的数量和种类，造成了子代个体间明显的异质性差异，甚至同卵双生子也可能表现出不同的表型。对携带有突变基因的线粒体而言，其生物学意义可能在于最大限度地降低携有突变基因的线粒体传递给子代的可能性。如果某个含有突变基因的线粒体顺利通过遗传瓶颈，则该线粒体在胚胎发育及组织器官形成过程中不断扩增，成为个别组织细胞中线粒体的主要类型，有可能会导致线粒体基因病。

674. 为什么会发生 Leber 遗传性视神经病

答：Leber 遗传性视神经病（Leber's hereditary optic neuropathy，LHON）最早由德国眼科医生 Leber 发现的，是一种急性或亚急性发作的人类母系遗传病。典型的 LHON 首发症状为急性或亚急性眼球后神经炎，导致严重双侧视神经萎缩和大片中心暗点而突发视力障碍，随后的几个月之内出现无痛性、完全或接近完全的失明。LHON 通常在 20~30 岁时发病，存在性别差异，男性患病风险一般是女性的 4~5 倍。线粒体 DNA 的位点突变被认为是 LHON 的致病性突变，在 9 种编码线粒体蛋白的基因（*ND1*，*ND2*，*CO1*，*ATP6*，*CO3*，*ND4*，*ND5*，*ND6*，*CYTB*）中，至少有 18 种错义突变可直接或间接地导致 LHON 表型的出现。一般公认的突变位点有 11778（G→A）占 40%，3460（G→A）占 6%~25% 和 14484（T→C）占 10%~15%。11778A 突变降低了线粒体电子呼吸链酶复合体 I 中的亚单位（NADH 脱氢酶）关联底物的氧化作用效率。3460A 突变减少了复合物 I 大约 80% 的活性，14484C 突变也降低了复合物 I 的活性。这三种主要的 LHON 突变都不同程度地影响了呼吸链的作用，进而影响线粒体氧化磷酸化作用和产生 ATP 的能力。中枢神经系统（包括脑和视神经）对氧化磷酸化依赖程度较高的组织将会受到严重的影响，从而表现出相应的表型如失明。

675. 为什么会发生肌阵挛性癫痫伴碎红纤维病

答：肌阵挛性癫痫伴碎红纤维病（myoclonic epilepsy with ragged red muscle fibers，MERRF）是线粒体基因突变引起的以肌肉阵挛为特征的一种多系统疾病，临床以肌阵挛、癫痫、共济失调、肢体无力、痴呆为常见表现，是线粒体脑肌病的常见类型，也属于进行性肌阵挛癫痫的疾病之一。患者的线粒体结构异常，主要聚集于骨骼肌细胞，肌纤维横断切片经 Gomori 三色法染色，将聚集于肌膜下的线粒体染成红色，故被称为"粗糙红纤维"。MERRF 是由线粒体 tRNALeu 基因 *MTTK*8344A→G 和 8356T→C 突变所致。这两种 tRNA 基因突变均可造成线粒体蛋白质合成障碍，产生 MERRF 特异性蛋白质产物，使氧化磷酸化活性降低，导致线粒体 ATP 合成减少和能量代谢障碍，累及能量需求较高的组织和系统如神经和肌肉等。若神经和骨骼肌细胞中携带有 *MTTK* 突变的线粒体数量超过90%，则临床表现广泛而严重；若突变线粒体数量少，则临床表型较轻。

676. 为什么会发生线粒体肌病脑病伴乳酸酸中毒及卒中样发作综合征

答：线粒体肌病脑病伴乳酸酸中毒及卒中样发作综合征（mitochondrilencephalomyopathy，lacticacidosis，stroke-like episodes，MELAS）在临床表现上与其他一些线粒体基因病类似，如线粒体肌病、肌阵挛性癫痫伴碎红纤维病等。MELAS 的临床特征是反复发生卒中样发作，出现脑瘫、偏盲或皮质性盲，常伴有头痛和呕吐。MELAS 是由线粒体 tRNALeu 基因 *MTTL*13243T→C 或 A→G，或由于线粒体呼吸链复合物 I NADH-泛醌氧化还原酶第 4 亚单位肽链基因 *MTND*11084A→G 突变所致。约 80% 的 MELAS 是由突变 *MTTL*13243A→G 所致。A3243G 位于 tRNALeu 编码区，3243 位点正常 A 碱基被 G 碱基替代，致转录终止，阻碍 rRNA 正常表达和线粒体蛋白质合成，导致呼吸链复合体 I、IV 活性缺陷，三磷酸腺苷产生不足，能量代谢障碍，从而能量需求较高的组织和系统如脑、神经和肌肉等受到损害。

（王　剑　陈玉琳）

第十二章　代谢性疾病的特殊检验和临床应用

第一节　概　　述

677. 为什么会发生代谢性疾病及其分类

答：代谢性疾病即因代谢问题引起的疾病，包括代谢障碍和代谢旺盛等。代谢性疾病分两大类：遗传性代谢病和代谢综合征。

遗传性代谢病（inborn errors of metabolism，IEM）为单基因遗传病，是由于维持机体正常代谢所必需的某种酶、转运蛋白、膜或受体等的编码基因发生突变，使其编码的产物功能发生改变，而出现相应的病理和临床症状的一类疾病。它涉及氨基酸、有机酸、脂肪酸、尿素循环、碳水化合物、类固醇、溶酶体、过氧化物体、金属等多种物质代谢的异常。该类疾病大多为常染色体隐性遗传性疾病，少数为 X 连锁遗传，常见的有 500~600种，总数达上千种。单一病种检出率低，但因种类繁多，所以总体检出率较高。临床症状复杂、各年龄段均可发病、确诊检测技术复杂，故早期诊断较为困难。发病后常呈进行性加重，如未能早期诊断及治疗，常致夭折或终身残疾，且以智力残疾最多。近年随着医学发展、检测技术的进步，被确诊及治疗的病种逐年增多。

代谢综合征是近几十年随着糖尿病和心血管疾病的研究而发展起来的新概念，是一系列代谢紊乱和心血管疾病危险因素在个体内聚集的一种状态，包括中心性肥胖、高血压或血压偏高、高血糖或胰岛素抵抗、低高密度脂蛋白和高三酰甘油，可显著增加心血管病、糖尿病等疾病的风险。是一种以糖、脂代谢紊乱为特征，由遗传、环境、精神等多种因素参与的疾病，以神经内分泌失调、胰岛素抵抗、氧化应激、炎症、肠道菌群失调为核心病理，以高血糖、血脂失调、非酒精性脂肪肝、超重、高血压及动脉粥样硬化等单一或合并出现为主要临床表现特点。

678. 为什么遗传代谢病多是罕见病

答：罕见病又称为孤儿病，是指患病率极低的一大类疾病。世界卫生组织将罕见病定义为患者数占总人口比例 0.65%~1‰的疾病，我国于 2010 年 5 月达成专家共识，将中国罕见病定义为患病率<1/50 万，或新生儿发病率<1/1 万的疾病。迄今，国际上确认的罕见病有 7000 多种，约占人类疾病的 10%，其中约 80%为遗传性疾病，已明确致病基因和临床表型约 3500 种，仅有 350 种罕见病（5%）有美国 FDA 支持的治疗方法。遗传代谢病由于编码体内代谢所需的酶、受体、载体等蛋白的基因突变，属于遗传性单基因病，种类繁多，常见有 500~600 种，单个病种发病率低，先天性遗传代谢性疾病多是罕见病，但因

疾病种类多，所以总体发病率不低。

679. 为什么遗传代谢病的诊断离不开特殊的实验室检查

答：遗传代谢病临床表现复杂多样、轻重不等、体内任何器官和系统均可受累，且缺乏特异性。例如，同一疾病常因发病年龄、临床严重程度不同而分为婴儿型、青少年型、成年型；或者根据受累器官分为神经、心脏、肝脏等不同类型；有时不同病因却因有相同或者相似的临床表现而归为一种疾病，例如黏多糖贮积症、糖原贮积病等，而这类疾病根据不同酶的缺陷可分为十余种类型。因此，遗传代谢病的诊断和鉴别诊断相对困难，确诊和分型要依赖实验室检查，包括特异性的代谢物、酶活性和基因突变等检测。应用串联质谱技术和气相色谱质谱技术对血、尿、脑脊液或羊水等体液标本进行分析，可同时检测多种代谢产物，根据代谢产物进行疾病初筛诊断，是目前国内外最多见和最常用的遗传代谢病的初筛诊断方法。酶活性和（或）基因突变分析是诊断遗传代谢病的金标准。

680. 为什么要提高对遗传代谢病的认识和诊断水平

答：遗传代谢病种类繁多，发病形式多样，累及多系统器官，有时早期无症状，或出现症状及常规检查缺乏特异性。临床可有多方面表现，常涉及神经系统、消化系统、血液系统及代谢紊乱，可有特殊皮肤、毛发、面容、体态、气味等。神经系统表现可有精神运动发育落后、智力低下、惊厥、意识障碍、共济失调、不自主运动、肌张力异常、肌力下降等。消化系统常表现为进食蛋白饮食后出现拒食、呕吐、腹泻、腹胀、肝大、黄疸、喂养困难。代谢紊乱包括代谢性酸中毒、高血氨、低血糖、高乳酸等。遗传代谢病的起病特点有急性、间歇、慢性三种形式。急性起病的表现为患儿刚出生时正常，但随之出现（包括在新生儿期甚至刚出生几天）神经系统、消化系统异常及代谢紊乱等。间歇发病起病的表现为发病间期正常，发热、感染、应激及进食高蛋白饮食后发病。慢性起病的表现为隐匿缓慢出现神经系统、消化系统及其他系统症状。遗传性代谢病患者的最佳结局取决于识别出代谢性疾病的症状和体征、及时评估并转诊到熟悉相关疾病评估及处理的专科医生。诊断延迟可能会导致急性代谢失代偿、进行性神经损伤或死亡。所以要提高对先天性遗传代谢病的认识和诊断水平。遗传代谢病患者若得不到及时诊治，常可致残，甚至危及生命。早期诊断是进行及时处理、挽救生命、避免或减少严重并发症及神经系统伤残的关键，也是进一步进行遗传咨询或产前诊断的基础。在新生儿期进行疾病筛查，对遗传代谢病高危家庭开展产前诊断，推动了遗传病的早期诊断和预防，在疾病预防中发挥了重要作用。目前这类疾病中一部分可治、可防，饮食治疗和药物治疗的发展，将不断改善部分患者的预后。

681. 为什么部分遗传代谢病是可以治疗的

答：遗传代谢病代谢缺陷引起的病理生理改变的主要发病机制包括：因酶代谢缺陷引起的遗传代谢病都有终末代谢产物缺乏；受累代谢途径的底物蓄积和（或）旁路代谢产物大量产生；能量供应不足以及遗传代谢异常影响的细胞器疾病。因此根据疾病的发病机制可针对疾病所造成的代谢异常进行调节，限制相关前体物质的摄入，减少毒性代谢物蓄积，补其所缺、排其所余、禁其所忌，并且要保证患者热量、蛋白质、脂肪、维生素、矿物质等各种营养素的供给。目前主要的治疗方法有饮食治疗、药物治疗、酶替代治疗、细胞或者器官移植治疗以及基因治疗。虽然对于遗传代谢病整体，可治性的疾病只是一小部分，但是越来越多的疾病从不治之症成为可治之症，治疗的效果也越来越好，关键是早诊断、早治疗。许多疾病，如尿素循环障碍、氨基酸代谢缺陷、有机酸尿症、脂肪酸、糖和能量代谢障碍如未及时正确诊断，则会延误治疗而造成不可逆的损害。苯丙酮尿症的治疗就是一个最好的范例。对一些氨基酸、有机酸和脂肪酸氧化代谢障碍的遗传代谢病，采取及时、正确的治疗措施，可使大多数患者渡过危险期，避免死亡或者减轻残疾的发生，明显改善预后。

682. 为什么会发生氨基酸代谢异常

答：氨基酸代谢异常是由编码氨基酸代谢途径中的某种酶的基因突变导致这些酶蛋白缺陷所引起的疾病，当氨基酸在血浆中异常蓄积时称为氨基酸血症，当氨基酸在尿液中异常排泄时称为氨基酸尿症。氨基酸代谢异常的症状通常是由于中间代谢产物或底物蓄积而引起的。常见的氨基酸代谢异常包括苯丙酮尿症、枫糖尿病、酪氨酸血症等。氨基酸代谢异常常见于生后一般情况良好的新生儿，在蛋白质喂养后出现急性代谢失代偿，出现喂养困难、呕吐、嗜睡、脑病等症状。若未及时识别并迅速处理，这些症状则可能进展为脑病、昏迷或死亡。在年龄较大的儿童中，通常会出现发育迟缓或倒退。许多氨基酸代谢异常可采用串联质谱新生儿筛查检测出。氨基酸代谢异常可能出现的生化表现包括：代谢性酸中毒、高氨血症、低血糖伴酮症、肝功能异常及尿液中存在还原性物质等。诊断的确立需要血浆氨基酸的定量检测、尿中有机酸的定性检测、酶和基因分析。

683. 为什么会发生碳水化合物代谢异常

答：碳水化合物代谢异常是由于葡萄糖、糖原、果糖、乳糖等碳水化合物在代谢中相关酶缺陷而造成，可表现为低血糖、肝功能异常、肌病和（或）心肌病。碳水化合物代谢异常的儿童可能在碳水化合物摄入减少或禁食期间表现出嗜睡、脑病和低血糖；有时会出现肝肿大。碳水化合物代谢异常的特征性生化表现包括低血糖和酮症，可能会出现代谢性酸中毒、肝功能异常及尿液中存在非葡萄糖的还原性物质。非葡萄糖的还原性物质通常见于碳水化合物不耐受症（如半乳糖血症和遗传性果糖不耐受）。碳水化合物代谢异常常需要 DNA 分析和（或）对组织或细胞酶活性的检测而明确诊断。

684. 为什么会发生脂肪酸代谢异常

答：脂肪酸代谢异常是由于脂肪酸进入线粒体，进行 β 氧化代谢途径中的酶或转运蛋白功能缺陷，导致脂肪酸 β 氧化发生障碍的一组疾病。脂肪酸 β 氧化是细胞能量的主要来源之一，禁食期间可提供 80% 的能量。脂肪酸氧化和生酮障碍可表现出极大的异质性。机体酮体生成不足，再加上分解状态时（长时间禁食、手术、感染等）低水平的乙酰辅酶 A 抑制糖异生，可能会导致低酮性低血糖昏迷，同时可伴有高氨血症，肝衰竭等。该类疾病常在婴儿后期首次出现。毒性长链酰基肉碱累积尤其见于在长链脂肪酸氧化代谢障碍中，可能会引起类似呼吸链缺陷的严重新生儿乳酸酸中毒、心肌病和肝病。长链脂肪酸氧化和肉碱穿梭障碍的轻型患者可能会引起肌病，在青春期或成年早期出现慢性肌无力，肌痛，复发性横纹肌溶解症，或引起急性或慢性心肌病。患者可有肝酶和肌酶升高及低酮性低血糖。多数脂肪酸代谢异常可通过串联质谱技术检测血酰基肉碱谱根据特异性升高或降低的酰基肉碱明确诊断，基因突变分析是诊断的金标准，许多国家应用串联质谱技术进行新生儿疾病筛查可早期确诊脂肪酸氧化障碍。

685. 为什么会发生核酸代谢异常

答：核酸大分子可分为脱氧核糖核酸（DNA）和核糖核酸（RNA），在蛋白质的复制和合成中起着储存和传递遗传信息的作用。核酸包含嘌呤和嘧啶，嘌呤的生物合成涉及生成次黄嘌呤核苷酸复杂的代谢通路，次黄嘌呤核苷酸转化成一磷酸腺苷酸或一磷酸鸟苷酸。嘌呤经次黄嘌呤和黄嘌呤分解为尿酸。嘧啶生物合成的起始物是氨甲酰磷酸，由胞质内氨甲酰磷酸合成酶Ⅱ合成；氨甲酰磷酸经乳清酸生成一磷酸尿嘧啶，最终生成胞嘧啶或胸腺嘧啶。嘌呤和嘧啶合成和分解过程中所涉及的酶缺陷会发生核酸代谢异常。临床特征包含反复尿道感染，肾结石，肾衰竭等肾脏表现、精神运动性迟缓，癫痫，痉挛，肌张力低下，共济失调，孤独症，自残，耳聋等神经系统表现、关节炎、身材矮小、肌肉痛性痉挛和失用性萎缩、贫血、免疫功能低下伴反复感染。诊断这类疾病常需检测血尿酸、尿嘌呤和嘧啶水平，DNA 分析可确诊该类疾病。

686. 为什么会发生溶酶体贮积症

答：溶酶体是一种细胞质内的、单层膜包被的细胞器，含有能降解多种化合物（如氨基聚糖类、糖蛋白类或糖脂类）的酶。特定酶的活性缺乏将导致被降解的物质在各类组织的溶酶体中进行性蓄积，导致细胞膨胀、细胞功能破坏。根据受累的化合物或途径，可将溶酶体贮积症分为黏多糖贮积症、神经鞘脂贮积病、寡糖贮积病、溶酶体转运障碍等。溶酶体贮积症导致细胞溶酶体内不完全代谢产物的聚积，从而进行性损害受累细胞的功能，溶酶体贮积症的临床表现因贮积发生的位置和程度而异，包括进行性肝肿大、脾肿大、神经系统退化、身材矮小、面部特征粗陋、关节活动受限、周围神经病和（或）共济失调。可通过分析尿中贮积物如黏多糖、寡糖、鞘糖脂等代谢物进行初步筛查和分型，诊断这些疾病通常需要对白细胞、全血或皮肤成纤维细胞进行特殊的酶活性测定。

687. 为什么会发生尿素循环障碍

答：尿素循环是人体肝脏中清除氨的主要代谢途径，经一系列酶促反应后，氨转化为尿素随尿液排出体外。尿素循环障碍是指尿素循环过程中所需的酶活性降低或缺乏，导致氨的代谢受阻，血氨增高，引起的疾病，共涉及 7 种酶，引起 7 种相应疾病，包括氨甲酰磷酸合成酶缺乏症、鸟氨酸氨甲酰转移酶缺乏症、瓜氨酸血症-Ⅰ型、精氨酸琥珀酰尿症、精氨酸血症、鸟氨酸血症及 N-乙酰谷氨酸血症，其中鸟氨酸氨甲酰转移酶缺乏症属于伴 X 染色体遗传，其他 6 种疾病为常染色体隐性遗传。根据缺陷的酶不同，相应会有尿素循环中瓜氨酸、精氨酸、鸟氨酸等氨基酸升高，尿中可有乳清酸和尿嘧啶升高。尿素循环障碍患者多表现为高氨血症相关症状，新生儿期起病者可经过短暂无症状期后，在出生后几天迅速出现嗜睡，喂养困难，过度换气，癫痫、进行性脑病伴深昏迷；婴儿期发病者可表现为生长迟缓，喂养困难，呕吐，慢性神经症状，发作性脑病伴昏睡，共济失调，癫痫。青少年和成年人起病者表现为慢性神经或精神症状，行为问题，发作性定向障碍，昏睡，精神病，复发性脑病等，可表现为发作性高氨血症，肝功能异常。发现血氨升高需考虑此类疾病，尿素循环障碍的实验室检查包括检测血氨、电解质、血气分析、肝功能、肾功能、血氨基酸谱、尿嘧啶及乳清酸。依据实验室检测结果，尤其是血氨基酸水平、尿乳清酸和尿嘧啶等有机酸分析及基因分析等综合判断。

688. 为什么会发生有机酸尿症

答：有机酸尿症是一组以尿液中有机酸排泄增加为特征的疾病，也称为有机酸血症。此类疾病主要由于氨基酸分解途径中某些酶的缺乏所致。脂肪酸 β 氧化或碳水化合物代谢过程中的酶缺乏会导致非氨基有机酸水平升高。多种疾病可能导致尿中有机酸谱异常，包括有机酸血症、苯丙酮尿症、枫糖尿病、某些脂肪酸氧化障碍、酮生成障碍及线粒体病。常见有机酸血症包括甲基丙二酸血症和丙酸血症。大多数有机酸血症在新生儿时期或婴儿早期时开始出现临床表现。受累患儿会出现危及生命的代谢失代偿发作，表现为酸中毒、喂养困难、呕吐和嗜睡。在年龄较大的儿童中，常表现为发育迟缓或倒退。有机酸血症的特征性生化表现包括：特异性酰基肉碱水平升高、代谢性酸中毒伴阴离子间隙增加、轻至中度高氨血症、继发性骨髓抑制导致血常规三系下降以及酮症，其他可能出现的生化表现包括：低血糖、肝功能异常及继发性肉碱缺乏症。有机酸血症明确诊断需要串联质谱进行血氨基酸和脂酰肉碱谱、气相质谱进行尿有机酸分析、酶活性及基因分析，气相色谱质谱及串联质谱技术的应用对该病的诊断起到了关键作用。

689. 为什么会发生线粒体病

答：线粒体病是由于线粒体呼吸链氧化磷酸化功能缺陷使 ATP 合成障碍而导致的一组疾病，线粒体病可由线粒体 DNA 和核 DNA 发生致病突变引起编码线粒体的呼吸链蛋白和辅助结构功能缺陷所致。遗传方式可常染色体显性、常染色体隐性、X 连锁、母系遗传或者散发。线粒体病常多系统受累，神经系统和肌肉最常受累。实验室检查血浆或脑脊液中乳酸水平升高可为线粒体病诊断的支持性特征。运动试验和肌肉活检也是诊断线粒体病的主要方法。近年来分子遗传学技术的应用扩大了线粒体病的疾病谱和诊断水平。

690. 为什么会发生骨代谢异常疾病

答：骨代谢异常是一类以骨代谢异常为主要特征的遗传性骨病，多数呈常染色体隐性遗传，少数为常染色体显性遗传或 X 连锁遗传，又称代谢性骨病。代谢性骨病的病理损害核心为骨重建障碍。临床表现以骨生长发育障碍、骨痛、骨折、骨畸形为特征。主要的发病类型有骨质疏松、骨质软化、骨质硬化及混合性骨病。代谢性骨病的种类繁多、病因复杂。已被认识的代谢性骨病有 450 余种，根据分子学、生物化学及影像学的特征把骨病分为 40 类。儿童常见的代谢性骨病有：黏多糖病、低磷性佝偻病、成骨不全、骨纤维发育不全、特发性幼年型骨质疏松症、肾小管酸中毒继发性骨病、低碱性磷酸酶血症、石骨症及致密骨发育不全等。代谢性骨病的实验室检查包括生化标志物测定、钙磷调节激素、溶酶体酶学的检测以及基因突变检测。许多代谢性骨病可有特殊骨代谢指标改变，如血碱性磷酸酶、钙、磷、钾、维生素 D₃、甲状旁腺激素、降钙素、骨钙素、尿 I 型前胶原羧基/

氨基末端肽等，需结合 X 片骨形态和骨密度等特异性改变和临床表现进行诊断，近年来分子遗传学技术的应用提高了对此类疾病的诊断水平。

（邱文娟）

第二节　特殊检验

691. 为什么串联质谱技术可用于遗传代谢病的诊断

答：串联质谱仪是将两个质谱仪经一个碰撞室串联而成，测定样品时，样品首先在离子源中被离子化，随即通过第一级质谱选择一定质荷比的离子使其进入碰撞室，与室内的碰撞气进行碰撞诱导裂解产生碎片离子，再由第二级质谱根据质荷比对碎片离子进行选择分析，故串联质谱技术是一种高灵敏度、高特异性的快速分析技术，能在 2~3 分钟内对一个标本（只需数滴血）进行几十种氨基酸和酰基肉碱等代谢产物分析，可筛查出包括氨基酸、有机酸代谢紊乱、尿素循环障碍和脂肪酸氧化缺陷等在内的 40 余种遗传代谢病。

692. 为什么气相质谱技术可用于遗传代谢病的诊断

答：气相质谱技术主要是将混合物分离而得到单一组分，并通过质谱对单一组分的结构和含量进行定性和半定量分析，得到各种成分的峰构成了尿液标本的总离子流图，气相质谱仪的软件分析系统根据所测物质出峰时间、峰面积积分和特征离子，精确识别物质，并对物质实现半定量检测。气相质谱技术可检测尿液或其他体液中有机酸、氨基酸、单糖、双糖、糖醇、卟啉、嘧啶和核酸类等多种代谢产物，结合临床，可对数十种遗传代谢病尤其是有机酸尿症作出诊断。

693. 为什么低血糖时需进行详细实验室检查

答：低血糖是遗传代谢病的常见症状，可伴或不伴有酮症。需要观察是否有肝肿大、肝损害/肝硬化、小阴茎、色素沉着、矮小等。若葡萄糖需求量超过 10mg/（kg·min）而且尿无明显糖丢失，提示持续性或者一过性高胰岛素血症，同时需要除外其他疾病（新生儿期）：败血症，严重全身性疾病，低出生体重儿，糖尿病母亲所生婴儿。低血糖发生时血浆酮体正常或降低，提示脂肪酸氧化障碍或酮体生成障碍。游离脂肪酸显著增高提示脂肪分解亢进。乳酸增高提示肝损害、糖原分解亢进、糖异生障碍。低血糖出现时，应综合乳酸、酮体、胰岛素、皮质醇、生长激素等水平综合判断。注意排除有机酸血症、糖异生异常、脂肪酸氧化障碍等，应常规进行氨基酸和酰基肉碱谱、尿有机酸谱分析，血乳酸、丙酮酸以及比值反映细胞浆和线粒体氧化还原状态，是检测能量代谢障碍的重要指标。低血糖时基本检查：①游离脂肪酸，3-羟基丁酸（血清或血浆）和尿酮体检测。游离脂肪酸显著增高提示脂肪分解亢进，低血糖为饥饿所致。此时，如果血浆酮体（3-羟基丁酸）正常或降低，提示脂肪酸氧化障碍或酮体生成障碍；②脂酰肉碱谱分析（干滤纸血片或血浆）：对于大多数脂肪酸氧化障碍及有机酸尿症具有诊断价值；③激素（血清）：在血糖<2.6mmol/L 时，血胰岛素应<2~5mIU/L；血皮质醇应>270nmol/L；④乳酸增高提示肝损害、糖原分解亢进、糖异生障碍，但在惊厥发作后或采血困难时也常见血乳酸增高；⑤备用标本（血清或血浆）：保存血清或血浆标本，为其他检查或可能遗漏的检查做备份；

⑥其他检查：血气，血细胞计数，C 反应蛋白，电解质，磷酸盐，肝肾功能检查，肌酸激酶，尿酸，甘油三脂、肉碱谱、生长激素，血氨，氨基酸（血浆）等。

694. 为什么血氨会升高及相关病因

答：血氨升高主要由尿素合成减少或者氨的生成增多所致。尿素合成减少主要导致氨清除不足。尿素循环是机体各种代谢途径中（主要是蛋白质）产生的氨合成尿素并由尿液排出的主要代谢途径。尿素循环过程中所需的酶活性降低或缺乏，导致氨的代谢受阻而血氨增高。氨生成增多主要见于肝脏功能严重障碍时，门脉血流受阻，肠黏膜淤血，水肿，肠蠕动减弱以及胆汁分泌减少等，血氨主要来源于肠道产氨，上述情况可导致肠道细菌活跃释放的氨增多或由于未经消化吸收的蛋白成分在肠道潴留而使肠内产氨增多。

导致高氨血症的原因包括：①尿素循环障碍是导致严重高氨血症最常见的原因，表现为进行性或慢性脑病。起病时可以合并呼吸性碱中毒（高氨血症对中枢的损害），但也可合并代谢性碱中毒或酸中毒。临床表现可从症状持续较短时间到造成不可逆性脑损伤不等；②有机酸尿症约占新生儿高氨血症的 30%。由于乙酰辅酶 A（N-乙酰谷氨酸合成需要的物质）消耗、有机酸抑制 N-乙酰谷氨酸合成酶活性，导致尿素合成阻断，但不能从血氨增高的程度来鉴别尿素循环障碍或有机酸尿症；③高胰岛素-高氨血症综合征：血氨罕见高于 200μmol/L；④严重肝损害；⑤新生儿期静脉导管未闭可导致一过性高氨血症，在新生儿呼吸窘迫综合征时也可见一过性高氨血症；⑥肌肉活动增加：在人工呼吸辅助下、呼吸窘迫综合征或全身抽搐大发作后，肌肉活动量增加，血氨增高，但很少高于 180μmol/L。发现血氨升高时应结合其他实验室检查，如血气分析、血糖、血氨基酸水平等。尿素循环缺陷引起的高氨血症可无或伴有轻度酸中毒；支链氨基酸代谢紊乱引起的高氨血症则伴中、重度代谢性酸中毒；脂肪酸氧化障碍常伴低血糖。高蛋白饮食、运动、标本溶血等可使血氨轻度升高；各种原因导致的严重肝功能异常也可使血氨升高，但严重高血氨多见于遗传代谢病。

695. 为什么高氨血症常需进行血串联质谱和尿气相质谱技术检测

答：由于引起血氨增高的疾病较多，可由尿素循环障碍引起，也可继发于有机酸血症及脂肪酸代谢病。新生儿期可出现一过性高氨血症。血串联质谱检查可以进行几十种氨基酸和酰基肉碱等代谢产物分析，可筛查出包括氨基酸、有机酸代谢紊乱、尿素循环障碍和脂肪酸氧化缺陷等在内的 40 余种遗传代谢病。尿气相质谱技术可检测尿液中有机酸、氨基酸、单糖、双糖、糖醇、卟啉、嘧啶、乳清酸和核酸类等多种代谢产物，结合临床，可对数十种遗传代谢病尤其是有机酸血症作出诊断，所以需要对高氨血症进行血串联质谱和尿气相质谱的检查。

696. 为什么乳酸会升高以及需要进行哪些相关检查

答：血乳酸超过 2.1mmol/L 或脑脊液乳酸超过 1.8mmol/L 即为乳酸升高。原发性及继发性乳酸血症的鉴别比较困难，原发性线粒体疾病可引起高乳酸血症。神经系统疾病患者进行腰椎穿刺时应常规检测脑脊液乳酸浓度。继发性常见原因为使用止血带或者抽血困难；肌肉活动，辅助通气，癫痫（乳酸可升高到 4~6mmol/L）；严重的全身性疾病，如中枢及外周组织缺氧或缺血、休克、心衰、心肌病、肝脏或肾衰竭、败血症、糖尿病等；任何严重的代谢性疾病；肾小管综合征、高氯血症、泌尿道感染（乳酸尿症）；药物（双胍类）；中毒（如乙醇）；硫胺素缺乏等均可导致乳酸升高。常见先天性遗传代谢病引起的高乳酸见于线粒体呼吸链或三羧酸循环障碍、丙酮酸脱氢酶或丙酮酸羧化酶缺乏症、长链脂肪酸氧化障碍、有机酸尿症、生物素代谢障碍、糖原贮积病、糖异生障碍等情况。乳酸升高时需要进行以下的实验室检查：脂酰肉碱谱分析是检测脂肪酸代谢性疾病的可靠方法；酮症提示原发性代谢性疾病（三羧酸循环障碍）；在丙酮酸脱氢酶缺乏症及脂肪酸氧化疾病时常无酮症；餐后乳酸增高（>20%）或酮体增高（餐后也称反常酮血症）提示丙酮酸脱氢酶缺乏症或线粒体呼吸链缺陷；葡萄糖负荷后乳酸升高也常见于 0、Ⅲ、Ⅵ 型糖原贮积症；餐后乳酸值降低及空腹低血糖提示 Ⅰ 型糖原贮积症或糖异生障碍。

697. 为什么需要检测患者的游离肉碱和酰基肉碱水平

答：采用串联质谱法进行酰基肉碱谱分析是诊断有机酸尿症和脂肪酸氧化障碍的一种方法，还可用于新生儿疾病筛查和高危患者的筛查。采用串联质谱技术同时检测血酰基肉碱与氨基酸，可快速诊断许多可治性的、急性发作的代谢性疾病（表 12-1）。串联质谱法血酰基肉碱与氨基酸分析适用于所有代谢疾病诊疗中心，尤其对于那些需要紧急治疗的患者，对某些疾病（如原发性肉碱缺乏症等脂肪酸代谢异常）需要长期监测血酰基肉碱水平。但串联质谱酰基肉碱法可能会对肉碱转运障碍漏检，肉碱转运障碍有时需要更精确测定血和尿液中游离肉碱与总肉碱的水平。串联质谱法肉碱定量测定有时不够精确，因此，血清和尿液中游离与总肉碱的定量测定对于肉碱治疗监测更可靠。

表 12-1　相关疾病的游离肉碱和酰基肉碱水平

	肉碱			各类酰基肉碱
	总	游离	酰基化	（干血滤纸片）
空腹时	正常	N／↓	N／↑	
CT 缺乏	↓↓	↓↓↓	↓↓	所有肉碱↓
CPT1 缺乏		正常-↑	↓↓	C16-C18：1 ↓
CACT/CPT2 缺乏[1]；FAO 病[2]	正常-↓	↓	↑	特异的（但非 100%）
有机酸尿症[3]	↓		↑	特异的
呼吸链异常	正常-↓	正常-↓	正常-↓	正常

[1] 疑诊 CACT/CPT2 缺乏：行血浆脂酰肉碱谱分析。[2] 注意：线粒体 HMG-CoA 合成酶缺乏症时肉碱分析结果通常正常。[3] 仅适用于少数有机酸尿症；CT：肉碱转运蛋白；CPT：肉碱棕榈酰转移酶；CACT：肉碱/酰基肉碱转位酶；CPT2：肉碱棕榈酰转移酶 2；FAO：脂肪酸氧化；N：正常

698. 为什么需要检测患者的氨基酸水平

答：采用氨基酸分析仪、离子交换色谱分析和串联质谱法能够对某些氨基酸进行定量测定。对以下情况的患者，为明确病因和诊断，需要进行患者的氨基酸水平的分析：①选择性的代谢筛查（血浆）；②高氨血症（血浆+尿液）；③临床疑诊氨基酸代谢病（血浆）；④临床疑诊为能量代谢障碍（血浆；检测代谢谱）；⑤肾结石，范科尼综合征（血浆+尿

液）；⑥硝普钠试验阳性（尿液，血浆总同型半胱氨酸）；⑦癫痫性脑病（血浆+脑脊液）；⑧低蛋白饮食治疗中的营养监测（血浆，空腹时取血）。氨基酸测定值与代谢状态相关（以餐后4~6小时的测定值为准）：餐后立即采血时，必需氨基酸（赖氨酸、苯丙氨酸、酪氨酸、缬氨酸、亮氨酸、异亮氨酸、谷氨酰胺、瓜氨酸）会升高。长时间空腹时，支链氨基酸（缬氨酸、亮氨酸、异亮氨酸）会升高，其他氨基酸降低。还有部分非特异性改变（血浆）：溶血，延迟离心（取样>20分钟后）时，精氨酸、谷氨酰胺、天冬酰胺、半胱氨酸可能降低；天冬氨酸、谷氨酸、鸟氨酸、苯丙氨酸、酪氨酸、牛磺酸、总同型半胱氨酸等可能升高。常温运送标本时，谷氨酰胺、天冬酰胺、半胱氨酸可降低；谷氨酸、天冬氨酸可升高。检测色氨酸时需要采用特殊分析方法。检测同型半胱氨酸时需要特殊采样，并采用特殊分析方法。由于凝血过程中发生溶血及蛋白质降解，通常同一指标所测血清浓度与血浆浓度有一定差别。有报道称，临终前儿童的多种氨基酸，特别是血液中的谷氨酸和丙氨酸明显升高，但支链氨基酸、瓜氨酸和精氨酸除外。这些氨基酸的改变，可能继发于缺氧和肝衰竭。

699. 为什么在某些情况下需要检测患者的有机酸水平

答：检测患者的有机酸水平首选方法是气相色谱-质谱法（GC-MS），特定有机酸定量检测可采用稳定同位素稀释测定法，多分析尿液中有机酸，个别特殊情况下需要分析其他体液中有机酸。对以下情况的患者，为明确病因和诊断，需进行有机酸分析：①选择性代谢筛查；②不明原因的代谢病危象（代谢性酸中毒，乳酸升高，阴离子间隙增大，低血糖，酮症，新生儿酮尿症，高氨血症，血细胞减少等）；③全身酸中毒的临床表现；④可疑有机酸尿症、氨基酸病；⑤可疑脂肪氧化障碍；⑥可疑能量代谢障碍；⑦病因不明的肝病；⑧神经或神经肌肉病的病因检查；⑨癫痫性脑病；⑩多系统损害，尤其是病情波动或进行性疾病，不明原因的智力低下伴神经系统异常。尿液/血浆中特殊有机酸的定量检测可用于排除特定疾病或用于对治疗的监测，如：戊二酸/3-羟基戊二酸（戊二酸尿症Ⅰ型）、甲基丙二酸（甲基丙二酸辅酶A变位酶和维生素B12缺陷）、4-羟基丁酸（琥珀酸半醛脱氢酶缺乏症）、草酸和甘醇酸（高草酸尿症Ⅰ型）、N-乙酰天冬氨酸（Canavan病）、琥珀酰丙酮（酪氨酸血症Ⅰ型）、不同光学异构体的 D-2-羟基戊二酸与 L-2-羟基戊二酸，D-甘油酸与 L-甘油酸。标本采取以晨尿最合适。除了尿液，体液对有机酸分析所能提供信息有限，但当无法得到尿液标本时（如死亡后调查），可收集血浆、脑脊液或玻璃体液检测有机酸。

700. 为什么对临床怀疑遗传代谢病的患者要进行酶活性检测

答：酶活性检查通过测定基因表达后翻译合成的酶蛋白活性，进行特异性的遗传代谢病的确诊。遗传代谢病是由于基因突变使合成的酶、受体、载体等蛋白功能缺陷，导致体内生化物质在合成、代谢、转运和储存等方面出现各种异常，包括氨基酸、有机酸、碳水化合物、脂肪酸、内分泌激素、核酸、金属元素等代谢紊乱，也包括有些代谢物在溶酶体、线粒体、过氧化物酶体等细胞器内积聚、贮积异常，产生一系列临床症状的一大类疾病。遗传代谢病的诊断可以通过测定生化代谢物异常或者酶活性改变来明确，尤其对溶酶体病的诊断测定外周血白细胞酶活性是经典的诊断方法。酶活性检测材料包括患者血清、红细胞、白细胞、皮肤成纤维细胞、肝脏组织等，采用微量荧光底物或者人工合成底物，用荧光分光光度计或者普通分光光度计进行检测。目前，酶活性检测还广泛用于在四氢生物蝶啶还原酶缺乏症、生物素酶缺乏症等疾病的诊断中。传统的酶活性检测方法可以确诊遗传代谢病，但难以根据酶活性的高低判断患者病情的严重程度或检出携带者。

701. 为什么对临床怀疑黏多糖病的患者要进行尿黏多糖分析

答：黏多糖是一种长链复合糖分子，由己糖醛酸和氨基己糖或中性糖组成的二糖单位彼此相连而形成，可与蛋白质相连形成蛋白多糖，是结缔组织基质、线粒体、核膜、质膜等的重要组成成分。黏多糖贮积症是由于人体细胞溶酶体内降解氨基葡聚糖的水解酶发生突变导致其活性丧失，黏多糖不能被降解代谢，贮积在机体内而发生的疾病。该病是溶酶体贮积病中非常重要的一类，可分为Ⅰ，Ⅱ，Ⅲ，Ⅳ，Ⅵ，Ⅶ，Ⅸ等7种型，虽然各型致病基因和临床表现有差异，但由于贮积的底物都是氨基葡聚糖而被统称为黏多糖贮积症。黏多糖贮积症的初筛诊断主要依靠尿中黏多糖分析。筛查时可出现假阴性，尤其是Ⅲ型、Ⅳ型及Ⅸ型，需用酶学分析（白细胞或者成纤维细胞）及基因诊断进行确诊。黏多糖Ⅰ型尿黏多糖含量增高，出现硫酸皮肤素和硫酸类肝素；Ⅱ型与黏多糖病Ⅰ型类似，患者尿液中会出现大量硫酸皮肤素和硫酸肝素；Ⅲ型可发现较多硫酸皮肤素。对于黏多糖Ⅳ型，可有尿硫酸角质素升高，但用常规的方法容易得到假阴性的检测结果，均建议薄层层析或者电泳的方法来鉴定尿液硫酸角质素的含量，目前已发展到采用串联质谱方法检测。黏多糖病Ⅵ型尿黏多糖含量增高，硫酸皮肤素排出增多。黏多糖贮积症Ⅶ型可发现尿液硫酸皮肤素及硫酸类肝素增加。最终鉴别诊断这些疾病通常需要对白细胞、血清或皮肤成纤维细胞标本进行特殊的酶活性检测。

702. 为什么对临床怀疑寡糖贮积症的患者要进行尿寡糖分析

答：寡糖贮积症是由于糖基化蛋白的复杂碳水化合物支链的降解障碍。寡糖贮积症临床表现与黏多糖贮积症相似，但不如其多见。骨骼畸形和面容粗糙程度可为轻到重度，通常伴有精神运动性迟缓，进行性神经系统症状和癫痫发作。可无肝脏肿大、耳聋和角膜混浊，某些疾病（尤其是涎酸贮积症）有眼底樱桃红斑。与黏多糖相比，寡糖贮积症早期发病更为常见：某些在出生后或1岁后即发病（胎儿水肿，心脏肥大）且大多在几年内（或更早）死亡。由于个体突变不同，疾病严重程度相差也较大。寡糖代谢紊乱常见的疾病有GM1神经节苷脂贮积症和GM2神经节苷脂贮积症以及半乳糖酸唾液酸沉积症。主要是根据尿液寡糖排泄增多；尿黏多糖正常，唾液酸沉积症患者尿液神经氨酸增多。部分可见空泡样淋巴细胞。通过酶活性测定及基因分析确诊。

703. 为什么对临床怀疑先天性糖基化病患者需采用血转铁蛋白 IEF 分析

答：糖蛋白由糖链和多肽链组成，其糖链又有 O-糖苷键连接的糖链和 N-糖苷键连接的糖链，糖蛋白的蛋白糖基化修饰是一个极其复杂的过程，参与其中的酶种类繁多。先天性糖基化病（congenital disorders of glycosylation，CDG）导致的疾病是一组由常染色体隐性遗传引起的糖蛋白合成缺陷，可导致一系列临床表现，CDG 患者的缺陷发生在 N-糖苷键连接的糖蛋白形成过程。糖蛋白糖基化缺陷可累及多个脏器，如神经系统、造血系统、消化系统和生殖系统等，从而引起多种多样的临床表现。采用等电聚焦电泳（IEF）技术可进行血清转铁蛋白分析，通过免疫固定后进行银染，可清楚的显示转铁蛋白的糖基化不完全的条带分布，对 CDG 进行诊断。由于缺陷部位的不同，患者血转铁蛋白 IEF 图谱不同，因此，IEF 技术不仅有助于 CDG 诊断，也可对患者进行初步分型。需要注意的是出生后一周内血液标本可能出现假阴性，因此，IEF 分析技术不能用来进行产前诊断。对于高危患者，应在出生后 2～3 个月复查，避免误诊。另外，酗酒、半乳糖血症和果糖不耐受症等其他原因也可引起继发性的糖蛋白糖基化异常，需进行鉴别诊断。部分患者血转铁蛋白的 IEF 条带与正常人相同，对于疑似病例，应进行其他糖蛋白（如 α1-抗胰蛋白酶）分析以协助诊断。

704. 为什么临床怀疑 X-连锁肾上腺脑白质营养不良患者需进行血浆极长链脂肪酸测定

答：X-连锁肾上腺脑白质营养不良（X-linked adrenoleukodystrophy，X-ALD）是一种 X 连锁隐性遗传病，是由于 ABCD1 基因突变导致的过氧化物酶体脂肪酸氧化障碍致饱和极长链脂肪酸（very long chain fatty acid，VLCFA）在组织和体液中积聚引起的以进行性中枢神经系统脱髓鞘和肾上腺功能不全为特征的一种疾病。X-ALD 缺陷蛋白为过氧化物酶体膜蛋白参与 VLCFA 氧化所需的酶辅助因子和（或）底物的主动转运蛋白，导致 VLCFA 不能通过过氧化物酶体进行代谢，导致其在组织中蓄积。通过 GC-MS 测定血浆、红细胞、白细胞或培养成纤维细胞中升高的 VLCFA 是目前诊断 X-ALD 的主要生化方法。VLCFAs 主要包括 C22：0、C24：0、C26：0 等极长链脂肪酸。大部分男性患者中这三个指标以及 C24：0/C22：0，C26：0/C24：0 均升高。

705. 为什么要对四氢生物蝶呤缺乏症患者进行蝶呤测定

答：四氢生物蝶呤缺乏症（tetrahydrobiopterin deficiency，BH4D）是由于苯丙氨酸（phenylalanine，Phe）等芳香族氨基酸羟化酶辅助因子四氢生物蝶呤（tetrahydrobiopterin，BH4）其合成或代谢途径中某种酶的先天性缺陷导致氨基酸代谢异常，影响脑内神经递质合成，患儿出现严重的神经系统损害症状体征和智能障碍。较常见的 BH4D 由于 6-丙酮酰四氢蝶呤合成酶（6-pyruvoyl tetrahydropterin synthase deficiency，PTPS）缺乏症及二氢蝶啶还原酶（dihydropteridine reductase，DHPR）缺乏症所致，少见为鸟苷三磷酸环水解酶（guanosine triphosphate cyclohydrolase，GTPCH）缺乏症、蝶呤-4a-二甲醇胺脱水酶（pterin 4a-carbinolamine dehydrogenase，PCD）缺乏症及墨蝶呤还原酶（SR）缺乏症。BH4 是苯丙氨酸、酪氨酸、色氨酸羟化酶的辅酶。三磷酸鸟苷在 GTPCH、PTPS 和 SR 三种合成酶作用下合成无活性的四氢生物蝶呤，后者经 PCD 作用后生成二氢生物蝶啶，在 DHPR 作用下生成具有生物活性的 BH4，发挥重要的生理作用。BH4 代谢途径中任何一种合成酶或还原酶缺乏均可导致 BH4 生成不足或完全缺乏，通过对患者尿蝶呤谱的分析可以对相关疾病进行鉴别诊断。例如 GTPCH 缺乏，新蝶呤和生物蝶呤的合成均受阻；此外，GTPCH 缺乏也可导致常染色体显性遗传的多巴反应性肌张力障碍，不伴血苯丙氨酸增高；PTPS 缺乏时，酶阻断前质新蝶呤增加，而生物蝶呤合成障碍；DHPR 缺乏则新蝶呤形成无影响，生物蝶呤堆积；PCD 缺乏使尿中 7-蝶呤生成增加。

706. 为什么要测定嘧啶

答：嘧啶的合成有两种途径，一种为从头合成，另一种为补救合成。嘧啶分解代谢最终产生β-丙氨酸和β氨基异丁酸。嘧啶合成和分解代谢途径中酶的缺乏可引起嘧啶代谢障碍。临床上，嘧啶代谢障碍非常罕见。嘧啶合成的起始物是氨甲酰磷酸，由胞质内氨甲酰磷酸合成酶Ⅰ和Ⅱ合成，经乳清酸生成一磷酸尿嘧啶，最终生成胞嘧啶或胸腺嘧啶化合物，进一步合成 DNA 和 RNA。因此测定尿的乳清酸和尿嘧啶可以判断为嘧啶代谢途径中的何种酶缺陷。

除此之外，尿素循环中的血氨最初和碳酸氢钠结合，在 N-乙酰谷氨酸激活的氨甲酰磷酸合成酶 1（CPS1）作用下生成氨甲酰磷酸。氨甲酰磷酸在鸟氨酸氨甲酰转移酶作用下和鸟氨酸结合生成瓜氨酸。瓜氨酸转运出线粒体，在精氨酰琥珀酸合成酶作用下与天冬氨酸结合生成精氨酰琥珀酸。精氨酰琥珀酸在精氨酰琥珀酸裂解酶作用下裂解生成延胡索酸和精氨酸，精氨酸经精氨酸酶水解成鸟氨酸和尿素，作为两个 N 残基的无害载体尿素通过尿液排出，鸟氨酸则通过鸟氨酸转运体重新进入线粒体，完成尿素循环。若尿素循环发生障碍，鸟氨酸氨甲酰转移酶及以后的尿素循环代谢酶缺陷，患者尿中可检出乳清酸和尿嘧啶，但若尿素循环中缺陷的酶为氨甲酰磷酸合成酶 1 时，由于无法合成乳清酸和尿嘧啶，故不能检出。

707. 为什么要测定嘌呤

答：嘌呤核苷酸是细胞的固有物质，参与能量传递、代谢调节和 DNA、RNA 的合成。嘌呤代谢通过两条途径合成：从头合成和补救合成，前者为用磷酸核糖、氨基酸、一碳单位及 CO_2 等简单物质为原料合成嘌呤核苷酸的过程，后者为利用体内游离嘌呤或嘌呤核苷经简单反应生成嘌呤核苷酸的过程。正常情况下，补救合成占优势，且在部分组织如脑、骨髓中只能通过此途径合成核苷酸。嘌呤的生物合成涉及生成次黄嘌呤核苷酸复杂的代谢通路，次黄嘌呤核苷酸转化成一磷酸腺苷酸或一磷酸鸟苷酸。嘌呤经次黄嘌呤和黄嘌呤分解为尿酸。嘌呤代谢障碍患者会出现肾脏（反复尿道感染，肾结石，肾衰竭）、神经系统（精神运动迟缓，癫痫，痉挛，肌张力低下，共济失调，孤独症，自残，耳聋）、关节炎、矮小、肌肉痛性痉挛和失用性萎缩、贫血和免疫功能低下伴反复感染等表现。采用高效液相色谱法检测尿中嘌呤，取 24 小时尿或晨尿，检查前一天及尿液留取过程中避免甲基黄嘌呤的影响（咖啡，红茶，可可，甘草），排除泌尿道感染，可用于神经系统方面疾病的诊断。

708. 为什么对临床怀疑酪氨酸血症的患者测定琥珀酰丙酮

答：酪氨酸血症是由于酪氨酸分解代谢途径中先天性酶缺陷所导致的血浆酪氨酸明显增高的遗传代谢病。根据缺陷酶不同分为三型：酪氨酸血症Ⅰ型，又称为肝-肾型酪氨酸血症，是由于延胡索酰乙酰乙酸水解酶（fumaroylacetoacetate hydrolase，FAH）缺陷，导致延胡索酰乙酰乙酸不能分解为延胡索酸和乙酰乙酸，从而引起以肝、肾和周围神经病变为特征的代谢性疾病；酪氨酸血症Ⅱ型，又称眼-皮肤型酪氨酸血症，是由于酪氨酸氨基转移酶（Tyrosine aminotransferase，TAT）缺陷所导致的以角膜增厚，掌跖角化，发育落后为特征的代谢性疾病；酪氨酸血症Ⅲ型是由于 4-羟基苯丙酮酸双加氧酶（4-

hydroxyphenylpyruvate dioxygenase，4-HPPD）缺陷所导致的一类以神经精神症状为主要表现的临床综合征，轻者可无临床症状，重者可表现为严重的精神发育迟缓等神经系统异常。酪氨酸血症Ⅰ型由于FAH缺陷，酪氨酸分解代谢发生障碍，中间代谢产物如马来酰乙酰乙酸、延胡索酰乙酰乙酸、琥珀酰乙酰乙酸及琥珀酰丙酮等在体内蓄积，琥珀酰乙酰乙酸、琥珀酰丙酮可与蛋白质的巯基结合，是造成肝、肾损害的主要原因。酪氨酸血症Ⅰ型患者血和尿琥珀酰丙酮增高，而Ⅱ型和Ⅲ型的血和尿琥珀酰丙酮正常。可通过气相色谱质谱检测尿有机酸的琥珀酰丙酮，串联质谱技术检测血琥珀酰丙酮，是确诊酪氨酸血症Ⅰ型的重要生化指标。

709. 为什么要对临床疑诊为胆汁酸合成缺陷症患者测定胆汁酸类物质

答：胆汁酸是一组结构多样的物质，属于酸性类固醇。胆酸和鹅去氧胆酸常被称为"初级"胆汁酸，可以和甘氨酸、牛磺酸、葡萄糖醛酸等结合存在。胆汁酸在体内的作用包括：参与胆固醇的主要分解途径；本身作为胆汁流形成的主要驱动力，为许多内源性和外源性毒物的胆道排泄所必须；介导肠道脂质包括脂溶性维生素的吸收。胆汁酸的合成包括胆固醇7α羟化酶启动的经典途径和固醇27羟化酶启动的替代途径。前者仅存在于肝脏中，是成人期胆汁酸合成的主要途径；后者在其他器官也可发生，可能在婴儿期起主要作用。3β-羟基-C_{27}-类固醇脱氢酶、δ-4-3-氧固醇-5β-还原酶、固醇27-羟化酶同时作用于两种途径。胆汁酸合成缺陷症（bile acid synthesis defect，congenital，CBAS）是一组罕见的遗传性疾病。由于胆汁酸合成的酶缺陷所致，可在新生儿期引起致命性胆汁淤积性肝病，在儿童期和成人期引起进行性神经系统疾病。多数CBAS患者可通过口服初级胆汁酸及脂溶性维生素等治疗获得良好疗效，因此早期识别和明确诊断尤为重要。当出现以下情况时，需考虑先天性胆汁酸合成缺陷，需要进一步行尿液胆汁酸质谱分析：①胆汁淤积症，尤其是不伴瘙痒；②排除梗阻性黄疸，胆固醇水平偏低或正常，总胆汁酸水平正常或偏低，γ-GT水平正常；③脂溶性维生素吸收不良（佝偻病，步态不稳或血清维生素E水平偏低时）；④肝脏病理表现为巨细胞肝炎，脂肪样变，髓外造血，原因未明的肝病（尤其是肝硬化）；⑤儿童期和青年期发病的步态不稳、行走障碍、双下肢无力，伴有末梢感觉障碍、膀胱功能障碍等。尿液胆汁酸质谱分析可显示以下代谢产物异常排出：3β，7α-二羟胆烷酸、3β，7α，12α-三羟胆烷酸、7α-羟-3-氧-4-胆烷酸、7α，12α-二羟-3-氧-4-胆烷酸、3β-羟基-5胆烷酸和3β-羟基-5胆酸等。

710. 为什么要测定游离脂肪酸和酮体

答：线粒体脂肪酸氧化所产生的能量是细胞能量的主要来源之一，禁食期间可提供高达80%的能量。大脑不能充分氧化脂肪酸，但能对肝脏合成的酮体进行分解利用。空腹或长时间运动时，以三酰甘油形式存储在脂肪组织中的长链脂肪酸通过脂肪酶活化释放出脂酰辅酶A。长链脂酰辅酶A不能通透线粒体内膜，需通过肉碱穿梭进入线粒体，肉碱通过高亲和力的肉碱转运体转运至细胞内。在后续的脂肪酸β-氧化循环中脂酰基辅酶A在数种碳链长度特异性酶催化下生成少两个碳原子的脂酰基辅酶A和乙酰辅酶A。乙酰辅酶A进入三羧酸循环或被转换为酮体。由脱氢酶产生的质子转移至呼吸链。而酮体分解需琥珀酰辅酶A：3-酮酸辅酶A转移酶。游离脂肪酸显著增高提示脂肪分解亢进。低血糖时，如血浆酮体（3-羟基丁酸）正常或降低，提示脂肪酸氧化障碍或酮体生成障碍。尿酮体（3-羟基丁酸和乙酰乙酸）阳性称为酮尿症，在空腹时出现酮尿症正常，而餐后出现酮尿症以及新生儿期出现酮尿症则为病理状态，提示某种代谢障碍。在急性低血糖时测定血清游离脂肪酸和酮体对于快速识别脂肪酸氧化障碍十分重要，脂肪利用障碍疾病（肉碱转运障碍、脂肪酸氧化和酮体生成障碍）时由于脂肪分解，可出现低血糖伴有特征性的血游离脂肪酸增高、酮体水平降低。低血糖时，游离脂肪酸显著升高而酮体阴性提示脂肪酸氧化障碍，游离脂肪酸降低同时酮体阴性提示高胰岛素血症。

711. 为什么对临床疑诊先天性肾上腺皮质增生症的患者需采用串联质谱技术测定血类固醇激素谱

答：先天性肾上腺皮质增生症是一组由于类固醇激素合成代谢中某种酶缺乏导致皮质醇合成障碍为主要特征的疾病，最常见的是 21-羟化酶缺陷，占 95%；其次为 11-羟化酶缺乏症，约占 3%～5%；17α-羟化酶/17，20-裂解酶缺乏和 3β-羟脱氢酶缺陷分别占 1% 左右；其他类型更少见。游离胆固醇是肾上腺皮质类固醇激素合成的基本底物，经多个酶的催化最终合成皮质醇、醛固酮和雄激素。酶缺陷可导致终产物合成缺乏或不足，底物或中间代谢产物堆积而引起相应的临床表现，根据代谢通路依次为 20，22 碳链裂解酶、3β-羟基脱氢酶、17-α 羟脱氢酶/17，20 裂解酶、21-羟化酶和 11β-羟化酶。目前国际上比较公认采用串联质谱技术进行类固醇激素谱检测，该方法可一次对多种相关激素合成的中间代谢物、底物及产物如 17-羟孕酮、雄烯二酮、11-脱氧皮质醇、21-脱氧皮质醇、皮质醇等进行测定，并获得相关酶反应的底物与产物比值对疾病进行综合判断及鉴别诊断，有较高的特异性和敏感性。由于可同时测定数种类固醇激素，并考察酶反应的底物与产物比值，可有效降低先天性肾上腺皮质增生症的新生儿疾病筛查假阳性，同时该方法还可鉴别其他类型先天性肾上腺皮质增生症。

712. 为什么对部分遗传代谢病患者进行遗传代谢病的功能检查

答：遗传代谢病代谢缺陷引起的病理生理改变的主要发病机制包括：因酶代谢缺陷引起的终末代谢产物缺乏；受累代谢途径的底物蓄积和（或）旁路代谢产物大量产生；能量供应不足；遗传代谢异常影响的细胞器疾病。通过代谢谱的分析，如反复检测特定代谢产物（葡萄糖、乳酸、氨基酸等），能更好地识别许多遗传代谢病。功能试验常用来评估某些代谢物对外源因素的反应程度，也是监测和调整治疗的方法之一。随着酶学、分子生物学及其他诊断技术的快速发展，在无功能试验情况下也能明确诊断。但有时仍需要通过特殊的功能试验，了解患者对这些负荷试验的异常反应程度。常用的遗传代谢的功能试验包括：代谢谱分析、蛋白负荷试验、葡萄糖负荷试验、延长禁食试验、胰高血糖素刺激试验、四氢生物蝶呤负荷试验、苯丙氨酸负荷试验、别嘌呤醇试验等。

713. 为什么要进行苯丙氨酸负荷试验

答：苯丙氨酸负荷试验的目的是检测患者将苯丙氨酸羟化代谢为酪氨酸的能力，分析苯丙氨酸负荷后血液苯丙氨酸、酪氨酸和尿液蝶呤谱改变，以评价苯丙氨酸羟化酶及其辅酶四氢生物蝶呤的功能。苯丙氨酸负荷试验的适应证为：不明原因的肌张力低下、运动障碍，尤其是临床怀疑多巴反应性肌张力不全和临床可疑生物胺或蝶呤代谢障碍的患者。试验应在少量早餐后至少 1 小时进行，试验期间禁食，试验前采集血样，检测基础血苯丙氨酸浓度。服用 100 mg/kg 苯丙氨酸，服用后 1、2、4、6 小时分别采血测定苯丙氨酸、酪氨酸及尿蝶呤。如果苯丙氨酸服用后血苯丙氨酸缓慢降低、酪氨酸升高延迟，提示苯丙氨酸羟化酶能力下降。如果尿生物蝶呤明显升高，则可排除蝶呤代谢障碍。

714. 为什么要进行四氢生物蝶呤负荷试验

答：四氢生物蝶呤（BH4）是苯丙氨酸羟化酶、色氨酸羟化酶、酪氨酸羟化酶的辅酶。先天性 BH4 缺乏症及 BH4 反应性苯丙酮尿症（PKU）患者在口服 BH4 后血苯丙氨酸浓度可下降。四氢生物蝶呤负荷试验的适应证为：对新生儿筛查发现的高苯丙氨酸血症患者进行辅酶 BH4 缺乏症的快速鉴别诊断和判断 BH4 反应性 PKU（苯丙氨酸羟化酶缺乏症），以了解对 BH4 治疗的反应性。试验要求血浆苯丙氨酸 >600μmol/L（可疑辅酶缺乏的新生儿 400μmol/L）。在 BH4 负荷前不推荐给予苯丙氨酸负荷，试验期间正常蛋白质摄入。试验前检测基础血苯丙氨酸（Phe）、酪氨酸（tyrosine，Tyr）浓度，并采尿进行蝶呤谱分析，进食前 30 分钟服用 BH4 20mg/kg，在服用 BH4 后 1、2、4、8、24 小时后采血测定 Phe、Tyr，并收集负荷后 4~8 小时的尿样测定尿蝶呤（避光保存）。口服 BH4 后 4~8 小时血 Phe 浓度下降 80%~90% 以上高度提示 BH4 缺乏症。PKU 患者如口服 BH4 后 16 小时或 24 小时血 Phe 浓度较服药前血浓度下降至少 30% 时，提示对 BH4 有反应，判断为 BH4 反应性 PKU，也发现一些患者，BH4 后 8 小时血 Phe 已下降，如 BH4 后 8 小时血 Phe 浓度下降 30%，但 16 小时或 24 小时血 Phe 下降小于 30%，提示对 BH4 无反应。

715. 为什么对部分遗传代谢病患者要进行葡萄糖负荷试验

答：葡萄糖分解为丙酮酸后，进入线粒体参与能量代谢。线粒体病患者在葡萄糖负荷后可出现明显的高乳酸血症。如果患者血乳酸持续升高或代谢检查显示餐后血乳酸明显升高，则不能进行葡萄糖负荷试验，应进行相关的酶学检查和基因分析。葡萄糖负荷试验的适应证为：临床可疑线粒体疾病，但血乳酸水平正常；临床可疑糖原合成酶缺乏（无肝肿大）；临床可疑糖原贮积症，基因及酶学检测结果正常（患者反复发生餐前低血糖伴乳酸升高）。试验前夜间禁食，于次日早晨空腹进行葡萄糖负荷试验（小婴儿可于上次餐后 4~5 小时进行试验）。负荷试验前测定基础血乳酸、葡萄糖和酸碱平衡情况。葡萄糖 2g/kg（最大量 50g）口服。口服葡萄糖后 30、60、90、120、180 分钟时分别采集血样，测定乳酸、葡萄糖和血气分析。负荷后 2 小时采集尿液，进行有机酸、乳酸分析。正常情况下，葡萄糖负荷后血乳酸增高不超过 20%，浓度不超过 2.1mmol/L，酸碱平衡和尿液有机酸分析结果正常，血葡萄糖水平虽升高，但仍在正常范围内。如果负荷后血乳酸水平显著升高，则提示线粒体疾病的可能。但即使负荷后血液乳酸水平正常，也不能完全排除线粒体病。如果负荷后血葡萄糖和乳酸显著升高，提示糖原合成酶缺乏症。如果负荷后血葡萄糖水平升高、乳酸降低，提示 Fanconi-Bickel 综合征。葡萄糖负荷试验后血乳酸水平降低，则提示糖原贮积症Ⅰ型的可能。

716. 为什么要进行胰高血糖素试验

答：胰高血糖素刺激试验可检测低血糖发生时糖原的代偿能力。此试验目前多被酶学或基因分析所取代，但在某些情况下仍有用。适应证为：确诊糖原贮积症；确认禁食试验结束时糖原贮备不足，是否存在糖异生障碍；评估新生儿低血糖和疑似先天性高胰岛素血症患者的糖原贮备能力。试验前基础血糖需低于 3.5mmol/L（60mg/dL）；如果患者无低血糖应继续禁食。试验前测定基础血糖，肌内注射胰高血糖素 500μg（或 30~100μg/kg）。胰高血糖素肌注后 15、30、45、60 分钟分别测定血糖。如果临床疑似糖原贮积症，则应同时检测血乳酸。胰高血糖素负荷后 45 分钟内血糖上升应大于 1.4mmol/L。如果血糖升高不足，则提示糖原贮备减少或糖原转变成葡萄糖的能力减低。糖异生障碍患者（果糖-1，6-二磷酸酶缺乏症）在禁食试验结束时可见这种异常。Fanconi-Bickel 综合征也是如此。糖原贮积症患者持续低血糖，但乳酸升高。而先天性高胰岛素血症患者其血糖升高正常。

717. 为什么要进行遗传代谢病的串联质谱新生儿疾病筛查

答：遗传代谢病通常会产生严重的后果，但如果能采取预防措施，以灵敏、特异、安全、经济的技术，在疾病发作前即给予早期诊断和治疗，可以预防伤残的发生。新生儿疾病筛查经过 40 余年的发展已被普遍认可，也逐步由发达国家向发展中国家普及。与此同时，筛查的疾病病种也逐步增多，由最初苯丙酮尿症增加到目前的数十种，新生儿疾病筛查的方法也越来越灵敏、可靠，串联质谱技术的发展为逐渐向一次实验检测多种疾病的模式转变提供了可行有效的手段。传统的新生儿筛查通过一次实验只能检测一种疾病，多种疾病需要多次检测来完成。串联质谱技术可以分析血液中多种化合物的浓度，通过一次检测便可以知道代谢产物数值是否在正常范围，只需数滴血通过一次检测，在几分钟内检测数十种氨基酸、有机酸、脂肪酸代谢紊乱的疾病，是一种高灵敏性、高特异性、高选择性及快速检测的技术，串联质谱新生儿疾病筛查可以更有效、更早地找出这些遗传性代谢疾病，为针对性治疗提供有效依据，为遗传性代谢病的预防开辟了新的领域。

718. 为什么先天性遗传代谢病要进行多项常规实验室检查

答：遗传代谢病是一组涉及各类生化代谢物异常的疾病，疾病种类繁多，涉及体内代谢途径广泛，分子病因复杂，多数疾病临床缺乏特异性表现，不同种遗传病可表现出相似的临床症状，而同一种遗传病在发病的不同阶段又可出现轻重不同的表型。遗传代谢病在急性发作时生化检测可呈现酸中毒、高氨血症、黄疸、肝功能受损、脱水、电解质紊乱、低血糖等，常规实验室检查可提供诊断的线索，测定血尿常规、肝肾功能、心肌酶谱、血糖、血氨、电解质、钙、磷、酮体、乳酸/丙酮酸、尿酸、血气分析等，有助于对某些遗传代谢病作出提示或者缩小诊断范围，但确诊仍需特异性的生化检测、酶学测定、基因检测等。

719. 为什么要对先天性遗传代谢病患者进行基因检测

答：遗传代谢病导致体内代谢异常，对疾病的初步诊断依赖于被检测代谢物浓度的切割值或正常参考范围。作为一种遗传性、终生性疾病，检测结果在遗传和环境因素的共同作用下，体内生化代谢时刻在变化中，生化标志物的浓度会有波动，检测会出现一定的假阳性和假阴性。而遗传物质发生改变是遗传病的分子基础，通过对 DNA 检测，进行 DNA 序列分析或拷贝数变异分析，找出结构异常的过程，称为分子诊断或者基因诊断，这在疾病诊断中占有重要地位，是一种特异、灵敏、准确的检测手段，基因诊断有比传统生化诊断无法比拟的优点。基因诊断应用于遗传代谢病，不仅为进一步明确发病机制提供重要依据，而且使诊断水平从临床水平、生化水平，深入基因分子水平，具有重要的临床意义，为遗传病的确诊和分型提供依据，弥补临床表型诊断的不足，为疾病的正确治疗提供依据，为遗传咨询和疾病预防提供可靠的依据。

720. 为什么检测遗传代谢病有多种基因检测方法

答：常规 Sanger 法进行 DNA 分析，找出遗传代谢病的基因病变位点是传统的方法，检测通量低，对外显子较多的遗传代谢病基因进行检测相对费时费力。对大片段缺失和重复的基因检测需要借助于多重连接探针扩增技术（MLPA）。对临床表现模糊的一类遗传代谢病采用新一代测序技术（NGS）技术具有巨大的优势。NGS 可以在一次实验中快速检测全部或部分的基因组或外显子，揭示个体 DNA 序列的多态性、缺失、重复和点突变，这是对传统测序技术的一次革命性改变，其高通量、高灵敏度和低运行成本优势突出，使其具有广阔的临床应用前景。目前，相对于全基因组测序，全外显子测序，或者对一组临床表现相同而致病基因不同、或一组特定疾病基因的靶向外显子测序，是一种有效、相对低价的测序策略，可为复杂的临床表现与基因型的确定提供诊断依据。由于 NGS 技术在临床应用时间较短，技术还在发展中；有些新变异意义不明，需要进行功能研究，确定是否有病理意义。NGS 对大片段缺失或重复检出不够灵敏。因此需要根据欲检测的基因特点和临床复杂性选择合适的基因检测方法。

721. 为什么要对遗传代谢病的患者家庭进行遗传咨询

答：遗传咨询即"遗传指导"，是由从事医学遗传专业人员应用遗传学和临床医学基本原理，对患者或者家庭成员就遗传病的病因、遗传方式、诊治及再发风险率等予以解答，以此对婚育及产前诊断提出建议和指导。基因诊断能降低临床表型诊断误差，使得遗传咨询的深度和指导性得以提高，为精确的遗传咨询奠定基础。遗传代谢病多属常染色体隐性遗传疾病，遗传代谢病的患者家庭再次生育面临较高再发风险，需要结合疾病进行遗传咨询，评估发病风险，是否需要产前诊断及合适而确切的产前诊断方式。

722. 为什么要为遗传代谢病的患者家系提供产前诊断

答：遗传代谢病有相当一部分危害严重，致残或者致死。鉴于大部分遗传病尚无有效的治疗措施，因此，如何及早对此类疾病进行正确诊断，特别是在妊娠早期发现患病胎儿，并及早干预，已成为优生优育重要之课题。产前诊断是防治遗传代谢病的重要措施。遗传代谢病的产前诊断多直接采用羊水细胞或绒毛细胞作为检测标本，通过分子遗传学技术分析在胎儿早期确定是否患有某种遗传病，以便进行选择性流产。产前诊断技术除了分子遗传学技术外，还可以采用生化技术进行诊断，例如部分有机酸血症可检测羊水中有机酸的水平，溶酶体病可培养羊水细胞后检测羊水细胞溶酶体酶活性进行诊断。近年来发展的种植前产前诊断是辅助生育技术与分子遗传学技术相结合的一项新技术，它对早期胚胎进行显微操作，进行遗传学诊断，只移植正常胚胎，这样在种植前便去除了携带有严重遗传病的胚胎。

723. 为什么胰岛 β 细胞自身抗体分好几类

答：胰岛自身抗体是一组针对胰岛细胞内抗原成分为靶抗原的血清自身抗体的总称，主要有谷氨酸脱羧酶抗体（glutamic acid decarboxylase antibodies，GADA）、胰岛素瘤相关蛋白 2 抗体（insulinoma-associated protein 2 antibodies，IA-2A）、胰岛素抗体（insulin autoantibodies，IAA）、锌转运体 8 自身抗体（zinc transporter-8 antibodies，ZnT8A）、血清胰岛细胞抗体（islet cell autoantibodies，ICA）。GADA 是 1 型糖尿病出现最早、持续时间最长的抗体，GADA 与谷氨酸脱羧酶结合，可干扰胰岛素的分泌与合成，其阳性提示内源性胰岛素的缺乏或丧失，阳性检出率较高、最具特异性的自身抗体。IA-2A 是胰岛细胞免疫的早期成分，是近年来新发现的一种重要的胰岛自身抗体，检测 IA-2A 对 1 型糖尿病的诊断和预测有重要的临床意义。IAA 的抗原为胰岛素，与胰岛 β 细胞损伤密切相关，是最早出现的抗体，滴度和阳性率随年龄增长而下降，成人的滴度及阳性率很低，IAA 不适用于评价胰岛素治疗的效果，因为外源性胰岛素本身可诱导其产生。ZnT8A 是 2007 年新发现的一种胰岛自身抗体，作为自身免疫糖尿病预测和诊断的一个新免疫标志物。ICA 是发现和应用最早的胰岛自身抗体，随着病程的延长，阳性检出率下降最快，灵敏度、特异性差异大，重复性低，不适用于大规模筛查，因此限制了 ICA 的广泛应用，目前已被 GADA、IAA、IA-2A、ZnT8A 所替代。

724. 为什么要检测胰岛 β 细胞自身抗体

答：自身免疫糖尿病约占糖尿病患者总数的 10% ~ 15%，在各种因素的作用下，诱发以胰岛炎为病理特征的胰岛 β 细胞自身免疫反应，使 β 细胞丧失合成和分泌胰岛素的功能，引起糖代谢紊乱。根据发病缓急又分为发病急骤的经典 1 型糖尿病（T1DM）和缓发型的成人隐匿性自身免疫性糖尿病（latent autoimmune diabetes in adults，LADA）两种类型。1 型糖尿病是由于自身免疫系统错误地攻击和损伤胰岛 β 细胞，致使胰岛素合成和分泌减少或缺乏引起的自身免疫性疾病。2 型糖尿病（T2DM）是与胰岛素分泌不足和（或）胰岛素抵抗导致的一类糖尿病，特征为高血糖、胰岛素抵抗和胰岛素分泌相对受损。LADA 早期临床表现酷似 T2DM，但胰岛 β 细胞遭受缓慢免疫破坏而最终需依赖胰岛素治疗。胰岛自身抗体既是分型诊断的重要依据，也是将 LADA 从 T2DM 中鉴别出来的重要免疫学指标，因此自身抗体在糖尿病分型和治疗中的作用日趋突显。

（邱文娟）

第三节　临床应用

725. 为什么会发生糖尿病

答：糖尿病是一组以机体胰岛素分泌不足和（或）抵抗导致血糖升高为特点的代谢性疾病。分为 1 型糖尿病（T1DM）、2 型糖尿病（T2DM）和其他特殊类型糖尿病，特殊类型糖尿病主要包括青少年发病的成年型糖尿病（MODY）和新生儿糖尿病（NDM）等单基因糖尿病。T1DM 是胰岛中产生胰岛素的 β 细胞的自身免疫破坏引起的。这一过程发生于具有遗传易感性的个体，可能由一种或多种环境因素引发，通常在数月或数年内进展。已知多个基因的多态性能影响 1 型糖尿病的患病风险，其中人类白细胞抗原（HLA）的基因型影响较大。T1DM 发病基础主要是胰岛 β 细胞的免疫损伤，胰岛 β 细胞中自身抗原可能在胰岛自身免疫损伤的启动或进展中发挥重要作用，这些抗原包括谷氨酸脱羧酶、胰岛素、胰岛素瘤相关蛋白 2 和锌转运体 8。T2DM 是与胰岛素分泌不足和（或）胰岛素抵抗导致的一类糖尿病，特征为高血糖、胰岛素抵抗和胰岛素分泌相对受损，是多基因和环境因素的复杂相互作用的结果。T2DM 常合并其他病况，包括高血压、血清低密度脂蛋白胆固醇升高和血清高密度脂蛋白胆固醇降低；与 T2DM 一样，它们均可增加心血管风险，这一系列临床病况被称为代谢综合征。T2DM 患者中最显著的环境危险因素是体重增加和体力活动减少，两种因素均增加患糖尿病的风险。

726. 为什么会发生代谢综合征

答：2009 年由国际糖尿病联盟和美国心脏协会/美国国立卫生研究院/美国心肺血研究所联合发布的代谢综合征（metabolic syndrome，MS）的诊断标准，需具备以下 5 项危险因素中 3 项及以上者定义为代谢综合征：①腹围升高：不同地区和种族人群具有不同标准，如北美和欧洲人群的男性腹围≥102cm，女性腹围≥88cm；日本人群男性≥90cm，女性≥85cm；②三酰甘油（TG）升高：TG≥150mg/dl（1.7mmol/L），或已确诊并治疗者；③高密度脂蛋白胆固醇（HDL-C）降低：HDL-C＜40 mg/dL（1.03mmol/L）（男），HDL-C＜50mg/dL（1.3mmoL/L）（女），或已确诊并治疗者；④血压升高：收缩压≥130mmHg 和（或）舒张压≥85mmHg，或已确诊并治疗者；⑤空腹血糖（FPG）升高：FPG≥100mg/dL，或已确诊并治疗者。2007 年原卫生部发布的中国成人血脂异常防治指南中关于代谢综合征的诊断标准与这一新标准基本相同，唯一区别是腹部肥胖的标准男性为≥90cm，女性为≥85cm。代谢综合征包括一簇心血管疾病危险因素，如中心性肥胖、血压及血糖水平增高、血脂异常。随着社会经济和生活方式的改变，以肥胖和多种代谢异常为特征的代谢综合征在全球范围的患病率逐年上升，代谢综合征患者心脑血管疾病发病和死亡的风险均明显高于无代谢综合征的人群，代谢综合征是以肥胖和胰岛素抵抗为核心的一种内分泌代谢病，可从多个渠道促进糖尿病和心血管病及其并发症的发生发展，因此对该病的早期干预重点是预防肥胖的发生。

727. 为什么会发生糖尿病酮症酸中毒

答：糖尿病酮症酸中毒（diabetic ketoacidosis，DKA）是糖尿病最严重的急性并发症之一，DKA 往往发生于胰岛素生成极少或无胰岛素生成的 1 型糖尿病患者中，也可发生于应激状态下（如严重感染、创伤、心血管或其他急症）的 2 型糖尿病患者。DKA 的高血糖和酮症酸中毒很大程度上归因于胰岛素缺乏和（或）胰岛素抵抗，以及胰高血糖素过量。除了这些主要因素，儿茶酚胺和皮质醇的分泌增加可导致葡萄糖和酮酸的生成增加。这些激素分泌异常导致葡萄糖利用受损、糖异生增加和糖原分解增加。儿茶酚胺和较高的胰高血糖素/胰岛素比可刺激糖原分解。脂肪和肌肉分解的糖原前体被运送至肝脏而导致糖异生增加。渗透性利尿可进一步促进血糖升高。胰岛素缺乏和儿茶酚胺增加导致脂肪组织的脂肪分解增强，从而使运输至肝脏的游离脂肪酸增加。正常机体可将游离脂肪酸主要转化为三酰甘油。酮症酸中毒时肝代谢发生特定的变化，使游离脂酰辅酶 A 进入线粒体并转换生成酮体，在胰岛素缺乏状态下，游离脂肪酸输送的增加结合胰高血糖素过量促进酮体生成增多而导致酮症酸中毒的发生。

728. 为什么会发生高血糖高渗综合征

答：高渗性高血糖综合征（hyperosmolar hyperglycemic syndrome，HHS）是以严重高血糖、高渗、脱水、无明显酮症为特点的急症，常伴有意识障碍。主要见于年龄较大的 2 型糖尿病患者，这类患者胰岛素作用减弱但尚未缺如。HHS 通常由应激所诱发，而应激在某种程度上通过增加胰高血糖素、儿茶酚胺和皮质醇的分泌起作用。感染（如肺炎、胃肠炎和泌尿道感染）可见于 40%~50% 的 HHS 患者中，其他应激事件包括胰腺炎、心肌梗死、脑卒中、创伤及酒精和药物滥用，在急性疾病（特别是胃肠炎）情况下胰岛素的漏用、未能恰当增加胰岛素，以及脱水而不能补充水分摄入均是 HHS 的常见诱因。构成 HHS 的基本机制是循环中胰岛素净有效作用的减弱，并伴反向调节激素的升高，主要是胰高血糖素，也包括儿茶酚胺、皮质醇和生长激素导致葡萄糖利用受损、糖异生增加和糖原分解增加。DKA 患者的胰岛素缺乏较 HHS 患者更为严重。HHS 患者残存的胰岛素分泌可将酮症的程度降至最低，但不能控制高血糖，HHS 患者的血清葡萄糖浓度往往超过 1000mg/dl（56mmol/L），而 DKA 患者的血清葡萄糖浓度通常低于 800mg/dl（44mmol/L）。DKA 患者往往较年轻，并且其肾小球滤过率比 HHS 患者具有更强的葡萄糖排泄能力，从而限制了高血糖的程度。糖尿引起的渗透性利尿可导致血容量减少和肾小球滤过率的降低，肾小球滤过率的降低限制了葡萄糖排泄造成了 HHS 的高渗性高血糖状态。

729. 为什么会发生苯丙酮尿症

答：苯丙酮尿症（PKU）是影响芳香族氨基酸的苯丙氨酸代谢的一种先天性遗传代谢病。体内苯丙氨酸羟化酶缺乏导致苯丙酮尿症。苯丙氨酸（Phe）不能正常转化为酪氨酸（Tyr），酪氨酸及正常代谢产物合成减少，血 Phe 含量在体内积聚增加。Phe 增高影响中枢神经系统发育，导致智能发育落后，出现小头畸形、抽搐等神经系统症状。高浓度的 Phe 及其异常代谢产物抑制酪氨酸酶，可使黑色素合成减少，临床出现皮肤毛发色浅。高浓度的 Phe 刺激转氨酶导致次要代谢途径增强，生成苯丙酮酸、苯乙酸和苯乳酸，并从尿中大量排出。苯乳酸使患儿尿液具有特殊的鼠尿臭味而得名 PKU。

730. 为什么新生儿疾病筛查病种中有苯丙酮尿症

答：新生儿疾病筛查是指通过血液检查对某些危害严重的先天性代谢病及内分泌病进行群体筛查，使患儿得以早期诊断，早期治疗，避免因此导致生长、智力发育障碍甚至死亡。新生儿期的 PKU 患儿无任何临床表现，新生儿筛查可使患儿在临床症状尚未出现，而其生化等方面的改变已出现时得以早期诊断、早期治疗，能避免智能落后的发生。欧美、日本等发达国家新生儿疾病筛查覆盖率近 100%。我国新生儿疾病筛查始于 1981 年，目前覆盖率已超过 90%。2004 年原卫生部颁发《新生儿疾病筛查技术规范》文件，各省市也根据本地特点制定了相应的筛查常规及执行文件，使新生儿疾病筛查更趋于规范化。

目前，典型的 PKU 在我国大中城市已经罕见，PKU 的预防取得了良好的效果。

731. 为什么会发生苯丙氨酸升高

答：苯丙氨酸是人体必需氨基酸，食入体内的 Phe 一部分用于蛋白质的合成，一部分通过苯丙氨酸羟化酶作用转变为酪氨酸，用于合成甲状腺激素、黑色素、多巴、肾上腺素以及多种神经递质，仅有少量的 Phe 经过次要的代谢途径在转氨酶的作用下转变成苯丙酮酸。四氢生物蝶呤（BH4）是苯丙氨酸羟化酶的辅酶，苯丙氨酸羟化酶或其辅酶四氢生物蝶呤（BH4）缺乏造成苯丙氨酸蓄积，导致苯丙氨酸升高。苯丙氨酸羟化酶缺乏可导致 PKU，而四氢生物蝶呤缺乏症（BH4D）由于 BH4 合成或代谢途径中某种酶的先天性缺陷导致一些芳香族氨基酸代谢异常，影响脑内神经递质合成，患儿出现严重的神经系统损害症状体征和智能障碍。较常见的 BH4D 由于 6-丙酮酰四氢蝶呤合成酶缺乏症及二氢蝶啶还原酶缺乏症所致，少见为鸟苷三磷酸环水解酶缺乏症、蝶呤-4a-二甲醇胺脱水酶缺乏症及墨蝶呤还原酶缺乏症所致。

732. 为什么要对经典型高同型半胱氨酸血症患者做维生素 B₆ 负荷试验

答：高同型半胱氨酸血症（hyperhomocysteinaemia，HHcy）是含硫氨基酸蛋氨酸（甲硫氨酸）代谢过程中由于某种酶缺乏导致血浆同型半胱氨酸（homocysteinemia，Hcy）浓度增高，而 Hcy 是动脉粥样硬化、急性心肌梗死、脑卒中、冠状动脉病变以及与外周血管病变等发病的独立危险因子。经典型高同型半胱氨酸血症因胱硫醚 β 合成酶（cystathionine beta-synthase，CBS）缺乏导致 Hcy 代谢中的转硫过程障碍从而不能生成胱硫醚导致 Hcy 升高，该病属于常染色体隐性遗传性疾病，临床表现多种多样，主要表现为晶状体脱位、血管病变、骨骼异常和智力低下。CBS 为维生素 B₆ 依赖的酶，CBS 的编码基因 CBS 目前已知 150 余种突变，英国患者的 G307S 突变占 21%，对维生素 B₆ 治疗无效；I278T 占 29%，对维生素 B₆ 治疗有效，因此要对经典型高同型半胱氨酸血症患者做维生素 B₆ 负荷试验，CBS 缺陷者可给予大剂量维生素 B₆（100~1200mg/d）试验性治疗，同时给予叶酸 10 mg/d，约 40%~50% 患者为维生素 B₆ 反应型；治疗数周无效则为维生素 B₆ 无反应型，应控制饮食中甲硫氨酸的摄入，并同时补充胱氨酸。

733. 为什么要对糖原贮积病进行分型

答：糖原贮积病（glycogen storage disease，GSD）是由于先天性酶缺陷所造成的糖原分解（葡萄糖 6 磷酸酶，组织特性磷酸化酶，脱枝酶，酸性 α 葡萄糖苷酶），糖酵解，葡萄糖释放和糖原合成（糖原合成酶，分枝酶）障碍等一组代谢疾病。糖原储存在肝脏和肌肉中，不同的糖原贮积病受累组织不同。根据临床表现和受累器官分为肝和肌糖原贮积病。已经证实糖原合成和分解代谢中至少需要十余种酶，由于这些酶缺陷所造成相应的临床疾病，多数属分解代谢上的缺陷，使糖原异常堆积。其中Ⅰ、Ⅳ、Ⅵ、Ⅸ、0 型以肝脏病变为主，Ⅱ 和Ⅲ型可同时有肝脏和肌肉受累，Ⅱ、Ⅴ、Ⅶ型以肌肉组织受损为主。不同组织中的磷酸化酶缺陷就会导致肝脏或肌肉受累所致的临床表现。肝糖原代谢对维持血糖稳定至关重要，因此肝糖原贮积病主要表现为低血糖。不同肝 GSD 的治疗方案和预后差异大，肝糖原贮积病的分型诊断主要依赖于血糖、肝酶、血脂、肌酸激酶、乳酸、尿酮体和基因分析等综合判断。肌糖原主要作用产生三磷酸腺苷用于肌肉收缩，故肌糖原贮积病主要表现为肌肉痛性痉挛、无力、僵硬和横纹肌溶解，诊断主要依赖于肌肉病理、肌肉酶活性和基因分析。Pompe 病（糖原贮积病Ⅱ）是糖原贮积病中唯一的溶酶体贮积病，主要影响心肌和骨骼肌，诊断依赖于外周血酸性 α 葡萄糖苷酶活性检测和基因分析。明确分型对判断预后和决定治疗方案意义重大。

734. 为什么要对甲基丙二酸血症进行分型

答：甲基丙二酸血症（methylmalonic acidemia，MMA）是一种常染色体隐性遗传病，主要是由于甲基丙二酰辅酶 A 变位酶自身缺陷或其辅酶钴胺素（cobalamin，cbl，VitB12）代谢缺陷，导致甲基丙二酸、3-羟基丙酸及甲基枸橼酸等代谢物异常蓄积引起的疾病。根据酶缺陷类型分为甲基丙二酰辅酶 A 变位酶缺陷（Mut 型）及其辅酶钴胺素代谢障碍两大类。钴胺素代谢障碍包括 6 个类型，分别为 cblA、cblB、cblC、cblD、cblF 及 cblH。Mut、cblA、cblB 及 cblH 缺陷型仅表现为 MMA，故称为单纯型 MMA，cblC、cblD 和 cblF 缺陷型则表现为 MMA 伴同型半胱氨酸血症，故称为 MMA 合并同型半胱氨酸血症。近年发现 cblD 型缺陷存在两种变异型（cblD-1 和 cblD-2）。cblD-1 缺陷导致 MMA 合并同型半胱氨酸血症，cblD-2 缺陷导致单纯甲基丙二酸尿症。不同分型治疗方法不同，cblC、cblD、cblF 和 cblD-1 缺陷对羟钴胺治疗反应良好，而其他类型对羟钴胺治疗反应差或者无反应，需要特殊饮食治疗，故明确分型对判断预后和治疗意义重大。

735. 为什么要对脂肪酸代谢障碍疾病进行鉴别诊断

答：脂肪酸 β 氧化代谢障碍是由于脂肪酸进入线粒体，进行 β 氧化代谢途径中的酶或转运蛋白功能缺陷，导致脂肪酸 β 氧化代谢发生障碍所引起的一组疾病，均属于常染色体隐性遗传病。常见疾病包括肉碱转运障碍、肉碱棕榈酰转移酶 Ⅰ 缺乏、肉碱移位酶缺陷、肉碱棕榈酰转移酶 Ⅱ 缺乏症、极长链酰基辅酶 A 脱氢酶缺乏症、长链羟酰基辅酶 A 脱氢酶缺乏症、中链酰基辅酶 A 脱氢酶缺乏症、短链酰基辅酶 A 脱氢酶缺乏症、多种酰基辅酶 A 脱氢酶缺乏症、HMG-CoA 合成酶缺乏症、HMG-CoA 裂解酶缺乏症、琥珀酰辅酶 A：3-酮酸辅酶 A 转移酶缺乏症、β-酮硫解酶缺乏症等。串联质谱法酰基肉碱的分析对鉴别诊断有重要作用，尿有机酸分析可辅助诊断。原发性肉碱缺乏可有血清游离/总肉碱明显降低；肉碱棕榈酰转移酶（CPT1）缺乏可有游离肉碱升高，C16，C18，C18：1 酰基肉碱降低，无二羧酸尿；肉碱移位酶（酰基肉碱转运体）和肉碱棕榈酰转移酶 Ⅱ（CPT2）缺乏症则可有游离肉碱降低，C16，C18，C18：1 酰基肉碱升高，无二羧酸尿；极长链酰基辅酶 A 脱氢酶（VLCAD）缺乏症 C14：1，C14：1/C12：1 比值升高，C6～C14 二羧酸尿；中链酰基辅酶 A 脱氢酶（MCAD）缺乏症 C8，C6，C8/C10 比值升高，C6～C10 二羧酸尿；短链酰基辅酶 A 脱氢酶（SCAD）缺陷可有丁酰肉碱升高，乙基丙二酸尿；多酰基辅酶 A 脱氢酶缺乏症可有短中长链酰基肉碱升高，戊二酸，乙基丙二羧酸尿；β-酮硫解酶缺乏症可有血异式烯酰肉碱（C5：1）和 3 羟基丁酰肉碱（C5OH），尿中 2-甲基-3-羟基丁酸，2-甲基乙酰乙酸甲酯，甲基巴豆酰甘氨酸等有机酸升高等。质谱结果正常但伴有低酮性低血糖需除外 HMG-CoA 合成酶缺乏症，HMG-CoA 裂解酶缺陷症可有特异性代谢物（3-甲基戊烯二酸等）升高，琥珀酰辅酶 A：3-酮酸辅酶 A 转移酶缺乏症可有尿酮体明显升高。肌肉酶活性测定和分子遗传学检测可证实诊断。

736. 为什么要对尿素循环障碍疾病进行鉴别诊断

答：尿素循环代谢途径中任何酶的缺乏都可引起尿素循环障碍，常见的尿素循环障碍疾病包括氨甲酰磷酸合成酶 1 缺陷、鸟氨酸氨甲酰转移酶缺陷、瓜氨酸血症 1 型、精氨酰琥珀酸尿症、精氨酸血症、高鸟氨酸血症、高同型瓜氨酸尿症、瓜氨酸血症 2 型等。需要通过测定血氨、血串联质谱、尿气相质谱及基因分析明确诊断。氨甲酰磷酸合成酶 1 缺陷血谷氨酰胺升高，瓜氨酸和精氨酸降低或正常，尿乳清酸正常或降低。鸟氨酸氨甲酰转移酶缺陷血谷氨酰胺升高，瓜氨酸和精氨酸降低或正常，尿乳清酸和尿嘧啶升高。瓜氨酸血症 1 型血瓜氨酸明显升高，精氨酸降低，尿乳清酸和尿嘧啶升高。精氨酰琥珀酸尿症血瓜氨酸升高，精氨酸降低，尿精氨酰琥珀酸明显升高，乳清酸和尿嘧啶升高。精氨酸血症血精氨酸明显升高，尿乳清酸和尿嘧啶升高。高鸟氨酸血症实验检查血鸟氨酸升高，精氨酸、瓜氨酸正常；尿鸟氨酸升高，同型瓜氨酸升高。瓜氨酸血症 2 型血浆瓜氨酸、苏氨酸、蛋氨酸及酪氨酸升高。

737. 为什么会发生遗传性脂蛋白代谢异常

答：脂蛋白是血液中的脂质转运体，其核心部分是疏水部分（如三酰甘油和胆固醇酯），表面是带电的亲水部分（如磷脂和胆固醇）。载脂蛋白与脂蛋白结合可保持脂蛋白结构的完整性（如 ApoB-100、ApoB-48、ApoA-Ⅰ），亦可作为某些酶的配体（如 ApoB-100、ApoE、ApoA-I）或辅助因子（如 ApoC-Ⅱ、ApoA-Ⅰ、ApoA-Ⅳ）。根据脂蛋白的密度，分为高密度脂蛋白（HDL）、中等密度脂蛋白（IDL）、低密度脂蛋白（LDL）、极低密度脂蛋白（VLDL）和乳糜微粒。脂蛋白代谢过程涉及的酶类和蛋白包括脂蛋白脂肪酶、胆固醇转移蛋白、LDL 受体相关蛋白及多种 Apo 蛋白等。根据血脂异常成分的不同，分别命名为家族性高胆固醇血症、家族性高三酰甘油血症、谷固醇血症、家族性高乳糜颗粒血症等。家族性高胆固醇血症实验检查血浆总胆固醇升高伴 LDL 升高，三酰甘油正常，HDL 降低。家族性乳糜微粒血症由于乳糜微粒和 VLDL 形式的三酰甘油降解障碍，实验检查甘油三脂（乳糜微粒，VLDL）显著升高。谷固醇血症实验检查胆固醇正常或升高，通过气相质谱检测的血植物固醇/谷固醇明显升高。

738. 为什么要对神经传递障碍疾病进行神经递质及代谢产物的定量分析

答：单基因遗传的神经传递障碍是严重早发进行性脑病的病因之一，包括有生物胺、γ-氨基丁酸（GABA）和甘氨酸等代谢障碍疾病。诊断主要依靠中枢神经系统神经递质及其代谢产物的定量分析，包括谷氨酸、甘氨酸、GABA 以及生物胺和蝶呤的代谢产物。苯丙氨酸、酪氨酸和色氨酸的辅酶四氢生物蝶呤（BH4）缺乏以及一氧化氮合酶缺乏均可导致生物胺代谢障碍。芳香族左旋氨基酸脱羧酶是一种维生素 B_6 依赖酶，催化 5-羟色胺、多巴胺的合成，多巴胺在多巴胺羟化酶的作用下转化为去甲肾上腺素和肾上腺素。GABA 是脑干水平以上中枢神经系统的抑制性神经递质。谷氨酸脱羧酶和 GABA 转氨酶都是维生素 B_6 依赖性酶。

不同神经递质疾病临床表现各异，对于不明原因的幼儿脑病很难立刻联想到神经递质疾病。神经递质分析的适应证不包括单独的智力发育延迟或普遍的发育落后。许多疾病如 GABA 转氨酶缺乏、非酮性高甘氨酸血症、维生素 B_6/磷酸吡哆醛反应性癫痫常表现为严重的早发性癫痫脑病。多巴胺生物合成障碍导致进行性锥体外系运动障碍。不同个体的症状和病程差异较大，可表现为间歇性局部张力异常、遗传性痉挛性瘫痪、脑瘫，甚至严重的婴儿脑病。

739. 为什么会发生胱氨酸尿症

答：胱氨酸尿症是一种罕见的溶酶体贮积症，是由于编码细胞溶酶体的胱氨酸转运子的 *CTNS* 基因缺陷导致胱氨酸在细胞溶酶体蓄积及细胞内吞功能、细胞内囊泡运输下调和相关的细胞信号转导异常。临床可表现为婴儿型、青少年型和成人型，婴儿型可表现为范科尼肾病（肾小管病，电解质紊乱）或肾衰竭、内分泌紊乱、矮小、偶有肝脾增大、肌病、角膜结晶等，成人期可能有中枢神经系统症状出现；青少年型主要表现为肾病；成人型主要表现为良性角膜结晶。诊断需要测定白细胞胱氨酸含量。

740. 为什么会发生嘌呤代谢障碍

答：嘌呤核苷酸是细胞的固有物质，参与能量的传递、代谢调节和 DNA、RNA 的合成。嘌呤代谢通过两条途径合成：从头合成和补救合成，正常情况下，补救合成占优势，且在部分组织如脑、骨髓中只能通过此途径合成核苷酸。嘌呤代谢障碍性疾病分为三类：第一类为嘌呤核苷酸从头合成障碍，包括：磷酸核糖焦磷酸合成酶活性过强症、腺苷酸琥珀酸裂解酶缺乏症、ATIC 缺乏导致 5-氨基-4-咪唑羟酰胺核糖尿症；第二类为嘌呤核苷酸补救合成障碍，包括次黄嘌呤-鸟嘧啶-磷酸核糖转移酶缺乏症和腺嘌呤磷酸核糖转移酶缺乏症；第三类为嘌呤核苷酸分解代谢障碍，包括肌肉 AMP 脱氨酶缺乏症、腺苷脱氨酶缺乏症、黄嘌呤氧化酶缺乏症、嘌呤核酸磷酸化酶缺乏症。嘌呤代谢障碍患者会出现肾脏（反复尿道感染，肾结石，肾衰竭）、神经系统（精神运动性迟缓，癫痫，痉挛，肌张力低下，共济失调，孤独症，自残，耳聋）、关节炎、矮小、肌肉痛性痉挛和失用性萎缩、贫血和免疫缺乏伴反复感染等表现。

741. 为什么会发生嘧啶代谢障碍

答：嘧啶的合成有两种途径，一种为从头合成，另一种为补救合成。嘧啶分解代谢通过一系列的酶反应最终产生 β-丙氨酸和 β 氨基异丁酸。嘧啶合成和分解代谢途径中酶的缺乏可引起嘧啶代谢障碍。嘧啶代谢障碍非常罕见，较常见的有遗传性乳清酸尿症和二氢嘧啶脱氢酶缺乏症。遗传性乳清酸尿症由于嘧啶核苷酸缺乏影响细胞的分化导致巨幼红细胞贫血和生长发育迟滞。二氢嘧啶脱氢酶缺乏症则表现为癫痫、运动和智能发育落后，伴有肌张力低下和反射亢进、小头畸形以及自闭症特征。

742. 为什么会发生骨质疏松

答：骨质疏松是一种骨骼疾病，其特点是骨强度受损，导致发生骨折的风险增加。虽然骨质疏松即每单位体积骨量降低被当作骨密度（bone mineral density，BMD）降低的同义词，但骨质疏松患者并不一定具有 BMD 降低这一特征。还有其他一些促进骨强度下降的因素，包括：骨体积小、宏观结构欠佳（如股骨颈长度增加）、微观结构受损、骨皮质孔隙增加、骨原料质量受损，以及骨细胞生存力下降。诊断骨质疏松或估计将来发生骨质疏松的风险几乎只能依靠影像学检查来测定骨量，例如双能 X 线吸收法和定量计算机断层扫描。个体累积的骨量在 20 多岁时达到顶峰，骨量峰值低很可能会促成以后发生骨质疏松，其因遗传、激素和环境变量，以及骨骼部位（骨的类型）和 BMD 测定方法的不同而不同。然而，年老、性激素缺乏、脂质氧化、体力活动减少、使用糖皮质激素及摔倒倾向均是骨折风险增加最关键的决定因素。与高血压等其他多因素疾病一样，骨质疏松的主要致病因素很可能因人而异。此外，即使是同一个体，骨质疏松的发病机制也可能随时间而改变。因此，对于女性而言，绝经后早期骨质疏松的机制可能是骨吸收增加，随后可能是骨形成减少。

（邱文娟）

第十三章 结石病的特殊检验

第一节 概　　述

743. 什么是结石病

答：人体或动物体内的导管腔中或腔性器官（如肾脏、输尿管、胆囊或膀胱等）的腔中形成的固体块状物。主要见于胆囊、膀胱、肾盂中，也可见于胰导管、涎腺导管等腔中。结石由无机盐或有机物组成。结石中一般有一核心，由脱落的上皮细胞、细菌团块、寄生虫卵或虫体、粪块或异物组成，无机盐或有机物再层层沉积核心之上。由于受累器官的不同，结石形成的机制，所含的成分、形状、质地、对机体的影响等均不相同。总的来说，结石可造成管腔梗阻，影响受累器官液体的排出，产生疼痛、出血或继发性感染等症状。

不同部位结石的临床表现有很大差异，同一部位的结石会因为结石的大小、是否存在继发感染等有不同的临床表现。上尿路结石主要症状是疼痛及血尿。通常患者都会出现肉眼或镜下血尿，后者更为常见。若继发感染可表现为急性肾盂肾炎及肾积脓。双侧上尿路结石引起严重的梗阻可导致患者出现尿毒症。膀胱结石典型症状为排尿突然中断，疼痛放射至远端尿道及阴茎头部，伴排尿困难和膀胱刺激征。胆囊结石绝大部分没有临床症状，胆囊结石的典型症状为胆绞痛，部分还可表现为胆囊炎发作。有些患者可以表现为 Mirrizzi 综合征（胆囊炎、梗阻性黄疸、胆管炎）。若结石排入胆管，可造成胆管结石。胆管结石患者可以没有临床症状，也可以表现为腹痛、黄疸。若合并胆管感染者可表现为发热、腹痛及黄疸，严重者则会出现休克及精神神经系统症状。部分胆囊结石还可能会引起胆源性胰腺炎的发作。

744. 为什么常规结石病的诊治手段各不相同

答：结合典型临床表现、影像学检查（主要是超声检查），一般不难做出结石的诊断。诊断结石后还应该借助相关手段了解结石对脏器功能是否有损伤，如尿石症应该积极评价是否存在肾周脓肿及肾功能储备情况。

不同部位的结石治疗方法不尽相同，同一部位的结石治疗方案应根据患者结石大小、患者全身状态等因素做出综合决定。下面以胆囊结石为例介绍胆囊结石的治疗原则。有症状的胆囊结石建议手术治疗，无症状的胆囊结石存在如下情况者也应该考虑手术治疗：①结石直径≥3cm；②伴有胆囊息肉>1cm；③胆囊壁增厚、钙化或瓷化胆囊；④发现胆囊结石10年以上；⑤合并糖尿病、心肺功能障碍者；⑥儿童胆囊结石；⑦边远或交通不发达地区、野外工作人员。

745. 为什么会产生消化道结石

答：患者可以无任何症状，也可以有上腹不适、食欲不振、口臭、恶心、呕吐或不同程度的腹胀腹痛等。按肠胃结石的组成内容物可分为植物石、毛石、乳酸石、医源性胃石等类型，其中以植物石最为常见。多见于男性，好发于 20~40 岁。发生于胃大部切除术迷走神经切断术、胃轻瘫综合征患者，似与这部分患者胃运动功能紊乱有关。可分为急性及慢性两型。病程在 6 个月以内为急性，超过 6 个月为慢性，急性者多见。急性型在大量吃柿子、山楂等 1~2 小时即出现症状，半数以上患者有上腹部疼痛胀满、恶心、呕吐，一般呕吐量不多，可有呕咖啡色或血性物，而大量呕血少见。体格检查有 30% 病例触及上腹部滑行性包块。由于胃石对局部黏膜造成的刺激和损伤，常并发胃溃疡、胃黏膜糜烂、幽门梗阻、肠梗阻，偶有穿孔及腹膜炎。查体时常于上腹部可触及移动性包块，一般无明显压痛。

746. 为什么实验室检查可以辅助胆结石病的诊断

答：胆结石又称胆石症，是指胆道系统包括胆囊或胆管内发生结石的疾病；胆道感染是属于常见的疾病。胆结石的实验室检查方法有：①胆红素代谢：当胆石引起胆管梗阻时，血清总胆红素增高，其中主要是结合胆红素增高，即结合胆红素与总胆红素之比常大于 40%；如胆管完全梗阻，其比值可大于 60%。尿中胆红素含量显著增加，而尿胆原则减少或缺如，粪胆原亦减少或消失；②血清酶学检查：梗阻性黄疸时，碱性磷酸酶（ALP）明显增高，常高于正常值 3 倍；γ-谷氨酰转肽酶（γ-GT）亦显著性升高；血清转氨酶（ALT、AST）呈轻到中度升高；乳酸脱氢酶（LDH）一般稍增高；③凝血酶原时间测定：胆管梗阻时，凝血酶原时间延长，应用维生素 K 后凝血酶原时间可恢复正常。但如胆管长期梗阻而引起肝功能严重损害时，即使注射维生素 K，凝血酶原时间也不会恢复正常，提示肝细胞制造凝血酶原有障碍；④血清铁与铜含量测定：正常人血清铁与血清铜的比值为 0.8~1.0，当胆道发生梗阻时，血清铜含量增加，使铁铜比值小于 0.5；⑤十二指肠引流液检查：目前已较少采用，主要是引流液的采集较麻烦，且不能为多数患者所接受。目前采集十二指肠液有两种方法，即十二指肠插管法与逆行胆管造影时进行。一般需在应用八肽缩胆囊素刺激胆囊收缩后，再收集富含胆汁的十二指肠液，然后将此液体置于显微镜下观察，如发现胆固醇结晶和（或）胆色素钙盐颗粒则对胆石症的诊断有重要帮助。

747. 为什么小儿会产生尿路结石

答：尿路结石的发生率、结石成分与部位及年龄分布在不同地区、不同时代均有明显差异。一般小儿尿路结石的发病率低于成人，在尿路结石患者中，儿童仅占 2%~5%。小儿尿路结石的特殊性是与特殊的代谢疾病或不同原因引起的代谢失平衡及先天性解剖畸形有关。营养状况、生活方式、地理环境等多种因素也影响尿路结石的成分及结石的部位。

小儿产生尿路结石的原因有：

（1）尿液质和量的改变：①尿中形成结石的物质浓度过高：多见的为尿中钙、草酸或尿酸的排出量增加。尿量少和尿液浓缩，可致尿中所有溶质浓度增高；②尿 pH 改变；

③尿中抑制晶体沉淀物质减少：如枸橼酸、酸性黏多糖、镁等减少；④尿中的菌落、坏死组织、脓块均可成为结石核心。

（2）泌尿系统局部因素：①尿淤滞：如尿路狭窄、梗阻、憩室可使尿液淤积，成石物质沉积；②尿路异物：如长期留置的导管、不可吸收的缝线、弹片、塑料管等，都可成为结石的附着体。

（3）全身因素：①新陈代谢异常：甲状旁腺功能亢进，钙、磷代谢异常，可致高尿钙症。痛风病时尿酸排出增多，家族性遗传性胱氨酸代谢异常，可致胱氨酸结石；代谢异常目前被认为可能是一种多基因遗传病，可见遗传因素是儿童尿石症的一个不可忽视的因素，现已发现了三十多个致病基因，包括数个单基因遗传性肾结石基因。②喂养不当：儿童缺乏动物蛋白，易发生膀胱结石。动物蛋白、维生素 D 摄入过多，纤维素过少，易诱发上尿路结石。饮水少、尿浓缩，晶体易形成。

（4）环境因素：干燥、相对高温环境、活动少、饮用水水质差，都可促使尿石形成。

748. 什么是尿路结石病的生理病理特征

答：肾盏结石可在原位而不增大。亦可增大并向肾盂发展。当肾盏颈部梗阻时，导致肾盏积液或积脓，进一步引起肾实质感染、瘢痕形成，甚至发展为肾周感染。肾盏结石亦可进入肾盂或输尿管。结石可自然排出，或停留在尿路某一部位。当结石阻塞肾盂输尿管连接处或输尿管时，可引起急性完全性梗阻或慢性不完全性梗阻。前者在及时解除梗阻后，可无肾脏损害。慢性不完全性梗阻导致肾积水，使肾实质逐渐受损而影响肾功能。较大的肾盂结石对肾实质和肾功能的损害轻微。结石可损伤尿路黏膜导致出血、感染。在有梗阻时更易发生感染。感染与梗阻又可促使结石迅速长大或再形成结石。结石在肾盂或膀胱内偶可引起恶变。结石在肾内逐渐长大，充满肾盂及部分或全部肾盏，形成鹿角形结石。可继发感染，亦可无任何症状。

结石进入输尿管时，常停留或嵌顿于生理狭窄处，即肾盂输尿管连接处、输尿管跨越髂血管处及输尿管膀胱连接处。由于输尿管内径自上而下由粗变细，结石位于输尿管下 1/3 处最为多见。

749. 为什么尿液实验室检查有助于尿路结石的诊断

答：病史和体检：病史中多有典型的肾绞痛和血尿，或曾从尿道排出过结石。查体可发现患侧肾区有叩击痛，并发感染、积水时叩击痛更为明显，肾积水较重者可触及肿大的肾脏，输尿管末端结石有时可经直肠或阴道指检触及。

实验室检查：尿液常规检查可见红细胞、白细胞或结晶，尿 pH 在草酸盐及尿酸盐结石患者常为酸性；磷酸盐结石常为碱性。合并感染时尿中出现较多的脓细胞，尿细菌学培养常为阳性，计数大于 10 万/ml 以上，并发急性感染及感染较重时，血常规检查可见白细胞总数及中性粒细胞升高。多发性和复发性结石的患者，应测定血、尿的钙、磷值、尿酸值等，以进一步明确结石的病因。

X 线检查：X 线检查是诊断肾及输尿管结石的重要方法，约 95% 以上的尿路结石可在 X 线平片上显影。辅以排泄性或逆行性肾盂输尿管造影，可确定结石的部位、有无梗阻及梗阻程度、对侧肾功能是否良好、区别来自尿路以外的钙化阴影、排除上尿路的其他病变、确定治疗方案以及治疗后结石部位、大小及数目的对比等都有重要价值。密度低或透光性结石，加以输尿管、肾盂充气造影，结石则显示更为清晰。

其他检查：B超在结石部位可探及密集光点或光团，合并肾积水时可探到液平段。同位素肾图检查可见患侧尿路呈梗阻型。

（沈立松　赵　霞）

第二节　尿路结石的特殊检验

750. 为什么对肾结石者需作病因和病理生理检查

答：肾结石诊断一旦成立，应详细了解病史、饮食习惯、家庭史、既往疾病和相关检查以做出病因诊断，包括 X 线片上结石的形态、尿生化检查（尿 pH、尿电解质尤其是尿钙、草酸、胱氨酸、枸橼酸等）、尿细菌培养和血生化检查（血 Ca^{2+}、Mg^{2+}、PTH、pH、Cl^-、K^+等）。上述检查应重复 2~3 次，血和尿检查应同步。考虑摄入情况、环境、活动等因素。对于肾结石已自行排出体外或已经过手术等治疗的患者，应定期检查上述血和尿，如有异常则做出相应治疗使之达到早期干预的目的。

751. 为什么尿路结石患者的实验室检查极为重要

答：泌尿系统结石的诊断包括以下 3 个方面的内容：即结石存在的诊断（了解结石的部位、大小、数目）；结石病因的诊断；结石并发症的诊断。由于泌尿系统结石是一个全身性异常矿化性疾病，容易产生并发症且复发率很高，因此上述三方面的诊断缺一不可。

实验室检查对泌尿系统结石病因诊断极为重要，通常包括尿液检查、血液检查、结石成分分析、特殊代谢检查。常见的实验室检查项目包括：①尿液检查：尿液肉眼观察、尿液常规化学分析（pH、比重、蛋白、葡萄糖、酮体、胆红素、胆原、亚硝酸盐、白细胞酯酶、血红蛋白）、尿沉渣检查（尿液结晶、白细胞、红细胞、上皮细胞、管型、细菌）、尿生化检查（钠、钾、氯、钙、磷、尿酸、草酸、枸橼酸、胱氨酸）、尿液细菌学培养及药物敏感试验；②血液检查：血清电解质测定（钠、钾、钙、磷、镁）、血清肾功能测定（肌酐、尿酸、尿素氮）；③结石分析：化学分析法、X 射线衍射分析、热分析、红外光谱分析、扫描电子显微镜观察、偏光显微镜观察、光谱半定量法。

752. 为什么尿路结石还需采用特殊检验

答：结石分析物理方法较多，根据其不同的检测目的可以分为 3 类：元素分析、物相分析和结构分析。包括：光谱分析、红外光谱分析、X 线衍射分析、扫描电镜、热分析、偏光显微镜、Zeta 势能测定晶体、雷达图、阴极发光技术。

原发性甲状旁腺功能亢进、高钙尿、肾小管酸中毒等有特殊的检查方法，如甲状旁腺激素测定诊断甲状旁腺功能亢进、钙负荷试验可进一步区分高钙尿类型、酸负荷试验有助于诊断远端肾小管酸中毒等。

753. 为什么化学分析法可以进行尿路结石成分分析

答：尿路结石的化学成分复杂多样，而且多种成分常互相混合。化学分析方法正是基于充分了解结石的这些组成成分，采取从估计含量最多的成分开始，逐步分析。可以通过观察结石外形、颜色或对结石标本预处理和预试验，通过考察结石与某试剂反应，产生特定的颜色、沉淀、气体等，可初步判断为何种组成。采用烧灼法，结合病史以及结石的外形、颜色、硬度、X线显影度及表面光滑或粗糙程度等资料可判定结石大概成分。

常用化学定性方法点滴法、加热法、纸片法等，对于复杂组成的结石需要采用系统分析法。比如一些引起感染性的铸型结石，其成分往往很复杂。化学定量分析是在定性分析的基础上进行的，是测定试样中某一种特定物质的含量。常用的分析方法有很多，比如电位滴定分析法、比色法、重量法、分光光度计法、离子交换法等。例如容量滴定法测定Ca、Mg、C_2O_4，目视比色和分光光度法测定尿酸（铵）、胱氨酸和磷酸等。由于草酸钙对结石形成的影响较大，尿中草酸的监测对预防尿石症发生和复发具有指导意义。

754. 为什么光谱分析法可以进行尿路结石成分分析

答：（1）定性分析：根据每一种元素的特征谱线，采取标准光谱比较法或铁谱比较波长法，即可确定试样中是否存在被检元素。

（2）半定量分析：将预先配制好的基本成分和试样组成基本相似的标准原则，与试样在同一实验条件下，在同一感光板上并列摄谱，在映谱仪上将相似的试样光谱与标样光谱某一相同分析线的照相参量进行比较，谱线照相参量相同者含量也相同，据此估计该元素的大致含量。

（3）定量分析：近年来由于电感耦合等离子体原子发射光谱技术（inductively coupled plasma，ICP）、质谱技术用于光电直读光谱仪，其具有其他方法无与伦比的优点，如用ICP光源激发时所能检测的<10ppb的元素比其他任何方法都具优势。

755. 为什么红外光谱分析法可以进行尿路结石成分分析

答：红外光谱分析（infrared spectrophotometry，IR）是用红外分光技术检测和研究分子的红外吸收光谱的方法。1955年红外分光光度计首次被用来研究结石，有研究将这种方法和热分析法进行比较，认为红外光谱法是一种鉴定结石成分比较理想的方法。

（1）定性分析：采用合适的样本制备方法，用红外分光光度计绘制其图谱，再和纯物质的标准图谱对照，便可做出鉴别。如测试的样品含有杂质，样品光谱和杂质光谱可能会互相重叠，但只要杂质光谱不将样品光谱覆盖，在与标准光谱进行比较时，仍可确定其成分。

（2）定量分析：红外分光光度计记录下样品的吸收率，分析与样品浓度直接相关的吸光度，并借助对比吸收峰的强度分析红外光谱，可对混合物进行定量分析。新型的红外分光光度计可直接测出吸收系数，再由计算机帮助，使定量分析更快速、更准确。

756. 为什么X线衍射分析可以进行尿路结石成分分析

答：1931年X射线衍射技术首次被用来测定泌尿系结石。Rebentish等采用X射线衍射法对尿结石进行定性分析，通过使用特定的计算机程序，分析影响结石形成的10种典型因素，从而提出饮食预防和药物治疗措施。随后，许多学者应用此方法对泌尿系结石进行了系统研究，他们认为衍射仪法是鉴定结石类型的一种令人满意的方法，无论对无机晶体还是有机晶体都能做出准确而迅速的分析。

（1）定性分析：用粉末法或衍射仪进行检查，先测量和计算结晶衍射花样各个线条的晶面间距值，测量或估计线条的相对强度，再将上述结果和美国材料试验学会（American Society for Testing and Materials，ASTM）卡片对照。这是一套由数千种物质的衍射试验数据编辑成的卡片集，可在相应的卡片上查到某物质的名称和化学结构式。

（2）定量分析：在混合物中每一晶体的衍射线条强度随该晶体含量的增加而提高，因而可以用 X 射线衍射仪进行混合物的定量分析。过去使用粉末法，由于射线吸收作用受试样的影响，使试样的衍射强度与其含量关系不一定呈正比，可能使测定结果不准确。现衍射仪测定的精确度大为提高，而且操作简便迅速。

757. 为什么扫描电镜可以进行尿路结石成分分析

答：光学显微镜的分辨力受光波波长的限制，因而其放大倍数有限，于是人们用电子射线代替光波，突破了光学显微镜的限制。1931 年第一台电子显微镜（透射电镜）诞生，但放大率仅 12 倍，1935 年又提出了扫描电镜的工作原理，1940 年扫描电镜问世。俄歇电子、X 射线等信号的能量和强度均与物质的原子序数有关，因此利用从试样表面被高能电子探针束所激发的俄歇电子、X 射线特征光谱进行测量和分析，便能确定尿结石中元素含量或晶体成分。

近年来，为了便于检查尿内晶体和光学显微镜镜检时制作的尿石薄片，更将光学显微镜和扫描电镜结合在一起使用，可以对尿石成分和结构进行连续观察。扫描电镜已成为尿石分析的重要方法，也促进了尿石研究的深入开展。

758. 为什么热分析可以进行尿路结石成分分析

答：20 世纪初就开始在试验室应用这一分析技术，但由于热化学方法条件难控制，精确度差，长期以来发展比电学、光学缓慢得多。随着热谱技术的发展，它的功能不断提高，特别是与 X 线射线分析仪和色谱仪等实现联用，更扩大了其应用范围，热分析正逐步成为泌尿系结石研究的常用方法之一。

热重分析是通过测量和记录被测物质在一定温度范围内的重量变化，来研究物质理化改变过程的试验手段，过去一直用于对矿物成分的研究。Strates 于 1996 年介绍热重法可用于泌尿系结石的定量分析，此后，一些学者又相继报道了使用该方法的经验，他们一致认为热重法可以对泌尿系结石成分进行精确定量。

759. 为什么偏光显微镜可以进行尿路结石成分分析

答：晶体光学是研究晶体物质光学性质的一门学科，已被广泛应用于尿路结石的研究中，其主要是通过偏光显微镜利用晶体光学的原理来分析和鉴定泌尿系结石的晶体成分和结构特征；通过对单偏光、正交偏光和锥光三个系统进行观测，确定晶体的成分。

国内有研究用偏光显微镜法对 100 例尿结石进行分析，并对其中的 56 例进行了红外光谱分析，二者结果基本一致，认为是鉴定结石成分的一种比较准确的方法，而且鉴定结石成分的同时观察结石的结构，这一点是许多仪器无法比拟的。但由于其放大倍数有限，不易看清结石的微小颗粒和结构，因此，有时需配合电子显微镜进一步观察，才能得出可靠的结果。

760. 为什么 Zeta 势能测定晶体可以进行尿路结石成分分析

答：Zeta 电位是带电介质的胶体粒子与大量介质之间滑动面上的电位，是作为粒子间斥力的量度，视为粒子聚集抑制的标志。1979 年 Zeta 电位测量技术被引入泌尿系结石的研究中，并发现：①纯水中一水草酸钙晶体表面有正的 Zeta 电位值，pCa＝5.2 时 Zeta 电位为 0，pCa<5.2 时 Zeta 电位变为负值；②单价离子对一水草酸钙结晶表面 Zeta 电位影响不大，表明它在晶体表面无吸附；③多价离子可使一水草酸钙表面 Zeta 电位变成负值，表明这些离子在晶体表面有化学吸附；④Zeta 电位的试验室测定值与双层模型的计算值能很好的吻合。

761. 为什么雷达图可以进行尿路结石成分分析

答：通过采用数字计算方法进行多变量分析，但其所得的结论比较抽象。近年来，发展了用平面图来表达多变量分析，例如"雷达图"、"星座图"、"脸谱图"等。其优点是能一目了然地判别一组多变量的各自特性，这一表达方式已应用于医学临床研究。在泌尿外科中应用于研究泌尿系结石的结构和尿中成分的关系，同样可以用来进行结石形成的尿危险因素分析。

762. 为什么阴极发光技术可以进行尿路结石成分分析

答：阴极发光技术 19 世纪中期已应用于地质学，随着电子探针技术的发展，其应用迅速扩展。阴极发光技术应用于尿石分析是基于它能对多种矿物质的发光性能、构造和形成机制进行观察，从而确定结石成分，了解其形成特点，为防治结石提供帮助。阴极发光技术用于结石分析研究有其不可替代的优势，在阴极光照射下，根据各种成分的特有颜色和荧光强度，很容易分辨出结石的各种组分及构造。阴极发光技术分析研究取得了一定进展，但目前还不清楚，结石各种成分发光的原理是由于其本身还是混存的微量元素，尚待进一步研究。

763. 为什么尿路结石可以分为多种不同的类型

答：结石的类型取决于其晶体成分。主要有以下几种：①草酸盐结石，棕褐色，质紧硬，表面粗糙有刺，呈桑葚形，切面呈环形层状。容易损伤尿路黏膜引起血尿，在碱性尿内形成，可以是单纯的草酸钙结石，但多数为草酸钙和磷酸钙混合性结石；②磷酸铵镁结石，灰白色，表面光滑或有颗粒，质硬或松脆易碎。在肾盂、肾盏内可形成鹿角形结石。切面常见有核心（为细菌或脱落上皮等），呈同心性层状结构。在碱性尿中形成，常与碳酸盐混合；③尿酸盐结石，黄色或褐色，表面光滑，质硬，圆或卵圆形，常形成多数小结石，在酸性尿内形成。尿酸结石可为单纯性或与草酸钙、磷酸钙等形成混合结石，单纯尿酸结石 X 线可透过常不显影，混合结石 X 线不透过可显影；④胱氨酸结石，黄白色、光滑、外观蜡样，X 线能透过，不易显影，形成于酸性尿中。大多数尿结石的晶体成分为混合性，单一成分者较少。

764. 为什么基因检测只能作为尿路结石的辅助诊断

答：泌尿系结石是一种世界范围的常见病和多发病，其发病率呈上升趋势。泌尿系结石的病因比较复杂，它与自然环境、社会生活条件、全身性代谢紊乱及泌尿系统本身的疾患有关。众多研究表明尿石症可能是多基因缺陷并相互渗透引起的，因此，对基因多态性与泌尿系结石的关系的研究引起了人们的兴趣，随着聚合酶链式反应-限制性片段长度多态性分析等分子生物学技术的发展，基因多态性与泌尿系结石遗传易感性间的关系已得到了较深入的研究。与泌尿系结石有关的基因多态性有维生素 D 受体基因多态性、骨桥蛋白基因多态性、降钙素受体基因多态性、血管内皮生长因子、钙敏感受体基因多态性等，它们之间可能表现为协同作用，也可能表现为拮抗作用，尽管目前对基因多态性与泌尿系结石遗传易感性的关系进行了较深入的研究，但许多问题尚未阐明，一些研究报道的结论还不一致。

765. 为什么尿石症患者在治疗中出现感染或出血需实验室检查予以辅助

答：所有准备取石的患者都必须行菌尿检查，感染患者更是常规。对于病情并不复杂的患者进行试纸法是行之有效的，部分患者则必须行尿培养。对于临床上有明显感染和梗阻表现的患者，在取石之前需进行必要的处理，如置入输尿管支架管或行经皮肾造瘘术。

出血患者中，对于有出血性疾病或正在服用抗凝药物的患者，在整个治疗过程中应和内科医师保持联系，请其协助诊治并应进行凝血常规检查。凝血功能障碍对于体外冲击波碎石、经皮肾镜碎石术、输尿管镜以及开放手术来说都是禁忌证。

766. 为什么要对原发性和继发性高草酸进行鉴别

答：原发性高草酸尿症 I 型为乙醇酸尿症（glycolicaciduria），II 型为甘油酸尿症（glycericaciduria）很少见。继发性高草酸尿症的原因包括维生素 C 的过量摄入、饮食中草酸及其前体物质的过量摄入、饮食中钙的摄入减少、肠源性高草酸尿症和维生素 B_6 缺乏等。尿草酸增加的常见原因是肠源性草酸及其前体物的吸收增加。另一方面，小肠切除或短路手术后、脂肪痢或 Crohn 病时也可以出现与胆酸代谢紊乱和水分丢失过多有关的高草酸尿症。此外，有人认为高草酸尿症患者的肠道内嗜草酸杆菌（O. formigenes）数量减少。

767. 为什么尿液检测前须对标本添加试剂保存

答：盐酸可预防贮存的尿样析出草酸钙和磷酸钙沉淀。盐酸也消除了维生素 C 对草酸盐的氧化作用。但在酸化的尿样中，尿酸盐会产生沉淀，如果需要检查尿酸盐的排泄分泌，则必须碱化尿样使尿酸盐沉淀溶解。添加了叠氮化钠的尿样也可进行尿酸盐分析。为了测定尿液的 pH，需要收集不加盐酸的尿样，建议采用叠氮化钠保存的尿样进行测定。对于夜间采集的尿样，其 pH 的测定必须在收集后立即进行才有效，因为尿液存放一段时间后，其 pH 可能发生改变。

768. 为什么要对尿石症中的检验项目进行评价

答：测定血清/血浆钙是为了诊断甲状旁腺功能亢进或其他与高钙血症有关的疾病。若血钙浓度高（>2.60mmol/L），应通过复查血钙、测定甲状旁腺激素水平来确诊或排除甲状旁腺功能亢进的诊断。对未分析结石成分的患者，血清高尿酸加上可透 X 线的结石应考虑尿酸结石。要强调的是尿酸结石在腹部平片（kidney-ureter-bladder，KUB）上不显影，但在 CT 片上可以清楚的显示。应该用禁食晨尿（或新鲜晨尿）测定尿 pH。禁食晨尿 pH >5.8 可考虑完全性或不完全性肾小管酸中毒。在同一份禁食晨尿或新鲜晨尿样本中，菌尿和胱氨酸尿可通过特定检查排除或确诊。测定血清钾是为了获得对可疑的肾小管酸中毒的诊断进一步支持。低钾血症伴低枸橼酸盐尿可能是噻嗪类利尿剂治疗失败的一个原因。

建议收集两份尿样是依据观察到这种方法可增加尿液异常的检出率。不同的收集时间如 24、17、16、12、4 小时或新鲜尿样有利于提供一组正常值。

769. 为什么肾结石的实验室检查不能替代已有的影像学检查

答：结石患者常常表现为急性肾绞痛发作。肾绞痛发作的结石患者一般会出现特征性的腰痛、呕吐以及低热等症状，既往可能有结石病史。临床诊断需要依靠适宜的影像学检查方法。通过影像学检查，我们可以立即决定对患者进行保守治疗还是考虑其他治疗方法。对于发热或孤立肾患者，或者尿石诊断不能肯定时，影像学检查是必不可少的。对所有具有泌尿系结石症状的患者的诊断性检查需要可靠的影像学技术。对于结石引起的急性肾绞痛的患者，排泄性尿路造影（静脉肾盂造影，intravenous pyelography，IVP）是"金标准"。近年来，非增强的螺旋 CT 检查因为其快速而且无需造影剂的优点而成为另一选择。在随机的前瞻性研究中，对于急性腰肋部疼痛的患者非增强的螺旋 CT 诊断的特异性和敏感性与排泄性尿路造影相似。在某些病例中，增强 CT 检查可获取肾脏功能的有关信息。CT 的一个优势是可以显示在普通平片上可透 X 线的尿酸结石和黄嘌呤结石。CT 的另一个优势是可以同时进行鉴别诊断。CT 的检查虽然具有无需造影剂的优点，但检查中患者须接受更大剂量的放射线。腹部平片（KUB）联用超声检查（Ultrasound，US）是诊断急性腰肋部疼痛患者的另一常用检查。大量的临床实践显示 KUB+US 足以诊断绝大多数输尿管结石患者。某些病例需要特殊的检查如逆性肾盂造影、（经皮）顺行肾盂造影和放射性核素扫描。

（沈立松　赵　霞）

第十四章　其他疾病的特殊检验和临床应用

第一节　心血管疾病

770. 为什么基因诊断有助于长 QT 综合征的病因诊断

答：长 QT 综合征（LQTS）是一种以心电图（EKG）上 QT 间期延长，伴有 T 波和（或）u 波形态异常的心脏病，可能导致反复的晕厥，室性心律失常和心源性猝死。长 Q-T 间期综合征的病因很多，包括先天性和获得性两个方面。先天性 LQTS 常见的疾病包括常染色体显性遗传的 Romano-Ward 综合征（RWS）以及常染色体隐性遗传的 Jervell-Lange-Nielsen 综合征（JLNS），前者听力正常，后者伴有先天性耳聋。

RWS 的患病率是 1/3000。在符合 RWS 临床诊断标准的家族中，约 75% 具有已知的遗传原因，约 3% 的 RWS 病例是 *KCNQ1* 或 *KCNH2* 中大量缺失或重复的结果。JLNS 则是由 *KCNQ1* 或 *KCNE1* 基因纯合或复合杂合突变引起的。

2004 年又发现了一种新的钙通道病，称为 Timothy 综合征（Timothy syndrome，TS）。TS 是常染色体显性遗传性疾病，典型的临床表现为 QT 间期延长、先天性心脏病、并指/趾、神经系统异常和特征性面容。TS 的基因突变都位于编码 CaV1.2 Ca^{2+} 的基因 *CAC-NA1C*。

LQTS 的管理策略包括药物治疗，植入式心脏复律除颤器（ICD）或其他手术干预，以及生活方式的限制，如避免竞争性运动。在一些情况下，了解患者 LQTS 的基因型可以帮助定制个体的治疗计划。例如，具有 *SCN5A* 致病变体的患者可能对 β-阻滞剂的治疗反应不佳，可考虑 ICD。

因此，很多专家共识推荐进行 LQTS 的遗传学检测，以帮助临床确诊，同时有助于危险分层以及识别有风险的家庭成员。

771. 为什么遗传学检测可以辅助诊断夜间猝死综合征

答：夜间猝死综合征又称 Brugada 综合征（BrS）是一种遗传性心脏病，其特征在于心电图（EKG）V1~V3 导联 ST 段呈下斜形或马鞍形抬高，具有可导致心源性猝死的室性心律失常的高风险。BrS 以常染色体显性方式遗传，为编码心脏离子通道的基因突变所致，主要为 *SCN5A* 基因，但亦有报道在 *SCN3B*，*CACNA1C* 和 *KCNE3* 基因中存在大的缺失。

BrS 的诊断基于特征性 EKG 异常以及个人家族史，还需要排除其他原因，包括心脏结构异常，药物和电解质失衡。但是，BrS 的遗传学检测也十分重要，因为大多数患有 BrS 的患者是无症状的，但是无症状的个体可能仍然处于心脏事件增加的风险中。目前很多专家共识都支持进行 BrS 的遗传学检测，用于明确诊断并识别有风险的家庭成员。

772. 为什么有些基因与扩张性心肌病相关

答：扩张型心肌病（DCM）是一种原因未明的原发性心肌疾病。本病的特征为表现为心脏功能减弱，各心腔扩大，不能充分泵血。室性或房性心律失常多见。病情呈进行性加重，死亡可发生于疾病的任何阶段。心脏功能的减弱也会影响肺、肝和其他器官。

扩张性心肌病很可能是由于各种毒性物质，代谢产物或病原体损伤心肌细胞导致的。也可能是心肌梗死导致随后的心肌层纤维化损伤心肌细胞。急性病毒性心肌炎的后遗症通过免疫机制也可能导致扩张型心肌病。大约 20%~50% 具有特发性 DCM 的个体可能具有其疾病的可识别的遗传原因。家族中有 2 个或 2 个以上的患者时，可被诊断为家族性扩张型心肌病。大多数家族性扩张型心肌病以常染色体显性方式遗传，常染色体隐性遗传（如Alström 综合征）、X 染色体连锁遗传以及线粒体遗传也有报道。已经报道了至少 30 种与 DCM 有关的基因，包括编码心肌肌小节和其他与心肌收缩蛋白相关的基因，如 *ABCC9*，*ACTC1*，*ACTN2*，*ANKRD1*，*CRYAB*，*CSRP3*，*DES*，*LAMA4*，*LAMP2*，*LDB3*，*LMNA*，*MYBPC3*，*MYH6*，*MYH7*，*MYPN*，*NEXN*，*PLN*，*RAF1*，*RBM20*，*SCN5A*，*SGCD*，*TAZ*，*TCAP*，*TNNC1*，*TNNI3*，*TNNT2*，*TPM1*，*TTN*，*TTR*，*VCL* 等。

773. 为什么心脏病患者半乳凝集素-3 会升高

答：半乳凝集素-3（Galectin-3）是一种碳水化合物结合凝集素，其表达与炎症细胞包括巨噬细胞，中性粒细胞和肥大细胞有关。半乳凝集素-3 的生物学功能广泛，它已被证明参与癌症，炎症和纤维化，心脏病和脑卒中。半乳凝集素-3 的表达涉及与心力衰竭相关的多种过程，包括肌成纤维细胞增殖，纤维化，组织修复，炎症和心室重塑。因此，在正常人群中，半乳凝集素-3 的水平很低，而随着心脏疾病的进展，半乳凝集素-3 显著上调。半乳凝集素-3 浓度的升高与急性代偿失调性心力衰竭和慢性心力衰竭人群中的更高的死亡风险显著相关。

774. 为什么可溶性生长刺激表达基因 2 蛋白有助于心衰患者的预后判断

答：可溶性生长刺激表达基因 2 蛋白（ST2）是白细胞介素-1 受体家族的成员并且具有直接涉及心脏病进展的 2 种同种型：可溶性 ST2（sST2）和跨膜结合受体形式，ST2 受体（ST2L）。ST2 的配体是细胞因子白细胞介素-33（IL-33）。在心脏疾病中（如缺血性心脏病），IL-33 与 ST2L 相互作用，启动一系列连锁反应，最终表现为抗心肌细胞肥大，抑制心肌重构，减轻心室功能障碍，从而起到保护心脏的作用。然而，在心室压力和容积负荷过大的情况下，ST2 的转录产物（大量的 sST2）表现出不良病理作用，如导致不受抑制的心肌肥厚、房室扩张以及心脏射血分数下降等类似于 AMI 或严重心力衰竭后心肌重构的表现。也就是说，高浓度的 sST2 导致细胞死亡，组织纤维化，心脏功能降低和加速疾病进展。

ST2 检测对于患者的预后相当有价值，独立于 BNP 和 NT-proBNP，可用于诊断患有心力衰竭患者的死亡率和再住院高风险患者的风险分层。且 ST2 的浓度也不受年龄，肾功能或身体质量指数（BMI）的影响。

775. 为什么有些心脏病患者可以检测到抗心肌抗体

答：抗心肌抗体（anti-myocardial antibody，AMA），是一种自身抗体，当心肌受炎症、低氧、缺血及手术等因素引起损害时，可释放出心肌抗原，引起机体产生 AMA。AMA 有器官特异性，无种属特异性。心肌炎、风湿性心脏病、心肌梗死后综合征、心脏手术后综合征、亚急性细菌性心内膜炎、冠心病、急性肝炎、慢性活动性肝炎、克山病等疾病均可检出此抗体。其中较为严重的是病毒性心肌炎，AMA 滴度高且持续时间长，经激素治疗后可转阴。AMA 分为嗜异性和特异性两种，前者见于风湿性心脏病、急性肝炎和慢性活动性肝炎患者，属于非特异性抗体；后者见于心肌炎等患者，对心肌炎的诊断有一定参考价值。

776. 为什么不对称二甲基精氨酸可用于评估心血管事件的风险

答：不对称二甲基精氨酸（asymmetric dimethyl arginine，ADMA）是在血浆中发现的天然存在的化学物质。它是所有人类细胞的细胞质中连续蛋白修饰过程的代谢副产物。它与 L-精氨酸关系密切。ADMA 能够干扰 L-精氨酸生产一氧化氮（NO），而 NO 是一种参与内皮正常功能、延长心血管健康的关键化学物质。

ADMA 为冠心病独立的危险因素。升高的血浆 ADMA 使得急性冠脉综合征、不稳定心绞痛、2 型糖尿病、终末期肾脏疾病患者发生心血管事件的风险或死亡的风险增加 4~6 倍。冠心病患者基线 ADAM 的水平即使在调整了低密度脂蛋白胆固醇（LDL-C），高密度脂蛋白胆固醇（HDL-C），三酰甘油（TG）肌酐和超敏 C 反应蛋白后，仍然是不良事件的显著危险因素。

777. 为什么体内神经酰胺水平升高可导致不良心血管事件风险上升

答：神经酰胺（ceramides）是生物膜双层中鞘磷脂分解产物，以高浓度存在于细胞的细胞膜内，是公认的第二信使，在细胞的生长、增殖、分化、凋亡和损伤过程中，发挥广泛而重要作用。神经酰胺及其下游代谢物的作用也已经在许多病理状态中被提出，包括癌症、神经变性、糖尿病、心血管疾病、肥胖和炎症。血浆神经酰胺是不稳定动脉粥样硬化斑块引起不良心血管事件的预测因子。代谢功能障碍和血脂异常导致神经酰胺在非贮存脂质的组织中积累。外周血中神经酰胺的浓度升高与动脉粥样硬化斑块形成、缺血性心脏病、心肌梗死、高血压、卒中、2 型糖尿病、胰岛素抵抗和肥胖等均有关。已经鉴定出三种与心血管疾病和胰岛素抵抗高度相关的神经酰胺：Cer16：0，Cer18：0 和 Cer24：1。具有升高的血浆神经酰胺的个体即使在调整年龄，性别，吸烟状况和血清生物标志物如低密度脂蛋白（LDL）和高密度脂蛋白（HDL）胆固醇，C 反应蛋白（CRP）和脂蛋白相关磷脂酶 A2（Lp-PLA2）后，仍然具有较高的发生心血管事件的风险。

778. 为什么亚甲基四氢叶酸还原酶基因突变检测可用于心血管风险评估

答：同型半胱氨酸是血液中的一种化学物质。它在代谢过程中，可以被机体再利用，合成其他蛋白质，在再利用过程中，需要维生素 B_{12}、B_6 和叶酸。如果一个人缺乏维生素 B_{12}、B_6 或叶酸，同型半胱氨酸不能有效循环，从而在血液中堆积，称同型半胱氨酸血症。高同型半胱氨酸血症是冠状动脉疾病，急性心肌梗死，外周动脉疾病，卒中和静脉血栓栓塞的独立危险因素。

同型半胱氨酸高效的循环有赖于亚甲基四氢叶酸还原酶（5，10-methylenetetrahydrofolate reductase，MTHFR）。如果形成 MTHFR 酶的基因发生突变可以导致酶活性下降，从而导致同型半胱氨酸水平升高。七个独特的 MTHFR 突变与同型半胱氨酸尿有关，所有这些突变都是纯合的或者是 1 个或多个这些突变的复合杂合子。

一种轻度的基因突变，主要引起 50% 酶活性下降，及酶对热的稳定性的下降，核苷酸位置 677 处的胞嘧啶至胸腺嘧啶突变相关（*MTHFR* C677T）。还有一个突变，位于 *MTHFR* 外显子 7，A1298C，导致谷氨酸密码子向丙氨酸密码子的转化。这一突变引起 MTHFR 活性降低的程度小于 C677，T 但复合杂合的 *MTHFR* A1298C/C677T 可能发展高同型半胱氨酸血症。

779. 为什么尿液中 11 脱氢血栓素 B2 可用于判断患者阿司匹林的疗效

答：阿司匹林作为抗血小板药物之一，经常用于预防卒中，心肌梗死和血管血栓形成疾病，这是由于血小板聚集在各种动脉粥样硬化血栓形成过程中起了基本作用。其主要的抗栓机制是乙酰化血小板中的环氧化酶-1（COX-1），抑制血栓素（thromboxane）的合成。

血栓素 A2（TxA2）通路的调节，是与血小板聚集的激活相关的关键途径之一。TxA2 的重要性可以通过在使用阿司匹林之后，急性冠状动脉综合征（ACS）患者的心肌梗死（MI）或死亡风险的降低来证明。然而，TxA2 的半衰期非常短，很难监测。11 脱氢血栓素 B2（11-Dehydrothromboxane B2）是由 TxA2 分解产生的稳定的无活性代谢物之一。尿中 TxB2 的排泄可以反映体内血小板活化。11-脱氢-TxB2 的尿液水平可用于监测对阿司匹林治疗的反应，用于预防心脑血管疾病。尿 TxB2 的定量检测优于在血浆或全血中测量血小板激活标志物，因为该测定不受体外血小板激活的干扰。患者中进行尿 TxB2 的测量，可以评估 TxA2 途径中特异性抑制的有效性，识别出患者是否可以从抗血小板治疗中获益，以及与它们相关的发生未来心血管事件的风险。

（沈立松　邓　琳）

第二节　消化系统疾病

780. 为什么在使用质子泵抑制剂前需进行 *CYP2C19* 基因多态性的检测

答：CYP2C19（cytochrome P450 2C19，CYP2C19）作为细胞色素 P450 超家族中的一员，参与了多种药物的代谢。因表达 CYP2C19 的基因具有单核苷酸多态性，导致了相关药物体内代谢和相互作用的差异。质子泵抑制剂因其有效性及安全性被广泛应用于临床，不同质子泵抑制剂在药动学及药效学方面（生物利用度、代谢、药物的相互作用、生物特异性等方面）存在很大的差异，即使是相同的质子泵抑制剂应用于不同人群，其效果也大相径庭，遗传因素及药物间的相互作用导致了这些差异的发生。*CYP2C19* 基因多态性与质子泵抑制剂的药效学、药动学密切相关，对临床治疗有着重要的现实意义。

781. 为什么粪便中钙卫蛋白含量与肠道炎症相关

答：钙卫蛋白由两条重链人髓样相关蛋白 14（myeloid-related protein 14，MRPl4）和

一条轻链 MRP8 非共价结合形成异二聚体，在不同的分化阶段存在的形式不同。循环中的中性粒细胞和单核细胞的细胞质内表达 MRP8 和 MRPl4 单体。在早期炎症浸润阶段，受刺激活化的中性粒细胞和单核细胞的细胞膜和细胞质内出现 MRP8 和 MRPl4 的杂聚体 MRP8/14，即钙卫蛋白。它是一种重要的炎症反应性蛋白，在粪便中极其稳定。粪便钙卫蛋白来自肠道黏膜巨噬细胞、中性粒细胞等炎性细胞，粪便中钙卫蛋白含量与肠道炎症呈正相关，临床上不同类型的肠炎，病变范围不同，黏膜损伤程度不同，因而炎症程度不同，研究表明，粪便钙卫蛋白的含量：克罗恩病>溃疡性结肠炎>大肠癌>肠易激综合征>健康人，因此，可根据粪便钙卫蛋白的含量进行肠炎鉴别的辅助诊断。

782. 为什么在使用嘌呤类药物前需进行硫嘌呤甲基转移酶基因的检测

答：硫唑嘌呤和 6-巯基嘌呤是治疗炎症性肠病常用的免疫抑制剂。AZA 的药物疗效和毒副作用与硫嘌呤甲基转移酶（thiopurine methyltransferase，TPMT）的遗传多态性及活性密切相关，TPMT 是硫唑嘌呤药物代谢途径中重要的代谢酶。当接受推荐剂量的硫唑嘌呤类药物治疗时，若 TPMT 活性降低或缺乏，骨髓抑制风险会增加；若 TPMT 活性过高，不能达到有效的治疗效果，反可导致肝脏毒性的发生。临床药理学实施联盟建议 TPMT 低酶活性基因型患者在接受 6-巯基嘌呤治疗时减少用药剂量，杂合子基因型个体起始剂量为常规剂量的 30%~70%，突变纯合子个体将剂量减少至常规用药剂量的 1/10，或 1 周 3 次给予常规剂量的药物，或换用其他药物，以避免发生严重的造血系统毒性；TPMT 活性极高的患者接受常规剂量的 6-巯基嘌呤治疗时可能达不到治疗效果。

783. 为什么结核性肠炎的实验室诊断十分困难

答：肠结核病变主要累及肠道回盲部、邻近的结肠，不呈节段性分布，同时瘘管和肛周病变较少。患者有肺结核或曾有肺结核病史，以后有腹泻等症状。但目前在临床上和克罗恩病、溃疡性结肠炎较难鉴别诊断，因结核病诊断缺乏诊断效能较高的指标，结核菌素试验灵敏度及特异性都较低，细菌学检查中结核培养周期较长而涂片检查阳性率低，病理学检查也存在着阳性率低，并对取材标本有较高要求等缺点。故目前结核性肠炎的实验室诊断存在着一定的难度。

784. 为什么溃疡性结肠炎的实验室诊断十分困难

答：本病诊断依据包括慢性腹泻，血、脓和黏液便，以及腹痛、不同程度的全身症状，并具反复发作的趋势；大便常规和培养不少于 3 次；无病原体发现；内镜检查及 X 线钡剂灌肠显示结肠炎病变，伴有溃疡形成。虽然钙卫蛋白、抗酿酒酵母菌细胞壁抗体、抗中性粒细胞质抗体等指标在鉴别炎症性肠病中有较大的作用，但目前溃疡性结肠炎的诊断仍缺乏金标准，故确诊仍有一定的难度。

785. 为什么检测血清中细胞角蛋白 18 的片段含量能反映肝脏损伤程度

答：细胞角蛋白 18（cytokeratin 18，CK18）在肝脏高表达，当肝细胞损伤时，细胞凋亡通路被激活，CK18 被蛋白酶剪切，其中 M30 片段被释放入血，能用 CK18-M30 定量检测试剂检测。当肝细胞发生死亡时（如自噬），CK18 的完整片段也被释放入血，能被

CK18-M65 定量检测试剂盒识别。因此通过检测血清中 CK18-M30 和 CK18-M65 的含量，能动态反应肝脏损伤程度。不同病因引起的肝损伤时肝细胞的死亡形式不同，比如丙肝病毒和脂肪堆积引起的肝损伤，主要发生凋亡，用 CK18-M30 检测试剂盒检测，而药物性肝损伤时肝细胞发生死亡，用 CK18-M65 试剂检测，当肝损伤伴有肝纤维化时，CK18-M30 和 M65 均上升，因此，用于肝损伤辅助诊断及肝损伤程度评估时，通常可采用 M30 和 M65 同时检测。

786. 为什么人去唾液酸糖蛋白受体 H2a 片段能反映肝脏功能及肝损伤程度

答：人去唾液酸糖蛋白受体（asialoglycoprotein receptor，ASGPR）仅在肝细胞中表达且负责清除循环中的去唾液酸化的糖蛋白。ASGPR 水平在肝损伤患者中降低，且在肝纤维及硬化患者中显著下调。ASGPR 由两个相关的氨基酸序列亚基 H1（46KD）和 H2（50KD）组成，H2a 和 H2b 为 ASGPR 的 H2 亚基两个可变剪接体。H2a 和 H2b 仅在紧邻跨膜片段的外胞质结构域中额外五肽结构上有区别，研究显示，H2a 在紧邻五肽处裂解为 35kD 的片段，包括完整的胞外域，为分泌性的，组成受体的可溶形式（soluble H2a，sH2a）。可以通过检测血清中可溶形式的 sH2a 水平来判断患者是否存在肝纤维化、肝细胞损伤等肝脏类疾病。

（沈立松 卞炳贤）

第三节 呼吸系统疾病

787. 为什么 α1-抗胰蛋白酶缺乏症患者容易患肺气肿

答：α1-抗胰蛋白酶缺乏症（alpha1-antitrypsin deficiency，AATD）是一种严重的基因紊乱性疾病，主要是由于编码 α1-抗胰蛋白酶（alpha1-antitrypsin，AAT）的基因突变引起血浆中蛋白酶抑制剂 AAT 的缺乏。AAT 的主要生理功能是保护下呼吸道组织免受中性粒细胞弹性蛋白酶的降解。在正常生理状态下，蛋白酶-抗蛋白酶保持平衡状态，这是防止肺气肿发生的重要因素。由基因突变引起的 AAT 缺乏使中性粒细胞弹性蛋白酶与蛋白酶抑制剂之间的平衡遭到破坏，中性粒细胞释放的弹性蛋白酶、组蛋白酶不断积累并降解肺组织的弹性蛋白，损伤肺泡的弹性纤维，破坏肺泡间隔，最终导致慢性阻塞性肺疾病、肺气肿的形成。肺气肿是与 AATD 相关的最常见的疾病，一般在 40~50 岁发病，主要影响肺基底部全小叶，出现不对称的病理变化。

2003 年美国胸科学会和欧洲呼吸协会已对 AATD 的诊断方针做了相关的概述。AATD 的诊断包括定量试验（血浆 AAT 水平的测定）及定性试验（AAT 突变基因的测定）。AAT 含量测定只能作为初步筛查实验，并不能确定是哪种类型的突变，而基因突变最常检测的基因类型为 MM、MZ、SS、SZ 和 ZZ 型。

788. 为什么肺出血-肾炎综合征患者抗肾小球基底膜抗体阳性

答：肾小球基底膜（Glomerular Basement Membrane，GBM）是由肾小球毛细血管内外透明层及中间致密层构成的网状结构，以糖蛋白为主体。抗肾小球基底膜抗体（glomerular basement membrane antibodies），就是血清中会"攻击"基底膜的一种抗体。

抗肾小球基底膜（GBM）抗体相关疾病是一组自身免疫性疾病，该病的致病因素为血浆存在抗 GBM 抗体。由于肺和肾小球的基底膜具有共同的抗原，因此主要的受累脏器是肺和肾脏。肺受累主要表现为肺出血，临床上称为肺出血-肾炎综合征（Goodpasture syndrome），发病高峰为 20~40 岁和>50 岁的患者。大咯血时可引起窒息而危及生命，少量肺泡出血多不能流入支气管而在肺泡吸收，表现为亚临床的肺出血，若未行胸片或 CT 检查，易漏诊。97%的患者循环血中能检测到抗 GBM 抗体，且多为多克隆 IgG。

789. 为什么 c-MET 基因检测可以辅助肺癌的靶向治疗

答：人类 c-MET 基因位于第 7 号染色体 7q31 区，其编码的 c-MET 受体是肝细胞生长因子（hepatocyte growth factor，HGF）的特异性受体，属酪氨酸激酶型受体，在肝、肾和肺等几种上皮来源的肿瘤中均有表达。

MET 是原癌基因，其扩增能激活 ErbB3/PI3K/AKT 信号途径，促进肿瘤细胞的生长、侵袭和转移，其过表达与疾病的进展相关。由于 c-MET 基因扩增与非小细胞肺癌（NSCLC）预后不良以及对 EGFR-TKIs 耐药相关，c-MET 受体酪氨酸激酶成为 NSCLC 治疗中受关注的药物靶点。目前，c-MET 基因检测方法主要是荧光原位杂交法，同时还有实时荧光定量 PCR TaqMan 探针法及 IHC 等方法。通过分析 c-MET 基因和 c-MET 蛋白筛选出适合 c-MET 抑制剂应用的获益人群十分必要。

790. 为什么 EGFR 和 ALK 重排阴性的肺癌患者还可进一步检测 ROS1 癌基因

答：肉瘤致癌因子-受体酪氨酸激酶（ROS proto-oncogene 1，receptor tyrosine kinase，ROS1）基因位于 6 号染色体长臂 22（6q22），共有 43 外显子。在肿瘤患者中，染色体重排是 ROS1 活化的首要机制，可能参与了多种恶性肿瘤发生的过程。研究发现 ROS1 在脑、肺、胃、乳腺和肝肿瘤组织/细胞系中有过表达，在结肠癌和肾癌细胞系中有 ROS1 突变。目前发现 ROS1 至少存在 14 种以上的重组形式。SCL34A2-ROS 和 CD74-ROS 是 NSCLC 中常见的重组形式。

ROS1 重排是肺癌靶向治疗的又一个潜在靶点。携带 ROS1 基因重排的患者对 ALK 抑制剂克唑替尼高度敏感，缓解率高达到 57.1%。肺癌患者 ROS1 基因重排阳性率约为 0.8%~1.7%。ROS1 基因突变常见于年龄偏小、不吸烟、病理类型为肺腺癌的患者。ROS1 基因重排的部分晚期或转移性 NSCLC 患者能够从克唑替尼治疗中获益，检测 ROS1 重排是筛选克唑替尼合适患者的重要前提。

791. 为什么 EGFR 和 ALK 重排阴性的肺癌患者还可进一步检测 RET 基因重排

答：RET（rearranged during transfection）原癌基因定位于染色体 10q11.2，其 DNA 全长为 60 kb，含有外显子 21 个，编码由 1100 个氨基酸组成的 RET 蛋白。

现已发现多种疾病的发生与 RET 基因突变有密切联系，包括甲状腺乳头状癌（papillary thyroid carcinoma，PTC）、甲状腺髓样癌（medullary thyroid carcinoma，MTC）、多发性内分泌腺瘤病 II 型（multiple endocrine neoplasia-II，MEN2）、先天性巨结肠和肺腺癌等。目前在非小细胞肺癌中被报道的 RET 融合基因有 KIF5B-RET、CCDC6-RET、

TRIM33-RET、*NCOA4-RET*，其中 *KIF5B-RET* 最常见。*RET* 重排在肺腺癌或肺腺鳞癌患者的发生率约为 1%~2%，患者往往年轻、不吸烟，与 *ALK* 和 *ROS1* 阳性患者有类似的特征。

792. 为什么肺癌患者可以检测补体 C4d

答：免疫激活会带来由宿主产生的标记物，其同质性较由肿瘤产生的标记物更好。在肺癌患者中，会产生针对肿瘤细胞内和肿瘤细胞表面抗原的免疫反应，尤其是在肺癌细胞中补体系统被激活。补体是初始免疫反应中的核心物质，在免疫监视和动态平衡中起到必需的作用。肺部肿瘤可激活经典的补体旁路途径，并且产生补体激活旁路的降解产物补体 C4d，因此补体 C4d 有助于肺癌诊断和预后预测。来自西班牙应用医学研究中心的 DanielAjona 等研究发现，早期肺癌患者血浆 C4d 水平显著高于呼吸系统良性疾病；肺癌患者补体 C4d 水平与预后相关；手术切除肿瘤病灶后血浆 C4d 水平随之下降，提示血浆 C4d 水平与肿瘤存在相关。在纳入 190 例无症状者的 CT 筛查试验中发现，肺癌患者血浆 C4d 水平显著高于非肺癌者，提示血浆 C4d 可能作为肺癌筛查的指标，但灵敏度较低。

793. 为什么肺癌患者要检测自身抗体

答：肿瘤发病早期，机体的免疫系统可识别肿瘤细胞内表达异常的蛋白，即肿瘤相关抗原（tumour-associated antigen，TAA）。分泌针对这些抗原的自身抗体，多种肿瘤患者血清内均可检测到自身抗体，比如 30%~40% 的肺癌患者体内有针对 p53 蛋白的免疫抗体反应，其含量与肿瘤的恶性化程度相关。自身抗体肿瘤标记物在肿瘤早期即可出现，且灵敏度高，尤其适合于肿瘤早期筛查。然而，单个自身抗体标记物检测难以达到理想的灵敏度和特异性，而联合检测多种自身抗体能很好的弥补这一不足。目前研究比较集中的自身抗体的有 p53、NY-ESO-1、CAGE、GBU4-5、SOX2、HuD、MAGEA4、和 Annexin1 等。我国原国家食品药品监督管理总局于 2015 年 12 月批准了我国肺癌七种自身抗体（GAGE7、CAGE、MAGE A1、SOX2、GBU4-5、PGP9.5、p53）血清检测试剂盒，应用于肺癌的早期辅助诊断。

794. 为什么成纤维生长因子受体 1 扩增有助于非小细胞肺癌的预后判断

答：成纤维生长因子受体 1（fibroblast growth factor receptor 1，FGFR1）是受体酪氨酸激酶家族的成员。近期研究显示在 20% 的肺鳞癌患者中发现 *FGFR1* 扩增，而肺腺癌中却很少，并且有实验明确显示随着吸烟剂量增加，*FGFR1* 扩增阳性发生率增加，这意味着 *FGFR1* 扩增可能是吸烟诱导肺鳞癌产生的最主要原癌基因异常。

在体内试验中利用 FGFR1 抑制剂阻断 *FGFRl* 通路导致肿瘤显著缩小，提示 FGFRl 抑制剂可能成为肺鳞癌中 *FGFRl* 扩增患者有效的治疗选择。同时 FGFRl 抑制物正在第一阶段的临床试验测试中。FGFR1 抑制剂可能是一种有前景的治疗药物之一，且有研究已经显示，*FGFR1* 扩增的肿瘤可能对 FGFR1 酪氨酸激酶抑制剂敏感。

（沈立松　邓　琳）

第四节　感染性疾病

795. 为什么要对人类感染相关的疱疹病毒 6 型、7 型和 8 型进行分型

答：临床上将与人类有关的疱疹病毒称为人类疱疹病毒（human herpes virus，HHV）。疱疹病毒生物分类归属于疱疹病毒科（Herpesviridae），有分 α、β、γ 三个亚科，分别称之 α 疱疹病毒、β 疱疹病毒和 γ 疱疹病毒，存在于人和动物体内，与人类感染有关的包括：①α 疱疹病毒（单纯疱疹病毒、水痘-带状疱疹病毒），其宿主范围广，复制周期短，繁殖速度快，是一类溶细胞性感染的病毒，多潜伏在感觉神经节内；②β 疱疹病毒（巨细胞病毒、人疱疹病毒 6 型和 7 型），该亚科病毒的宿主范围窄，在细胞培养中复制缓慢，繁殖周期长，受感染细胞变大形成巨细胞，病毒在淋巴细胞内潜伏感染，也可潜伏于分泌腺、肾脏或其他组织；③γ 疱疹病毒（EB 病毒、人疱疹病毒 8 型），主要感染 B 淋巴细胞并长期潜伏，大多不引起溶细胞性病变。此外，B 型疱疹病毒、simian 疱疹病毒也偶尔引起人类疾病。

人类疱疹病毒（HHV）6，7，8 型是近十年发现的疱疹病毒，临床致病范围广。HHV-6，7 型是引起幼儿急疹和高热惊厥的重要病因，HHV-8 型是卡波西肉瘤的致病因子，并与艾滋病相关性淋巴系统肿瘤的发生直接相关，HHV-6，7，8 型是严重威胁人类健康的新病毒。应用 PCR 检测体液、细胞或者组织中人类疱疹病毒的存在能够确诊患者是否感染相关病毒。

796. 为什么肾移植患者预先要先进行 BK 多瘤病毒的检测

答：多瘤病毒是一类小 DNA 病毒，45nm，约 5000 碱基对，包括临床上重要的 3 种病毒：SV-40、JC 多瘤病毒（JC polyomaviru，JCV）和 BK 多瘤病毒（BK polyomaviru，BKV）。SV-40 天然感染猕猴但是也可以感染人类，而 BKV 和 JCV 只能在人类引起增殖性感染。人类可从婴儿期就开始感染 BKV。血清学的证据显示，5 岁的儿童中有 37% 感染 BKV，而成人中有 80% 感染此病毒。

BKV 是肾移植患者获得间质性肾炎以及相关肾病的重要原因。约 5% 肾移植患者在移植后 40 周（6~150 周）感染 BKV。采用 PCR 检测血浆中的 BKV DNA 是目前诊断 BKV 相关肾病常用的方法。另外，血液中存在 BKV DNA 反映了疾病的动态变化：肾移植后血浆中 DNA 从阴性转阳性、血浆中存在 BKV DNA 并且肾病持续存在以及免疫抑制治疗减少后 DNA 从血浆中消失。血浆中病毒载量大于 10 000 copies/ml 提示 BKV 肾病风险。

797. 为什么多灶性白质脑病要进行 JC 多瘤病毒检测

答：JC 多瘤病毒（JC polyomaviru，JCV）是导致进展性多灶性白质脑病（multifocal leukoencephalopathy，PML）的重要病因，PML 是一种罕见的、脱髓鞘的致命性的中枢神经系统紊乱，与免疫缺陷相关。PML 是多种疾病的罕见并发症，包括淋巴增殖性疾病（霍奇金病，慢性淋巴瘤）、结节病、结核病和 AIDS。应用原位杂交方法进行 JCV 检测有助于 PML 的临床组织病理学诊断。

798. 为什么疑似莱姆病患者要检测伯氏疏螺旋体

答：莱姆病是一种多系统多阶段由伯氏疏螺旋体引起的感染。引起人感染主要有 3 种伯氏疏螺旋体：伯氏疏螺旋体是引起北美地区莱姆病的主要病因；阿氏疏螺旋体和伽氏疏螺旋体是引起欧洲地区莱姆病的主要病因。最近 Candidatus Borrelia mayonii 被鉴定为引起美国莱姆病的第二病因。

莱姆病是欧洲和北美地区最常见报道由蜱引起的感染，在美国每年引起 300 000 例感染，在欧洲地区每年 85 000 例病例。莱姆病的临床特点很广泛，易与多种免疫性疾病和炎症性疾病混淆。地区性莱姆病的早期经典特点是大约 80% 的感染者会发生游走性红斑。其他症状包括乏力、头痛、发热、淋巴结肿大、肌痛和关节痛。继而后期可能会出现关节炎、神经系统疾病和心脏病。慢性游走性萎缩性肢端皮炎与阿氏疏螺旋体感染相关。

当临床出现游走性红斑可以确诊莱姆病而不需要其他实验室检测。但是当不存在游走性红斑时，血清学检测可以作为莱姆病的一种检测手段。但是血清学标志物只有在症状出现 2~4 个星期后才呈现阳性，并且对于检测 Borrelia mayonii 灵敏度不高。因此可以用 PCR 的方法检测伯氏疏螺旋体 DNA 联合血清学检测用于诊断急性莱姆病。PCR 可以检测出游走性红斑皮肤组织中的 Borrelia DNA 以及疾病后期关节液和脑脊液中的 DNA。莱姆病的 PCR 需要与 FDA 批准的相关血清学检测同时进行，PCR 检测结果需和血清学结果、流行病学以及患者的临床表现相吻合。

PCR 检测伯氏疏螺旋体可以确诊活动性莱姆病以及辅助诊断莱姆关节炎。怀疑神经莱姆病的患者当血清中存在伯氏疏螺旋体抗体时以及脑脊液有异常时（蛋白升高以及 WBC>10 细胞/HPF）需对脑脊液进行 PCR 检测。

799. 为什么 PhenoSense HIV 可以精确预测 HIV 病毒的抗药性

答：基因型分析是通过分析 HIV 病毒基因的突变来预测其抗药性，但即使 HIV 发生了可能导致抗药性的突变，仍对许多 AIDS 药物的敏感。借助于 PhenoSense HIV，将 HIV 病毒基因组扩增的区域装入重组载体，从而能够准确地分析该编码蛋白在有或无药物的情况下如何发挥功能。可以检测真正的抗药表型，而不是像基因型分析那样向使用者提供一系列的基因型指标。这样，使用者就可以避免基因型分析中有可能出现的错误。PhenoSense HIV 可以精确预测 HIV 病毒对整合酶抑制剂和一些新型蛋白酶抑制剂的抗药性。

800. 为什么小肠结肠炎耶尔森菌可采用免疫印迹法检测 IgA/G/M 抗体

答：感染小肠结肠炎耶尔森菌时大多较严重而顽固的并发症是关节炎。无菌滑膜炎发生在急性肠炎之后的 1~14 天。关节炎的机制尚不清楚，它的病因可能是由于细菌或其生长过程中的特殊产物。

IgM 类抗体常常仅在传染发生后续 1~3 个月。单一血清标本 IgM 抗体的存在可以证明耶尔森菌的近期感染。大多数 IgA 类抗体是持久的，它的存在常常是耶尔森菌关节炎的证据，感染发生后常持续超过 2~3 年。抗耶尔森菌 IgA 抗体最高峰值与关节炎的严重性直接相关。特异性 IgA 抗体的测定对估计小肠结肠炎耶尔森菌感染的慢性后遗症有预示的价值。关节炎的鉴别诊断，依据抗耶尔森菌 IgA 抗体的存在有力地提示感染后关节炎是由耶尔森菌引起的，这个诊断即使在急性传染后经过 2~3 年仍可作出。所有患者 IgG 抗体持续至少 5 个月左右，关节炎患者抗耶尔森菌 lgG 抗体比无关节炎患者持续更长。

801. 为什么怀疑惠普尔养障体患者需要用 PCR 的方法进行鉴定

答：惠普尔病是一种慢性、系统性疾病，多数病例累及小肠及其淋巴系统，主要患病人群是中年人，发病率高峰在 30~40 岁。临床表现有消化不良、慢性腹泻、腹痛、关节痛、发热及中枢神经系统症状。与惠普尔病相关的病理变化有独特性，可以通过依赖于活检标本的组织学检查来进行诊断。通过电子显微镜或特种高分辨率光学显微镜检查惠普尔病患者的小肠固有层，可以发现许多杆状细菌性生物。这些微小的细菌，被称为惠普尔杆菌，长约 0.25μm，在巨噬细胞中可见过碘酸希夫染色阳性颗粒。这些颗粒是死亡细菌细胞壁的碎片。从活检材料中培养惠普尔杆菌非常费力，且细菌增长非常缓慢，由于存在这些局限性，对引起惠普尔病的细菌进行鉴定非常困难。直到近年来，应用 PCR 和测序等分子生物学技术才可以将这种细菌分类为一种放线菌，而不是任何其他已知的物种，同时将其被命名为惠普尔养障体（Tropheryma whipplei）。因此，对怀疑惠普尔养障体的患者要通过 PCR 方法从遗传物质特异性的角度进行鉴定。

802. 为什么院内感染暴发时需要用脉冲场凝胶电泳进行细菌分型

答：细菌分型技术可以用于确定在医院感染暴发或明显暴发时细菌菌株间的相关性。从同一个患者身上分离的细菌可以进行分型以确定这些分离的细菌是否相同。分型可以帮助医生区分 2 种不同细菌，识别暴发，或确定感染源。

在过去，菌株分型是由不同的生化反应，噬菌体试验，或抗生素耐药模式进行鉴别。抗菌谱往往不可靠，因为它们容易过度诠释或解释不清。其他菌株分型方法往往是细菌特异性，并且需要一套独特的试剂和方法。经典菌株分型技术具有局限性。

脉冲场凝胶电泳（PFGE）作为一种分子分型方法可以鉴别由单一种属的细菌引起的院内感染还是单纯的随机性感染。

（沈立松　陈　惠）

第五节　自身免疫性疾病

803. 为什么磷脂酶 A2 受体抗体可用于特发性膜性肾病的辅助诊断

答：在肾小球肾炎中，膜性肾病（MN）占 10%~30%，改善全球肾脏病预后组织（Kidney Disease：Improving Global Outcomes，KDIGO）治疗指南指出，制定 MN 治疗方案需区分原发与继发。特发性膜性肾病（IMN）也被称作原发性膜性肾小球肾炎，肾脏穿刺活检是诊断的金标准，但具创伤性并有高风险，而磷脂酶 A2 受体抗体（anti-PLA2R）的血清学检测是一项无创性的检查手段。磷脂酶 A2 受体（PLA2R）是种跨膜糖蛋白，主要表达在人类肾小球足细胞表面，主要分为两型（M 型与 N 型），已经确认 M 型 PLA2R 是自身抗体的主要靶抗原。anti-PLA2R 与 PLA2R 反应形成抗原抗体复合物，沉积在肾小球基底膜，激发胶原蛋白Ⅳ和层粘连蛋白的过量产生，最终导致足细胞的细胞骨架瓦解、基底膜加宽，肾小球滤过屏障破坏，蛋白尿产生。anti-PLA2R 在 IMN 患者中的检出率达 70%以上，而在其他继发性的膜性肾病（如狼疮性膜性肾病、乙肝相关性膜性肾病和肿瘤相关性膜性肾病等）及正常人血清中均未检测出相应的自身抗体。anti-PLA2R 除了对诊断 IMN 有较高的敏感性和特异性，还可监测疾病活动性、治疗效果，并能识别移植后复发的风险，有助于判断预后。

804. 为什么抗内因子抗体和抗胃壁细胞抗体可用于恶性贫血的辅助诊断

答：恶性贫血是因胃黏膜萎缩、胃液中缺乏内因子，使维生素 B_{12} 吸收出现障碍而发生的巨幼细胞贫血。胃黏膜的壁细胞分泌盐酸和内因子，慢性萎缩性胃炎可导致内因子生产受限。内因子是一种糖蛋白，能够与维生素 B_{12} 结合，防止它在肠道过早地降解而有利于在回肠末端吸收。抗内因子（AIFA）分两型，Ⅰ型是阻断抗体，抑制内因子与维生素 B_{12} 结合；Ⅱ型是结合抗体，与内因子-维生素 B_{12} 复合体结合并阻断复合体与回肠黏膜受体的附着。Ⅰ型 AIFA 是恶性贫血的特异性自身抗体，在恶性贫血前期即可呈阳性；Ⅱ型则在恶性贫血胃黏膜高度萎缩的终末期出现。目前认为抗胃壁细胞抗体（PCA）是由胃黏膜破坏后所释放的抗原产生的，恶性贫血合并萎缩性胃炎者 80%～100% PCA 阳性、不并发恶性贫血的萎缩性胃炎 40%～60% PCA 阳性。恶性贫血 AIFA 阳性者通常 PCA 也阳性，而 PCA 阴性者 AIFA 阳性极少见。

805. 为什么非典型性 pANCA 可用于溃疡性结肠炎的辅助诊断

答：溃疡性结肠炎（ulcerative colitis，UC）是一种病因不明的主要累及结肠或直肠黏膜下层的特发性慢性炎症性疾病。抗中性粒细胞胞浆抗体（ANCA）被广泛认为是 UC 特异性的血清学指标。间接免疫荧光法（IIF）被认为是检测 ANCA 的标准方法，一般将 ANCA 荧光核型分为 cANCA 和 pANCA 两种，其对应的主要靶抗原分别是 PR3 和 MPO。而 ANCA 阳性的 UC 患者，其荧光表型有别于典型的 pANCA，在围绕核周呈现平滑或细颗粒型荧光，荧光并不晕入细胞核内，进行细胞浆靶抗原检测大多为阴性（包括 PR3、MPO、乳铁蛋白、弹性蛋白酶、BPI、组织蛋白酶 G 和溶菌酶等），目前将这种荧光核型称为不典型性 pANCA（apANCA），其靶抗原可能定位于核膜部位。apANCA 在 UC 具有较高的灵敏度和特异性，有望成为 UC 常规使用的一项无创辅助诊断指标。

806. 为什么抗小肠杯状上皮细胞抗体可作为溃疡性结肠炎的辅助诊断指标

答：溃疡性结肠炎（UC）是一种病因不明的主要累及结肠或直肠黏膜下层的特发性慢性炎症性疾病。抗中性粒细胞胞浆抗体（ANCA）被广泛认为是 UC 特异性的血清学指标，然而其检测灵敏度还不是很理想。在部分溃疡性结肠炎患者中可出现高滴度的抗小肠杯状细胞抗体，阳性率达 28%～39%。GAB 单项检测对 UC 诊断的灵敏度较低，如果联合 ANCA 检测则可极大提高对 UC 的检测灵敏度，对 UC 是一项有价值的辅助诊断指标。

807. 为什么抗酿酒酵母抗体可用于克罗恩病的辅助诊断

答：克罗恩病（Crohn's disease CD）是一种消化道慢性、反复发作和非特异性的透壁性炎症性疾病，临床表现多样，虽然目前有许多检测手段，但早期诊断率较低。目前 CD

的诊断主要依赖临床表现和内镜病理结果，但内镜检查具创伤性，且特异性不高。血清抗酿酒酵母抗体（ASCA）已被公认是炎症性肠病（IBD）的一项血清学标志物，其对诊断CD的特异性接近90%，且在CD诊断之前就可出现，目前逐步成为CD诊断的一项筛选指标。ASCA血清学检查是一种无创性的检测手段，是CD较为特异性的指标，并且具有CD的预测功能，在国外已被作为CD诊断和鉴别诊断的常规检查方法，在国内也已得到了越来越多的认知，并已渐渐引入临床。

808. 为什么抗 Dsg1 和 Dsg3 抗体有助于天疱疮的诊断与鉴别诊断

答：天疱疮是一类自身免疫性大疱性疾病，由于棘层松解（表皮角质形成细胞之间的连接破坏）导致表皮内产生水疱。天疱疮可分为寻常型天疱疮（PV）、落叶型天疱疮（PF）、副肿瘤性天疱疮（PNP）和其他一些类型。PV是最常见的天疱疮疾病，分为黏膜型PV（MDPV）和黏膜皮肤型P（MCPV）两种，MDPV主要影响黏膜，而MCPV不仅存在于黏膜也在皮肤上。PF的症状一般比PV轻。天疱疮的靶抗原Dsg1和Dsg3，在皮肤和黏膜有不同的表皮内表达模式：在皮肤，Dsg1分布在整个表皮，但在浅层更强烈，而Dsg3表达在表皮下部（基底层）；在黏膜，Dsg1和Dsg3均在黏膜中表达，但Dsg1的表达水平比Dsg3低很多。PV患者中，如果只存在抗Dsg3抗体，水疱形成只发生在黏膜的深层（黏膜主导型PV）；如果患者同时有抗Dsg1和Dsg3两种抗体，水疱形成在黏膜以及皮肤（黏膜皮肤型PV）；若仅有抗Dsg1抗体存在，水疱只在皮肤表皮形成，即落叶型天疱疮（PF）。免疫荧光染色可以根据Dsg1和Dsg3的组织分布显示PV和PF染色模式的差异。副肿瘤性天疱疮（PNP）其皮肤损害可以与PV类似，但常伴有肿瘤的发生，常常是血液细胞疾病。

809. 为什么抗 BP180 和抗 BP230 抗体联合检测可用于大疱性类天疱疮的辅助诊断和治疗监测

答：大疱性类天疱疮（BP）患者自身抗体识别的靶抗原是BP180（180kD的跨膜蛋白），和BP230（230kD的细胞内蛋白）。BP患者的致病原通常被认为是抗BP180自身抗体。体外研究表明，BPIgG抗体激活补体经典途径，引起炎症细胞的活化和脱颗粒，导致真皮表皮分离，形成水疱。抗BP230抗体的靶抗原BP230位于细胞质内，一般不会直接导致水疱形成，但该抗体对BP具有高特异性。BP180在活动性BP患者的灵敏度达84%，BP230灵敏度低于BP180。联合检测抗BP180抗体和抗BP230抗体对BP具有较好的诊断效能，并且抗BP180抗体量减少时，相应的水疱会消失，可用于治疗后的病情监测。

810. 为什么抗Ⅶ型胶原蛋白抗体检测可用于获得性大疱性表皮松解症的辅助诊断和治疗监测

答：获得性大疱性表皮松解症（EBA），是一种表皮下自身免疫性疾病，与锚定纤维的主要成分Ⅶ型胶原蛋白的自身免疫有关。Ⅶ型胶原蛋白IgG自身抗体与真皮表皮交界处锚定纤维的功能障碍相关。直接免疫荧光染色显示IgG沉积在皮肤的致密层下层，在皮肤的真皮侧，而大疱性类天疱疮（BP）的BPIgG抗体沉积在皮肤的表皮侧。通过直接免疫荧光试验可以鉴别区分 EBA 和 BP。治疗后的 EBA 患者，在血清内抗Ⅶ型胶原蛋白抗体的量降低的同时，皮肤症状也得到改善，因此抗Ⅶ型胶原蛋白抗体的 ELISA 定量检测结果可用于疾病的治疗后监测。

（潘秀军）

第六节　少见内分泌疾病

811. 为什么甲状旁腺素相关蛋白在体液性高钙血症患者中起重要作用

答：临床上引起高钙血症的主要原因除了原发性甲状旁腺功能亢进症以外，恶性肿瘤相关性高钙血症（malignancy associated hypercalcemia，MAH）是另一主要原因。由于最初诊断的 MAH 都是多发性骨髓瘤或其他伴有明显骨转移的恶性肿瘤所致，因此一度认为转移至骨的恶性肿瘤所产生的溶骨性细胞因子造成的直接骨吸收是引起 MAH 的主要原因。后来发现没有骨转移的恶性肿瘤也可出现高钙血症，而且切除原发肿瘤后高钙血症可以纠正。据此推论，恶性肿瘤组织能分泌某种起全身性作用的降钙因子导致恶性肿瘤体液性高钙血症（humoral hypercalcemia of malignancy，HHM），MAH 是转移瘤所致的直接骨破坏与 HHM 两种因素作用的结果。1987 年这种体液因子被提取出来，因为其 N 端结构与 PTH 相似，且具有甲状旁腺素样生物学功能，所以称其为甲状旁腺素相关蛋白（parathyroid hormone related protein，PTHrP）。由于恶性肿瘤组织大量分泌 PTHrP，它作为一种体液因子以内分泌的方式起效。这时起作用的分子主要是氨基端 PTHrP，作用的靶器官则为肾和骨。这两种组织中 PTHrP 与 PTH/PTHrP 受体结合，增加细胞中腺苷酸环化酶的活性，使 cAMP 合成增多。在骨组织中，PTHrP 可刺激骨基质再吸收而释放出钙盐，在肾脏则抑制近曲小管对磷的重吸收，增加钙的重吸收，同时刺激 1α-羟化酶的活性，使肠吸收钙增多，最终导致高钙血症的形成。

812. 为什么可采用免疫方法测定循环中甲状旁腺素相关蛋白

答：生理情况下，PTHrP 是以自分泌或旁分泌的方式起效，在循环中是几乎检测不到的。只有当恶性组织大量分泌 PTHrP 时才易于在血液中检测到升高的 PTHrP，那么这种升高的 PTHrP 也被认作是恶性肿瘤患者特别是 HHM 患者的一种标志性表现。由于 PTHrP 具有复杂的加工及分泌机制，导致循环中有多种不同大小的 PTHrP 分子存在。PTHrP 的氨基端是引起 HHM 的主要活性成分，因此最初的检测多是针对于 PTHrP 的氨基末端（第 1~34 或第 1~40）。经放射免疫测定发现，60%~80% 恶性肿瘤相关性高钙血症患者体内此段 PTHrP 升高。此后又出现了针对其他 PTHrP 片段的免疫测定方法，中段 PTHrP 在 80% HHM 患者中有升高；羧基端 PTHrP 不但在 HHM 患者中升高，也会在慢性肾衰竭的患者体内蓄积。为了避免 PTH1~34 对氨基端 PTHrP 测定的影响，并保证检测的特异性，一种以 PTHrP（第 1~74 或第 1~86）作为标准，针对大片段 PTHrP（包括氨基端及中段 PTHrP）的双位点放射免疫分析方法应运而生。至少有 80% 的 HHM 患者血浆中此段 PTHrP 明显升高（均值为 21pmol/L，正常值为 <5pmol/L），此方法也是目前常规的血浆 PTHrP 测定方法。

813. 为什么松果体瘤的实验诊断有其独特性

答：松果体位于第三脑室后部。起源于松果体的肿瘤可侵犯邻近结构，而邻近结构的肿瘤也可侵犯或推移松果体，常难以准确判断原发部位，故发生在松果体部位的肿瘤统称为松果体区肿瘤，该区肿瘤占颅内肿瘤的 0.4%～1%。其实验室检查有其独特性，如：①松果体区激素分泌性生殖细胞瘤患者脑脊液内人绒毛膜促性腺激素（β-HCG）、甲胎蛋白（AFP）水平增高；②脑脊液脱落细胞学检查：对诊断生殖细胞瘤、松果体母细胞瘤最有价值，因为两者肿瘤细胞易脱落，出现脑脊液内种植，如脑脊液脱落细胞学检查发现病理细胞，即可明确诊断。脑脊液内种植可刺激脑室脉络膜丛分泌过多脑脊液导致交通性脑积水，因此在肿瘤很小时即可合并显著性脑积水；③CT 引导活检：可于病灶局部获取组织，明确病理诊断，对颅内肿瘤的组织学诊断、制定合适的治疗方案很有必要；④羟基吲哚-氧-甲基转移酶（hydroxy indole O-methyl transferase，HIOMT）：是褪黑素生物合成最后步骤的关键酶，HIOMT 水平升高有助于诊断松果体实质瘤。

814. 为什么原发性色素结节性肾上腺皮质病可检测 PRKAR1A 基因

答：原发性色素结节性肾上腺皮质病（primary pigmented nodular adrenocortical disease，PPNAD）于 1949 年首先报道，以双侧肾上腺皮质多发性自主分泌的色素沉着结节和结节间皮质组织萎缩为特征，是促肾上腺皮质激素非依赖性库欣综合征的罕见病因和表现形式，其占库欣综合征的比例小于 1%，好发于儿童和青年人。当 PPNAD 合并皮肤色素沉着、皮肤黏液瘤、心房黏液瘤、甲状腺腺瘤、卵巢囊肿等称之为 Carney 综合征，当为患者唯一的表现时称为孤立性 PPNAD。PPNAD 约 50% 有家族发病倾向，呈常染色体显性遗传，多数 PPNAD 或 Carney 综合征被认为与 cAMP 依赖性蛋白激酶 Aα（PKA）调节亚基（PRKAR1A）基因突变相关，此外还与 PDE11A、PDE8B 基因及 β 连环蛋白 CTNNB1 基因突变有关。PKA 由 2 个调节亚基和 2 个催化亚基构成四聚体，一旦 PKA 被上游信号激活，调节亚基与 cAMP 结合并从催化亚基解离，后者激活下游 CREB 信号系统而促进细胞生长和增殖。PRKAR1A 被认为是一个抑癌基因，其突变导致的 PKA 活性增加可引起肿瘤的发生、发展。美国国立儿童健康与人类发育研究所对 387 个 Carney 综合征家系的研究中已发现约 117 种 PRKAR1A 突变，其中无义突变、移码突变和剪接位点突变占大多数，突变的机制为无义介导的 mRNA 降解而使 PRKAR1A 的 1 个等位基因失活；其余为由碱基置换和移码突变组成的错义突变。通过基因诊断对于发现病因及筛查家系疾病遗传性具有重要意义，有助于 PPNAD 的临床诊治、遗传咨询及 PRKAR1A 的分子学研究。

815. 为什么检测 ENaC 基因的突变位点是诊断 Liddle 综合征的金标准

答：1994 年 Shimkets 首次证实 Liddle 综合征是由 ENaCβ 突变引起，主要缺陷是 ENaCβ 的羧基末端丢失 45～70 个氨基酸（缺失突变）。1995 年 Hansson 等描述了另一个 Liddle 综合征家系，其突变部位为 γ 亚单位羧基末端 76 个氨基酸丢失，证实 Liddle 综合征也可由 ENaCγ 亚单位突变引起。目前已发现的基因突变大多数发生在 β 亚单位，最多见的是 616 密码子；发生在 γ 亚单位的突变较少。已发现的碱基置换或缺失部位均位于胞内羧基末端尾部，采用 DNA 突变位点检测进行基因诊断，方法准确、简易、可行。目前发现的 ENaCβ 基因突变都位于第 13 号外显子的 564～623 密码子区域；而 ENaCγ 基因突变位于 16p13-p12。同一家系的突变位点可以一致或不一致。因此，检测 *ENaC* 基因的突变位点是诊断 Liddle 综合征的金标准。

816. 为什么 Liddle 综合征具有其他多项辅助检查

答：Liddle 综合征除了基因突变的检查外，其他的辅助检查还有：①电解质：患者血清钾明显降低，常<3.5mmol/L，但也有血钾正常者。曾有报道一家系患者中约 50% 可保持正常血清钾，可能是由于盐皮质激素活性受抑制所致；血清镁也可降低，血清钠多为正常高值。尿钾、尿镁增多，尿钠可减少。唾液及汗腺 Na^+/K^+ 比值增高。红细胞跨膜钠转运异常；②血 CO_2 结合力升高，血 pH 和气体分析呈代谢性碱中毒；③血浆肾素活性受抑制及血、尿醛固酮水平降低是本病的显著特征。低钠饮食及其他激发试验不能增加血浆肾素活性及醛固酮水平；④螺内酯试验：服用盐皮质激素受体阻断剂螺内酯（抑制肾小管对醛固酮的反应性）不能改变上述生化及电解质变化；而服用氨苯蝶啶（直接抑制集合管上皮细胞顶膜钠通道，不依赖醛固酮的离子交换）可产生明显的排钠潴钾反应纠正低血钾和高血压。

817. 为什么男性乳腺发育症要检测芳香化酶 CYP19 活性

答：CYP19 能将雄激素转化为雌激素，酶活性增强导致局部合成的雌激素增多，刺激乳腺组织增生。已发现一些男性乳腺发育症患者生殖器皮肤成纤维细胞存在 CYP19 活性增强的现象。CYP19 酶基因突变表达过度可将体内 50% 的雄激素转化为雌激素，外周组织中的芳香化酶活性比正常人高 10 倍，此病呈常染色体显性遗传，且男性乳腺发育症起病年龄小。

818. 为什么线粒体基因突变糖尿病患者推荐检测线粒体 tRNA$^{Leu(UUR)}$ 突变基因

答：随着对线粒体基因突变糖尿病（mitochondrial diabetes mellitus，MDM）认识的不断深入和近 20 年来分子生物学技术广泛应用于糖尿病分子病因学研究，迄今已发现了 *mt* 基因、胰岛素基因、胰岛素受体基因、葡萄糖激酶基因、肝细胞核因子 4α 基因、肝细胞核因子 1β 基因及肝细胞核因子 1α 基因等单基因突变糖尿病。其中，大多数因其多种突变与糖尿病发病有关等原因，目前难以应用于临床，而只有 *mt* 基因突变中 mt tRNA$^{Leu(UUR)}$（nt）3243A→G 突变所致的糖尿病被国内外学者公认，且该突变能以简易的分子生物学技术检出。故在 MDM 中，tRNA$^{Leu(UUR)}$（nt）3243A→G 突变所致糖尿病已成为目前首次进入临床基因诊断的一种糖尿病亚型。1999 年以后 WHO 已正式将其分类为一种特殊类型的糖尿病。

（沈立松　周鑫昀）

第七节　眼耳鼻喉科疾病

819. 为什么沙眼有多种实验室检测方法

答：沙眼（trachoma）是由沙眼衣原体引起的一种慢性传染性结膜角膜炎，因其在睑结膜表面形成粗糙不平的外观，形似沙粒，故而得名。本病多发生于儿童或少年期，病变过程早期结膜有浸润如乳头肥大、滤泡增生，角膜血管翳，晚期有睑结膜瘢痕形成，以致眼睑内翻畸形，可严重影响视力。沙眼的实验室检测包括多种方法：①病原学检测：涂片检测沙眼衣原体包涵体，灵敏度较高，方法简便，常用于高危人群的筛选；细胞培养法被公认为检测沙眼衣原体的金标准，但费时且有一定的设备技术条件要求，难作为临床常规检测手段；②免疫学方法：采集渗出物或分泌物标本，利用胶体金法、凝集试验等检测沙眼衣原体抗原；③分子生物学方法：用 PCR 法检测沙眼衣原体 DNA，检出率一般高于其他方法，现已被广泛应用；且通过设计不同的特异性引物，还可用于鉴定其种及血清型，对于疾病诊断、疗效评估及流行病学调研具有一定的意义。

820. 为什么有多项检测可辅助诊断干眼症

答：干眼症是指由多种原因造成的泪液质或量异常或动力学异常，导致泪膜稳定性下降，并伴有眼部不适和眼表组织病变的疾病的总称，又称角结膜干燥症。其常见症状包括眼睛干涩、容易疲倦、眼痒、有异物感、痛灼热感、分泌物黏稠、怕风畏光、对外界刺激敏感等。干眼症的实验室检测主要如下：①泪液分泌试验：正常为 10~15mm，<10mm 为低分泌，<5mm 为干眼症；②泪膜破裂时间：<10 秒为泪膜不稳定；③泪液蕨类试验：黏蛋白缺乏者，例如眼类天疱疮、Stevens-Johnson 综合征等，其"蕨类"减少甚至消失；④荧光素染色和虎红染色：因角膜、结膜上皮破损使失活细胞染色为阳性；⑤泪液溶菌酶含量：<1200μg/ml，或溶菌区<21.5mm^2，则提示干眼症；⑥泪液渗透压：干眼症和接触镜配戴者，泪液渗透压较正常人增加 25mOsm/L，如大于 312mOms/L，可诊断干眼症；⑦乳铁蛋白：69 岁前如低于 1.04mg/ml，70 岁后如低于 0.85mg/ml，可诊断干眼症；⑧角膜地形图检查：了解角膜表面的规则性，干眼症患者的角膜表面规则参数比正常人增高，且增高程度与干眼严重程度呈正相关；⑨血清学检测自身抗体：有助于免疫性疾病所致干眼症的诊断，如干燥综合征患者可见抗核抗体、Ro/SSA 抗体、La/SSB 抗体等阳性。

821. 为什么有多项检测可辅助诊断视网膜色素变性

答：视网膜色素变性亦称为色素性视网膜炎，是一组以进行性感光细胞及色素上皮功能丧失为共同表现的遗传性视网膜变性疾病，属于常见的毯层视网膜变性，以夜盲、进行性视野损害、眼底色素沉着和视网膜电图异常或无波为其主要临床特征，是一种常见的致盲性眼病。该疾病主要根据病史、临床症状、视功能及检眼镜检查结果进行诊断，实验室检测项目仅作为疾病诊断的辅助。①维生素：典型的视网膜色素变性患者均有夜盲症，与维生素 A 的缺乏密切相关；②生化指标：患者可出现脂质代谢异常，视网膜中可见脂褐质颗粒聚积，体内锌、铜、硒等微量元素亦有异常；③免疫功能：体液免疫和细胞免疫均参与视网膜色素变性的发病过程，该病患者的免疫系统异常具体表现为玻璃体内有激活的 T 淋巴细胞、B 淋巴细胞与巨噬细胞，机体免疫抑制能力下降，血清免疫球蛋白水平升高等。

822. 为什么有多项检测可辅助诊断视网膜母细胞瘤

答：视网膜母细胞瘤（retinoblastoma，RB）是婴幼儿最常见的眼内恶性肿瘤，该病发生于视网膜核层，多发于 5 岁以下，具有家族遗传倾向，可单眼、双眼先后或同时罹患，且易发生颅内及远处转移，常危及患儿生命。根据疾病进展过程，临床可分为：眼内生长期、眼压增高期、眼外扩展期及全身转移期。视网膜母细胞瘤可通过多项实验室检查进行辅助诊断：①尿液儿茶酚胺代谢产物检测：神经元性肿瘤细胞分泌儿茶酚胺并释放入血，检测患者尿液中儿茶酚胺代谢产物香草扁桃酸（VMA）、高香草酸（HVA）等，若排出量增加则有助于 RB 的诊断；②乳酸脱氢酶（LDH）检测：RB 患者房水及血清中的 LDH 增高，在血-房水屏障完整时，房水中 LDH 浓度高于血清值，当两者比值大于 1.5 时，提示 RB 存在的可能；③细胞学检查：抽取房水或玻璃体查找肿瘤细胞，对于本病的诊断和鉴别诊断有一定的帮助，但穿刺有促进肿瘤向眼球外扩展的危险，故不轻易采用，进行脑脊液及骨髓涂片的细胞学检查对判断肿瘤是否转移有重要参考价值；④组织病理学检查：在光镜和电镜下可观察瘤细胞的形态和分化情况，免疫组织化学染色显示多数肿瘤细胞具有神经元分化的特点（NSE 染色阳性）；⑤遗传学检查：部分遗传性 RB 为常染色体显性遗传，而非遗传性病例主要是患者本人的视网膜母细胞发生体细胞突变所致，少数患者有染色体畸变（13q14-）。*Rb* 基因的缺失或失活是肿瘤发生的关键。

823. 为什么葡萄膜炎要检测人类白细胞抗原 B27

答：葡萄膜炎是指虹膜、睫状体、脉络膜的炎症，是一种多发于青壮年的眼病，病因复杂，种类繁多，治疗不当可导致失明。人类白细胞抗原（HLA）是一系列细胞表面分子，其编码基因位于 6 号染色体上的人类主要组织相容性复合体（MHC），包括一系列紧密连锁的基因座，与人类的免疫系统功能密切相关。经典的 HLA Ⅰ类分子包括 HLA A 分子、B 分子和 C 分子，分布于所有有核细胞表面。葡萄膜炎与 HLA-B27 相关，其发病年龄差异较大，20~40 岁为高发期，HLA-B27 阳性患者比阴性患者发病年龄更早，男性是 HLA-B27 相关性葡萄膜炎发生的危险因素。临床上可采用流式细胞术检测患者外周血淋巴细胞 HLA-B27 的表达情况，判断患者 HLA-B27 的阴、阳性，从而有助于更好地诊断疾病并及时采取有效的治疗措施。当然，葡萄膜炎患者中有相当一部分为 HLA-B27 阴性，而 HLA-B27 也并不仅对葡萄膜炎特异，还被认为与强直性脊柱炎关系密切。

824. 为什么质谱技术能鉴定引起耳流脓的病原体

答：耳流脓也称为耳漏，为耳病常见症状。大多数的耳流脓是由中耳病变引起的，也有因外耳道炎所引起。由感冒使病原菌经咽鼓管途径导致的中耳炎较常见，尤其好发于儿童。引起中耳炎和外耳道炎的主要致病菌为肺炎链球菌、流感嗜血杆菌、溶血性链球菌、葡萄球菌等。采用基质辅助激光解析电离飞行时间质谱（MALDI-TOF MS）技术，可对耳内脓性分泌物标本中的病原菌快速做出鉴定，只需将脓性分泌物标本进行细菌分离培养后，取适量纯菌落于检测靶板上，经预处理后上机检测即可。仪器的软件会根据数据库进行比对分析，最终给出鉴定结果。整个操作过程较省时、简便，而且准确性较高，故质谱技术在鉴定引起耳流脓的病原体方面具有一定的应用价值。此外，临床医生还应根据患者耳流脓时分泌物的量、性质及有无臭味等加以辅助诊断。

825. 为什么有多项检测可辅助诊断过敏性鼻炎

答：过敏性鼻炎又称变态反应性鼻炎、变应性鼻炎，是个体接触致敏原后由 IgE 介导炎性介质释放、并有多种免疫细胞和细胞因子参与的鼻黏膜慢性炎症反应性疾病，以鼻痒、喷嚏、鼻分泌亢进、鼻黏膜肿胀等为主要特点。本病分为常年性变应性鼻炎和季节性变应性鼻炎，常与接触过敏原有关，遗传和环境因素亦是重要的影响因素。该病的主要实验室辅助检查项目包括：①嗜酸性粒细胞检测：发作期鼻分泌物和（或）结膜刮片嗜酸性粒细胞阳性，外周血嗜酸性粒细胞计数增高；②肥大细胞检测：肥大细胞参与 IgE 介导的变态反应，过敏性鼻炎患者鼻黏膜刮片肥大细胞呈阳性；③变应原皮肤点刺试验和鼻黏膜激发试验：可检测患者对特异性过敏原（如尘螨、花粉、猫毛等）的反应性；④血清总 IgE 检测：常采用免疫比浊法，用于评估机体的过敏状态，变态反应性疾病时血清总 IgE 有明显升高；⑤血清特异性 IgE 检测：采用免疫印迹法、荧光酶免法、ELISA 等方法检测，有助于寻找引起疾病的特异性过敏原。

826. 为什么鼻咽癌有多项检测可予以辅助诊断

答：鼻咽癌是发生于鼻咽部黏膜的恶性肿瘤，我国广东、广西、湖南、福建等省为高发区，发病年龄多为中年人，男多于女。鼻咽癌具有一定的种族易感性和家族聚集性，并与免疫遗传标记有关。EB 病毒感染与鼻咽癌有密切关系。此外，很多致癌化学物质及微量元素镍等与该病的发生均有关联。辅助诊断鼻咽癌的实验室检测项目有：①血清学检测：鼻咽癌患者血清 EB 病毒抗体水平远较其他恶性肿瘤及正常人高，目前临床上开展的 EB 病毒抗体检测分别针对 EB 病毒早期抗原（EA）、衣壳抗原（VCA）和核抗原（EBNA），包括 EA-IgG、VCA-IgM、VCA-IgG 和 EBNA-IgG；抗-VCA 抗体阴性，可排除 EBV 感染；②分子生物学检测：针对 EB 病毒核酸可采用实时荧光定量 PCR 进行检测，灵敏度较高，但不能区分近期感染和既往感染；③细胞学检查：对肿块部位行细针穿刺，将抽吸物做涂片进行细胞学检查，查找肿瘤细胞；④遗传学检查：人类白细胞抗原（HLA）基因与鼻咽癌的发病风险有关，研究发现鼻咽癌的易感基因位于人类 4 号染色体 4p15.1-4q12 区域，*TNFRSF19*、*MDSI-EVI1*、*CDKN2A/2B*、*TERT/CLPTM1L* 和 *CIITA* 等为鼻咽癌易感基因。

（章黎华）

第八节　肿瘤性疾病

827. 为什么肺癌患者需检测表皮生长因子受体和间变性淋巴瘤激酶基因

答：在肺癌生物标志物检验诞生十年后，检测表皮生长因子受体（epidermal growth factor receptor，EGFR）基因突变和间变性淋巴瘤激酶（anaplastic lymphoma kinase，ALK）基因重排的标准方法以及靶向治疗为肺癌患者提供了改善生存时间和生活质量的机会。循证医学证据提示，肺癌患者如果进行基因检测并选择合适的靶向治疗药物，其预后会明显改善。因此，指南建议，所有肺腺癌患者不论性别、种族、是否吸烟或伴其他临床危险因素，均应接受基因检测，其中 EGFR 突变和 ALK 融合是首选检测项目。原发肿瘤和转移病变同样适合检测 EGFR 和 ALK 状态。EGFR 和 ALK 检测不适用于非肺腺癌患者，包括单纯鳞状细胞癌、单纯小细胞癌和免疫组织化学检测缺乏腺癌分化证据的大细胞肺癌患者。EGFR 和 ALK 状态检测时机为：适合治疗的晚期肺癌患者确诊时；既往肺癌分期较早但未接受基因检测的患者疾病复发或进展时。

828. 为什么乳腺癌易感基因的检测适用于有家族史的高危人群

答：*BRCA1/2* 基因突变可造成乳腺癌的发病风险提高至 45%~65%。而对于卵巢癌，*BRCA1* 基因可造成卵巢癌的发病风险提高至 39%，*BRCA2* 基因可将卵巢癌的发病风险提高至 10%~17%。美国预防服务工作组推荐应当对具有乳腺癌、卵巢癌家族史的无症状女性进行筛查，以判断其是否存在 *BRCA* 突变风险增加的可能。筛查结果阳性的女性应接受遗传咨询，以确定是否应进行乳腺癌易感基因 *BRCA1* 和 *BRCA2* 的突变检测。该指南适用于既往未诊断 *BRCA* 相关癌症且无该病体征或症状但具有突变风险的女性。但并不推荐在健康人群中常规筛查。

829. 为什么要进行宫颈癌筛查

答：我国宫颈癌的发病率及死亡率近年来快速增长，于 2000-2011 年间其死亡率年平均增长率为 5.9%。故迫切需要找到最佳宫颈癌筛选方法，以降低宫颈癌的死亡率。美国肿瘤协会、美国阴道镜和宫颈病理学会以及美国临床病理学会基于大量研究的证据共同推出了联合指南，推荐宫颈癌筛查应从女性 21 岁时开始，21~29 岁女性应每 3 年进行宫颈巴氏刮片筛查，30~65 岁女性应每 5 年接受人乳头瘤病毒（human papilloma virus，HPV）和宫颈巴氏刮片双重筛查。而对 HPV 阳性高危人群，检测宫颈刮片细胞甲基化标志物 CADM1、MAL、mir-124-2 对宫颈癌筛查具有很高的灵敏度，将来有望成为新的宫颈癌筛选标志物。而我国目前宫颈癌诊治水平城乡差距较大，应找到适合不同地区的最佳宫颈癌筛选方法，以降低我国宫颈癌的死亡率。

830. 为什么在甲状腺癌的诊治中需进行基因检测

答：甲状腺癌的发生是一系列遗传和表观上的改变，包括：体细胞突变的激活及失活、基因表达模式的改变、微小 RNA 调节异常和基因异常甲基化。①*BRAF* 基因点突变：在典型的乳头状及高细胞甲状腺癌、1/3 的髓样癌和未分化癌中都被证实有 *BRAF* 基因突变；②*RET/PTC* 基因重排：*RET/PTC1* 在典型的甲状腺乳头状癌中常见；而 *RET/PTC3* 在罕见的实性亚型中常见；③*RAS* 点突变：在少数前瞻性研究中显示，*RAS* 突变对诊断恶性具有 74%~88% 阳性预测值。在甲状腺结节中检测 *RAS* 基因突变虽不能确定恶性诊断，但可以为诊断肿瘤提供有利凭证。检测 *RAS* 基因作为一种标记滤泡型乳头状癌癌细胞，它的重要性在于其他方式难于判断结节性质，尤其是甲状腺细针穿刺细胞学难以诊断时。

831. 为什么在怀疑遗传性肾癌时需进行基因检测

答：希佩尔·林道（von Hippel-Lindau，VHL）病是常染色体遗传性疾病，可出现中枢神经系统和视网膜血管母细胞瘤、透明细胞肾癌、嗜铬细胞瘤、胰腺和内耳肿瘤。本综合征系因位于 3 号染色体短臂 25~26 区的 *VHL* 抑癌基因发生突变所致。VHL 蛋白参与细胞周期调节和血管形成。约 25% 的血管母细胞瘤患者有 VHL 病。*VHL* 基因突变携带者可出现肾囊肿或透明细胞肾细胞癌，典型者病变呈多灶性，并累及双侧肾。基因检测可明确诊断并筛选出基因突变携带者，对基因阳性成员进行临床随诊，可以把握患者治疗时机、提高治疗效果、延长生存时间及提高生活质量。

832. 为什么疑似遗传性弥漫型胃癌需进行基因突变检测

答：胃癌是世界范围内的高发恶性肿瘤之一，在我国更是发病率和致死率都很高的消化道恶性肿瘤。大部分胃癌为散发胃癌，但约10%的胃癌具有家族聚集特征，其中1/3被认为具有遗传背景。这类遗传性胃癌是由于编码 E-cadherin 蛋白的 *CDH1* 基因发生胚系突变所致，以常染色体显性的方式进行遗传。由于 *CDH1* 突变的外显率极高，携带者发生弥漫型胃癌和（或）乳腺癌的风险明显增加，故应常规对这类家族性疾病的家系成员进行 *CDH1* 基因检测。对于突变携带者应进行密切随访和内镜检查，甚至可考虑行预防性全胃切除术。

833. 为什么疑似家族性肠息肉病患者中需进行基因检测

答：家族性腺瘤性息肉病（familial adenomatous polyposis，FAP）是一种常染色体显性遗传病，以结直肠内生长成百上千枚息肉为主要特征，有高度癌变倾向。30%～50%的病例有 *APC* 基因（位于5号染色体长臂，5q21-22）突变，偶见于无家族史者。*APC* 基因突变和 FAP、散发性结直肠癌的发生关系密切。*APC* 基因突变一般发生于结、直肠癌的早期，在微小腺瘤中即可见 *APC* 的改变。通过检测 *APC* 基因突变，可筛选出 FAP 家族成员高危患者，也可用于评估结直肠癌的疗效和预后，所以检测 *APC* 基因变化对预防、早期诊断及早期治疗结直肠癌具有重大意义。

834. 为什么疑似遗传性非息肉性结直肠癌需进行基因检测

答：遗传性非息肉性结直肠癌即林奇综合征（Lynch syndrome，LS）是遗传性结直肠癌最常见的综合征，占所有结直肠癌的2%～3%。这个综合征是常染色体显性遗传模式，与错配修复（mismatch repair，MMR）基因（*MLH1*、*MSH2*、*MSH6*、*PMS2*）突变相关。*MMR* 基因的突变引起 DNA 微卫星不稳定导致肿瘤的发生，后者常通过免疫组织化学检测到 MMR 蛋白表达缺失。LS 主要是由于4个 DNA *MMR* 基因中的任何一个发生了有害的胚系突变所导致。故通过基因测序等手段确定 *MMR* 基因和 *EPCAM* 基因胚系的有害突变，或者证实胚系的 *MLH1* 启动子甲基化是非常重要的。通常每3年1次进行的结肠镜检可能会在间期出现肿瘤加速生长，因此，每1～2年的结肠镜检查对携带有 *MMR* 基因突变的个体是必要的。

835. 为什么荧光原位杂交技术可用于膀胱癌的检测

答：荧光原位杂交技术（FISH）是以细胞遗传学为基础的检测技术，它采用荧光素试剂来标记 DNA 制作探针，与肿瘤细胞中目标 DNA 杂交形成可被观察到结合体，利用荧光显微镜来观察这种结合体以此来检测细胞的 DNA 在结构和数目上有无发生改变，通过这种技术可检测到尿液标本里脱落细胞的染色体发生的变化，以此可以判断膀胱癌的发生。膀胱肿瘤病变中最常见的细胞染色体结构和数目上的异常是3号、7号、17号及 P16 位点出现的变化，而荧光原位杂交技术能够检测到尿脱落细胞染色体发生的改变，现已经在临床上成为膀胱癌的重要检测方法。

（卞炳贤）

第九节 少见皮肤疾病

836. 为什么 CHILD 综合征需要检测 NSDHL 基因的突变

答：先天性偏侧发育不良伴鱼鳞病样红皮症及肢体缺陷综合征又称 CHILD 综合征、单侧鱼鳞病样红皮病伴同侧畸形。是一种 X 连锁显性或隐性遗传病，是由于胆固醇生物合成酶功能缺失引起，由位于 Xq28 的 NSDHL 基因突变所致，其编码为 3β-羟类固醇脱氢酶，其在胆固醇生物合成中起关键作用。所以 CHILD 综合征应检测 NSDHL 基因的突变。

837. 为什么施尼茨勒综合征有比较特征性的实验室检查异常

答：施尼茨勒综合征（Schnitzler syndrome）是一种以慢性荨麻疹、反复发热、骨关节疼痛和淋巴结肿大并伴有单克隆 IgM 巨球蛋白血症为主要表现的罕见疾病，没有淋巴细胞增殖性疾病的依据。目前国际上报道 100 余例，该病发病率男性高于女性（性别比 1.45），平均诊断年龄为 60 岁。主要表现为慢性非瘙痒性荨麻疹，伴发热、关节痛或骨痛，风团多发于躯干和四肢，面部很少累及。实验室检查中 IgM 的存在最具有标志性，其中 90% 的患者 IgM 是 κ 轻链。极少数患者可以伴有或仅有 IgG 的 κ 轻链或 λ 轻链。大多数患者可出现补体水平异常，血细胞沉降率增快，C 反应蛋白水平升高。90% 患者白细胞增高，无浆细胞增生。患者中可以找到针对白细胞介素-1（IL-1）的 IgG 型自身抗体。而且施尼茨勒综合征患者外周血单核细胞在脂多糖刺激后，IL-1β 释放异常增加，炎性体相关蛋白 P2X7 受体及凋亡相关斑点样蛋白表达异常，提示该疾病可能与炎性体的异常激活有关。

838. 为什么过氧化氢酶缺乏症患者血中加入过氧化氢会呈暗棕色且不起泡沫

答：过氧化氢酶缺乏症又称竹原综合征。因血细胞及组织中原发性缺乏过氧化物酶，因此在牙缝及扁桃体陷窝中细菌繁殖及产生不分解的过氧化氢，而过氧化氢的血红蛋白，夺取感染区的氧，引起溃疡、坏死。正因为如此，竹原综合征的诊断性试验是将过氧化氢加到患者的血中，若呈现暗棕色，不起泡沫，则可作为辅助诊断，因为正常的血呈粉红色，且起泡沫。

839. 为什么舍格伦-拉松综合征需要检测 FALDH 基因的突变

答：舍格伦-拉松综合征又称作痉挛性双瘫-鱼鳞病-精神幼稚病，或鱼鳞病样红皮病。本病为常染色体隐性遗传，其致病基因定位于 17q11.2。患者在成纤维细胞和白细胞中存在脂肪醛脱氢酶（FALDH）缺陷，目前 FALDH 基因突变分析可用于产前诊断。因此舍格伦-拉松综合征检测 FALDH 基因突变很重要。

840. 为什么说阿佩尔综合征发病机制的分子学基础非常特殊

答：阿佩尔综合征又称作尖头并指（趾）畸形。阿佩尔综合征属于常染色体显性遗传，分子生物学基础很是特殊，因为成纤维细胞生长因子受体（FGFR）2 基因的第 2 和第 3 免疫球蛋白功能区之间的连接处发生两个相邻氨基酸的替换，也就是会出现 S252W

或 P253R，因此非常特殊。

841. 为什么塞扎里综合征能在外周血中找到 Sézary 细胞

答：塞扎里综合征（Sézary 综合征）由 Sézary 及 Bouvrain 于 1938 年首先报道，也被称为 Sézary 网状细胞增生病或恶性网状细胞增生性红皮病。近年来由于免疫学的发展，证实本病是由于 T 淋巴细胞肿瘤性增生的结果，故称之为 T 细胞淋巴瘤性红皮病，或 T 细胞红皮病。目前认为 Sézary 综合征代表皮肤 T 细胞淋巴瘤的白血病阶段，是侵袭性较强的皮肤 T 细胞淋巴瘤。患者白细胞常增多，通常为（10～30）×10⁹/L，偶有达到 60×10⁹/L，甚至超过 200×10⁹/L。外周血出现异常单一核细胞，也就是 Sézary 细胞，一般占白细胞总数的 10%～20% 以上，用 Wright Giemsa 染色外周血涂片，可将 Sézary 细胞分为大、中、小 3 个亚型：小型 8～11μm；中型 11～14μm；大型>14μm。除 Sézary 细胞外，外周血中淋巴细胞增多。但骨髓有核细胞中，淋巴细胞不到 50%，因此认为外周血中增多的淋巴细胞及 Sézary 细胞是髓外造血的结果。确诊需要临床结合病理，特别是在外周血内能找到较多的 Sézary 细胞（一般应在 10% 以上）对诊断有一定的意义。

842. 为什么先天性角化不良需要检测 DKC1 基因突变

答：先天性角化不良是一种少见的以皮肤萎缩、网状色素沉着、色素减退，以及甲营养不良，黏膜白斑为特征的先天性综合征，伴随多系统外胚叶和一些中胚叶的改变。目前已发现的有 X 连锁隐性遗传、常染色体显性遗传和常染色体隐性遗传三种遗传方式。前两种遗传方式的致病基因为 DKC1 和 TERC，而对常染色体隐性遗传的先天性角化不良的一些基因进行筛选尚未发现相关的连锁区。定位于 Xq28 的 DKC1 基因突变导致了 X 连锁隐性遗传的先天性角化不良的发生。DKC1 基因编码角化不良蛋白，主要为错义突变，导致 dyskerin 基因中的单个氨基酸置换。Dyskerin 是一种核仁蛋白，对核糖体和 rRNA 前体的生物合成起作用，还与端粒酶 RNA 有关。患者染色体高度不稳定，极易发生重组。端粒酶活性缺陷及由此导致的干细胞更新或增殖活动障碍可能是引起先天性角化不良的原因。患者的端粒酶在早年就明显缩短，为这一理论提供了证据。

843. 为什么有汗性外胚叶发育不良者需要检测 Cx30 基因突变

答：有汗性外胚叶发育不良于 1929 年由 Clouston 第一个报道，又称克洛斯顿综合征，是一种以指甲营养不良、毛发缺陷和掌跖角化（或牙齿发育不良）等三联症为特征的遗传综合征，属于常染色体显性遗传。缺陷基因定位于 13q11-q12.1，是由 Cx30（gap junction connexin 30）（又称作 GJB6）基因突变导致。Cx30 属于编码间隙连接通道蛋白亚单位的连接蛋白基因家族成员之一。该家族基因均具有很强的保守性。其产物连接蛋白在细胞生长、分化、增殖、调控中起重要作用。Connexin 蛋白是间隙连接蛋白中最主要的成员之一，并在细胞间相互作用。因此有汗性外胚叶发育不良者检测 Cx30 基因突变是有必要的。

844. 为什么无汗性外胚叶发育不良者需要检测 EDA 基因突变

答：无汗性外胚叶发育不良是一种以毛发、汗腺、牙齿等外胚层来源的器官发育不全为主要特征的先天性遗传性疾病。特征为毛发稀疏或全秃、无牙和少汗至无汗。出生时的患病率约为 1/10 万，遗传方式有 3 种，以 X 连锁隐性遗传最为常见。90% 为男性，10% 的女性携带者可部分表达。X 连锁隐性遗传的无汗性外胚叶发育不良的致病基因是定位于 Xq12-q13.1 的 *EDA* 基因。*EDA* 基因编码产物 ectodysplasin 为跨膜蛋白，属于 TNF 相关配体家族 II 型三聚体跨膜蛋白。该基因缺陷可能导致胚胎分化期间上皮-间质相互诱导的细胞信号受阻或细胞移行障碍。故无汗性外胚叶发育不良需要检测 *EDA* 基因突变。

845. 为什么表皮松解性角化过度症患者要进行遗传咨询和产前诊断

答：表皮松解性角化过度症又称大疱性鱼鳞病样红皮病，常染色体显性遗传，由角蛋白 1（K1）和角蛋白 10（K10）的基因突变所致。在角质形成细胞中角蛋白分布类型异常，提示在表皮松解性角化过度症中角化细胞膜的装配过程有改变。另外，在表皮痣患者中也发现有 *K1/K10* 突变，但这种突变仅在皮损的角质形成细胞中可以检测到，在非皮损部位则为阴性，称之为角蛋白突变镶嵌型。若表皮痣患者 *K1/K10* 突变是发生在受精卵后的基因突变，结果导致其后代非常有可能患有表皮松解性角化过度型鱼鳞病。因此患有表皮痣并发生 *K1/K10* 突变的个体有必要进行遗传咨询和基因产前诊断，以免发生表皮松解性角化过度症。

846. 为什么肠病性肢端皮炎需要检测血清锌水平

答：肠病性肢端皮炎是少见的遗传性锌缺乏症，临床表现为肢端皮炎、秃发和腹泻为特征的三联症。皮疹呈肢端分布，位于面部、手、足和肛门、生殖器部位，已被认为是锌缺乏的特异性皮肤标志。实验室检查特异性的指标为血清锌水平降低。碱性磷酸酶是含锌的金属酶，随血锌缺乏而降低，当肝功能正常，低碱性磷酸酶活性，伴低血锌，可作为锌缺乏的佐证。

847. 为什么条纹状掌跖角皮症需要检测编码桥粒锌蛋白 1 和桥粒斑蛋白的基因突变

答：条纹状掌跖角皮症又称为线状角皮症、肢端角化病、布伦纳诺-富斯-西门子综合征（Brunam-Fuhs-Siemens syndrome），是一种极为少见的局灶性掌跖角皮症。它属于常染色体显性遗传。本病的致病基因定位于 18q12，与编码桥粒跨膜蛋白（cadherin）、桥粒胶蛋白（desmocollin）、桥粒锌蛋白（desmoglein）的基因簇连锁。目前已经确定编码桥粒锌蛋白 1 和桥粒斑蛋白（desmoplakin）的基因发生突变与本病有关。因此建议条纹状掌跖角皮症患者检测桥粒锌蛋白 1 和桥粒斑蛋白的基因突变。

848. 为什么萎缩性多软骨炎需要检测血清 II 型胶原抗体

答：萎缩性多软骨炎又名复发性多软骨炎、系统性骨软化症或冯·迈温伯格-奥尔塞西综合征（von Meyenburg-Althess syndrome）。1923 年，Jaksch-Wastenhorst 首先描述了这一疾病，这是一种以耳、鼻、喉、气管和关节处软骨组织的炎症和破坏、代之以结缔组织增生为特征的罕见的系统性疾病。一般而言，实验室检查为非特异性，常有血沉加快和贫血，外周血白细胞计数增高或正常，有时可找到红斑狼疮细胞，类风湿因子可阳性。急性期尿中酸性黏多糖排泄增加。值得注意的是，在血清中往往可找到 II 型胶原抗体，且其效价高低与病情的活动度和严重程度均有关。

849. 为什么坏死松解性游走性红斑的实验诊断项目多

答：坏死松解性游走性红斑又称胰高血糖素瘤综合征，是由分泌胰高血糖的胰岛 α 细胞肿瘤引起的一种皮肤副肿瘤综合征。主要的特征为反复发生的游走性坏死松解性环状或回状暗红斑、口炎、高血糖、体重下降、贫血等。实验室检查的特点有：①血浆胰高血糖素升高，常大于 500pg/ml，正常一般在 50～150 pg/ml；②正色素正细胞性贫血，血沉增快；③血浆氨基酸、蛋白、锌、钾降低，血糖升高，间歇性糖尿，葡萄糖耐量试验异常；④胰高血糖素瘤的检查包括腹腔 B 超、闪烁扫描、腹部 CT、MRI、动脉造影、胰胆管造影及胰静脉插管后不同部位采集血标本作胰高血糖素测定等。

850. 为什么结节性脆发病需检测尿精氨酸琥珀酸浓度

答：结节性脆发病于 1577 年首先报道，1876 年 Kaposi 对本病进行了命名。本病女性多于男性，有分析认为与女性留长发和喜欢美发有关。临床表现为毛干上有 1～2 个结节，少数患者可有较多的结节。结节表现为白色或黄色的小点，结节处毛干皮质破裂，显微镜下似一对扫帚相对嵌接。如果散在的头发受累，患者一般不易察觉；若较多的头发受累，则头发变脆，易折断。因瘙痒性皮肤病导致的本病，患者的阴毛或其他部位的毛发也可以出现上述的表现。有人认为本病的发生与遗传代谢有关，尤其是精氨酸琥珀酸酶的缺乏，尿中精氨酸琥珀酸增多的患者易患本病，故结节性脆发病的一种少见的综合征就叫伴智力障碍和精氨酸琥珀酸尿症的先天性结节性脆发病。由于精氨酸琥珀酸酶的缺乏，精氨酸琥珀酸在血液和脑脊液中积聚，并从尿液中排出。此型患儿出生时毛发外观正常，但在出生后 1 年出现毛发干燥、脆弱，容易纠集成结。另外，尿中精氨酸琥珀酸增多的患儿，还可以并发精神发育迟缓和癫痫。因此，结节性脆发病患儿需检测尿精氨酸琥珀酸的浓度。

（沈立松　周鑫昀）

第十节　骨代谢性疾病

851. 为什么肾衰竭患者的骨钙素浓度可能升高

答：肾脏是人体重要的排泄器官和内分泌器官，其功能和骨代谢有着密切的联系，几乎所有的慢性肾衰竭（chronic renal failure，CRF）患者可同时伴有骨代谢异常。骨钙素（bone gla protein，BGP）是由成骨细胞合成的非胶原蛋白，占总蛋白的 1%。由于一部分（10%～30%）骨钙素被释放入血液循环，被肾脏迅速地清除，循环中的骨钙素半寿期仅 5 分钟左右，故血清骨钙素水平基本上能够反映近期成骨细胞合成骨钙素和骨形成的情况。CRF 患者 BGP 升高与尿毒症患者过度分泌 PTH 有关，另外肾衰竭时，对 BGP 降解，排泄功能下降，导致体内 BGP 浓度升高。

852. 为什么肿瘤患者应关注骨代谢指标

答：在肿瘤骨转移中，骨的重塑过程极大加快，骨代谢率增高。当肿瘤的骨转移以成骨性改变为主时，骨代谢的骨形成指标可能升高；当肿瘤的骨转移以溶骨性改变为主时，骨代谢的骨吸收指标可能增高；当肿瘤的骨转移以混合性改变为主时，骨形成和骨吸收指标均增高。因此骨代谢标志物可以作为辅助诊断肿瘤骨转移的参考指标。在临床上检测这些指标的含量有利于早期发现各种骨代谢异常或进行相关治疗的检测。

853. 为什么不同类型的骨质疏松的骨转换指标变化不同

答：不同类型的骨质疏松其发病机制不同，骨相应标志物变化也不同。如：骨折患者存在与其年龄和性别（如男人或绝经前妇女）不符的骨质疏松，应该通过生物化学检查排除一些病症，如甲状旁腺功能亢进症、甲状腺功能亢进症、库欣综合征、性腺功能减退症以及多发性骨髓瘤等。如是绝经后期患骨质疏松的妇女，需要检测骨吸收标志物包括尿钙和尿胶原交联（尿 N-端肽、脱氧吡啶酚或 C-端肽），对骨代谢进行评价，协助诊断。高血清碱性磷酸酶活性或高血清骨钙素水平，提示骨更新活跃，骨形成和骨吸收均增加，但不能据此诊断骨质疏松，主要用于监测骨质疏松治疗效果。为此，精确评价骨量的骨密度用于诊断骨质疏松和监测疗效。

854. 为什么甲状腺疾病患者的骨代谢相关指标会出现异常

答：原发甲状旁腺功能亢进的患者比相应的正常人骨密度值低。而患甲状旁腺功能亢进的患者 60% 是绝经后妇女，骨质疏松是该病的重要表现。甲状腺激素过度分泌亦可导致骨吸收大于骨形成，因此，骨质疏松可因长期的甲状腺功能亢进或甲状腺激素替代治疗而引起。皮质醇明显减少骨形成和增加骨吸收，因此库欣综合征的患者都有严重的骨质疏松，更常见的是长期用糖皮质激素治疗者，甚至可发生致残性骨质疏松。

855. 为什么女性绝经后易发生骨质疏松

答：雌激素对骨代谢的调节作用是直接抑制成熟破骨细胞极化，促进破骨细胞的凋亡，从而抑制吸收。绝经后的女性雌激素大量缺乏，抑制破骨细胞的作用迅速减弱，骨吸收反跳性增高从而引起骨形成代偿性增高。另外，由于老年人骨吸收的速率超过骨形成的速率，结果往往容易造成骨量丢失，最终导致易骨折的代谢性骨病即骨质疏松症的发生。

856. 为什么骨代谢标志物与骨密度结合对骨质疏松症具有较高的诊断价值

答：骨代谢和骨转化指标有助于进行骨转化分型，评估骨丢失速率、老年妇女骨折风险及病情进展，可及早选择干预措施。联合检测与评估优于单一骨密度或骨代谢标志物检测。骨密度（bone density，BMD）测定是诊断骨质疏松的标准，但骨密度用于证明检测时骨的状态，不能预测将来的骨密度，骨折风险的降低与 BMD 升高也并不总是相关。而骨代谢标志物用于预测今后骨的状态且与骨折风险显示出良好的相关性。在药物治疗后，骨代谢标志物所观察到的变化更快。近年来更多的采用 B-ALP、PINP、TRACP5b、尿 DPD、尿 CTX、NTX 这些灵敏度高、特异性强的骨代谢标志物用于骨丢失率监测、骨折风险程度预测和评估药物治疗反应及代谢性骨病的鉴别诊断，尤其是在抗骨吸收药物治疗方面，如雷洛昔芬、阿仑膦酸钠等治疗骨质疏松症中，比骨密度测量更能早期反映治疗效果。现已证实这种无创伤的骨代谢标志物检测，联合骨密度测定更能全面、合理评价骨转换。

857. 为什么骨代谢标志物可用于原发性骨肉瘤的辅助诊断

答：骨肉瘤起源于骨基本组织，是一种高度恶性预后不良的肿瘤，具有恶性程度高、侵袭性强、易复发和转移的特点，在我国发病率约为 3/100 万，是除多发性骨髓瘤以外最常见的骨原发恶性肿瘤，约占恶性骨肿瘤的 44.6%，致残率及致死率极高，如不及时、系统地治疗，5 年存活率仅 30% 左右。骨肉瘤的实验诊断方法很少，实验室现在常用的血清学检查仅包括几项简单、不灵敏且非特异的常规生化指标，如血清碱性磷酸酶和乳酸脱氢酶水平监测。原发性骨肉瘤患者血清中的骨形成标志物和骨吸收标志物均可显著升高，其升高的水平大于一般的肿瘤骨转移，因此可用骨代谢标志物作为原发性骨肉瘤的血清监测指标。

858. 为什么检测降钙素水平可以特异性的诊断甲状腺相关疾病

答：降钙素（CT）由甲状腺癌滤泡旁细胞合成及分泌，是甲状腺髓样癌（medullary thyroid carcinoma，MTC）特异性和灵敏的肿瘤标志物，既往多采用放射免疫技术通过降钙素激发试验来检测。目前临床多采用检测血清基础水平降钙素，血清基础水平降钙素的测定是对 MTC 高度特异性诊断方法。Costant 等指出对甲状腺结节患者进行血清降钙素的筛查有利于早期诊断 MTC，特别是五肽胃泌素兴奋试验时血清降钙素水平的变化价值更大。Bugalho 等评估了血清降钙素测定与细针穿刺细胞学活检（fine needle aspiration biopsy，FNAB）在 MTC 术前诊断的价值，发现前者较后者灵敏度更高。降钙素可以作为一个预测 MTC 颈部淋巴结转移及判断治疗效果的重要指标，且术前降钙素水平与肿瘤负荷存在一定相关性。由于降钙素作为 MTC 的肿瘤标志物效果肯定，有学者提出 MTC 患者接受手术治疗后，若无肿瘤残余、复发或转移，血清降钙素应为正常水平。MTC 患者术后应常规监测降钙素，术后一段时间复查血清降钙素水平升高，则说明体内仍存在肿瘤负荷。

859. 为什么骨代谢标志物可用于辅助诊断 Paget's 病

答：Paget's 病又称变形性骨炎，是一种骨的局部性疾病，可以是单骨性或多骨性的，40 岁以上的人近 4% 受到影响。它是以骨吸收后被混乱形式的骨质所替换为特征。因此，骨形成指标血清碱性磷酸酶、骨碱性磷酸酶增高，尿脱氧吡啶酚、羟脯氨酸的升高是 Paget's 病常见的生物化学改变。Paget's 病的病因尚不清楚，倾向于认为是病毒引起，因为在该类患者的破骨细胞核中找到类似病毒颗粒的包涵体。据报道有 20%~30% 的 Paget's 患者有家族史，提示有遗传易患性。骨形成指标也用于该病的治疗监测。

（杜玉珍　高　锋）

参考文献

1. 丛玉隆，尹一兵，陈瑜. 检验医学高级教程［M］. 第 2 版. 北京：科学出版社，2017.

2. 陈福祥，陈广洁. 医学免疫学与免疫学检验［M］. 北京：科学出版社，2016.

3. 顾敏晔，李福刚，杨晶，等. 精准医疗大背景下 iPOCT 发展趋势. 中华检验医学杂志［J］，2016，39（5）：399-400.

4. 江载芳，申昆玲，沈颖，等. 实用儿科学［M］. 第 8 版. 北京：人民卫生出版社，2015.

5. 尚红，王毓三，申子瑜. 全国临床检验操作规程［M］. 第 4 版. 人民卫生出版社，2015.

6. 顾学范. 临床遗传代谢病［M］. 北京：人民卫生出版社，2015.

7. 赵正言. 新生儿遗传代谢病筛查［M］. 北京：人民卫生出版社，2015.

8. 李金明，刘辉. 临床免疫学检验技术［M］. 北京：人民卫生出版社，2015.

9. 陈竺. 医学遗传学［M］. 第 3 版. 北京：人民卫生出版社，2015.

10. 梁素华，邓初夏. 医学遗传学［M］. 第 4 版. 北京：人民卫生出版社，2015.

11. 邹雄，李莉. 临床检验仪器学［M］. 第 2 版. 北京：高等医药教育出版社，2015.

12. 中华医学会糖尿病学分会. 中国血糖监测临床应用指南（2015 年版）. 中华糖尿病杂志［J］，2015，7（10）：603-613.

13. 曹雪涛. 医学免疫学［M］. 第 6 版. 北京：人民卫生出版社，2013.

14. 陈灏珠，林果为，王吉耀. 实用内科学［M］. 北京：人民卫生出版社，2013.

15. 贾建平，陈生弟. 神经病学［M］. 第 7 版. 北京：人民卫生出版社，2013

16. 江开达. 精神病学［M］. 第 7 版. 北京：人民卫生出版社. 2013

17. 左伋. 医学遗传学［M］. 第 7 版. 北京：人民卫生出版社，2013.

18. 邵肖梅，叶鸿瑁，丘小汕. 实用新生儿学［M］. 第 4 版. 北京：人民卫生出版社，2011.

19. 盛龙生，苏焕华，郭丹滨. 色谱质谱联用技术［M］. 北京：化学工业出版社，2010.

20. 邹雄，吕建新. 基本检验技术及仪器学［M］. 北京：高等教育出版社，2006.

21. 王建中. 临床流式细胞分析［M］. 上海科学技术出版社，2005.

22. 陈耀祖，张亚平. 有机质谱原理及应用［M］. 北京：科学出版社，2004.

23. 尹伯元，李龙，顾文涛. 临床特种检验医学［M］. 天津：天津科学技术出版社，2004.

24. 朱汉民，沈霞. 临床实验诊断学：实验结果的应用和评估［M］. 上海：上海科学技术出版社，2004.

25. Carlos A，Garcia Santana，James W. Tung，et al. Human Treg Cells Are Characterized byLow/Negative CD6 Expression［J］. Cytometry Part A，2014，85（10）：901-908.

26. Oudart JB，Maquart FX，Ramont L. Recommendations for the management of monoclonal gammopathies in biochemistry［J］. Ann Biol Clin（Paris），2012，70（3）：251-261.

27. Mauri C，Bosma A. Immune regulatory function of B cells［J］. Annu Rev Immunol，2012，30：221-241.

28. C. Türk，T. Knoll，et al. Guidelines on Urolithiasis. European Association of Urology，2012.

29. William L Nyhan，Bruce A Barshop，Pinar T. Ozand. Atlas of metabolic diseases ［M］. 2nd eds. Great Britain. Hodder education，2005.

30. Charles R. Scriver，Arthur L. Beaudet，William S. Sly，DavidValle. The Metabolic & molecular Bases of Inherited Disease ［M］. 8th eds. New York：McGraw-Hill，2001.

缩略词

21-OHD	21-hydroxylase deficiency	21-羟化酶缺陷
2-DE	two dimensional gel electrophoresis	双向凝胶电泳
4-HPPD	4-hydroxyphenylpyruvate dioxygenase	4-羟基苯丙酮酸双加氧酶
5-HIAA	5-hydroxyindoleacetic acid	5-羟吲哚乙酸
5-HT	5-hydroxytryptamine	5-羟色胺
α-AASA	α-aminoadipic acid semialdehyde	α-氨基己二酸半醛
AAT	alpha1-antitrypsin	α1-抗胰蛋白酶
AATD	alpha1-antitrypsin deficiency	α1-抗胰蛋白酶缺乏症
AAT	α1-antitrypsin	α1-抗胰蛋白酶
aCGH	array-based comparative genomic hybridization	比较基因组杂交芯片
ACH	achondroplasia	软骨发育不全
ACM	alcoholic cardiomyopathy	酒精性心肌病
ACMG	American College of Medical Genetics and Genomics	美国医学遗传学与基因组学学会
ACS	acute coronary syndrome	急性冠状动脉综合征
ADA	adenosine deaminase	腺苷脱氨酶
ADA	American Diabetes Association	美国糖尿病协会
AD	alzheimer disease	阿尔茨海默病
ADMA	asymmetric dimethyl arginine	不对称二甲基精氨酸
ADPKD	autosomal dominant polycystic kidney disease	常染色体显性遗传多囊肾病
AECA	anti-endothelial cell antibody	抗内皮细胞抗体
AFP	alpha-fetoprotein	甲胎蛋白
AGEs	advanced glycationend products	晚期糖基化终产物
aHUS	atypical HUS	不典型溶血尿毒综合征
AIDS	acquired immunodeficiency syndrome	获得性免疫缺陷综合征
ALK	anaplastic lymphoma kinase	间变性淋巴瘤激酶
AMA	anti-myocardial antibody	抗心肌抗体
AMI	acute myocardial infarction	急性心肌梗死
ANP	Atrial natriuretic peptide	A-型利钠肽
APCI	atmospheric pressure chemical ionization	大气压化学电离

API	atmospheric pressure ionization	大气压电离源
APP	amyloid precursor protein	β 淀粉样前体蛋白
APTT	activated partial thromboplastin time	活化部分凝血活酶时间
ARPKD	autosomal recessive polycystic kidney disease	常染色体隐性遗传多囊肾病
ASD	Autism	自闭症
ASGPR	asialoglycoprotein receptor	去唾液酸糖蛋白受体
ASTM	American Society for Testing and Materials	美国材料试验学会
aTreg 或 iTreg	adaptive regulatory T cell 或 induced regulatory T cell	获得型或诱导型调节性 T 细胞
Aβ	amyloid β-protein	β 淀粉样蛋白
B2	11-Dehydrothromboxane	11 脱氢血栓素 B2
BA	biliary atresia	胆道闭锁
BALF	bronchoalveolar lavage fliud	支气管肺泡灌洗液
BDNF	brain-derived neurotrophic factor	脑源性神经营养因子
BGP	bone gla protein	骨钙素
BH4D	tetrahydrobiopterin deficiency	四氢生物蝶呤缺乏症
BH4	tetrahydrobiopterin	四氢生物蝶呤
BJP	Bence-Jones protein	本周蛋白
BKV	BK polyomaviru	BK 多瘤病毒
BMD	bone mineral density	骨密度
BNP	B-type natriuretic peptide	B-型利钠肽
Breg	regulatory B cell	调节性 B 细胞
BV	bacterial vaginosis	细菌性阴道病
CAH	congenital adrenal hyperplasia	先天性肾上腺皮质增生症
CAP	community acquired pneumonia	社区获得性肺炎
CBS	cystathionine beta-synthase	胱硫醚 β 合成酶
CCC	congenital choledochal cyst	先天性胆总管囊肿
CCQM	Consultative Committee for Amount of Substance	物质量咨询委员会
CD	cluster of differentiation	分化群
CD	Crohn's disease	克罗恩病
CDG	congenital disorders of glycosylation	先天性糖基化病
CDT	carbohydrate-deficient transferring	糖缺失转铁蛋白
CF	cystic fibrosis	囊性纤维化
CFTR	cystic fibrosis transmembrane conductance regulator	囊性纤维化跨膜调节因子
CGD	chronic granulomatous disease	慢性肉芽肿病
CID	collision induced dissociation	碰撞诱导解离
CIPM	International Committee for Weights and Measures	国际计量委员会
CK18	cytokeratin 18	细胞角蛋白 18

CK	creatine kinase	肌酸激酶
CK	cytokeratin	细胞角蛋白
CKD	chronic kidney disease	慢性肾脏病
CK-MB	creatine kinase-MB	肌酸激酶同工酶 MB
CLIA	chemiluminescence immunoassay	化学发光免疫分析
CMA	chromosomal microarray analysis	染色体微阵列分析技术
CNP	C-type natriuretic peptide	C-型利钠肽
CNTF	ciliary neurotrophic factor	睫状神经营养因子
CNV	copy number variations	拷贝数变异
CO	carbon monoxide	一氧化碳
ConA	concanavalin A	伴刀豆球蛋白 A
congenital	bile acid synthesis defect	胆汁酸合成缺陷症
CR	complement receptor	补体受体
CR	cytokine receptor	细胞因子受体
CREB1	Reaction binding protein 1	反应结合蛋白 1 基因
CRF	chronic renal failure	慢性肾衰竭
CRH	cortisol releasing hormone	促皮质醇激素释放激素
CRP	C-reactive protein	C 反应蛋白
CSF	cerebral spinal fluid	脑脊液
CSF	colony-stimulating factor	集落刺激因子
CT	calcitonin	降钙素
CTC	circulating tumor cell	循环肿瘤细胞
cTnI	cardiac troponin I	心肌肌钙蛋白 I
CV	coefficient of variation	变异系数
CYP450	cytochrome P450 enzyme	细胞色素 P450 酶
Cys-C	cystatinc	胱抑素 C
D+HUS	diarrhea related HUS	腹泻相关型溶血尿毒综合征
DA	dopamine	多巴胺
DC	dendritic cell	树突状细胞
DCM	dilated cardiomyopathy	扩张型心肌病
DHPR	dihydropteridine reductase	二氢蝶啶还原酶
DICA	dot immuno chromatographic assay	斑点免疫层析法
DIGFA	dot immuno gold filtration assay	斑点免疫渗滤法
DKA	diabetic ketoacidosis	糖尿病酮症酸中毒
DMD	Duchenne muscular dystrophy	Duchenne 型肌营养不良
D-D	D-dimer	D-二聚体
D-HUS	diarrhea negative HUS	无腹泻的溶血尿毒综合征

EAEC	enteroaggregative E. coli	肠集聚性黏附大肠埃希菌
ECP	eosinophil cationic protein	嗜酸性阳离子蛋白
EGFR	epidermal growth factor receptor	表皮生长因子受体
EHEC	enterohemorrhage E. Coli	肠出血性大肠埃希菌
EIA	enzyme immunoassay	酶标记的免疫分析
EIEC	enteroinvasive E. coli	肠侵袭性大肠埃希菌
ELISA	enzyme-linked immuno sorbent assay	酶联免疫吸附
ELISPOT	enzyme linked immunospot	酶联免疫斑点技术
EM	extensive metabolism	快代谢型
EPEC	enteropathogenic E. coli	肠致病性大肠埃希菌
EPO	Erythropoietin	促红细胞生成素
ESC	embryonic stem cell	胚胎干细胞
ESIEC	enteric Shiga-like-toxin-producing E. coli	肠产志贺样毒素且具侵袭力大肠埃希菌
ESI	electrospray ionization	电喷雾电离
ESR	erythrocyte sedimentation rate	红细胞沉降率
ETEC	enterotoxigenic E. coli	肠产毒素性大肠埃希菌
ET-1	endothelin 1	内皮素-1
FABP	fat acid binding protein	脂肪酸结合蛋白
FAH	fumaroylacetoacetate hydrolase	延胡索酰乙酰乙酸水解酶
FAP	familial adenomatous polyposis	家族性腺瘤性息肉病
FCM	flow cytometry	流式细胞术
FDP	fibrin (gen) degradation products	纤维蛋白（原）降解产物
FGFR1	fibroblast growth factor receptor 1	成纤维细胞生长因子受体1
FGFR3	fibroblast growth factor receptor 3	成纤维细胞生长因子受体3
FIA	fluorescence immunoassay	荧光免疫分析
FiO_2	fraction of inspiration O_2	吸入氧浓度
FISH	fluorescence in situ hybridization	荧光原位杂交技术
FMR1	Fragile X mental retardation 1	脆性X智力低下1号基因
FNAB	fine needle aspiration biopsy	细针穿刺细胞学活检
Foxp3	forkhead transcription factor 3	叉头状转录因子3
FSC	forward scatter	前向散射光
FTA-ABS	fluorescent treponemal antibody-absorption test	荧光密螺旋体抗体吸收试验
F V L	factor V Leiden	因子V雷登
GABA	gamma aminobutyric acid	γ-氨基丁酸
GADA	glutamic acid decarboxylase antibodies	谷氨酸脱羧酶抗体
Gal-3	galectin-3	半乳糖凝集素-3

GBM	Glomerular Basement Membrane	肾小球基底膜
GC-MS	gas chromatography-mass spectrometry	气相色谱-质谱联用仪
Glu	glutamate	谷氨酸
GM-GSF	granulocyte-macrophage colony stimulating factor	粒细胞-巨噬细胞集落刺激因子
GPI	glycosyl phosphatidyl inositol	糖基磷脂酰肌醇
GSD	glycogen storage disease	糖原贮积病
GTPCH	guanosine triphosphate cyclohydrolase	鸟苷三磷酸环水解酶
G-CSF	granulocyte colony stimulating factor	粒细胞集落刺激因子
HAMA	Hamilton Anxiety Scale	汉密尔顿焦虑量表
HbA1c	glycosylated hemoglobin	糖化血红蛋白
Hb	hemoglobin	血红蛋白
HBsAg	hepatitis b virus surface antigen	乙型肝炎病毒表面抗原
HCG	human chorionic gonadotrophin	人绒毛膜促性腺激素
HCH	hypochondroplasia	软骨发育低下
HCV	hepatitis c virus	丙型肝炎病毒
Hcy	homocysteinemia	同型半胱氨酸
HD	Hirschsprung discase	先天性巨结肠
HD	Huntington disease	亨廷顿病
HDN	hemolytic disease of newborn	新生儿溶血病
HGF	hepatocyte growth factor	肝细胞生长因子
HHcy	hyperhomocysteinaemia	高同型半胱氨酸血症
HHM	humoral hypercalcemia of malignancy	恶性肿瘤体液性高钙血症
HHS	hyperosmolar hyperglycemic syndrome	高渗性高血糖综合征
HHV	human herpes virus	人类疱疹病毒
HIE	hypoxic-ischemic encephalopathy	新生儿缺血缺氧性脑病
HIF	hypoxia inducible factor	缺氧诱导因子
HIOMT	hydroxy indole O-methyl transferase	羟基吲哚-氧-甲基转移酶
HIV	human immunodeficiency virus	人类免疫缺陷病毒
HLA	human leukocyte antigen	人类白细胞抗原
HLM	hemosiderin-laden macrophage	含铁血黄素细胞
HMD	hyaline membrane disease	肺透明膜病
HPA	hypothalamic pituitary adrenal axis	下丘脑-垂体-肾上腺轴
HPC	hematopoietic progenitor cell	造血祖细胞
HPCH	hypothalamic pituitary auxin axis	下丘脑-垂体-生长激素轴
HP	Helicobacter pylori	幽门螺杆菌
HPT	hypothalamic pituitary thyroid axis	下丘脑-垂体-甲状腺轴
HPV	human papilloma virus	人乳头瘤病毒

HSC	hematopoietic stem cell	造血干细胞
HSV	herpes simplex virus	单纯疱疹病毒
HUS	hemolytic uremic syndrome	溶血尿毒综合征
HVA	homovanillic acid	高香草酸
H-FABP	heart fat acid binding protein	心型脂肪酸结合蛋白
IAA	insulin autoantibodies	胰岛素抗体
IA-2A	insulinoma-associated protein 2 antibodies	胰岛素瘤相关蛋白 2 抗体
ICA	islet cell autoantibodies	血清胰岛细胞抗体
ICP-MS	inductively coupled plasma mass spectrometry	感应耦合等离子体质谱仪
IDD	inflammatory demyelinating diseases	神经系统炎性脱髓鞘疾病
IDMS	isotope dilution mass spectrometry	同位素稀释质谱法
IEF	isoelectrofocusing	等电聚焦电泳
IEM	inborn errors of metabolism	遗传性代谢病
IFCC	International Federation of Clinical Chemistry and Laboratory Medicine	国际临床化学联合会
IFE	immunofixation electrophoresis	免疫固定电泳
IFN	interferon	干扰素
IFN-γ	interferon-γ	γ-干扰素
IGF-1	insulin-like growth factor-1	胰岛素样生长因子-1
IL	interleukin	白细胞介素
IL-2	interleukin-2	白细胞介素 2
IM	intermediary metabolism	中间代谢
InhA	inhibin-A	抑制素-A
IPH	idiopathic pulmonary hemosiderosis	特发性肺含铁血黄素沉着症
iPOCT	intelligent point of care testing	智慧即时检测
IR	infrared spectrophotometry	红外光谱分析
IRMA	immunoradiometric assay	免疫放射测定
ITP	immunologic thrombocytopenic purpura	血小板减少性紫癜
IVP	intravenous pyelography	静脉肾盂造影
JCV	JC polyomaviru	JC 多瘤病毒
JIA	Juvenile idiopathic arthritis	少年原发性关节炎
KDIGO	Kidney Disease：Improving Global Outcomes	改善全球肾脏病预后组织
KUB	kidney-ureter-bladder	腹部平片
LADA	latent autoimmune diabetes in adults	成人隐匿性自身免疫性糖尿病
LA	lactic acidosis	乳酸性酸中毒
LC3	microtubule-associated protein 1 light chain 3	微管相关蛋白 1 轻链 3
LCR	ligase chain reaction	连接酶链式反应

LC-MS	liquid chromatography mass	液相色谱-质谱联用仪
LDH	lactate dehydrogenase	乳酸脱氢酶
LDT	laboratory developed test	实验室自建项目
LHON	Leber's hereditary optic neuropathy	Leber 遗传性视神经病
LIF	Leukemia Inhibitory Factor	白血病抑制因子
LOH	loss of heterozygosity	杂合性缺失
LPA	Lysophosphatidic acid	溶血磷脂酸
LP	Legionella pneumophila	嗜肺军团菌
LPS	lipopolysaccharides	脂多糖
LS	Lynch syndrome	林奇综合征
MAH	malignancy associated hypercalcemia	恶性肿瘤相关性高钙血症
mAlb	urinary microalbumin	尿微量白蛋白
MALDI	matrix-assisted laser desorption ionization	基质辅助激光解析电离
MALDI-TOF MS	matrix-assisted laser desorption ionization	基质辅助激光解析飞行时间质谱仪
MAO	monoamine oxidase	单胺氧化酶
MAP	mean airway pressure	平均气道压力
MAS	macrophage activation syndrome	巨噬细胞活化综合征
MBP	myelin basic protein	髓鞘碱性蛋白
MCLS	mucocutaneous lymph node syndrome	小儿皮肤黏膜淋巴结综合征
MDD	major depressive disorder	重度抑郁障碍
MD	Meckel diverticulum	梅克尔憩室
MDM	mitochondrial diabetes mellitus	线粒体基因突变糖尿病
MELAS	mitochondrilencephalomyopa，thylacticacidosis	线粒体肌病脑病伴乳酸酸中毒及卒中样发作综合征
MEN2	multiple endocrine neoplasia-II	多发性内分泌腺瘤病 II 型
MERRF	myoclonic epilepsy with ragged red muscle fibers	肌阵挛性癫痫伴碎红纤维病
MHC	major histocompatibility complex	主要组织相容性复合体
MHPG	3-alpha-phenyl ethylene glycol	3-甲氧基-苯乙二醇
MIA	multiple intestinal atresia	多发性肠闭锁
miRNA	microRNA	微小 RNA
MLPA	multiplex ligation dependent probe amplification	多重连接依赖探针扩增
MMA	methylmalonic acidemia	甲基丙二酸血症
MM	multiple myeloma	多发性骨髓瘤
MMP-9	matrix metalloproteinases	基质金属酶-9
MMR	mismatch repair	错配修复
MoM	multiples of median	中位数倍数
MRD	minimal residual disease	微小残留病变

MRM	multireaction monitoring	多反应监测扫描
MRPl4	myeloid-related protein 14	髓样相关蛋白 14
MRS	magnetic resonance spectrum	磁共振波谱
MS	mass spectrometry	质谱
MS	metabolic syndrome	代谢综合征
MTC	medullary thyroid carcinoma	甲状腺髓样癌
MTHFR	510-methylenetetrahydrofolate reductase	亚甲基四氢叶酸还原酶
Myo	myoglobin	肌红蛋白
M-CSF	macrophage colony stimulating factor	巨噬细胞集落刺激因子
M 蛋白	monoclonal protein	单克隆蛋白
NAG	Urinary N- acetyl beta-D-glucosidase	尿 N-乙酰-β-D- 氨基葡萄糖苷酶
NASBA	nucleic acid sequence-based amplification	依赖核酸序列的扩增
NB	neuroblastoma	神经母细胞瘤
NBT	nitrotetrazolium blue chloride	四氮唑蓝
NE	noradrenalin	去甲肾上腺素
NGS	next-generation sequencing	二代测序技术
NGSP	National Glycohemoglobin Standardization Program	美国糖化血红蛋白标准化计划组织
NK	neurokinin	神经激肽
NMO	neuromyelitis optica	视神经脊髓炎
NMP22	nuclear matrix protein 22	尿核基质蛋白 22
NO	nitric oxide	一氧化氮
NPY	neuropeptide Y	血清神经肽 Y
NRDS	neonatal respiratory distress syndrome	新生儿呼吸窘迫综合征
NRG-1	neuregulin-1	神经调节蛋白-1
nTreg	natural regulatory T cell	天然型调节性 T 细胞
OCB	oligo clonal band	寡克隆蛋白区带
OI	osteogenesis imperfecta	成骨不全
OI	oxygenation index	氧合指数
OSAHS	obstructive sleep apnea hypopnea syndrome	阻塞性睡眠呼吸暂停低通气综合征
OSM	oncostatin M	抑瘤素-M
PAGE	polyacrylamide gel electrophoresis	聚丙烯酰胺凝胶电泳
PAIg	platelet associated immunoglobulin	血小板相关免疫球蛋白
PAPP-A	pregnant associated plasma protein A	妊娠相关血浆蛋白-A
PASP	pulmonary arterial systolic pressure	肺动脉收缩压
PBMC	Peripheral blood mononuclear cells	外周血单个核细胞
PCD	primary ciliary dyskinesia	原发性纤毛运动障碍
PCD	pterin 4a-carbinolamine dehydrogenase	蝶呤-4a-二甲醇胺脱水酶

PCR	polymerase chain reaction	聚合酶链反应
PCT	procalcitonin	降钙素原
PDE	pyridoxine dependent epilepsy	吡哆醇依赖性癫痫
PD	Parkinson's disease	帕金森病
PHA	hemagglutinin	血细胞凝集素
PHA	phytohaemagglutinin	植物血球凝集素
Phe	phenylalanine	苯丙氨酸
PID	primary immunodeficiency diseases	原发性免疫缺陷病
pI	isoelectric point	等电点
PJS	Peutz-Jeghers sydrome	Peutz-Jeghers 综合征
PKU	phenylketonuria	苯丙酮尿症
PML	multifocal leukoencephalopathy	多灶性白质脑病
PM	poor metabolism	慢代谢
PMP	platelet microparticle	血小板微颗粒
PNH	paroxysmal nocturnal haemoglobinuria	阵发性睡眠性血红蛋白尿症
PNP	purine nucleoside phosphorylase	嘌呤核苷磷酸化酶
POCT	point-of-care testing	即时检验
PPHN	persistent pulmonary hypertension of newborn	新生儿持续性肺动脉高压
PPNAD	primary pigmented nodular adrenocortical disease	原发性色素结节性肾上腺皮质病
PS	pulmonary surfactant	肺表面活性物质
PTC	papillary thyroid carcinoma	状腺乳头状癌
PTHrP	parathyroid hormone related protein	甲状旁腺素相关蛋白
PTPS	6-pyruvoyl tetrahydropterin synthase deficiency	6-丙酮酰四氢蝶呤合成酶
PT	thromboplastin time	凝血酶原时间
PTX3	pentraxin 3	正五聚体蛋白 3
PVL	periventricular leukomalacia	脑室周围白质软化
PWS	Prader-Willi syndrome	Prader-Willi 综合征
Q-MS	QuadrupoleMassFilter	四级杆质量分析器
RAAS	Renin-angiotensin-aldosterone system	肾素-血管紧张素-血浆醛固酮系统
RA	Rheumatoid arthritis	类风湿性关节炎
RB	retinoblastoma	视网膜母细胞瘤
RCA	rolling circle amplification	滚环扩增
RIA	radioimmuno assay	放射免疫测定
ROS1	ROS proto-oncogene 1, receptor tyrosine kinase	肉瘤致癌因子-受体酪氨酸激酶
RPR	rapid plasma reagin circle card test	快速血浆反应素环状卡片试验
RV	rotavirus	轮状病毒
SDA	strand displaced amplification	链替代扩增

SDS	sodium dodecyl sulfate	十二烷基硫酸钠
sICAM-1	soluble intercellular adhesion molecule-1	黏附素
SID	secondary immunodeficiency diseases	继发性免疫缺陷病
SIM	single ion monitoring	单离子检测扫描
sJIA	systemic onset JIA	全身型 JIA
SMA	spinal muscular atrophy	脊髓性肌萎缩
SMS	Smith-Magenis syndrome	Smith-Magenis syndrome 综合征
SMT	stable microbubble test	稳定微泡试验
SNP array	single nucleotide polymorphisms array	单核苷酸多态性微阵列芯片
SNPs	single nucleotide polymorphisms	单核苷酸多态性
SNS	sympathetic nervous system	交感神经系统
SOP	standard operating procedure	规范化的操作规程
SPA	staphylococcal protein A	葡萄球菌 A 蛋白
SP-A	surfactant proteinA	肺表面活性蛋白 A
SRL	special reference laboratories	医学特种参比实验室
SSC	side scatter	侧向散射光
SSPE	subacute sclerosing panencephalitis	亚急性硬化性全脑炎
SSRI	selective serotonin reuptake inhibitor	选择性 5-羟色胺再摄取抑制药
STAT4	signal transducer and activator of transcription 4	信号转导及转录激活蛋白 4
STK11	serine/threonine kinase 11	丝氨酸/苏氨酸蛋白激酶
STR	Short tandem repeat polymorphism	短串联重复序列多态性
T3	triiodothyronine	三碘甲状腺原氨酸
T4	thyroxin	甲状腺素
TAA	tumour-associated antigen	肿瘤相关抗原
TAT	Tyrosine aminotransferase	酪氨酸氨基转移酶
TcB	transcutaneous bilirubin	经皮测定胆红素
TD	thanatophoric dysplasia	致死性侏儒
TGF-β	transforming growth factor-β	转化生长因子-β
TNF	tumor necrosis factor	肿瘤坏死因子
TOF	time of flight	飞行时间
TPHA	treponema pallidum hemagglutination assay	梅毒螺旋体血细胞凝集试验
TPMT	thiopurine methyltransferase	硫嘌呤甲基转移酶
TPO	Thrombopoietin	促血小板生成素
TPPA	treponema pallidum particle agglutination test	梅毒螺旋体明胶凝集试验
TP	treponema pallidum	梅毒螺旋体
TP	Treponema pallidum	梅毒螺旋体
TRAP	tartrate resistant acid phosphatase	抗酒石酸酸性磷酸酶

Treg	regulatory T cells	调节性 T 细胞
TRFIA	time resolved fluoroimmunoassay	时间分辨荧光分析
TsB	total serum bilirubin	总胆红素
TSH	thyroid stimulating hormone	促甲状腺激素
TS	Timothy syndrome	Timothy 综合征
Tyr	tyrosine	酪氨酸
UC	ulcerative colitis	溃疡性结肠炎
uE3	unconjugated estriol3	游离雌三醇
UPD	uniparental disomy	单亲二倍体
US	Ultrasound	超声检查
VHL	von Hippel-Lindau	希佩尔·林道
VLCFA	very long chain fatty acid	极长链脂肪酸
VMA	vanillylmandelic acid	香草扁桃酸
vWF	von Willebrand factor	血管性假血友病因子
WAS	Wiskott-Aldrich syndrome	Wiskott-Aldrich 综合征
XLA	X-linked agammaglobulinemia	X 连锁无丙种球蛋白血症
XSCID	X-linked severe combined immunodeficiency	X-连锁重症联合免疫缺陷病
X-ALD	X-linked adrenoleukodystrophy	X-连锁肾上腺脑白质营养不良
ZnT8A	zinc transporter-8 antibodies	锌转运体 8 自身抗体

06